中医临床必读丛书 重刊

本草原始

郑金生

汪惟刚　杨梅香　整理

明·李中立　撰绘

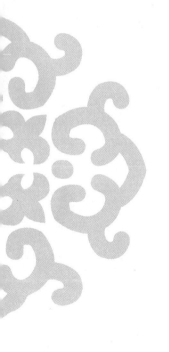

人民卫生出版社

·北京·

图书在版编目（CIP）数据

本草原始 /（明）李中立撰绘；郑金生，汪惟刚，杨梅香整理 . —北京：人民卫生出版社，2023.3
（中医临床必读丛书重刊）
ISBN 978-7-117-34587-3

Ⅰ.①本… Ⅱ.①李… ②郑… ③汪… ④杨… Ⅲ.①本草 - 汇编 Ⅳ.①R281.3

中国国家版本馆 CIP 数据核字（2023）第 041087 号

人卫智网	www.ipmph.com	医学教育、学术、考试、健康，购书智慧智能综合服务平台
人卫官网	www.pmph.com	人卫官方资讯发布平台

中医临床必读丛书重刊
本草原始
Zhongyi Linchuang Bidu Congshu Chongkan
Bencao Yuanshi

撰　　绘：明·李中立
整　　理：郑金生　汪惟刚　杨梅香
出版发行：人民卫生出版社（中继线 010-59780011）
地　　址：北京市朝阳区潘家园南里 19 号
邮　　编：100021
E - mail：pmph @ pmph.com
购书热线：010-59787592　010-59787584　010-65264830
印　　刷：三河市国英印务有限公司
经　　销：新华书店
开　　本：889×1194　1/32　印张：21.5　字数：378 千字
版　　次：2023 年 3 月第 1 版
印　　次：2023 年 5 月第 1 次印刷
标准书号：ISBN 978-7-117-34587-3
定　　价：72.00 元
打击盗版举报电话：010-59787491　E-mail: WQ @ pmph.com
质量问题联系电话：010-59787234　E-mail: zhiliang @ pmph.com
数字融合服务电话：4001118166　E-mail: zengzhi @ pmph.com

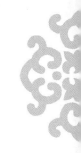

重刊说明

　　中医药学是中华民族的伟大创造，是中国古代科学的瑰宝，也是打开中华文明宝库的钥匙，为中华民族繁衍生息做出了巨大贡献，对世界文明进步产生了积极影响。中华五千年灿烂文化，"伏羲制九针""神农尝百草"，中医经典著作作为中医学的重要组成部分，是中医药文化之源、理论之基、临床之本。为了把这些宝贵的财富继承好、发展好、利用好，人民卫生出版社于 2005 年推出了《中医临床必读丛书》（简称《丛书》）（105 种），随后于 2017 年推出了《中医临床必读丛书》（典藏版）（30 种），丛书出版后深受读者欢迎，累计印制近 900 万册，成为了中医药从业人员和爱好者的必读经典。

　　毋庸置疑，中医古籍不仅是中医理论的基础，更是中医临床坚强的基石，提高临床疗效的捷径。每一位中医从业者，无不是从中医经典学起的。"读经典、悟原理、做临床、跟名师、成大家"是中医成才的必要路径。为了贯彻落实党的二十大报告指出的促进中医药传承创新发展和《关于推进新时代古籍工作的意见》

要求，传承中医典籍精华，同时针对后疫情时代中医药在护佑人民健康方面的重要性以及大众对于中医经典的重视，我们因时因势调整和完善中医古籍出版工作，因此，在传承《丛书》原貌的基础上，对105种图书进行了改版，推出《中医临床必读丛书重刊》（简称《重刊》）。为了便于读者阅读，本版尽量保留原版风格，并采用双色印刷，将"养生类著作"单列，对每部图书的导读和相关文字进行了更新和勘误；同时邀请张伯礼院士和王琦院士为《重刊》作序，具体特点如下：

1. **精选底本，校勘严谨** 每种古籍均由各科专家遴选精善底本，加以严谨校勘，为读者提供精准的原文。在内容上，考虑中医临床人员的学习需要，一改过去加校记、注释、语译等方式，原则上只收原文，不作校记和注释，类似古籍的白文本。对于原文中俗体字、异体字、避讳字、古今字予以径改，不作校注，旨在使读者在研习之中渐得旨趣，体悟真谛。

2. **导读要览，入门捷径** 为了便于读者学习和理解，每本书前撰写了导读，介绍作者生平、成书背景、学术特点，重点介绍该书的主要内容、学习方法和临证思维方法，以及对临床的指导意义，对书的内容提要钩玄，方便读者抓住重点，提升学习和临证效果。

3. **名家整理，打造精品** 《丛书》整理者如余瀛鳌、钱超尘、郑金生、田代华、郭君双、苏礼等大部分专家都参加了我社20世纪80年代中医古籍整理工作，他们拥有珍贵而翔实的版本资料，具备较高的中医古籍文献整理水平与丰富的临床经验，是我国现当代中医古籍文献整理的杰出代表，加之《丛书》在读者心目中的品牌形象和认可度，相信《重刊》一定能够历久弥新，长盛不衰，为新时代我国中医药事业的传承创新发展做出更大的贡献。

主要分类和具体书目如下：

 经典著作

《黄帝内经素问》　　《金匮要略》

《灵枢经》　　　　　《温病条辨》

《伤寒论》　　　　　《温热经纬》

 诊断类著作

《脉经》　　　　　　《濒湖脉学》

《诊家枢要》

 通用著作

《中藏经》　　　　　《三因极一病证方论》

《伤寒总病论》　　　《素问病机气宜保命集》

《素问玄机原病式》　《内外伤辨惑论》

《儒门事亲》　　　　《石室秘录》

《脾胃论》　　　　　《医学源流论》

《兰室秘藏》　　　　《血证论》

《格致余论》　　　　《名医类案》

《丹溪心法》　　　　《兰台轨范》

《景岳全书》　　　　《杂病源流犀烛》

《医贯》　　　　　　《古今医案按》

《理虚元鉴》　　　　《笔花医镜》

《明医杂著》　　　　《类证治裁》

《万病回春》　　　　《医林改错》

《慎柔五书》　　　　《医学衷中参西录》

《内经知要》　　　　《丁甘仁医案》

《医宗金鉴》

◆4 各科著作

(1) 内科

《金匮钩玄》　　　　　　《张氏医通》

《秘传证治要诀及类方》　《张聿青医案》

《医宗必读》　　　　　　《临证指南医案》

《医学心悟》　　　　　　《症因脉治》

《证治汇补》　　　　　　《医学入门》

《医门法律》　　　　　　《先醒斋医学广笔记》

《温疫论》　　　　　　《串雅内外编》

《温热论》　　　　　　《医醇賸义》

《湿热论》　　　　　　《时病论》

(2) 外科

《外科精义》　　　　　《外科证治全生集》

《外科发挥》　　　　　《疡科心得集》

《外科正宗》

(3) 妇科

《经效产宝》　　　　　《傅青主女科》

《女科辑要》　　　　　《竹林寺女科秘传》

《妇人大全良方》　　　《济阴纲目》

《女科经纶》

(4) 儿科

《小儿药证直诀》　　　《幼科发挥》

《活幼心书》　　　　　《幼幼集成》

(5) 眼科

《秘传眼科龙木论》　　《眼科金镜》

《审视瑶函》　　　　　《目经大成》

《银海精微》

(6) 耳鼻喉科

《重楼玉钥》　　　　　《喉科秘诀》

《口齿类要》

（7）针灸科

《针灸甲乙经》　　　　　《针灸大成》

《针灸资生经》　　　　　《针灸聚英》

《针经摘英集》

（8）骨伤科

《永类钤方》　　　　　　《世医得效方》

《仙授理伤续断秘方》　　《伤科汇纂》

《正体类要》　　　　　　《厘正按摩要术》

⑤　养生类著作

《寿亲养老新书》　　　　《老老恒言》

《遵生八笺》

⑥　方药类著作

《太平惠民和剂局方》　　《得配本草》

《医方考》　　　　　　　《成方切用》

《本草原始》　　　　　　《时方妙用》

《医方集解》　　　　　　《验方新编》

《本草备要》

人民卫生出版社

2023 年 2 月

序 一

党的二十大报告提出,把马克思主义与中华优秀传统文化相结合。中医药学是中国古代科学的瑰宝,也是打开中华文明宝库的钥匙。当前,中医药发展迎来了天时、地利、人和的大好时机。特别是近十年来,党中央、国务院密集出台了一系列方针政策,大力推动中医药传承创新发展,其重视程度之高、涉及领域之广、支持力度之大,都是前所未有的。"识势者智,驭势者赢",中医药人要乘势而为,紧紧把握住历史的机遇,承担起时代的责任,增强文化自信,勇攀医学高峰,推动中医药传承创新发展。而其中人才培养是当务之急,不可等闲视之。

作为中医药人才成长的必要路径,中医经典著作的重要性毋庸置疑。历代名医先贤,无不熟谙经典,并通过临床实践续先贤之学,创立弘扬新说;发皇古义,融会新知,提高临床诊治水平,推动中医药学术学科进步,造福于黎庶。孙思邈指出:"凡欲为大医,必须谙《素问》《甲乙》《黄帝针经》……"李东垣发《黄帝内经》胃气学说之端绪,提出"内伤脾胃,百病由生"的观点,一部《脾胃论》成为内外伤病证辨证之圭臬。经典者,路志正国医大师认为:原为"举一纲而万目张,解一卷而众篇明"之作,经典之所以奉为经典,一是经过长时间的临床实践检验,具有明确的临床指导作用和理论价值;二是后代医家在学术流变中,不断诠释、完善并丰富了其内涵与外延,使其与时俱进,丰富和发展了理论。

如何研习经典,南宋大儒朱熹有经验可以借鉴:为学之道,莫先于穷理;穷理之要,必在于读书;读书之法,莫贵于循序而致精;而致精之本,则又在于居敬而持志。读朱子治学之典,他的《观书有感》诗歌可为证:"半亩方塘一鉴开,天光云影共徘徊。问渠那得清如许? 为有源头活水来。"可诠释读书三态:一是研读经典关键是要穷究其理,理在书中,文字易懂但究理需结合临床实践去理解、去觉悟;更要在实践中去应用,逐步达到融汇贯通,圆机活法,亦源头活水之谓也。二是研读经典当持之以恒,循序渐进,读到豁然以明的时候,才能体会到脑洞明澄,如清澈见底的一塘活水,辨病识证,仿佛天光云影,尽映眼前的境界。三是研读经典者还需有扶疾治病、济世救人之大医精诚的精神;更重要的是,读经典还需怀着敬畏之心去研读赏析,信之用之日久方可发扬之;有糟粕可弃用,但须慎之。

在这次新型冠状病毒感染疫情的防治中,疫病相关的中医经典发挥了重要作用,2020年疫情初期我们通过流调和分析,明确了新型冠状病毒感染是以湿毒内蕴为核心病机、兼夹发病为临床特点的认识,有力指导了对疫情的防治。中医药早期介入,全程参与,有效控制转重率,对重症患者采取中西医结合救治,降低了病死率,提高了治愈率。所筛选出的"三药三方"也是出自古代经典。在中医药整建制接管的江夏方舱医院中,更是交出了564名患者零转重、零复阳,医护零感染的出色答卷。中西医结合、中西药并用成为中国抗疫方案的亮点,是中医药守正创新的一次生动实践,也为世界抗疫贡献了东方智慧,受到世界卫生组织(WHO)专家组的高度评价。

经典中蕴藏着丰富的原创思路,给人以启迪。青蒿素的发明即是深入研习古典医籍受到启迪并取得成果的例证。进入新时代,国家药品监督管理部门所制定的按古代经典名方目录管理的中药复方制剂,基于人用经验的中药复方制剂新药研发等相关政策和指导原则,也助推许多中医药科研人员开始从古典医籍中寻找灵感与思路,研发新方新药。不仅如此,还有学者从古籍中梳理中医流派的传承与教育脉络,以传统的人才培养方法与模式为现代中医药教育提供新的借鉴……可见中医药古籍中的内容对当代中医药科研、临床与教育均具有指导作用，应该受到重视与研习。

我们欣慰地看到，人民卫生出版社在 20 世纪 50 年代便开始了中医古籍整理出版工作，先后经过了影印、白文版、古籍校点等阶段，经过近 70 年的积淀，为中医药教材、专著建设做了大量基础性工作；并通过古籍整理，培养了一大批中医古籍整理名家和专业人才，形成了"品牌权威、名家云集""版本精良、校勘精准""读者认可、历久弥新"等鲜明特点，赢得了广大读者和行业内人士的普遍认可和高度评价。2005 年，为落实国家中医药管理局设立的培育名医的研修项目，精选了 105 种中医经典古籍分为三批刊行，出版以来，重印近千万册，广受读者欢迎和喜爱。"读经典、做临床、育悟性、成明医"在中医药行业内蔚然成风，可以说这套丛书为中医临床人才培养发挥了重要作用。此次人民卫生出版社在《中医临床必读丛书》的基础上进行重刊，是践行中共中央办公厅、国务院办公厅《关于推进新时代古籍工作的意见》和全国中医药人才工作会议精神，以实际行动加强中医古籍出版工作，注重古籍资源转化利用，促进中医药传承创新发展的重要举措。

经典之书，常读常新，以文载道，以文化人。中医经典与中华文化血脉相通，是中医的根基和灵魂。"欲穷千里目，更上一层楼"，经典就是学术进步的阶梯。希望广大中医药工作者乃至青年学生，都要增强文化自觉和文化自信，传承经典，用好经典，发扬经典。

有感于斯，是为序。

中国工程院院士 国医大师
天津中医药大学 名誉校长 张伯礼
中国中医科学院 名誉院长
2023 年 3 月于天津静海团泊湖畔

序　二

中医药典籍浩如烟海，自先秦两汉以来的四大经典《黄帝内经》《难经》《神农本草经》《伤寒杂病论》，到隋唐时期的著名医著《诸病源候论》《备急千金要方》，宋代的《经史证类备急本草》《圣济总录》，金元时期四大医家刘完素、张从正、李东垣和朱丹溪的著作《素问玄机原病式》《儒门事亲》《脾胃论》《丹溪心法》等，到明清之际的《本草纲目》《医门法律》等，中医古籍是我国中医药知识赖以保存、记录、交流和传播的根基和载体，是中华民族认识疾病、诊疗疾病的经验总结，是中医药宝库的精华。

中华人民共和国成立以来，在中医药、中西医结合临床和理论研究中所取得的成果，与中医古籍研究有着密不可分的关系。例如中西医结合治疗急腹症，是从《金匮要略》大黄牡丹汤治疗肠痈等文献中得到启示；小夹板固定治疗骨折的思路，也是根据《仙授理伤续断秘方》等医籍治疗骨折强调动静结合的论述所取得的；活血化瘀方药治疗冠心病、脑血管意外和闭塞性脉管炎等疾病的疗效，是借鉴《医林改错》

等古代有关文献而加以提高的；尤其是举世瞩目的抗疟新药青蒿素，是基于《肘后备急方》治疟单方研制而成的。

党的二十大报告提出，深入实施科教兴国战略、人才强国战略。人才是全面建设社会主义现代化国家的重要支撑。培养人才，教育要先行，具体到中医药人才的培养方面，在院校教育和师承教育取得成就的基础上，我还提出了书院教育的模式，得到了国家中医药管理局和各界学者的高度认可。王琦书院拥有115位两院院士、国医大师的强大师资阵容，学员有岐黄学者、全国名中医和来自海外的中医药优秀人才代表。希望能够在中医药人才培养模式和路径方面进行探索、创新。

那么，对于个人来讲，我们怎样才能利用好这些古籍，来提升自己的临床水平？我以为应始于约，近于博，博而通，归于约。中医古籍博大精深，绝非只学个别经典即能窥其门径，须长期钻研体悟和实践，精于勤思明辨、临床辨证，善于总结经验教训，才能求得食而化，博而通，通则返约，始能提高疗效。今由人民卫生出版社对《中医临床必读丛书》（105种）进行重刊，我认为是件非常有意义的事，《重刊》校勘严谨，每本书都配有导读要览，同时均为名家整理，堪称精品,是在继承的基础上进行的创新,这无疑对提高临床疗效、推动中医药事业的继承与发展具有积极的促进作用,因此,我们也会将《重刊》列为书院教学尤其是临床型专家成长的必读书目。

韶光易逝,岁月如流,但是中医人探索求知的欲望是亘古不变的。我相信,《重刊》必将对新时代中医药人才培养和中医学术发展起到很好的推动作用。为此欣慰之至,乐为之序。

中国工程院院士　国医大师　王琦

2023 年 3 月于北京

原　序

　　中医药学是具有中国特色的生命科学，是科学与人文融合得比较好的学科，在人才培养方面，只要遵循中医药学自身发展的规律，把中医理论知识的深厚积淀与临床经验的活用有机地结合起来，就能培养出优秀的中医临床人才。

　　百余年西学东渐，再加上当今市场经济价值取向的影响，使得一些中医师诊治疾病常以西药打头阵，中药作陪衬，不论病情是否需要，一概是中药加西药。更有甚者不切脉、不辨证，凡遇炎症均以解毒消炎处理，如此失去了中医理论对诊疗实践的指导，则不可能培养出合格的中医临床人才。对此，中医学界许多有识之士颇感忧虑而痛心疾首。中医中药人才的培养，从国家社会的需求出发，应该在多种模式、多个层面展开。当务之急是创造良好的育人环境。要倡导求真求异、学术民主的学风。国家中医药管理局设立了培育名医的研修项目，第一是参师襄诊，拜名师并制订好读书计划，因人因材施教，务求实效。论其共性，则需重视"悟性"的提高，医理与易理相通，重视易经相关理论的学习；还有文献学、逻辑学、生命科学原理与生物信息学等知识的学习运用。"悟性"主要体现在联系临床，提高思辨能力，破解疑难病例，获取疗效。再者是熟读一本临证案头书，研修项目精选的书目可以任选，作为读经典医籍研修晋级保底的基本功。第二是诊疗环境，我建议城市与乡村、医院与诊所、病房与门诊可以兼顾，总以多临证、多研讨为主。若参师三五位以上，年诊千例以上，必有上乘学问。第三是求真务实，"读经典做临床"关键在"做"字上苦下功夫，敢于置疑而后验证、诠释，进而创新，诠证创新自然寓于继承之中。

中医治学当溯本求源，古为今用，继承是基础，创新是归宿，认真继承中医经典理论与临床诊疗经验，做到中医不能丢，进而才是中医现代化的实施。厚积薄发、厚今薄古为治学常理。所谓勤求古训、融会新知，即是运用科学的临床思维方法，将理论与实践紧密联系，以显著的疗效，诠释、求证前贤的理论，于继承之中求创新发展，从理论层面阐发古人前贤之未备，以推进中医学科的进步。

综观古往今来贤哲名医，均是熟谙经典、勤于临证、发皇古义、创立新说者。通常所言的"学术思想"应是高层次的成就，是锲而不舍长期坚持"读经典做临床"，并且，在取得若干鲜活的诊疗经验基础上，应是学术闪光点凝聚提炼出的精华。笔者以弘扬中医学学科的学术思想为己任，绝不敢言自己有什么学术思想，因为学术思想一定要具备创新思维与创新成果，当然是在以继承为基础上的创新；学术思想必有理论内涵指导临床实践，能提高防治水平；再者，学术思想不应是一病一证一法一方的诊治经验与心得体会。如金元大家刘完素著有《素问病机气宜保命集》，自述"法之与术，悉出《内经》之玄机"，于刻苦钻研运气学说之后，倡"六气皆从火化"，阐发火热症证脉治，创立脏腑六气病机、玄府气液理论。其学术思想至今仍能指导温热、瘟疫的防治。严重急性呼吸综合征（SARS）流行时，运用玄府气液理论分析证候病机，确立治则治法，遣药组方获取疗效，应对突发公共卫生事件，造福群众。毋庸置疑，刘完素是"读经典做临床"的楷模，而学习历史，凡成中医大家名师者基本如此，即使当今名医具有卓越学术思想者，亦无例外。因为经典医籍所提供的科学原理至今仍是维护健康、防治疾病的准则，至今仍葆其青春，因此"读经典做临床"具有重要的现实意义。

　　值得指出，培养临床中坚骨干人才，造就学科领军人物是当务之急。在需要强化"读经典做临床"的同时，以唯物主义史观学习易理易道易图，与文、史、哲、逻辑学交叉渗透融合，提高"悟性"，指导诊疗工作。面对新世纪，东学西渐是另一股潮流，国外学者研究老聃、孔丘、朱熹、沈括之学，以应对技术高速发展与理论相对滞后的矛盾日趋突出的现状。譬如老聃是中国宇宙论的开拓者，惠施则注重宇宙中一般事物的观察。他解释宇宙为总包一切之"大一"与极微无内之"小一"构成，大而无外小而无内，大一寓有小一，小一中又涵有大一，两者相兼容而为用。如此见解不仅对中医学术研究具有指导作用，对宏观生物学与分子生物学的连接，纳入到系统复杂科学的领域至关重要。近日有学者撰文讨论自我感受的主观症状对医学的贡献和医师参照的意义；有学者从分子水平寻求直接调节整体功能的物质，而突破靶细胞的发病机制；有医生运用助阳化气、通利小便的方药同时改善胃肠症状，治疗幽门螺杆菌引起的胃炎；还有医生使用中成药治疗老年良性前列腺增生，运用非线性方法，优化观察指标，不把增生前列腺的直径作为唯一的"金"指标，用综合量表评价疗效而获得认许，这就是中医的思维，要坚定地走中国人自己的路。

　　人民卫生出版社为了落实国家中医药管理局设立的培育名医的研修项目，先从研修项目中精选20

种古典医籍予以出版,余下 50 余种陆续刊行,为我们学习提供了便利条件,只要我们"博学之,审问之,慎思之,明辨之,笃行之",就会学有所得、学有所长、学有所进、学有所成。治经典之学要落脚临床,实实在在去"做",切忌坐而论道,应端正学风,尊重参师,教学相长,使自己成为中医界骨干人才。名医不是自封的,需要同行认可,而社会认可更为重要。让我们互相勉励,为中国中医名医战略实施取得实效多做有益的工作。

王永炎

2005 年 7 月 5 日

导　读

　　明代李中立《本草原始》(1612)12卷,是颇有特色的中药书。明代医药分家、医不知药情况已很普遍,因此该书旨在讲述药物本原(即药材的正确来源、形状、炮制法等)。作者亲自绘制了442幅药材图,开古代药材图谱之先河。其后多种本草书效仿其例,增绘了药材图,深受临床医家的欢迎。

一、《本草原始》与作者

　　中医药发展的早期,医、药往往不分家。卖药人能治病,医疗者自采药。但随着药物的增多,药材作为特殊商品,形成了专门的行业,导致了医、药逐渐分家。医、药分家的结果引起了医不知药的弊端。明代陈嘉谟提到一句俗谚:"医家一只眼,药家两只眼,病家全无眼"。说的是医家只知处方用药,不明药物的本始来源,就像人只有一只眼一样,其医药知识是不完整的。

　　明末河南杞县的李中立(字正宇),是一位多才多艺、博极秦汉诸书的儒生。但他兼通医药,慧眼独具。他注意到当时的医生经常由于不知药物本原而误投药饵,造成事故,因此他考证药物来源,又根据市面的药材,"手自书而手自图之",亲自绘制药材图,纂成《本草原始》12卷。其书名"原始",

"原"就是推求、察究的意思，"始"就是本始。这里的"始"谈的就是药物的一些基本问题，涉及药物来源、形态、炮制等相关情况。由于作者纂书的目的，就是要解决当时医家因药物"本始之不原而懵懵"的状况，故名其书为《本草原始》。李中立与明末著名医家李中梓之兄同名，但籍贯、年代均不相同。有人误将此两个李中立混为一谈，实误。

李中立《本草原始》将医家用药、药家辨药结合起来的做法，深受无法亲自上山采药、但却能接触到药房药材的医生们欢迎，成为临床医家认药、知药的一个好门径。此书以后，许多旨在临床用药的中药书，也纷纷附加药材图。例如明代倪朱谟《本草汇言》清代郭佩兰《本草汇》何镇《本草纲目类纂必读》，以及黄宫绣《本草求真》的某些版本等，都仿照《本草原始》，增加药材图。《本草原始》在清代多次翻印，但后来的刻本都没有作者亲自手书、手绘上版的图文精细，且每况愈下，图形严重失真。本次整理取最早的作者亲笔书绘本为底本，其图形精美准确，对辨别药材具有重要意义。

二、主要学术特点及对临床辨药与用药的指导意义

该书 12 卷，共载药物 508 种，其中还有所谓"附品"（在某药中附带论述之药），所以实际药物的数量超过 508 种。分草，木，谷，菜，果，石、金，水、土，兽，禽，虫鱼，人 10 部。

该书与众不同的是其"原始"部分，最具有创新性，值得关注。

古代一般本草书的药名之下，都将产地、形态、

采收、加工、命名等内容用小字双行的形式刻版，而把药物的功效主治刻成单行大字。但该书则反其道而行之，将这部分涉及药物本始来源的内容刻成大字，借以突出其辨药原始的主旨。因此，每一药名下的大字，是该书"原始"的主要内容。

"原始"的另一重要内容体现在药图。在该书以前的古代本草书，其插图都以表现药物的原植物形态为主。一株植物，或用根，或用叶，或用花，或用果，对无法亲临野外辨认植物的临床医生来说，这些原植物图对结合临床用药来辨识药物的实际作用并不大。因此李中立选取药房可见到的药材，甚至其最后的加工品为写生绘图对象，绘成图形。在这些图形中，李氏又在其相应的位置用文字指示其鉴别特征所在，因此特别有利于医家认药。不仅如此，李氏对市场上以假充真，以劣充优的现象也予以揭露。对如何认识道地药材，以及哪些道地药材会对临床用药产生影响，都有记载。这些药物鉴别的基本知识，对临床医家选择正确而优质的药物、提高疗效，是十分重要的。

例如，该书对有的道地药材指出其功效的差异："风寒欬嗽南五味为奇，虚寒劳伤北五味为佳"。但是对其他不同产地的药材，又指出应该辨别其特征，不要拘泥于产地。例如白术有云头术、狗头术、鸡腿术的不同。该书在绘出图形之后指出："云头术种平壤，虽肥大，由粪力也，易生油。狗头术、鸡腿术虽瘦小，得土气充也，甚燥白。凡用不拘州土，惟白为胜。"

对市场错误用药，作者力辟其非。例如石斛，当时的人"见木斛形匾如钗，多用木斛，医家亦不能明辨。予并写其象，令用者知，茎圆中实者为石斛，实者有力；茎匾中虚者为木斛，虚者无能。不特此也，凡药皆然。"由此可见，《本草原始》辨析药物的本始，最终的落脚点还是帮助医生提高疗效。

该书中有很多药物的鉴别知识，都是来自经验，可为研究当时用药种类提供重要参考。例如鹤虱一药，该书的图、文分别显示，当时当地存在两种来源的鹤虱。其图显示的是菊科天名精的果实，而文字介绍的是鉴别另一种鹤虱（伞形科植物野胡萝卜的果实）的方法："撮数百粒置掌中，势如动者真。"其果实比米粒略小，果瓣外面的棱上有很多小钩刺。当数百粒这样的鹤虱放在手掌，其重力使鹤虱之间的钩刺支撑不住，于是轻微地变更位置（所谓"势如动"），看起来就像虱子在动。这一宏观鉴别此类鹤虱的方法，至今还在药业使用。

又如蒲黄，是香蒲的花粉。明代"多以姜黄末挽麦面充之，每称为罗过蒲黄。其色嫩黄可爱，其面细如黄粉。用是治病，安得获效？人当择色淡黄，有蕊屑者入药方真。"可见伪品颜色虽好，但却不能"获效"，要选择那些混"有蕊屑者"，也就是药材中带有香蒲花蕊残余的才是真品。

此外，药物的炮制也是属于该书"原始"的内容之一。无论古今，炮制都是药家的工作。但是，有些药物的炮制不得法，也会影响到药物的力量，进而影响疗效。例如本书提到天门冬的"去心"炮制法："但以温水渍瀹使周，润渗入肌，俟软，缓缓擘取。不可浸出脂液。不知者，乃以汤浸多时，柔则柔矣，然气味都尽，用之不效。"李中立还指出，不仅天门冬如此,其他类似的药物,如麦门冬也是一样,汤浸都不能过度,否则"气味"(现在叫做有效成分的作用)都丧失殆尽,这样的药物肯定没有疗效。

以上是《本草原始》最主要的"原始"内容。药物品种的混乱、药材质量的伪劣,炮制方法的不当,都足以影响药物疗效。医家虽然无法亲临野外采药,但熟悉药房的药材货源、品种、炮制法,却是完全可以做到的。只有这样,才能成为一位有"两眼"的好医生。

三、如何学习应用《本草原始》

学习任何一本书,关键的是要抓住该书最有创见的部分。学习本草著作,更需要注意这一点。本草著作的传承性很强,几乎每一种本草著作都会引用许多前人已有的知识,然后再补充作者自己的创见。学习《本草原始》,就必须知道该书的创新之处在哪里,从而重点掌握这部分内容。

前已述及,《本草原始》的"原始"内容,主要体现在三个方面:①各药名下的大字;②药图及围绕药图的说明文字;③炮制法。这三个方面又都是围绕药物的真伪优劣展开。药物的种类正确、生产采集加工方法适当、炮制得法,是该书最重要的内容。

《本草原始》产生到现在已近400年。那么,当时的药物的来源、产地、炮制是否还和当今一样呢?当然是会有少许差别。但一般说来,古代存在品种混淆、加工炮制的质量问题,有可能在当今还是程度不同的存在。因此,《本草原始》并没有失去它应有的作用。但由于该书在某些描述上不免简略,因此,如果在学习中还无法完全掌握某药的种类、形态或炮制法时，可以参考一些综合性的中药工具书，例如《现代中药学大辞典》《中华本草》等书。这样就可以对某些问题比较多的药物，加深对其的了解。

例如该书对郁金的来源有比较多的论述："郁金、姜黄二药，原不同种。郁金味苦、寒，色赤，类蝉肚；姜黄味辛、温，色黄似姜爪，亦有似姜块者。郁金甚少，姜黄甚多。今市家惟取多者欺人，谓原是一物，指大者为姜黄，小者为郁金。则一种之药，大小不齐者多矣，何尝因其异形而便异其名也？夫何俗医，不味诸本草'蝉肚'之语，而亦以姜黄之小者为郁金，独何欤？"

实际上，郁金、姜黄、莪术三者的关系自古以来就非常纷乱。李中立强调郁金形状像"蝉肚"，的确是鉴别该药的简捷方法。但要弄清这三个药的关系、鉴别特点，以利于临床运用，则可以进一步查找现代工具书。

由于作者个人的地区和知识的局限，书中也有个别地方存在错误。例如五加皮、石莲子，作者所说并不准确。对此，整理者已经用加注的方法，指出了其错误所在，可供参考。另外该书经常将与医药无关的戏术（即魔术）也摘录其中，这些内容与临床并无关系。

目前留存的《本草原始》清代翻刻本虽然不多，但其内容和最早的作者手书手绘原本有较大的差别。本次整理采用了最佳的原刻本，希望其内容能在现代继续发挥促使医家注重辨药本始的作用，尽量减少因医不知药带来的危害。

郑金生

2007 年 3 月

整理说明

1.《本草原始》12卷，明代李中立纂辑，今有明万历四十年(1612)作者亲手书画原本(以下简称"李本")及明清近十种翻刻本。今以李本为校点底本，以清初永怀堂翻刻明崇祯十一年(1638)鹿城葛鼐刻本为主校本(简称"葛本")，兼参《证类本草》《本草纲目》等书。

2. 底本为作者手书上版，其图穿插于文字中间，图中又有标示药材特点之文，体例较乱。但总的特点是各药"原始"(即讨论药物产、采、种类、形态、别名等)内容在前，大字书写。其余气味、主治、修治、畏恶等在后，小字书写。今依其例，凡药图四旁涉及指示药材特征之文字则紧随其图，其余文字视情置于相应位置。

3. 本书采用横排、简体，现代标点。容易产生歧义的简体字、中医药特殊用字，仍使用原繁体字。药名或术语有与今通行之名用字不同者，一般按古今通行名予以订正(如"白芨"改作"白及"、"草麻"改作"蓖麻"、"黽"改作"蛙"等)，不再出注。若有反映作者个人见解之文(如"栀子"作"卮子")，则本诸"名从主人"的原则，仍保留原名，但在校注中予以说明。

本书所用药名有不统一之处(如"旋覆"或作"旋复"等),今择善取正,予以统一,不另出注。

4. 李本无总目录,仅某些卷次前有分目录(或数卷在某卷之前共一分目录),其药名下或用小字注出别名、品种或炮制品、合条兼述之药等。今保留卷前原目录(每卷单立该卷之分目录)及各药名后的小字注文,另据正文药条之名,重新编制总目,冠于书前。若目录与正文有出入者,一般据正文为准予以统一。各卷目录后统计的药名常有错误,今据实际药数予以更正。其药数之后还有"附名"若干种,与正文差距甚大,且无法精确统计,故从目录删去,仅在校注中予以说明。

5. 凡底本中的异体字、俗写字,或笔画差错残缺,或明显笔误,均径改作正体字,一般不出注,或仅在首出之处予以校注。

6. 原书正文常引《本草纲目》等书之文。若底本引文虽有化裁,然文理尚通,意义无实质性改变者,不改不注。惟引文改变原意时,方据情酌改,或仍存其旧,均加校记。

7. 书后附有药名索引。

本草原始叙

　　李君，儒者也，胡以辑本草？余授李君业儒者也，胡为李君叙本草？要以物而物视之，物其与于我？物而我视之，即一根一荄，一飞一游一泳，以及块然、凝黯然，呈者畴，非吾性之森罗而法象乎哉！矧三五以降，气渐浇漓，疵疠夭扎。人或不尽其天年。咎在方术之家，谬执臆见，误投药饵。本始之不原而懵懵焉，承舛袭讹，曷其有极？乃吾儒者，又末技鄙之，置弗道。夫孰知格物穷理之非二事，而同类瘴瘵，固无异其身之疴痛耶？若然，则李君之辑《本草原始》，其意良厚而心独苦矣。以较他刻，樊然淆乱，挂此漏彼者，不啻轩轾。试取而披之，图其象矣，必核其名；详其用矣，必推其体。与夫甘苦辛咸之味，青黄赭垩之色，寒热温凉之性，采制蒸晒之宜，无不种种具备。令观者焕若发矇，灿如指掌，斯刻讵不大有裨于世哉！虽然，始者始矣，所以始者，口不可得而述，简不可得而陈。探之未始有始之先，以观其妙；验之既始有始之后，以观其窍。则始从何始，原无可原，即伊耆、巫彭、桐君之著，犹糟粕也。是在得鱼兔而忘筌蹄者之神遇耳。李君，名中立，少从余游，博极秦汉诸书，余雅器重李君，与李君夙自负更有进于此者。此一斑，又何足为李君知己。

峕万历四十年岁次壬子吉旦　赐进士第征仕郎中书科中书舍人雍丘罗文英质先甫撰

罗文英　剑翀　质先印

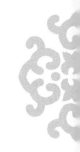

本草原始序

医虽方技尔，然理微而道大，用广而功切，故称仁术焉。上古神农氏始尝百草而知药，轩辕氏咨访岐伯、伯高、少俞而知脉，后世始有生生之术矣。夫人之五藏六腑，气脉周流，阴阳穴络，上按天道，下侔地理，非冥心聚精，博考沉思，不能入其奥妙，而况粗浮之气，疏略之见，又何当焉！余幼善病，留心此技二十余年，仅得其梗概以自卫。宰杞时，得李君中立氏，年幼而姿敏，多才艺。其医虽不敢即谓与古人方驾，而偏至之能，有足取焉。所著有《本草原始》。夫本草者，医之肯綮也。之生而致死，之死而致生，所系在呼吸间，可弗慎乎？李君核其名实，考其性味，辨其形容，定其施治，运新意于法度中，标奇趣于寻常之外，皆手自书而手自图之，抑勤且工矣。书成，遣人邸中，丐余一言以传。余以为昔人读《尔雅》不熟，为螟蟆所误；考白泽不审，陷候囊于亡。然则非有易牙之口，不能辨淄渑之水；非有师旷之聪，不能察劳薪之味。故古人不三折肱，不称良医。吾与子固无所用其患矣，特以告夫来者。

赐进士第文林郎礼部仪制济吏司主事渤海马应龙伯光甫撰

目录

目
录

39

本草原始

卷之一

草部上

　　黄精　生地黄　熟地黄　白术　苍术　透骨草　茈胡银茈胡　麦门冬　沙参　五味子　车前　茵陈蒿　山药原名薯蓣　泽泻　远志苗名小草　龙胆即草龙胆　巴戟天　卫矛即鬼箭　细辛　石斛　肉苁蓉　草苁蓉　甘草　牛膝　黄连　地肤子　灵芝赤芝、黑芝、青芝、白芝、黄芝、紫芝　卷柏　芎䓖即川芎　蓝实　青黛　蒺藜子　黄耆蒲黄　续断　漏芦　防风　决明子　丹参　茜草即茜根　菟丝子　茺蔚即益母草　人参　菊花　菖蒲　天门冬　独活　羌活　升麻　木香　蛇床　王不留行

　　草部上五十二[1]种。

---

　　[1]　五十二：原作五十五，据正文实际药数改。目录原有“附名者四种”，今删。

草部上

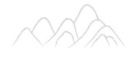

雍丘正宇李中立纂辑并书画

黄　精

出茅山、嵩山者良。二月始生，一枝多叶，状似竹而鹿兔食之，故《别录》名鹿竹、兔竹。根如嫩生姜，黄色，故俗呼为野生姜。洗净，九蒸九晒，味甚甘美。代粮可过凶年，故《救荒本草》名救穷草，《蒙筌》名米脯。仙家以为芝草之类，以其得坤土之精粹，故谓之黄精。

气味：甘，平，无毒。

主治：补中益气，除风湿，安五脏。久服轻身，延年不饥。补五劳七伤，助筋骨，耐寒暑，益脾胃，润心肺。单服九蒸九暴，食之驻颜断谷。补诸虚，止寒热，填精髓，下三尸虫。

黄精，《别录》上品。生淡黄色，类白及；熟深黑色，象熟地黄。有二三歧者。入药用根，故予惟画根形。后仿此。

按《博物志》曰：太阳之草名黄精，饵之可以长生。太阴之草名钩吻，食之入口立死。人信钩吻杀人，并无敢食之者，何尝信黄精延寿而饵之不厌者耶？按此但以黄精、钩吻相对待而言，非言其相似也。

修治：先以溪水洗洁净，用木甑釜内安置得所，入黄精

黄精

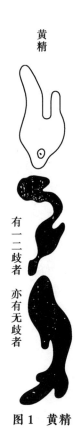

有一二歧者 亦有无歧者

图1 黄精

令满，密盖，蒸至气溜，暴之。如此九蒸九暴。饵之若生，则刺人咽喉；若服生者，初时只可一寸半，渐渐增之，十日不食；服止三尺五寸，百日后尽见鬼神，久必升天。

忌梅实。

昔临川士家一婢逃入深山中，见野草枝叶可爱，拔根食之，久而不饥，夜宿大树下，闻草中动，以为虎，惧而上树避之。及晓下平地，其身欻然凌空而去，若飞鸟焉。数岁，家人采薪见之，捕之不得，临绝壁下网围之，俄而腾上山顶。或云此婢安有仙骨？不过灵药服食。遂以酒饵置往来之路。果来，食讫，遂不能去。擒之，具述其故，指所食之草，即此黄精。

黄精　君。

生地黄

始生咸阳黄土地者佳。二月生叶布地，便出似车前叶，上有皱文而不光，高者及尺余，低者三四寸。其华似油麻花而红紫色，亦有黄花者。其实作房如连翘，子甚细而沙，褐色。根如人手指，黄色。二月、八月采根阴干。以水浸试之,浮者名天黄,半浮半沉者名人黄,沉者名地黄。以沉者为良,故以地为名。《尔雅》云:苄,地黄。"苄"字从下,亦趋下之议也。《本经》所谓干地黄者,即生地黄之干者也。

气味:甘,寒,无毒。

主治:伤中,逐血痹,填骨髓,长肌肉。作汤,除寒热积聚,除痹,疗折跌绝伤。久服轻身不老,鲜者尤良。○主男子五劳七伤,女子伤中,胞漏下血,破恶血,溺血,利大小肠,去胃中宿食,饱力断绝。补五脏内伤不足,通血脉,益气力,利耳目。助心胆气,强筋骨,长志,安魂定魄。治惊悸劳劣,心肺损,吐血鼻衄。妇人崩中血运,产后腹痛。○久服变白延年。○凉血生血,补肾水真阴,除皮肤燥,去诸湿热。○主心病掌中热痛,脾气,痿蹷嗜卧[1],足下热而痛。治齿痛唾血。

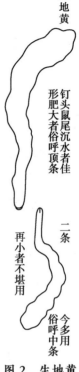

图 2　生地黄

鲜地黄　大寒。**主治:**妇人崩中血不止,及产后血上薄,心闷绝。伤身胎动下血,胎不落。堕坠跐折,瘀血留血,鼻衄吐血,皆捣饮之。○解诸热,通月水,利水道。捣贴心腹,能消瘀血。

生地黄,《本经》上品。

---

[1] 卧:原作"临",据《本草纲目》卷16地黄条改。

产杭地者质虽光润,力微;出怀庆者皮有疙瘩,力大。凡资入药,宜用怀庆。

有一种山地黄,干枯轻浮,不宜入剂。

修治:拣择沉水者,酒洗晒干,或火焙干用。亦有以姜汁炒者,各依方法。酒浸上行,姜制不泥膈,日干者平,火干者温。

生地黄 味厚气薄,阴中之阳,入手足少阴、厥阴及手大肠经。得清酒、麦门冬良。恶贝母;畏芜荑;忌葱、蒜、莱菔。勿犯铜铁器,令人肾消并发白。

《千金方》:治吐血唾血,补虚除热,取乳石,去痈疖等疾,鲜地黄不拘多少,三捣三压,取汁令尽,以磁器盛之,密盖勿泄气,汤上煮,减半,绞去滓,再煎如饧,丸弹子大。每温酒服一丸,日二服,良。

生地黄 君。

熟 地 黄

系缩砂酒拌蒸熟者。

气味:甘、微苦,微温,无毒。

主治:填骨髓,长肌肉,生精血,补五脏内伤不足,通血脉,利耳目,黑须发,男子五劳七伤,女子伤中胞漏,经候不调,胎产百病。补血气,滋肾水,益真阴,去脐腹急痛,病后胫股酸痛。○坐而欲起,目䀮䀮无所见。

怀熟地黄,《本经》上品。

怀熟地黄

入药惟怀庆熟地黄最优,杭地黄及山地黄不堪用。今市家或以酒煮,或以黑豆汤拌蒸,或用铁锅煮熟售者,勿用。

修治:拣取沉水肥大者,以好黄酒入缩砂仁在内拌匀,用木甑于瓦锅内蒸令气透,晾干,再以砂仁酒拌蒸晾,如此九蒸九晾乃止。盖地黄性泥,得砂仁之香而窜,合和五脏冲和之气,归宿丹田故也。

顶条

熟地黄 味厚气薄,阴中之阳,沉也。入手足少阴、厥阴经。

忌葱、蒜、莱菔、诸血。

《圣惠方》:治病后虚汗,口干心燥,熟地黄五两,水三盏,煎一盏半,分三服,一日尽。

中条

熟地黄 君。

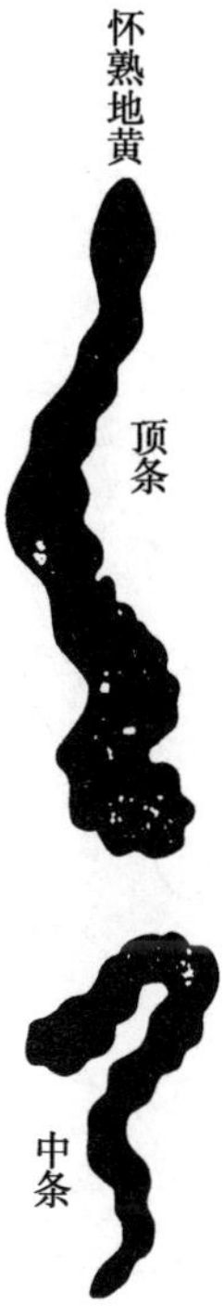

图 3　熟地黄

白　术

始生郑山山谷,汉中南郑。春生苗,青色无桠。茎作蒿干状,青赤色。长三二尺以来。夏开花紫碧色,或黄白色,似刺蓟花,故《本经》载名山蓟。根类姜,故《别录》名山姜。扬州之域多种白术,状如枹,故一名杨枹。枹乃鼓槌之名。按六书本义,术字篆文,象其根干枝叶之形。

气味:甘,温,无毒。

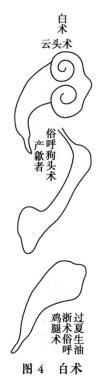

白术

云头术

俗呼狗头术
产歙者

鸡浙过夏
腿术俗生油
术呼

图4　白术

主治：风寒湿痹，死肌痉[1]疸，止汗除热，消食。作煎饵久服轻身，延年不饥。○主大风在身面，风眩头痛，目泪出；消痰水，逐皮间风水结肿；除心下急满，霍乱吐下不止；利腰脐间血，益津液，暖胃消谷嗜食。○治心腹胀满，中冷痛，胃虚下利，多年气痢；除寒热，止呕逆。○反胃，利小便，主五劳七伤，补腰膝，长肌肉；治冷气痃癖气块，妇人冷癥瘕。○除湿益气，和中补阳，消痰逐水，生津止渴、止泻痢；消足胫湿肿，除胃中热、肌热。得枳实消痞满气分，佐黄芩安胎清热。○理胃益脾，补肝风虚；主舌本强，食则呕，胃脘痛，身体重，心下急痛，心下水痞。冲脉为病，逆气里急，脐腹痛。

入药用根。二月、三月、八月、九月采，暴干。

白术，《本经》上品。

云头术种平壤，虽肥大，由粪力也，易生油。狗头术、鸡腿术虽瘦小，得土气充也，甚燥白。凡用不拘州土，惟白为胜。

修治：去芦，以米泔浸一宿，切片，用东壁土炒；亦有乳汁浸者。

白术　味厚气薄，阳中阴也，可升可降。入手太阳、少

[1]　痉：原作"痹"，据《证类》卷6术条改。

阴、足太阴、阳明、少阴、厥阴六经。

防风、地榆为之使；忌食桃、李、雀、蛤。

《简便方》治湿泻、暑泻，白术、车前子等分，炒为末，白汤调下二三钱效。

白术　君。

苍　术

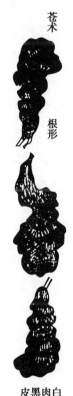

苍术

根形

皮黑肉白
有黄点

图5　苍术

以茅山者为良。苗高二三尺，其叶抱茎而生，稍间叶似棠梨，其脚下叶有三五叉，有锯齿小刺。根苍黑色，故名苍术。术，山之精也，故抱朴子名山精。服之令人长生，辟谷致神仙，故来仙家"仙术"之称。

气味：甘、辛，温，无毒。

主治：风寒湿痹，死肌痉疸。作煎饵，久服轻身，延年不饥。○主头痛，消痰水，逐皮肤风水结肿；除心下急满及霍乱吐下不止；暖胃消谷，嗜食。○除恶气，弭灾沴。○主大风痛痹，心腹胀痛，水肿胀满；除寒热，止呕逆，下泄冷痢。○治筋骨软弱，痃癖气块，妇人冷气癥瘕；山岚瘴气，温疾。○明目，暖水脏。除湿发汗，建胃安脾，治痿要药。○散风益气，总解诸郁。

苍术,《本经》上品。

茅山苍术坚小肉白,气味甘辛。他山苍术块大肉黄,气味辛烈。又有一种苍术,皮白肉白,坚实,气味亦甘辛,较之茅山者次之,北人每呼为南苍术,比西山者胜。

修治:苍术性燥,凡用去上粗皮,以米泔浸一宿去其油,切片焙干;亦有用脂麻同炒以制其燥者。

苍术 性温而燥,阴中阳也,可升可降。入足太阴、阳明,手太阴、阳明大肠之经。

忌桃、李、菘菜,雀肉,青鱼。

张仲景:辟一切恶气,用苍术同猪蹄甲烧烟。陶隐居亦言术能除恶气,弭灾沴,故今病疫及岁旦,人家往往烧苍术以辟邪气。《类编》载越民高氏妻,病恍惚谵语,亡夫之鬼凭之。其家烧苍术烟,鬼遽求去。《夷坚志》载江西一士人,为女妖所染。其鬼将别曰:君为阴气所侵,必然暴泄,但多服平胃散为良。中有苍术,能去邪也。

苍术 君。

透骨草

苗春生田野间,高尺余,茎圆,叶尖有齿,至夏抽三四穗,花黄色,结实三棱,类蓖麻子。五月采苗。治风湿有透骨搜风之功,故名透骨草。

气味:甘、辛,无毒。

主治:一切风湿筋骨疼痛、拘挛,寒湿脚气,遍身疮癣疥癫肿毒。

透骨草 新增。

入药苗花并用。与马鞭草大不
相似。马鞭草花叶如菊紫花，透骨
草尖叶类蓝，黄花。治疗亦异，用者
宜审。

《普济方》：治反胃吐食，透骨草
独科、苍耳、生牡蛎各一钱，姜三片，水
煎服。

杨诚《经验方》：治一切肿毒初起，
用透骨草、漏芦、防风、地榆等分，煎汤
绵蘸，乘热不住烫之，二三日即消。

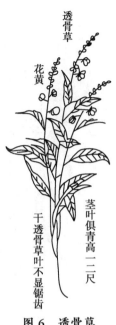

透骨草

花黄

干透骨草叶不显锯齿

茎叶俱青高一二尺

图 6　透骨草

茈茈音柴　胡银茈胡

始生弘农川谷及宛句，今以银夏者为佳。根长
尺余，色白而软，俗呼银柴胡。生北地者，根状如前胡
而强硬如柴，故名柴胡。其苗有韭叶者、竹叶者、邪蒿
者，以竹叶者为胜。柴胡生山中，其苗嫩则可茹，故
《别录》名芸蒿；《吴普本草》名山菜，又名茹草。其
苗老则采而为柴，故根名柴胡。此又一说也。

气味：苦，平，无毒。

主治：心腹肠胃中结气，饮食积聚，寒热邪气，推陈致新。
久服轻身，明目益精。○除伤寒心下烦热，诸痰热结，实胸中

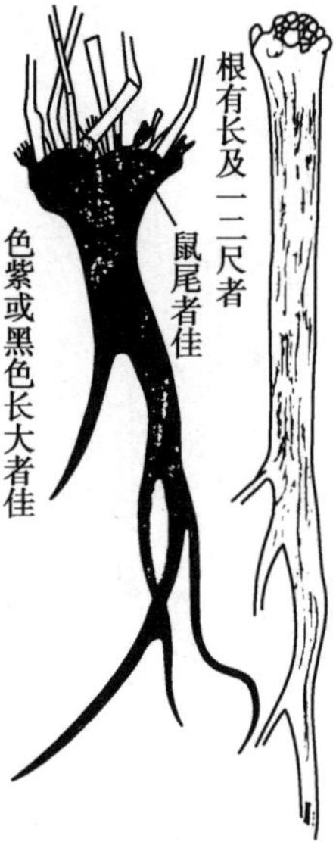

图示竖排标注：

茈胡
根有长及一二尺者
鼠尾者佳
色紫或黑色长大者佳
山柴胡

图7 茈胡

邪逆,五脏间游气,大肠停积水胀,及湿痹拘挛,亦可作浴汤。治热劳骨节烦疼,热气肩背疼痛,劳乏羸瘦,下气消食,宣畅气血。主时疾内外热不解,单煮服之良。○补五劳七伤,除烦止惊。益气力,消痰止嗽;润心肺,添精髓,健忘。○除虚劳,散肌热,去早辰潮热,寒热往来,胆瘅。妇人产前产后诸热,心下痞,胸胁痛。○治阳气下陷,平肝胆、三焦、包络相火,及头痛眩运,目昏赤痛障翳,耳聋鸣,诸疟,及肥气寒热;妇人经水不调,小儿痘疹余热,五疳羸热。

银夏柴胡,根类沙参而大,皮皱色黄白,肉有黄纹,市卖皆然。

柴胡,《本经》上品。

入药用根。二月、八月采根,暴干。

修治:去芦及须,水洗净,剉用。勿犯火。欲上升用根,酒浸;欲下降用稍。

柴胡 气味俱轻,阳也,升也。阴中之阳。手足少阳、厥阴四经引经药也。

半夏为之使;恶蜀葵、皂荚;畏女菀、藜芦。

许学士《本事方》:治伤寒之后邪入经络,体瘦肌热,推陈致新,解利伤寒,时气伏暑,仓卒并治,不论长幼:柴胡四两,甘草一两,每用三钱,水一盏煎服。

《千金方》:治眼目昏暗者,柴胡六铢,决明子十八铢,治筛,人乳汁和傅目上,久久夜见五色。

柴胡　君。

麦门冬

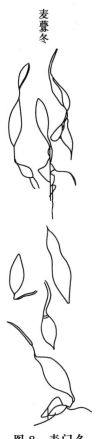

麦虋冬

始生函谷川谷,及堤阪肥土石间久废处。叶青如韭,故秦名乌韭,齐名爱韭,楚名马韭,越名羊韭。此草凌冬不凋,故《吴普本草》名忍冬,又名忍凌。根白色,有连须珠,类穬麦,故名麦虋冬。麦须曰虋,俗作门冬,便于字也。

气味:甘,平,无毒。

主治:心腹结气,肠中伤饱,胃络脉绝,赢瘦短气。久服轻身,不老不饥。○疗身重目黄,心下支满,虚劳客热,口干燥渴,止呕吐,愈痿蹷,强阴益精,消谷,调中保神,定肺气,安五脏,令人肥健,美颜色,有子。○去心热,止烦热,寒热体劳,下痰饮。○治五劳七伤,安魂定魄;止嗽,定肺痿吐脓,时疾热狂头痛。治热毒大水,面目肢节浮肿,下水,主泄精。治肺中伏火,补心气不足,主血妄行,及经水枯,乳汁不下。○久服轻身明目。

图8　麦门冬

和车前、地黄丸服,去湿痹,变白,夜视有光。断谷为要药。

麦虋冬,《本经》上品。二月、十月采。入药用根。凡用择肥大者为佳。

修治:以滚水润湿,少顷抽心。或以沙锅焙软,乘热去心,不尔令人烦。若以水浸多时去心,柔则柔矣,然气味都尽,用之不效。天门冬亦然。

麦虋冬 微苦,微寒,阳中微阴。入手太阴经气分。

地黄、车前为之使;恶款冬花、苦瓠、苦芙;畏苦参、青襄、木耳;伏石钟乳。

《保命集》:治衄血不止,麦门冬去心、生地黄各五钱,水煎服立止。

《兰室宝鉴》:治齿缝出血,麦门冬煎汤漱之。

麦虋冬 君。虋,音门。

沙 参

始生河内川谷及冤句般阳续山,今出近道。二月生苗如葵,叶青色,七八月抽茎,高一二尺。茎上之叶如枸杞叶,有细齿,开紫花,亦有白花者。折其茎根有白汁出,故《别录》名羊乳,俚人呼为羊婆奶。其根如葵根,白色。生黄土地者短而小,生沙地者长尺余,白而实。此草宜于沙地,故《本经》名沙参。吴普名白参。弘景曰:沙参与人参、玄参、丹参、苦参,是为五参,其形不尽相类,而主疗颇同,皆有参名。

气味：甘、微苦，无毒。

主治：血结惊气，除寒热，补中，益肺气。○疗胸痹，心腹痛，结热邪气，头痛，皮间邪热；安五脏，久服利人。主头肿痛，益气，长肌肉。○去皮肌浮风，疝气下坠。治常欲眠，养肝气，宣五脏风气。○补虚，止惊烦，益心肺，并一切恶疮疥癣及身痒，排脓，消肿毒。

沙参，《本经》上品。入药用根。二月、八月采根，暴干。

沙参形如桔梗，无桔梗肉实，亦无桔梗金井玉栏之状。又似荠苨，无荠苨色白，亦无荠苨芦头数股之多。然而有心者为桔梗，多芦者为荠苨。市者彼此代充，深为可恨！用沙参者，宜择独芦无心，色黄白、肉虚者真也。《本经》云：中正白实者良。就沙参之虚实黄白而论也。

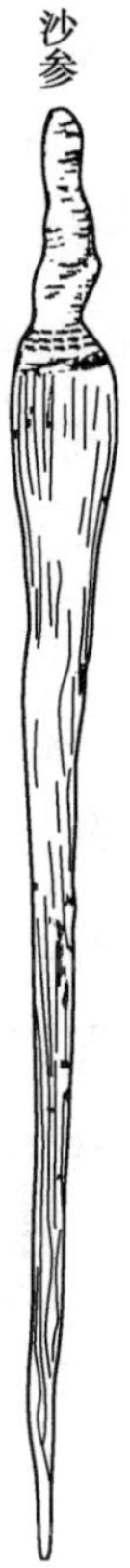

沙参 恶防己，反藜芦。

《卫生易简方》：沙参五钱，水煎服之，治肺热欬嗽，效。

沙参 臣。

沙参

图9 沙参

五味子

出高丽者第一，今南北俱有。春初生苗，引赤蔓于木上。叶似杏叶，三月四月开黄花。七月成实，丛生茎端如梧子大,生青、熟红紫。其实皮甘肉酸,核中辛苦,都有咸味,故名五味子。《典术》曰:五味者,五行之精。其茎赤,花黄白,生青、熟紫黑,亦具五色。且能养五脏,是以称五。

气味:酸,温,无毒。

主治:益气,欬逆上气,劳伤羸瘦;补不足,强阴,益男子精。○养五脏,除热,生阴中肌。○治中下气,止呕逆,补虚劳,令人体悦泽。○明目,暖水脏,壮筋骨,治风消食反胃,霍乱转筋,疰癖,奔豚冷气。消水肿,心腹气胀。止渴,除烦热,解酒毒。○生津止渴,治泻痢,补元气不足,收耗散之气,瞳子散大。○治喘欬燥嗽,壮水镇阳。

五味子,《本经》上品。

子比蔓荆子而大;北者湿润,南者干枯。凡用以北为胜。

五味子

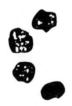

黑色,俱多膏,润泽
辽五味子鲜红色,久

核　子

色,少膏干燥
紫色,久亦黑
南五味子新

图 10　五味子

雷公云：小颗，皱，有白朴盐霜一重。其味酸、咸、苦、辛、甘味全者为真。则南五味陈久自生白朴，是雷公之言，是南而非北。不知南北各有所长，风寒欬嗽南五味为奇，虚寒劳伤北五味为佳。

修治：入补药蜜浸蒸用，入嗽药生用。连核入药，其核如猪肾。

五味子 味厚气轻，阴中微阳。入手太阴血分，足少阴气分。苁蓉为之使；恶萎蕤、乌头。

《摄生方》：治久欬不止，用五味子一两，真茶四钱，晒研为末，以甘草五钱煎膏，丸绿豆大，每服三十丸，沸汤下，数日即愈。

五味子 君。

车 前

始生真定平泽、丘陵阪道中，今处处有之。春初生苗叶，布地如匙面，累年长及尺余。中抽数茎，作长穗如鼠尾。花甚细密；结实如葶苈，赤黑色。此草好生道边及牛马足迹中，故《本经》名车前，又名当道。《别录》名马舄舄音昔，足履也。又名牛遗。幽人谓之牛舌草，象形也。虾蟆喜藏于下，故江东称为虾蟆衣。《诗》云"采采芣苢"，即此也。

子 气味：甘，寒，无毒。

主治：气癃止痛，利水道小便，除湿痹。久服轻身耐老。

○男子伤中,女子淋沥不欲食,养肺强阴益精,令人有子。明目,疗赤痛。○去风毒,肝中风热,毒风冲眼,赤痛障翳,脑痛泪出。压丹石毒,去心胸烦热。○养肝。○治妇人难产。○导小肠热,止暑泻痢。

叶、根　气味:甘,寒,无毒。

主治:金疮止血,衄鼻,瘀血血瘕,下血,小便赤。止烦下气,除小虫。主阴癀。叶主泄精病,治尿血。能补五脏,明目,利小便,通五淋。

车前,《本经》上品。

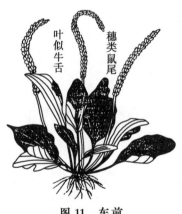

叶似牛舌　穗类鼠尾

图11　车前

五月五日采苗;七月、八月采实。

凡用须一窠有九叶,内有蕊,茎长一尺二寸者,力全堪用。

修治:用子必以水淘洗去泥沙,晒干,入汤液炒过,盛绢袋中,同群药煎,庶汤清,饮不糊口;或药煎熟,临服入车前子亦得。入丸散以酒浸一宿,蒸熟研烂作饼,晒干焙研。○使叶、根,洗去土,称一镒者,力全,用叶勿使蕊茎,剉细,于新瓦上摊干用。

子　常山为之使。

叶　伏硫黄、结草砂,伏五矾、粉霜。

《全幼心鉴》:治初生小儿尿涩不通,车前捣汁,入蜜少许,灌之。

《千金方》:治金疮血出,车前叶捣傅之,良。

车前　君。

茵 陈 蒿

始生太山及丘陵坡岸上,今近道有之。似蓬蒿而叶紧细,无花实。茎干经冬不死,至春更因旧茎而生新叶,故谓之茵陈蒿。

气味:苦,平,微寒,无毒。

主治:风湿寒热邪气,热结黄疸。久服轻身,益气耐老,面白悦,长年。治小便不利,除头热,去伏瘕。通关节,伤寒用之。治时疫热狂,头痛风眼,瘴疟,闪损。

《本经》上品。

三月采收,晒干。

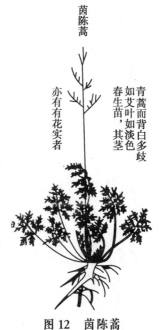

茵陈蒿

青蒿而背白多歧如艾叶,如淡色春生苗,其茎

亦有有花实者

图12　茵陈蒿

凡用茵陈蒿,要连枯茎者方真。入药去茎并根,细剉。

阴中微阳,入足太阳经。伏硇砂。

《千金方》:治遍身风痒疮疥,用茵陈蒿煮浓汁,洗之立瘥。

茵陈蒿　使。

山　药

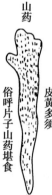

山药

皮黄多须

俗呼片子山药堪食

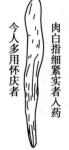

肉白指细紧实者入药

今人多用怀庆者

图13　山药

始生嵩高山谷,今处处有之。春生苗,延蔓,紫茎,青叶,有三尖,光泽。夏开细白花,亦有淡红花者。秋结实于叶间,状如铃。有一种如姜、芋之类而皮紫,极有大者;有一种生山中,根细如指,极紧实者,刮磨入汤煮食,味咸甘美。因根皮外黄如芋,生山谷者入药为胜,故《吴普本草》名山芋,《图经》名山蓣。又一名薯蓣,一名薯薯,一名土薯。彼土人呼为薯,其音相近,或语有轻重,或相传之讹耳。其山药正名薯蓣,因唐代宗名预,避讳改为薯药;又因宋英宗讳署,改为山药,盖言山中之药也。

气味:甘,温,无毒。

主治:伤中,补虚羸,除寒热邪气,补中,益气力,长肌肉,强阴,久服耳目聪明,轻身不饥延年。○主头面游风,头风眼眩,下气,止腰痛。治虚劳羸瘦,充五脏,除烦热。○补五劳七伤,去冷风,镇心神,安魂魄,补心气不足,开达心孔,多记事。○强筋骨,主泄精健忘。○益肾健脾,止泄痢,化痰涎,润皮毛。○生捣,贴肿硬毒,能消散。

山药,《本经》上品。

凡入药白色者为上,青黑者不堪。

修治: 择山产条直坚白者,生干之,故古方皆用干山药。盖生则性滑,熟则滞气。只宜用竹刀刮去皮,竹筛盛,置檐风处,或置焙笼中微火烘干亦佳。若晒干,凡药晒干极多,则古人何必加"干"字于山药之上?

紫芝为之使。恶甘遂。入手足太阴二经。

《普济方》:治心胀,虚胀,手足厥逆,或饮苦寒之剂过多,未食先呕,不思饮食,山药半生半炒,为细末,米饮调服二钱,一日二服,大有功效。

忌铁器、生冷。

山药 臣。

泽 泻

始生汝南池泽,今以汉中者为佳。苗春生,叶似牛舌,独茎而长。根作块,色黄白,痕中有须毛。多生池泽浅水。性能泻水,故名泽泻。

气味:甘,寒,无毒。

泽泻

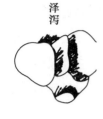

白黄色

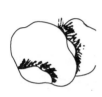

痕中有须毛

图14 泽泻

主治：风寒湿痹,乳难,养五脏,益气力,肥健,消水;久服耳目聪明,不饥延年,轻身,面生光,能行水上。○补虚损。五脏痞满;起阴气,止泄精、消渴、淋沥。逐膀胱、三焦停水。○主肾虚精自出,治五淋,宣通水道。○主头旋、耳虚鸣,筋骨挛缩;通小肠,止尿血;主产难,补女人血海,令人有子。○入肾经,去旧水,养新水,利小便,消胀肿,渗泻,止渴。○去脬中留垢,心下水痞。○渗湿热,行痰饮,止呕吐泻痢,疝痛脚气。

今汝南不复来,惟以泾州、华州者为善。今山东、河陕、江淮亦有之,惟汉中者最优。

泽泻,《本经》上品。八月采。

入药用根。虫易蛀损,宜密藏。有一种形象三棱,体稍轻,山人每呼为水泽泻,市多以此乱真,用者宜审。

修治：去毛,酒浸一宿,细剉,暴干任用。

气寒味厚,阴也。阴中微阳。入足太阳、少阴经。

畏海蛤、文蛤。

《保命集》:治水湿肿胀,白术、泽泻各一两,为末或为丸,每服三钱,白茯苓汤下。

泽泻　君。

远 志

始生太山及宛句川谷,今河陕、洛西州郡皆有之。茎叶青色而极细小,故苗名小草。三月开白花,亦有红花者。其根长及一尺。昔陵阳仲子服此二十年,开书所视,永记而不忘。功能强志,故有远志之称。

根　气味：苦,温,无毒。

主治：欬逆伤中,补不足,除邪气,利九窍,益智慧,耳目聪明不忘,强志倍力,久服轻身不老。○利丈夫,定心气,止惊悸；益精,去心下膈气,皮肤中热,面目黄。○杀天雄、附子、乌头毒,煎汁饮之。○治健忘,安魂魄,令人不迷,坚壮阳道。○长肌肉,助筋骨。妇人血噤失音,小儿客忤。○肾积奔豚。

叶　主治：益精补阴,止虚损梦泄。

远志,《本经》上品。入药根苗俱用。四月采。

修治：远志,甘草汤浸一宿,去骨暴干,或焙干用。

得茯苓、冬葵子、龙骨良；畏珍珠、藜芦、蜚蠊、齐蛤。入足少阴肾经。

《肘后方》：治心孔昏塞多忘,丁酉日,密自至市买远志,着巾角中还,为末服之,勿令人知。

远志　君。

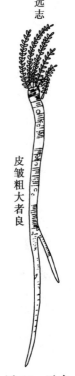

远志

皮皱粗大者良

图15　远志

龙 胆

生齐朐山谷及宛句,今出近道。根黄白色,下抽根十余条,类牛膝而粗短。四月生苗,细茎如小竹枝。七月开花如牵牛花,作铃铎状,青碧色。冬后结子。因叶如龙葵,根如胆苦,故名龙胆。俗呼龙胆草,亦名草龙胆。

气味:苦、涩,大寒,无毒。

主治:骨间寒热,惊痫邪气;续绝伤,定五脏,杀蛊毒。○除胃中伏热,时气温热,热泄下痢,去肠中小虫;益肝胆气,止惊惕;久服益智不忘,轻身耐老。治小儿壮热骨热,惊痫入心,时疾热黄痈肿,口干。○客忤疳气,热狂,明目,止烦,治疮疥。○去目中黄及睛赤肿胀,瘀肉高起,痛不可忍。○退肝经邪热,除下焦湿热之肿,泻膀胱火。○疗咽喉痛,风热盗汗。

龙胆,《本经》上品。

二月、八月、十一月采根阴干。

凡用根,肥长色黄白者佳。

修治:以甘草汤浸一宿,去头子,剉细,暴干用。

气味俱厚,沉而降,阴也。足厥阴、少阴经气分药也。贯仲、小豆为之使;恶地黄、防葵。

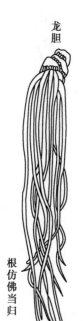

龙胆

根仿佛当归

图16 龙胆

《杨氏家藏方》:治妇人小儿一切盗汗,

并伤寒后盗汗不止,龙胆草为末,每服一钱,猪胆汁三两点,入温酒少许,调服。

姚僧坦《集验方》:治卒然尿血不止,龙胆一虎口,水五升,煮取二升半,分为五服。

龙胆 君。

巴戟天

生巴郡及下邳山谷,今江淮、河东州郡亦有之。根如连珠,宿根青色,嫩根白色,老根紫色。其叶似茗,经冬不凋,故曰华子大明序集诸家本草名不凋草。巴戟天名义不知,以俟后之君子解之。

气味:辛、甘,微温,无毒。

主治:大风邪气,阴痿不起;强筋骨,安五脏;补中增志,益气。〇疗头面游风,小腹及阴中刺引痛,补五劳,益精,利男子。〇治男子夜梦鬼交,精泄,强阴下气;治风癞。〇治一切风。疗水胀。

巴戟天,《本经》上品。入药用根。二月、八月采根,阴干。

今方家多以紫色者为良。蜀人云都无紫色者,采时或用黑豆同煮,欲其色紫,殊失气味,尤宜辨之。又有一种山萆根,正似巴

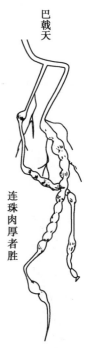

巴戟天

连珠肉厚者胜

图 17 巴戟天

戟,但色白。土人采得,以醋水煮之,乃以杂巴戟,莫能辨也。但击破视之,中紫色而鲜洁者,伪也。其中虽紫,又有微白糁,有粉色而理小暗者,真也。

修治:巴戟以酒浸一宿入心,剉焙。若急用,以滚水浸软,去心。

巴戟天,肾经血分药也。覆盆子为之使;恶雷丸、丹参、朝生。

巴戟天 使。

卫 矛

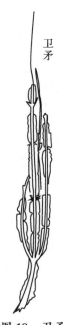

卫矛

始生霍山山谷,今江淮州郡有之。生山石间,小株成丛。春长嫩条,条上四面有羽如箭羽,视之若三羽尔。叶青,状似野茶,对生。三四月开碎花,黄绿色;结实大如冬青子。刘熙《释名》言:齐人谓箭羽为卫,此物干有直羽,如箭羽矛刃自卫之状,故名卫矛。《广雅》谓之神箭。《别录》谓之鬼箭。

气味:苦,寒,无毒。

主治:女子崩中下血,腹痛,汗出;除邪,杀鬼毒蛊疰,中恶腹痛。去白虫,消皮肤风毒肿,令阴中解。○疗妇人血气大效。破陈血,能落胎。○主百邪鬼魅,通月经,破癥结,止带

图18 卫矛

下,杀腹脏虫,及产后血咬腹痛。

卫矛俗呼鬼箭,《本经》中品。

卫矛茎黄绿色,羽紫色。二月、七月采茎,阴干入药。

修治: 卫矛去叶,剉,以酥拌缓炒。

《圣济总录》:治鬼疟日发,鬼箭羽,川山甲烧灰为末,每以一字,发时嗜鼻。

道家所用十二精、鬼精、鬼箭,即此也。

卫矛　使。

细　辛

生华阴山谷,今处处有之,然他处所出者,不及华阴者真。叶如葵,赤黑色;其根细而其味极辛,故名之曰细辛。按《山海经》云:浮戏之山多少辛。《管子》云:五沃之土,群药生少辛,是矣。

气味: 辛,温,无毒。

主治: 欬逆上气,头痛脑动,百节拘挛,风湿痹痛,死肌;久服明目,利九窍,轻身长年。○温中下气,破痰,利水道,开胸中滞结;除喉痹,齆鼻不闻香臭,风痫癫疾;下乳结,汗不出,血不行。安五脏,益肝胆,通精气。○添胆气,治嗽,去皮风湿痒,风眼泪下。除齿痛,血闭,妇人血沥腰痛。○含之去口臭。○润肝燥,治督脉为病,脊强而厥。○治口舌生疮,大便燥结,起目中倒睫。

得当归、芍药、白芷、芎藭、牡丹皮、藁本、甘草,共疗妇

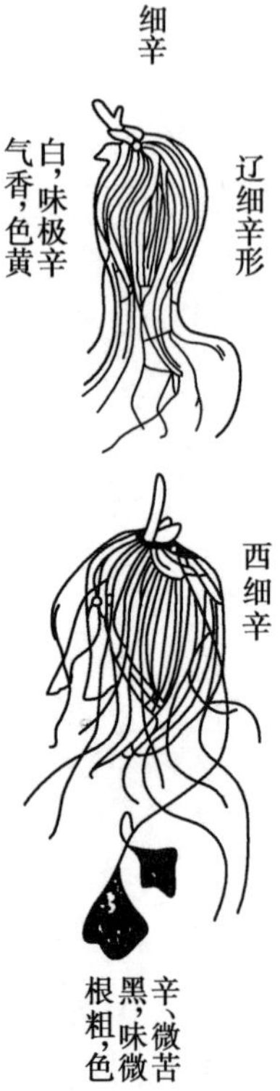

人;得决明、鲤鱼胆、青羊肝共疗目痛。以独活为使,治少阴头痛如神,亦止诸阳头痛。

二月、八月采根,阴干入药。

《博物志》言杜衡乱细辛,自古已然。沈氏所说甚详。大抵乱细辛者不止杜衡,用者当以根苗色味细辨之。叶如葵,柔茎,细根,色紫,味极辛,嚼之习习如椒而更甚于椒者,细辛也;叶似马蹄,茎粗,根曲,色黄白,味微辛者,杜衡也,俗呼马蹄香,当细辛用最多。一茎直上,茎端生叶如伞,根似细辛,微粗,直而色黄白,味辛微苦者,鬼督邮也。似鬼督邮而色黑者,及已也。叶似小桑,根似细辛,微粗长而黄色,味辛而有臊气者,徐长卿也。叶似柳,而根似细辛,粗长,黄白色,而味苦者,白微也。

辽细辛形

细辛

白,味极辛
气香,色黄

西细辛

根黑辛
粗,味微
色微苦

图19 细辛

修治:细辛切去头子,以瓜水浸一宿,暴干用。

气厚于味,阳也,升也。入足厥阴、少阴血分,为少阴引经之药。曾青、枣根为之使;恶黄耆、狼毒、山茱萸;忌生菜、狸肉;畏消石、滑石;反藜芦。

龚氏《经验方》:治诸般耳聋,真细辛末溶黄蜡,丸鼠屎大,绵裹一丸塞之,二次即愈。

细辛 臣。

石 斛

始生六安山谷，今出荆襄及汉中江左。有二种，一种生水旁石上，茎似小竹，节节间出碎叶，折之有肉，中实，名石斛；一种生栎木上，茎似麦秆而匾大，叶在茎头，折之无肉，中虚，名木斛。因茎如金钗之股，故获金钗石斛之称。

气味：甘，平，无毒。

主治：伤中除痹，下气，补五脏虚劳，羸瘦，强阴益精，久服厚肠胃，补内绝不足。平胃气，长肌肉，逐皮肤邪热痱气，脚膝疼冷痹弱；定志除惊，轻身延年。○益气除热，治男子腰脚软弱，健阳。逐皮肌风痹，骨中久冷。补肾益力，壮筋骨，暖水脏，益智清气，治发热自汗，痈疽排脓，内塞。

《本经》上品。

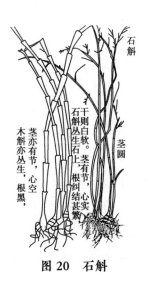

图20 石斛

石斛入药佳,木斛不堪用。今人见木斛形匾如钗,多用木斛,医家亦不能明辨。予并写其象,令用者知,茎圆中实者为石斛,实者有力;茎匾中虚者为木斛,虚者无能。不特此也,凡药皆然。

修治:石斛去根头,酒浸软,暴干,剉用。或以酥拌蒸,焙干,剉用。

味甘淡、微咸,阴中之阳,降也。乃足太阴脾、足少阴肾之药。

石斛 陆英为之使;恶凝水石、巴豆;畏雷丸、僵蚕。

《袖珍方》:治睫毛倒入,用石斛、川芎劳等分为末,口内含水,随左右嗜鼻,日二次。

石斛 君。

肉苁蓉

陕西州郡俱有。生大木及土墼垣中。旧说是马遗沥所生。此非游牝之所而有此,则知自是一种类耳。皮如松,稍有鳞甲,形柔软如肉,故吴普名肉松蓉。《本经》名肉苁蓉。从容,和缓之貌。此药补而不峻,故有苁蓉之号。

气味:甘,微温,无毒。

主治:五劳七伤,补中,除茎中寒热痛,养五脏,强阴益精气,多子,妇人癥瘕,久服轻身。○除膀胱邪气,腰痛,止痢。○益髓,悦颜色,延年,大补壮阳,日御过倍。

治女人血崩。○男子绝阳不兴,女子绝阴不产。润五脏,长肌肉,暖腰膝。男子泄精,尿[1]血遗沥,女子带下阴痛。

肉苁蓉,《本经》上品。色黑,长五六寸至一尺以来,皮有鳞甲,肉有筋膜。二月采阴干。

肉苁蓉肥大柔软者佳,干枯瘦小者劣。今人多以金莲根,草苁蓉嫩松,稍盐润充之,用者宜审。

肉苁蓉

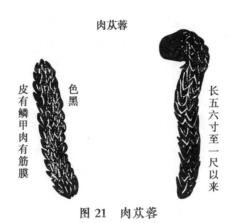

色黑

皮有鳞甲肉有筋膜

长五六寸至一尺以来

图 21　肉苁蓉

修治:酒浸一宿,刷去浮甲,劈破中心,去白膜一重,焙干用,或酥炙得所。

肉苁蓉,肾经血分药也。

本经方:肉苁蓉四两,刮去鳞甲,酒浸,洗去黑汁,薄切,合山药四两,羊肉八两,作羹极美,益人,胜服补药。

肉苁蓉　臣。

---

[1] 尿:原脱,据《本草纲目》卷12肉苁蓉条补。

草苁蓉

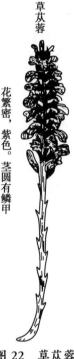

草苁蓉

花繁密，紫色。茎圆有鳞甲

图22　草苁蓉

生山南岩石上。暮春抽苗，长五六寸至一尺以来。茎花俱紫色，与肉苁蓉极相类，故名草苁蓉。日华子名花苁蓉，俗呼紫花地丁。

气味：甘，温，无毒。

主治：男子五劳七伤，补腰肾，令人有子。去风血，煮酒、浸酒服之。诸疮可作洗汤。

草苁蓉，《开宝》名列当。今原州、秦州、渭州、灵州皆有之。

四月中旬采，取压匾，日干。

《食医心镜》：治阳不兴，草苁蓉好者二斤，以好酒一斗，浸之经宿，随意日饮之。

甘　草

生河西川谷积沙山及上郡。春生青苗，高一二尺，叶如槐叶。七月开紫花，结角作一本生，如相思角，至熟时角拆，子扁如小豆，极坚。根长者三四尺，粗细不定，皮赤肉黄，其味甘甜，故名甘草。《别录》

名蜜草，又名国老。弘景曰：此草最为众药之王，经方少有不用者，犹如香中有沉香也。国老即帝师之称，虽非君而为君所宗，是以能安和草石而解诸毒也。甄权曰：诸药中甘草为君，治七十二种乳石毒，解一千二百般草木毒，调和众药有功，故有国老之称。

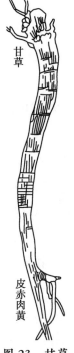

气味：甘，平，无毒。

主治：五脏六腑寒热邪气，坚筋骨，长肌肉，倍气力，金疮尰，解毒，久服轻身延年。○温中下气，烦满短气，伤脏欬嗽，止渴，通经脉，利血气，解百药毒，为九土之精，安和七十二种石，一千二百种草。○主腹中冷痛，治惊痫，除腹胀满，补益五脏，肾气内伤，令人阴不痿。主妇人血沥腰痛。凡虚而多热者加

图 23　甘草

用之。○安魂定魄，补五劳七伤，一切虚损，惊悸烦闷，健忘，通九窍，利百脉，益精养气，壮筋骨。○生用泻火热，熟用散表寒。去咽痛，除邪热，缓正气，养阴血，补脾胃润肺。○吐肺痿之脓血，消五发之疮疽。○解小儿胎毒。

稍　**主治：**生用治胸中积热，去茎中痛，加酒煮玄胡索、苦楝子尤妙。

头　**主治：**生用能行足厥阴、阳明二经污浊之血，消肿导毒。

节　**主治：**痈疽焮肿。

甘草，《本经》上品。二月、八月除日采根，暴干。

今甘草有数种,其坚实断理粗大者佳,其轻虚纵理及细韧者不堪。

修治:去头尾,刮去赤皮。补中宜炙用,泻火宜生用。

甘草　气薄味厚,升而浮,阳也。入足太阴、厥阴经。《纲目》曰:通入手足十二经。

术、苦参、干漆为之使;恶远志;反大戟、芫花、甘遂、海藻。

《金匮玉函方》:治饮馔中毒,未审何物,卒无药,只煎甘草、荠苨,入口便活。

《千金方》:治阴头生疮,蜜煎甘草末,频频涂之,神效。

甘草　君。

牛　膝

始生河内川谷及临朐,今以怀庆者为良。春生苗,茎高二三尺,青紫色,有节如牛膝,叶颇似苋菜叶而长,且尖艄,两两相对。于节上生花作穗,秋结实甚细。根长二三尺,柔润。有雌雄二种,雄者粗长,雌者细短。因茎似牛膝,故名牛膝。《广雅》名牛茎。因叶似苋,嫩可茹,故《救荒本草》名山苋菜。

气味:苦、酸,平,无毒。

主治:寒热湿痿痹,四肢拘挛,膝痛不可屈伸。逐血气,伤热火烂,堕胎。久服轻身耐老。○疗伤中少气,男子阴消,老人失溺,补中续绝,益气填骨髓,止发白,除脑中痛及腰脊痛。妇人月水不通，血结。○治阴痿，补肾，助十二经脉，逐恶血。○治腰膝软怯冷弱，破癥结，排脓止痛。产后心腹痛，并血运，落死胎。○强筋补肝脏风虚。○同苁蓉浸酒服，益肾。竹木刺入肉，嚼烂罨之即出。○治久疟寒热，五淋尿血，茎中痛，下痢，喉痹，口疮齿痛，痈肿恶疮，伤折。

牛膝，《本经》上品。九月末取根，水浸挼皮，暴干。怀庆者佳。

俱有肉色。凡用牛膝，择怀庆白亮、长及尺余、无歧者最优。色紫、短细者下。色黑干枯者乃土牛膝耳，不堪服食。

修治：牛膝去芦头，欲下行生用，滋补焙用，或酒拌蒸过用。

牛膝　足厥阴、少阴之药。

恶萤火、龟甲，畏白前，忌牛肉。

《外台秘要》：治劳疟积久不止者，牛膝一握，生切，以水六升，煮二升，分三服，早晨一服，未发前一服，临发时一服。

牛膝　君。

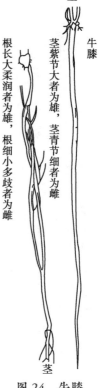

茎

茎紫节大者为雄，茎青节细者为雌

牛膝

根长大柔润者为雄，根细小多歧者为雌

茎

图24　牛膝

黄　连

始生巫阳川谷及蜀郡太山之阳，今以宣城者为

黄连

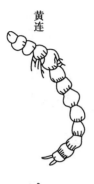

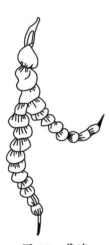

图25 黄连

胜。苗高一尺以来,叶似甘菊,凌冬不凋。四月开黄花,六月结实,似芹子,色亦黄。其根如鹰、鸡爪,连珠而色黄,故名黄连。

气味:苦,寒,无毒。

主治:热气目痛,眦伤泣出,明目;肠澼腹痛,下痢;妇人阴中肿痛。久服令人不忘。○主五脏冷热,久下泄澼脓血。止消渴、大惊,除水利骨,调胃厚肠,益胆。疗口疮。○治五劳七伤,益气。止心腹痛,惊悸烦躁。润心肺,长肉,止血。天行热疾。止盗汗并疮疥。猪肚蒸为丸,治小儿疳气,杀虫。○羸瘦气急。○治郁热在中,烦躁恶心,兀兀欲吐,心下痞满。○主心病逆而盛,心积伏梁。○去心窍恶血,解巴豆、轻粉毒。

出川省俗呼川黄连,产雅川俗呼雅黄连,生宣城俗呼宣黄连。有连珠无毛而坚实,色深黄者;有无珠多毛而中虚,黄色稍淡者。

黄连,《本经》上品。入药用根。二月、八月采。

凡用黄连,选粗大黄色鲜明,多节坚重,相击有声者为胜。小而连珠,无须者次之。无珠多毛,色浅而虚者不堪用。

修治:黄连去芦及须,治本脏之火生用;治肝胆之实火以猪胆汁浸炒;治肝胆之虚火,以醋浸炒;治上焦之火,以酒炒;治中焦之火,以姜汁炒;治下焦之火,以盐水或朴消炒;治气分湿热之火,以茱萸汤浸炒;治血分块中伏火,以干漆水炒;治食积之火,以黄土炒。不独为之引导,盖辛热能制其苦寒,咸寒能制其燥性,在用者详酌之。

黄连 气味俱厚,可升可降,阴中阳也。入手少阴心经,为治火之主药。

黄连 黄芩、龙骨、理石为之使;恶菊花、玄参、白鲜皮、芫花、白僵蚕;畏款冬花、牛膝;胜乌头,解巴豆毒。

《斗门方》:治鸡冠痔,以黄连末傅之良。

黄连 臣。苏东坡收笔,黄连煎汁,调轻粉蘸笔头,候干收,不蛀。

地肤子

生荆州平泽及田野,今近地有之。苗春生,叶似荆芥。一茎数十枝,攒簇团团直上,性最柔弱。七月开黄花,子青色,似一眠起蚕沙之状。田野人呼为地麦草,名地肤、地麦,因其子形似也。《本经》名地葵,因其苗味似也。《图经》名鸭舌草,因其叶形似也。俗呼千头草,因枝繁而头多也。《药性》名益明,因其子功能明目也。子落则老,茎可为帚,故日华子名落帚,《图经》名独帚,郭璞名王帚,弘景名扫帚。

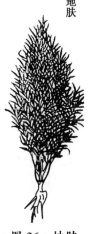

地肤

图 26 地肤

子　气味：苦，寒，无毒。

主治：膀胱热，利小便；补中益气，久服耳目聪明，轻身耐老。○去皮肤中热气，使人润泽；散恶疮疝瘕，强阴。○治阴卵癞，去热风，可作汤沐浴。与阳起石同服，主丈夫阴痿不起，补气益力。○治客热丹肿。

地肤，《本经》上品。八月、九月采实，阴干。

《寿域神方》：治胁下疼痛，地肤子为末，酒服方寸匕。

苗叶　气味：苦，寒，无毒。

主治：捣汁服主赤白痢，烧灰亦善。煎水洗目，去热暗雀盲涩痛。主大肠泄泻，和气，涩肠胃，解恶疮毒。煎水日服，治手足烦疼。

按：虞抟《医学正传》云：抟兄年七十，秋间患淋二十余日。后得一方，取地肤草捣自然汁，服之遂通。

地肤　君。

灵　芝

赤芝，一名丹芝，生霍山；黑芝，一名玄芝，生常山；青芝，一名龙芝，生泰山；白芝，一名玉芝，生华山；黄芝，一名金芝，生嵩山；紫芝，一名木芝，生高夏山。六芝俱主祥瑞，故曰灵芝。

赤芝　如珊瑚。味苦，平。主胸中结，益心气，补中，增慧智，不忘，久服轻身不老，延年神仙。

黑芝　黑如泽漆。味咸，平。主癃，利水道，益肾气，通九窍,聪察,久食轻身不老,延年神仙。

　　青芝　如翠羽。味酸,平。主明目,补肝气,安精魂,仁恕,久食轻身不老,延年神仙。

　　黄芝　如紫金。味甘,平。主心腹五邪,益脾气,安神,忠信和乐,久食轻身不老,延年神仙。

　　白芝　白如截肪。味辛,平。主欬逆上气,益肺气,通利口鼻,强志意,勇悍,安魂魄,久服轻身不老,延年神仙。

　　紫芝　味甘,温。主耳聋,利关节,保神益精气,坚筋骨,好颜色,久食轻身不老,延年。

　　六芝皆无毒,六月、八月采。

　　按《尔雅》云:茵,芝。释曰:瑞草,名也。一岁三华。一名茵,一名芝。《论衡》云:芝生于土,土气和,故芝草生。《瑞命礼》曰:王者仁慈,则芝草生。是也。

　　灵芝　薯蓣为之使;得发良,得麻子仁、白瓜子、牡桂共益人;恶常山;畏扁青、茵陈蒿。

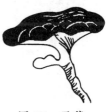

赤芝　灵芝

黑芝

图27　灵芝
（赤芝、黑芝）

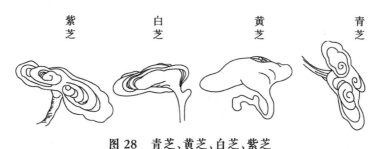

图28　青芝、黄芝、白芝、紫芝

卷　柏

卷柏

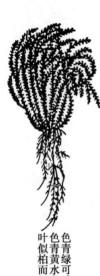

叶似柏而细，色青黄水润可爱，色青绿可爱，

图 29　卷柏

始生常山山谷,今出近道。根紫色,多须,形仅寸余;茎叶青黄,仿佛柏叶,卷束如鸡足,故名卷柏。吴普名豹足,象形也。《别录》名万岁。《纲目》名长生不死草,言其耐久也。

气味:辛,平,无毒。

主治:五脏邪气,女子阴中寒热痛,癥瘕,血闭绝子;久服轻身,和颜色。止欬逆,治脱肛,散淋结,头中风眩,痿躄,强阴益精,令人好容颜。通月经,治尸疰鬼疰腹痛,百邪鬼魅啼泣。镇心,除面奸头风,暖水脏。生用破血,炙用止血。

卷柏,《本经》上品。五月五日采,阴干。

修治:以盐水煮,日晒,焙用。

《百一选方》:治远年下血,卷柏、地榆,焙,等分,每用一两,煎数沸,通口服。

卷柏　君。

芎　劳

香草也。四五月生叶,似水芹、胡荽、蛇床辈,作丛而茎细,其叶倍香。七八月间开碎白花,叶堪作饮。古人因其根节状如马衔,谓之马衔芎䓖;后世因其状如雀脑,谓之雀脑芎;出关中者为京芎,亦曰西芎;出蜀中者为川芎;出天台者为台芎;出抚郡者为抚芎。皆因地而得名也,惟川为胜。故方中用芎,惟曰川芎。或曰:人头芎窿穹高,天之象也。此药上行,专治头脑诸病,故有芎穷之名。

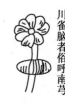

芎䓖

川雀脑者俗呼南芎

气味:辛,温,无毒。

主治:中风入脑头痛,寒痹筋挛缓急,金疮,妇人血闭无子。○除脑中冷动,面上游风去来,目泪出,多涕唾,忽忽如醉,诸寒冷气,心腹坚痛,中恶卒急肿痛,胁风痛,温中内寒。○腰脚软弱,半身不遂,胞衣不下。○一切风,一切气,一切劳损,一切血,补五劳,壮筋骨,调众脉,破癥结宿血,养新血;吐血、鼻血、溺血,脑痈发背,瘰疬瘿赘,痔瘘疮疥。长肉排脓,消瘀血。○搜肝气,补肝血,润肝燥,补风虚。○燥湿,止泻痢,行气开郁。

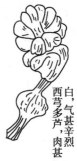

白,气甚辛烈

西芎多芦,肉甚

图30 芎䓖

蜜和,丸芡实大,夜服,治风痰殊效。

齿根出血,含之多瘥。

芎䓖,《本经》上品。

已上俱根形。三、四月采根,日干。

凡用以川中大块重实,作雀脑,皮色黄黑,肉色白,不油,嚼之微辛甘者佳。他种不入药,止可为末,煎汤沐浴而已。

九月采,佳。

修治: 以净水洗浸,切片,日干用。

芎藭 气厚味薄,浮而升,阳也。少阳本经引经药。入手足厥阴气分。

白芷为之使; 畏黄连; 伏雌黄; 得细辛疗金疮止痛,得牡蛎疗头风吐逆。

《灵苑方》: 治妇人经水三个月不行。验胎法: 川芎生为末,空心浓煎,艾汤下一匙,腹中微动者是有胎。

《续十全方》: 治胎气因跌扑举重,促损不安,及子死腹中,以芎藭为末,酒服方寸匕,须臾一二服立出。

芎藭 臣。

芎藭今人所服最多,头面风不可缺也。然须以他药佐之。沈括云: 予一族子旧服芎藭,医郑叔熊见之,云芎藭不可久服,多令人暴亡,后族子果无疾而卒。又朝士张子通之妻病脑风,服芎藭甚久,一旦暴亡。皆目见者。此皆单服,久则走散真气。若使他药佐使,又不久服,中病便已,则焉能至此哉? 由此观之,芎藭久服为祸匪轻,奈何乡落愚民,不知药性,时采芎藭苗、蘪芜煎茶,自谓香美。体气壮健,侥幸无虞。傥涉虚羸,鲜不蹈其祸者?

蓝　实

即今大叶蓝子也。始生河内平泽,今处处有之。人家蔬圃中作畦莳。至三月、四月生苗,高三二尺许。

叶似水蓼，花红白色，实亦若蓼子而大，黑色。五月、六月采实。其叶可以染青，染反胜于其质，故曰青出于蓝而青于蓝者也。《尔雅》所谓葳，马蓝是也。《埤雅》云：《月令》仲夏令民无刈蓝以染，郑玄言恐伤长养之气也。然则刈蓝先王有禁，故制字从监。

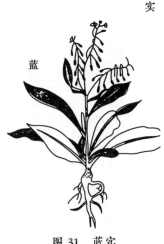

蓝实

蓝

图31 蓝实

蓝实 气味：苦，寒，无毒。

主治：解诸毒，杀蛊蚑疰鬼螫毒。久服头不白，轻身。填骨髓，明耳目，利五脏，调六腑，通关节。治经络中结气，使人健。少睡，益心力。疗毒肿。

蓝叶汁 气味：苦、甘，寒，无毒。

主治：杀百药毒，解狼毒、射罔毒。汁涂五心烦闷，疗蜂螫毒。

蓝 《本经》上品。

昔张荐员外在剑南为张延赏判官，忽被斑蜘蛛咬项上，一宿，咬处有二道赤色，细如箸，绕项上，从胸前下至心。经两宿，头面肿疼，如数碗大，肚渐肿，几至不救。张相素重荐，因出家财五百千，并荐家财又数百千，募能疗者。忽一人应召，云可治。张相初甚不信，欲验其方，遂令目前合药。其人曰：不惜方，当疗人性命耳。遂取大蓝汁一碗，以蜘蛛投之蓝汁，良久方出，得汁中甚困不能动。又别捣汁,加麝香末,取蜘蛛投之,至汁而死。又更取蓝汁、麝香,复加雄黄和之,更取蜘蛛投汁中,随化为水。张相及诸人甚异之,遂令点于咬处,两日内悉平愈。咬处作小疮,痂落如旧。凡虫豸伤,皆可点咬处,或服其汁,神异之极也。

蓝实 君。

青　黛

是波斯国蓝靛花也,路远难得。中国靛花主治与青黛同功,亦可以此代之,故假为名。《纲目》云:黛,眉色也。刘熙《释名》曰:灭去眉毛,以此代之,故谓之黛。

气味:咸,寒,无毒。

主治:解诸药毒。小儿诸热,惊痫发热,天行头痛寒热,并水研服之。亦磨傅热疮恶肿,金疮下血,蛇犬等毒。○解小儿疳热,杀虫。○小儿丹热,和水服之。同鸡子白、大黄末傅疮痈,蛇虺螫毒。○泻肝,散五脏郁火,解热,消食积。○去热烦,吐血、咯血,斑疮恶疮。

青黛,《本经》上品。

市多取干靛、罗青充卖。入药宜择娇嫩体轻者,以水飞净灰脚,日干任用。

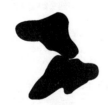

青黛

轻浮者佳
花紫碧体

重实者劣
靛枯黑体

图32　青黛

按：靛花虽非青黛，然治小儿疳蚀，下痢，消瘦发热，屡有奇功。古歌云：小儿杂症变成疳，不问强羸女与男。腹内时时如下痢，青黄赤白一般般。眼涩面黄鼻孔赤，谷道开张不欲看。烦热毛焦兼口渴，皮肤枯槁四肢瘫。唇裂呕逆不乳哺，壮热增寒卧不安。此方便是青黛散，取效犹如服圣丹。

《谈埜翁方》：治耳疳出汁，青黛、黄柏末，干搽愈；又名绿袍散，搽口疮效。

青黛　君。

蒺藜子

生冯翊平泽或道傍。布地蔓生。叶如初生皂荚叶，整齐可爱。子有刺，状如菱而小。人过之，足不敢履。故《本经》一名屈人，一名止行。今军家乃铸铁作之，以布敌路，名铁蒺藜。《易》云：据于蒺藜，言其凶伤。《诗》云：墙有茨，不可扫也，以刺梗秽也。《纲目》云：蒺，藜，利也；茨，刺也，其刺伤人，甚疾而利也，故名蒺藜。《尔雅》名茨。又一种白蒺藜，今生同州沙苑，牧马草地最多，而近道亦有之。绿叶细蔓，绵布沙上，结荚长寸许，子大如黍，状如羊肾而带绿色，今人谓之沙苑蒺藜。

子　气味：苦，温，无毒。

主治：恶血，破癥结积聚，喉痹乳难。久服长肌肉，明目

蒺藜子

轻身。○身体风痒,头痛,欬逆伤肺,肺痿止烦,下气。小儿头疮痛肿,阴溃,可作摩粉。○治诸风疬疡,疗吐脓,去燥热。○治奔豚肾气,肺气胸膈满,催生堕胎,益精。疗水脏冷,小便多,止遗沥泄精,溺血肿痛。○痔漏阴汗,妇人发乳带下。

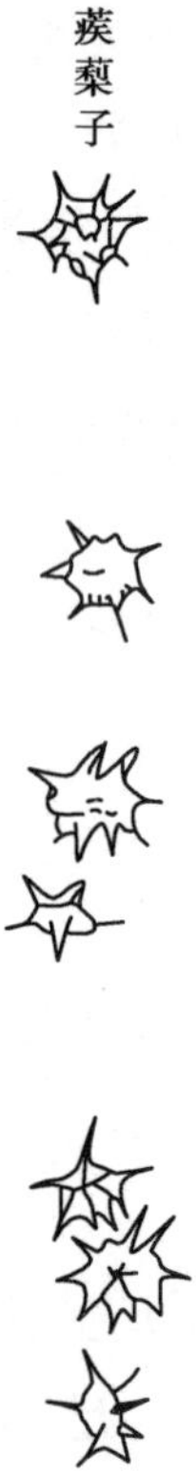

蒺藜子　君,《本经》上品。

蒺藜子有刺,嫩青色,老黄白色。八月采实,暴干,冬月亦采之。

修治:春去刺,酒拌炒用。

蒺藜子　乌头为之使。

《神仙秘旨》云:服蒺藜子一硕,当七八月熟时收,日干春去刺,然后杵为末,每服二钱,新汲水调下,日三服,勿令中绝,断谷长生,服之一年已后,冬不寒,夏不热,服之二年,老者复少,发白复黑,齿落重生,服之三年,身轻长生。

图33　蒺藜子

白蒺藜　气味:甘,温,无毒。

主治:补肾,治腰痛泄精,虚损劳乏。

白蒺藜即沙苑蒺藜。

沙苑蒺藜,一种形如羊肾,绿色,如黍粒大;一种一头大一头小,有钩,青黄色。二者并堪主治。又一种形颇类羊肾,褐绿色,粒小如粟而圆者劣。

修治:微炒入药。

黄　耆

叶似槐叶而微尖小,又似蒺藜叶而微阔大,青白色。开黄紫花;结小尖角,长寸许;根长二三尺。生赤水乡,名赤水耆;生白水乡,名白水耆;生山西沁州绵上,名绵耆;一云折之如绵,故谓之绵黄耆。夫耆者,年高有德之称。耆老历年久而性不燥,此药性缓如之,故得以耆称。一云耆,长也。黄耆色黄,为补药之长,故名黄耆。俗作黄芪,非矣!

气味:甘,微温,无毒。

主治:痈疽久败疮,排脓止痛,大风癞疾,五痔鼠瘘。补虚,小儿百病。○妇人子脏风邪气,逐五脏间恶血。补丈夫虚损,五劳羸瘦,止渴,腹痛泄痢。益气,利阴气。○主虚喘,肾衰耳聋。疗寒热。治发背内补。○助气,壮筋骨,长肉,补血,破癥癖、瘰疬、瘿赘,肠风,血崩,带下,赤白痢,产前后一切病,月候不匀。痰嗽,头风热毒,赤目。○治虚劳自汗,补肺气,泻肺火、心火,实皮毛,益胃气,去肌热及诸经之痛。○主太阴疟疾,阳维为病苦寒,督脉为病逆气里急。

黄耆,《本经》上品。入药佳,多歧劣。八月采根。

凡用黄耆,以长二三尺,坚实如箭干者为

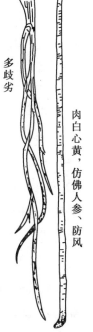

黄耆

多歧劣

肉白心黄,仿佛人参、防风

图34　黄耆

良;多歧者劣。一种木耆似黄耆,体虚,芦头大;苜蓿根体坚,肉色黄,折之皆脆,不似箭干;黄耆肉白心黄,折之绵软。

修治:须去头、刮皮,以蜜炙熟为度。治痈生用亦可。

黄耆 气薄味厚,可升可降,阴中阳也。入手足太阴气分,又入少阳、足少阴命门。

茯苓为之使;恶龟甲、白鲜皮。

《衍义》云:防风、黄耆,世多相须而用。唐许裔宗初仕陈、为新蔡王外兵参军时,柳太后感风不能言,脉沉而口噤。裔宗曰,既不能下药,宜汤气熏之。药入腠理,周时可瘥。乃造防风黄耆汤数斛,置于床下,气如烟雾,其夕便得语。药力熏蒸,其效如此,因著之,使善医者知所取法焉。

蒲 黄

生河东池泽,今处处有之,以秦州者为良。香蒲,蒲黄苗也。春初生,嫩叶未出水时,红白茸茸然。取其中心入地白蒻,大如匕柄者,生啖之,甘脆。以醋浸,如食笋,大美。《周礼》以为蒲菹。至夏抽梗于丛叶中,花抱梗端,如武士棒杵,故俚俗谓之蒲槌,亦曰蒲萼花。其蒲黄即此香蒲花中蕊屑也。

蒲黄 气味:甘,平,无毒。

主治:心腹膀胱寒热,利小便,止血,消瘀血。久服轻身,益气力,延年神仙。○治痢血,鼻衄,吐血,尿血,泻血,利水道,通经脉,止女子崩中。○妇人带下,月候不匀,气血心腹痛,妊妇下血坠胎,血运血症,儿枕气痛,颠扑血闷,排脓疮疖,游风肿毒,下乳汁,止泄精。

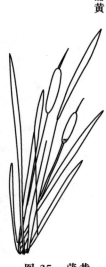

蒲黄

乃香蒲花黄粉也。四月采。叶为席作扇,软滑而温。

蒲黄,《本经》上品。

南人以蒲黄苗为香蒲,以菖蒲为臭蒲也。今人谓蒲槌为蒲棒。

世多以姜黄末搀麦面充之,每称为罗过蒲黄。其色嫩黄可爱,其面细如黄粉。用是治病,安得获效?人当择色淡黄,有蕊屑者入药方真。

图35 蒲黄

修治:蒲黄方破血、消肿者生用之;补血止血者,须炒用。

蒲黄 手足厥阴血分药也。

按:许叔微《本事方》云:有士人妻舌忽胀满口,不能出声。一老叟教以蒲黄频掺,比晓乃愈。又《芝隐方》云:宋度宗欲赏花,一夜忽舌肿满口。蔡御医用蒲黄、干姜末等分,干搽而愈。此二说,则蒲黄之凉血活血可证矣。

续　断

始生常山山谷,今陕西河中兴元府、舒、越、晋州亦有之。三月已后生苗,叶似苎而茎方,两叶相对;花

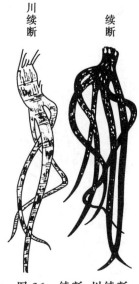

图36 续断、川续断

红白色。根如大蓟，一株有五六枝。一种叶似旁翁菜而小厚，两边有刺刺人，其花紫色，与今越州生者相类。而市之货者，亦有数种，少能辨其粗良。医人用之，但以节节断皮黄皱者为真。功能续筋骨之断折，故名续断。《本经》名属折，《别录》名接骨。

气味：苦，微温，无毒。

主治：伤寒，补不足，金疮痈疡[1]折跌，续筋骨，妇人乳难。久服益气力。○妇人崩中漏[2]血，金疮血内漏，止痛，生肌肉，及踠伤恶血，腰痛，关节缓急。○去诸温毒，通宣血脉。○助气，补五劳七伤，破癥结瘀血，消肿毒，肠风痔瘘，乳痈瘰疬，妇人产前后一切病，胎漏，子宫冷，面黄虚肿，缩小便，止泄精，尿血。

续断，《本经》上品。《本经》云：状如鸡脚，节节断皮黄皱者真也。

续断，市之货者，形类山玄参，色皂而瘦，折之有烟尘起者为良。

状如鸡脚，赤黄色，节节断皮多皱者，极少难得。

----

[1] 疡：原作“伤”，据《本草纲目》卷15续断条改。

[2] 漏：原脱，据补同上。

川续断,皮微白,肉微皂,一根二三枝及五六枝。今人药惟用川。

八月采根,阴干。

修治：续断,以酒浸一伏时,焙干用。

地黄为之使；恶雷丸。

昔宋张叔潜秘书知剑州时,其阁下病血痢,一医用平胃散一两,入川续断末二钱半,每服二钱,水煎服即愈。绍兴壬子,会稽时行痢疾,叔潜之子以方传人,往往有验,小儿痢疾服之皆效。

续断　君。

漏　芦

生乔山山谷,今京东州郡及秦、海州皆有之。旧说茎叶似白蒿,花黄白荚,茎若箸大,房类油麻而小,故苏恭名荚蒿,日华子名鬼油麻。今诸郡所图上,惟单州者差相类。沂州者,花颇似牡丹；秦州者,花似单叶寒菊,紫色,五七枝同一干；海州者,花紫碧如单叶莲花,花萼下及根旁有白茸裹之,根黑色如蔓菁而细,又类葱本,淮甸人呼为老翁花。三州所生虽别,而叶颇相类,但秦、海州者,叶更作锯齿状耳。一物而殊类若此,医家何所适从？当依旧说以单州出者为胜。六月、七月采茎苗,日干。八月采根,阴干。古人多用苗,今人多用根。卢,黑色也,此草秋后皆黑,异于众草。然高冈虽

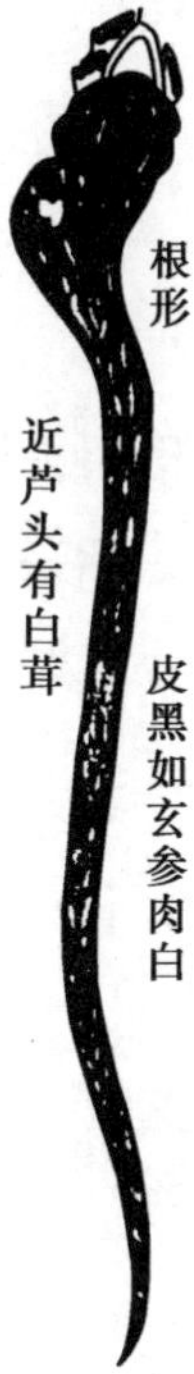

有,而川泽漏下之地最多,故名漏芦。

气味:咸,寒,无毒。

主治:皮肤热毒,恶疮疽痔,湿痹,下乳汁。久服轻身益气,耳目聪明,不老延年。○止遗溺。热气疮痒如麻豆,可作浴汤。○通小肠,泄精尿血,肠风,风赤眼,小儿壮热,扑损续筋骨,乳痈瘰疬,金疮止血,排脓,补血长肌肉,通经脉。

漏芦,《本经》上品。

前言根傍有白茸裹之,根黑色如蔓菁而细者,即此也。今市通鬻之,医通用之。予无见使苗者,故画根以示人。

按:飞廉根如牛蒡而绵头,古方漏芦散下云:用有白茸者则是。有白茸者乃飞廉无疑矣。今考二物,气味功用俱不相远,似可通用。或者一类有数种,古今名称各处不同乎?

修治:漏芦细剉,拌生甘草对蒸熟,拣去甘草,晒干任用。

漏芦,足阳明本经药也。连翘为之使。

《外台秘要》:治蛔虫,漏芦为末,以饼臛和方寸匕,服之。

漏芦 君。

漏芦

根形

近芦头有白茸

皮黑如玄参肉白

图 37 漏芦

防 风

始生沙苑川泽,及邯郸、琅琊、上蔡,今京东、淮浙皆有之。茎叶俱青绿色，茎深而叶淡，似青蒿而短小；五月开细白花，中心攒聚作大房，似茴香花，其气如芸蒿。《本经》一名铜芸。《别录》名茴草。吴普名茴芸。实似胡荽子而大，根土黄色，与蜀葵根相类。

防，御也。此药身去身半已上风邪，梢去身半已下风邪，乃御诸风要药，因名防风，又一名屏风。

气味：甘、辛，温，无毒。

主治：大风，头眩痛恶风，风邪目盲无所见，风行周身，骨节疼痛，久服轻身。○烦满胁痛，风头面去来，四肢挛急，字乳金疮内痓。○治三十六般风，男子一切劳劣，补中益神，风赤眼，止冷泪及瘫痪，通利五脏关脉，五劳七伤，羸损盗汗，心烦体重，能安神定志，匀气脉。○治上焦风邪，泻肺实，散头目中滞气，经络中留湿，主上部见血。○搜肝气。

防风，《本经》上品。

今出齐州龙山最善，淄州、兖州者亦佳，俗呼东防风。关中出者轻虚，不及齐州者良。

石防风生于山石间，根如蒿根而黄，粗丑多歧，亦疗头风眩痛。今江淮河中诸山有之，俗呼山防风。

修治：防风选东道肥润者，去芦，细锉任用。

防风 气味俱薄，浮而升，阳也。手足太阳经之本药；又行足阳明、太阴二经。为肝经气分药。

防风能制黄耆，黄耆得防风，其功愈大，乃相畏而相使者也。得葱白能行周身，得泽泻、藁本疗风。得当归、芍药、阳起石、禹余粮，疗妇人子脏风。

畏草薢；杀附子毒；恶藜芦、白敛、干姜、芫花。

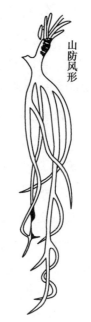

防风

皮淡黄色，肉有心，色深坚实温润

山防风形

图38　防风　　　图39　山防风形

《经验后方》治破伤风，防风、天南星等分为末，每服二三匙，童子小便五升，煎至四升，二服即止。

防风　臣。

决明子

始生龙门川泽，今处处有之。夏初生苗，高三四尺许。根带紫色，叶似苜蓿而大；七月开花黄白色。

其子作穗,如青绿[1]豆而锐;十月十日采子,阴干。功主明目,故名决明子。

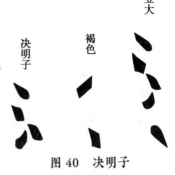

图40　决明子

气味:咸,平,无毒。《别录》曰:苦、甘,微寒。

主治:青盲,目涩,肤赤白膜,眼赤痛泪出。久服益精光,轻身。○疗唇口青。○助肝气,益精;以水调末,涂肿毒;燷太阳穴治头痛;又贴胸心,止鼻洪;作枕治头风、明目。○治肝热风眼赤泪,每旦取一匙,按净,空心吞之,百日后夜见物光。益肾,解蛇毒。

决明子,《本经》上品。

修治:决明子,挼净土尘,杵碎入药。

蓍实为之使;恶大麻子。

《外台秘要》:治积年失明不识人,决明子二升,杵为末,每食后以粥饮服方寸匕。

决明子　臣。

丹　参

始生桐柏山谷及泰山,今陕西、河东州郡及随州

---

[1]　绿:原作"菉"。本书绿豆条云:"旧本作菉者非矣"。故下文"菉"径改作"绿",不出注。

皆有之。二月生苗，高一尺许。茎干方棱，青色；叶相对如薄荷而有毛；三月开花，红紫色，似苏花；根大如指，长尺余，一苗数根，赤色，故名丹参。并人参、沙参、玄参、牡蒙，是为五参。五参五色，配五脏，故人参入脾，曰黄参；沙参入肺，曰白参；玄参入肾，曰黑参；牡蒙入肝，曰紫参；丹参入心，曰赤参。萧炳云：酒浸服之，治风软脚，可逐奔马，故名奔马草。

气味：苦、微寒，无毒。

主治：心腹邪气，肠鸣幽幽如走水，寒热积聚，破癥除瘕，止烦满，益气。○养血，去心腹痛疾结气，腰脊强、脚痹，除风邪留热。久服利人。○渍酒饮，疗风痹足软。主中恶及百邪鬼魅，腹痛气作，声音鸣吼，能定精。养神定志，通利关脉，治冷热劳，骨节疼痛，四肢不遂，头痛赤眼，热温狂闷；破宿血，生新血，安生胎，落死胎，止血崩带下，调妇人经脉不匀，血邪心烦；恶疮疥癣，瘿赘肿毒，排脓止痛，生肌长肉。

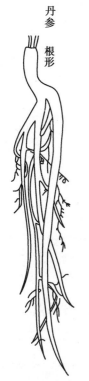

丹参 根形

丹参，《本经》上品。

丹参一茎数十枝，皮赤而肉白。九月、十月采根，阴干。

修治：丹参，去土净，用酒洗，细剉，日干任用。

丹参 味苦、气平而降，阴中之阳也。入手少阴、厥阴之经。心与包络血分药也。

图41 丹参

畏咸水;反藜芦。弘景曰:性热,久服多眼赤。

《圣惠方》:治寒疝,小腹及阴中相引痛,白汗出欲死,以丹参一两,杵为散,每服热酒调下二钱佳。

丹参 臣。

茜 草

一作蒨。始生乔山山谷,今近处有之。染绯草也。叶似枣叶,头尖下阔,三五对生节间。其苗蔓延草木上,根紫色。陶隐居本草言:东方有而少,不如西方多,则西草为茜,以此也。《诗》云"茹藘在阪"者是已。陆机云:齐人谓之茜,徐人谓之牛蔓。又草之盛者为蒨,牵引为茹,连覆为藘,则蒨、茹、藘之名,又取此义也。

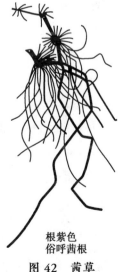

茜草

气味:苦,寒,无毒。

主治:寒湿风痹,黄疸,补中。○止血,内崩下血,膀胱不足,踒跌蛊毒。久服益精气,轻身。可以染绛。○治六极伤心肺,吐血泻血。○止鼻洪,尿血,产后血运,月经不止,带下,扑损瘀血,泄精痔瘘,疮疖排脓,酒煎服。

茜草,《本经》上品。

修治:茜草去土,用铜刀细剉,炒用,勿犯铅铁。

根紫色
俗呼茜根

图42 茜草

元素曰：微酸咸，温，阴中之阴。手足厥阴血分之药也。畏鼠姑；制雄黄。

俗方用治女子经水不通，以一两煎酒服之，一日即通，甚效。

菟丝子

始生朝鲜川泽，今近道皆有之，以冤句者为胜。夏生苗，初如细丝遍地，不能自起，得他草梗则缠绕而生。其根渐绝于地而寄空中，或云无根，假气而生，信然。六、七月结实，极细，如蚕子，土黄色。九月采实，暴干。其实有二种，色黄而细者名赤纲，色浅而大者名菟虆。其功用并同。苗如丝综，初生之根，其形似兔，掘则菟丝之名因此也。

气味：辛、甘，平，无毒。

主治：续绝伤，补不足，益气力，肥健。久服明目，轻身延年。○养肌强阴，坚筋骨，主茎中寒精自出，溺有余沥，口苦燥渴，寒血为积。治男女虚冷，添精益髓，去腰疼膝冷，消渴热中。久服去面䵟，悦颜色。○补五劳七伤，治鬼交泄精，尿血，润心肺。补肝脏风虚。

菟丝，《本经》上品。

修治：菟丝子，以温水淘去沙泥，酒浸一宿，杵烂，日干入药；或酒煮杵烂亦得。

菟丝子

子大如粟褐色

图43　菟丝子

菟丝子　得酒良。薯蓣、松脂为之使；恶雚菌。

《肘后方》：治面上粉刺，捣菟丝子，绞取汁，涂之瘥。

茺　蔚

始生海滨池泽，今处处有之，园圃及田野见者极多。春初生苗如嫩蒿，至夏高三四尺，茎方如黄麻，故俗呼野天麻。对节生枝，一枝三叶，节节生穗，丛簇抱茎。五、六月间穗内开小花，红紫色，亦有微白色者。每萼内有细子数粒，大如同蒿子，有三棱，苍黑色。此草及子皆充盛密蔚，故名茺蔚。其功宜于妇人，故《本经》有益母之称，俗呼益母草。

子　气味：辛、甘，微温，无毒。

主治：明目益精，除水气，久服轻身。疗血逆大热，头痛心烦。○产后血胀。○春仁生食，补中益气，通血脉，填精髓，止渴润肺。

修治：茺蔚子，微炒香，日暴燥，春簸去壳，取仁用。

茺蔚子　阴中之阳。手、足厥阴经药也。白花者入气分，紫花者入血分。治妇女经脉不调，崩中带下，胎前产后一切血气诸病妙品也。

茺蔚，《本经》上品。

茺蔚根　味甘，花味微苦、甘，茎叶味辛、微苦，并无毒。

主治：瘾疹，可作浴汤。○捣汁服主浮肿，下水，消恶毒丁肿，乳痈丹游等毒，并傅之。又服汁，主子死腹中及产后

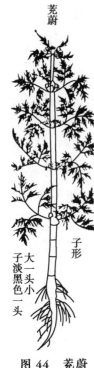

茺蔚

子形

大一头小
子淡黑色
一头

图44 茺蔚

血胀闷。滴汁入耳中主聤耳；捣傅蛇虺毒。○入面药令人光泽，治粉刺。

济阴还魂丹：一名益母丸，治妇人胎前产后诸疾危证，其效神妙，活人甚多。用益母草，叶似艾叶，茎类脂麻，方梗凹面，对节生枝，五、六月节节开红紫花者，端午、小暑或六月六日花正开时，连根收采阴干，用叶及花子。忌铁器，以石器捣为细末，炼蜜丸如弹子大，嚼服；或丸如梧桐子大，每服五七十丸。其药不限丸数，以病愈为度。饮具于后：

——胎前脐腹痛，或作声者，米饮下。

——胎前产后脐腹刺痛，胎动不安，下血不止，当归汤下。

——产后以童子小便化下一丸，能安魂定魄，血气自然调顺，诸病不生；又能破血痛，养脉息，调经络，并温酒下。

——胎衣不下及横生，死胎不下，经日胀满，心闷心痛，并用炒盐汤下。

——产后血运眼黑，血热口渴，烦闷如见鬼神，狂言，不省人事，以童子小便和酒化下。

——产后结成血块，脐腹奔痛，时发寒热，有冷汗，或面垢颜赤，五心烦热，并用童子小便、酒下，或薄荷汤下。

——产后恶露不尽，结滞刺痛，上冲心胸满闷，童子小便、酒下。

——产后泻血水，枣汤下。

——产后痢疾,米汤下。

——产后血崩漏下,糯米汤下。

——产后赤白带下,艾汤下。

——月水不调,温酒下。

——产后中风,牙关紧急,半身不遂,失音不语,童便酒下。

——产后气喘咳嗽,胸膈不利,恶心吐酸水,面目浮肿,两胁疼痛,举动失力,温酒下。

——产后咳嗽,自汗发热,久则变为骨蒸,童便酒下。

——产后鼻衄,舌黑口干,童便酒下。

——产后两太阳穴痛,呵欠,心松气短,羸瘦,不思饮食,血风身热,手足顽麻,百节疼痛,秦艽汤下。

——产后大小便不通,烦燥口苦者,薄荷汤下。

——妇人久无子息,温酒下。

茺蔚制硫黄、雌黄、砒石。

人 参

生上党山谷及辽东。其形状如防风而润实。春生苗,多于深山背阴近椴、漆下湿润处。初生小者三四寸许,一桠五叶,四五年后生两桠五叶,未有花茎。至十年后生三桠,年深者生四桠,各五叶,中心生一茎,俗名百尺杵。三月、四月有花,细小如粟,蕊如丝,紫白色;秋后结子,或七八枚,如大豆,生青熟红,自落。根如人形者神,乃年深浸渐长成者,故《说文》

曰人薓。薓字从漫,亦浸渐之义。漫即浸字,后世因字文繁,遂以参之字代之,从简便尔。然承误日久,亦不能变矣,惟仲景《伤寒论》尚作薓字,其成有阶级,故《本经》名人街。其草背阳向阴,故《本经》名鬼盖。其在五参,色黄属土,而补脾胃,生阴血,故吴普名黄参。《别录》名血参。得地之精灵,故《别录》名土精。《广五行记》云:隋文帝时,上党有人宅后每夜闻人呼声,求之不得,去宅一里许,见人参枝叶异常,掘之,入地五尺,得人薓一如人体,四肢毕备,呼声遂绝。观此则土精、地精之名尤可证也。《医学入门》解"参"字曰:参,㺃也。久服补元气,有㺃赞之功,故名参。

气味:甘,微寒,无毒。

人参

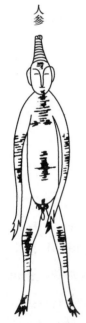

主治:补五脏,安精神,定魂魄,止惊悸,除邪气。明目,开心益智。久服轻身延年。○疗肠胃中冷,心腹鼓痛,胸胁逆满,霍乱吐逆,调中,止消渴,通血脉,破坚积,令人不忘。○主五劳七伤,虚损痰弱,止呕哕,补五脏六腑,保中守神,消胸中痰,治肺痿及痫疾,冷气逆上,伤寒不下食,凡虚而多梦纷纭者加之。○止烦躁,变酸水。○消食开胃,调中治气,杀金石药毒。○治肺胃阳气不足,肺气虚促,短气少气,补中缓中,泻心肺脾胃中火邪,止渴生津液。○治男妇一切虚证,发热自汗,眩运头痛,反胃吐食,疟疾,滑泻久痢,小便频数淋沥,中风中暑,痿痹,吐血、嗽血、下血、血淋、血崩,胎前产后诸病。

图45 人参

人参,《本经》上品。

范蠡曰:状类人者善。珣曰:出新罗国,所贡有手脚,状如人形神,力全,价胜金。或曰生邯郸者,根有头足手面目如人;或曰生上党者,人形皆具。《本经》云如人形者有神。辽东上党者,形状如东防风而润实,布金井玉阑,色黄有须,稍纤长,嚼之甘苦,此品最佳。

高丽国作"人参赞"曰:"三桠五叶,背阳向阴。欲来求我,椴树相寻。"椴树似桐,甚大,阴广,故人参多生于下。三月、九月采根。

生人参,形类蔓菁、桔梗,故世以桔梗造参欺人,形像亦相似,亦有金井玉阑,但皮无横纹,味亦淡薄,不同耳。

市人参者,皆绳缚杆上蒸过,故参有绳痕。买者若不识真伪,惟要透明似肉,近芦有横纹者,则假参自不得紊之。凡用宜择秋参,勿用春参。《本草蒙筌》曰:春参轻匏,因汁升,萌芽抽梗;秋参重实,得汁降,结晕成胶。

此参乃晒蒸造成者,形块大小不等,坚实明亮为上。

上党参色黄,坚实有肉色;高丽参色虽黄,轻虚,内多有白色者;紫团参紫大,稍扁;百济参白坚且圆,名曰白条参;新罗参亚黄,味薄;清河参块小色白,坚实明亮。诸参并堪主治,独上党黄参功效易臻。至于竹节参、条参、芦参、参须,不堪入药。

《唐本》注云:欲试上党人参者,当使

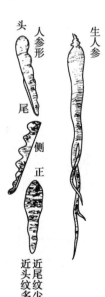

图46 人参

二人同走，一与人参含之，一不含，度走三五里许，其不含者必大喘，含者气息自如，其参乃真也。

修治：人参易蛀，惟用盛过麻油瓦罐，洗净，焙干，入华阴细辛，与参相间收之，密封，可留经年。人参生时背阳，频见风日，易蛀。凡生用宜咬咀，熟用宜隔纸焙之，并忌铁器。

人参 性温，味甘、微苦，气味俱薄，浮而升阳也，阳中微阴。入手太阴。

人参 茯苓、马蔺为之使；恶溲疏、卤咸；反藜芦；畏五灵脂；恶皂荚、黑豆；动紫石英。

《圣惠方》：治产后发喘，乃血入肺窍，危症也。人参末一两，苏木二两，水二碗，煮汁一碗，调参末服，神效。

人参 君。

菊　花

始生雍州川泽及田野，今处处有之，以南阳菊潭者为佳。初春布地生细苗，夏茂，秋花，冬实。然菊之种类频多，有紫茎而气香，叶厚至柔嫩可食者，其花微小，味甚甘，此为真。故古方云甘菊花，即此也。其茎青而大，叶细气烈似蒿艾，花小味苦者，名苦薏，非真也。南阳菊亦有两种：白菊叶大如艾叶，茎青根细，花白蕊黄；其黄菊叶似同蒿，花蕊都黄。今服饵家多用白者。又有一种，开小黄花，花瓣下如小珠子，谓之珠子菊，云入药亦佳。按陆佃《埤雅》云：菊本作蘜，从鞠。鞠，穷也。今之秋华鞠也。鞠艸有华,至此而穷焉,故谓之鞠。予曰:菊,鞠也,必鞠养而后得称佳菊,故名菊。《月令》"九月菊有黄华"是也。因应节候,故《本经》名节华。

菊花　气味:甘、微苦,平,无毒。

主治:诸风头眩肿痛,目欲脱,泪出,皮肤死肌,恶风湿痹。久服利血气,轻身耐老延年。○疗腰痛、去来陶陶。除胸中烦热,安肠胃,利五脉,调四肢。○治头目风热,风旋倒地,脑骨疼痛,身上一切游风令消散,利血脉,并无所忌。○作枕明目,叶亦明目。生熟并可食。养目血,去翳膜。○主肝气不足。

甘菊花,《本经》上品。

白菊花　气味:苦、辛,平,无毒。

主治:风眩,能令头不白,染髭发令黑。和巨胜、茯苓,蜜丸服之,去风眩,变白不老,益颜色。

菊花,《本经》云:正月采根,三月采叶,五月采茎,九月采花,十一月采实。今人惟用花,故予惟画花形。

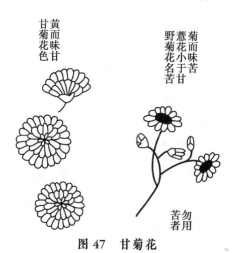

图 47　甘菊花

甘菊花色黄而味甘

菊花而味小于甘薏花野菊名苦甘

苦者勿用

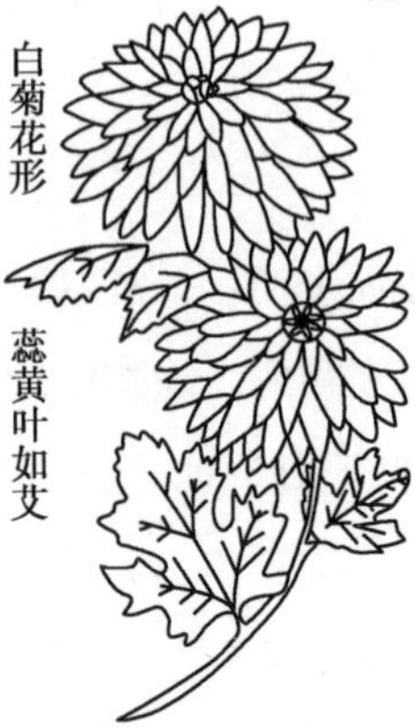

白菊花

白菊花形

蕊黄叶如艾

菊花 寒，可升可降，阴中微阳也。术及枸杞根、桑根白皮为之使。

《救急方》：治病后生翳，白菊花、蝉退等分为散，每用二三钱，入蜜少许，水煎服。大人小儿皆宜，屡验。

菊花 使。

催花法：以马粪浸水浇之，则速开花。凡花皆然。

图48 白菊花

菖 蒲

始生上洛池泽及蜀郡严道，今处处有之，而池州、戎州者良。春生青叶，长一二尺许，其叶中心有脊，状如剑，故一名水剑草。《尔雅》云：其花九节者，食之仙。其根盘屈有节，一根旁引三四根，傍根尤密。入药以紧小似鱼鳞者为佳。此乃蒲类中之昌盛者，故曰菖蒲。

气味：辛，温，无毒。

主治：风寒湿痹，欬逆上气，开心孔，补五脏，通九窍，明耳目，出声音。主耳聋痈疮，温肠胃，止小便利。久服轻身，不忘、不迷惑，延年。益心智，高志不老。○四肢湿痹，不得屈伸。小儿温疟，身积热不解，可作浴汤。○治耳鸣，头风泪下，鬼气，杀诸虫，恶疮疥瘙。○除风下气，丈夫水脏，女人血海冷败，多忘，除烦闷，止心腹痛，霍乱转筋及耳痛者，作末炒,乘热裹罨甚验。心积伏梁。治中恶卒死,客忤癫痫,下血崩中,安胎漏,散痈肿,捣汁服。解巴豆、大戟毒。

菖蒲,十二月采根,阴干。露根不可用。

菖蒲,《本经》上品。石菖蒲,不必拘于九节。五月五日浸酒服,佳。

生石涧中,根小节密,名石菖蒲,入药方灵。种池塘内,根大节疏,名水菖蒲,作馐堪用。

修治:菖蒲,以铜刀刮去黄黑硬节皮一重,以嫩桑枝条相拌蒸熟,暴干,剉用。若急用,但去毛微炒耳。勿犯铁器。

菖蒲,秦皮、秦艽为之使;恶地胆、麻黄。

汉武帝上嵩上,忽见仙人,长可二丈。问之,曰:吾九嶷山人也。闻中岳有石上菖蒲,一寸九节,食之长生,故来采之。忽然不见。

《抱朴子》云:韩众服菖蒲十三年,身上生毛,日记万言,冬袒不寒。

《衍义》云:有人患遍身生热毒,痛而不痒,手足尤甚,然至颈而止,粘着衣服,晓夕不得睡,痛不可住。有人教以菖蒲三斗,日干为末,布席上,令卧之,乃以衣被覆之,既不粘着衣被,又复得睡。不五七日,其疮如失。后以此治人,应手神验。

除狗蚤方:五月五日采石菖蒲,晒干为末,置于席下,蚤自永无。

菖蒲　君。

菖蒲

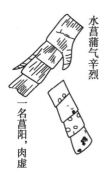

石菖蒲紫色,肉坚实

水菖蒲气辛烈

一名菖阳,肉虚

图49　菖蒲

天门冬

始生奉高山谷，今处处有之。春生藤蔓，大如钗股，高至丈余，叶如茴香，极尖细而疏滑，有逆刺，亦有涩而无刺者。其叶如丝杉而细散；夏开白花，亦有黄花者；秋结黑子，在其根枝傍。入伏后无花，暗结子。其根白，或黄紫色，大如手指，长二三寸，一二十枚同一撮。《尔雅》谓之蘠蘼，一名䕷冬。《山海经》云：条谷之山，其草多芮药，䕷冬是也。一名满冬，或名地门冬，或名筵门冬。在东岳名淫羊藿，在中岳名天门冬，在西岳名管松，在北岳名无不愈，在南岳名百部，在京陆山阜名颠勒，在越人名浣草。《抱朴子》云：一名颠棘，或云天棘。颠、天音相近也。盖草之茂者为䕷，俗作门。此草蔓茂，而功同麦门冬，故曰天门冬。

气味：苦，平，无毒。

主治：诸暴风湿痹，强骨髓，杀三虫，去伏尸。久服轻身益气，延年不饥。○保定肺气，去寒热，养肌肤，利小便，冷而能补。○肺气欬逆，喘息促急，肺痿生痈吐脓，除热，通肾气，止消渴，去热中风，治湿疥，宜久服。煮食之，令人肌体滑泽白净，除身上一切恶气，不洁之疾。○镇心，润五脏，补五劳七伤，吐血，治嗽消痰，去风热烦闷。○主心病，嗌干心痛，渴而欲饮，痿蹙

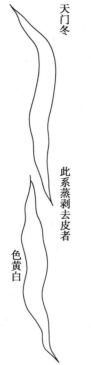

天门冬

此系蒸剥去皮者

色黄白

图 50　天门冬

嗜卧，足下热而痛。○润燥滋阴，清金降火。阳事不起，宜常服之。

天门冬，《本经》上品。二、八月采根。

修治： 天门冬，肥大明亮者佳。去心，但以温水渍漉使周，润渗入肌，俟软，缓缓擘取。不可浸出脂液。不知者，乃以汤浸多时，柔则柔矣，然气味都尽，用之不效。麦冬亦然。若入丸药，虽暴干，犹脂润难捣，必须薄切，暴于日中，或火焙之用。

《别录》曰：天门冬，大寒。气薄味厚，阳中之阴。入手太阴、足少阴经气分之药。

天门冬，垣衣、地黄、贝母为之使；畏曾青。制雄黄、硇砂。服天门冬禁食鲤鱼。

《列仙传》：赤须子食天门冬，齿落更生，细发复出。○《神仙传》：甘始者，太原人，服天门冬，在人间三百余岁。○《抱朴子》云，杜紫微服天门冬，御八十妾，有男一百四十岁。

天门冬　君。

独　活

生雍州川谷或陇西南安，今出蜀汉者佳。春生苗，夏开小黄花，作丛，一茎直上，不为风摇，故曰独活。其根黄白虚大，气香如蜜，亦有作槐叶气者。此草得风不摇，无风自动，故《别录》名独摇草。

气味： 苦、甘，平，微温，无毒。

主治： 疗诸贼风，百节痛，诸风湿冷，皮肌苦痒，手足挛痛。○主风寒所击，金疮止痛，奔豚痫痓，女子疝瘕，劳损，风毒齿痛。

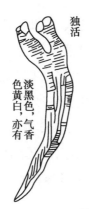
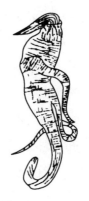

独活

淡黑色，气香色黄白，亦有

图 51　独活

独活，《本经》上品。二月、八月采根。

独活类老前胡，寻常皆以老宿前胡为独活，非矣！近时江淮中出一种土当归，长近尺许，肉白皮黄，气极秽恶，山人每呼香白芷，又谓之水白芷，用充独活。解散亦或用之，不可不辨。

修治： 独活，去皮细剉，焙用。

独活 微温，甘、苦、辛，气味俱薄，阳也。足少阴行经气分之药。蠡实为之使。

《千金方》：治中风口噤，通身冷，不知人，独活四两，好酒一升，煎半升服。

独活 君。

羌　活

亦生雍州川谷及陇西南安、益州北郡。此州县并是羌地，故此草以羌名。其苗叶如青麻，故《本经》名羌青。六月开花,或黄或紫,亦作丛。结实时,叶黄者是夹石上所生,叶青者是土脉中所生。其根紫色,节密,气味芳烈。而疗风之功同独活,故以"活"名。以羌中来者为良,故《本经》名护羌使者。按《文系》曰:唐刘师贞之兄,病风,梦神人曰:但取胡王使者,浸酒服便愈。师贞访问,皆不晓,复梦其母曰:胡王使者即羌活也。求而用之,兄疾遂愈,故《吴普本草》名胡王使者。

气味:苦、辛,无毒。

主治:贼风,失音不语,多痒,血癞,手足不遂,口面喝斜,遍身癞痹。治一切风,赤目疼痛。去肾间风邪,搜肝风,泻肝气,治项强,腰脊痛。○散痈疽败血。

羌活,《本经》上品。二月、八月采根。

南、西羌活色并苍紫,气味芳烈咸,堪治疗,今人多用鞭节。

修治:羌活,以温水润透,切片任用。

羌活 性温,辛、苦,气味俱薄,浮而升,阳也。足太阳行经风药,并入足厥阴、少阴经气分。

夏子益《奇疾方》:治人睛忽垂至鼻,如黑角,塞痛不可忍,或时时大便血出痛,名曰肝胀。用羌活煎汁,服数盏自愈。

羌活 君。

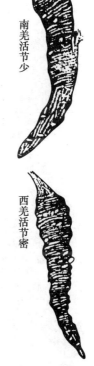

羌活

南羌活节少

西羌活节密

图52 羌活

升　麻

始生益州川谷,今蜀汉、陕西、淮南州郡皆有之,以蜀川者为胜。春生苗,高三尺以来,叶茎俱青色;四月、五月着花似粟穗,白色;六月以后结实,黑色;根如蒿根,紫黑色,多须。其叶似麻,其性升,故名升麻。

气味:甘、苦,平,微寒,无毒。

主治:解百毒,杀百精老物殃鬼,辟瘟疫瘴气,邪气、蛊毒,入口皆吐出。中恶腹痛,时气毒疠,头痛寒热,风肿诸毒,喉痛,口疮。久服不夭,轻身长年。○安魂定魄,鬼附啼泣,疳蜃,游风肿毒。小儿惊痫,热壅不通。疗痈肿,豌豆疮,水煎绵沾拭疮上。○治阳明头痛,补脾胃,去皮肤风邪,解肌肉间风热。疗肺痿欬唾脓血,能发浮汗。○牙根浮烂恶臭,太阳鼽衄,为疮家圣药。○消斑疹,行瘀血,治阳陷眩运,胸胁虚痛。久泄下痢后重,遗浊,带下崩中,血淋下血,阴痿足寒。

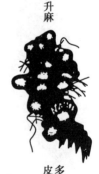

升麻

皮多黑须

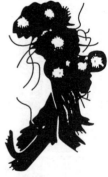

升麻,《本经》上品。二月、八月采根。

升麻形小而黑,极实,削去皮,青绿色者,谓之鸡骨升麻,最佳。形虚大,肉黄白者次之,肉黑者下。

修治:升麻,去须及芦头,剉用。

图53　升麻

升麻　性温,味辛、微苦,气味俱薄,浮而升,阳也。为足阳明、太阴引经药。得葱白、白芷,亦入手阳明、太阴;引葱白散手阳明风邪,引石膏止阳明齿痛。人参、黄耆,非此引之不能上行;同葛根能发阳明之汗,同柴胡引生发之气上行。

姚和众《至宝方》:治小儿尿血,蜀升麻五分,水五合,煎取一合,去滓,一岁儿一日一服。

木　香

始生永昌山谷,今惟广州舶上有来者。叶似羊蹄而长大,花如菊,实黄黑;亦有叶如山芋而开紫花者。不拘时,采根入药,以形如枯骨者良。因其气香如蜜,故《别录》名蜜香。缘沉香中有蜜香,遂讹此为木香尔。古人谓之青木香,后人因呼马兜铃根为青木香,乃呼此为南木香以别之。其一株五根,一茎五枝,一茎五叶,叶间五节,故《图经》名五木香。

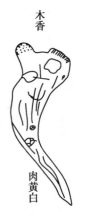

木香
肉黄白

气味:辛,温,无毒。

主治:邪气,辟毒疫瘟鬼,强志,主淋露。久服不梦寤魇寐。○消毒,杀鬼精物,温疟蛊毒,气劣,气不足,肌中偏寒,引药之精。○治心腹一切气,膀胱冷痛,呕逆反胃,霍乱,泄

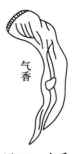

气香

图54　木香

泻,痢疾,健脾消食,安胎。○九种心痛,积年冷气,疰癖癥块
胀痛,壅气上冲,烦闷羸劣,女人血气刺心,痛不可忍,末酒服
之。○散滞气,调诸气,和胃气,泄肺气。○行肝经气,煨熟
实大肠。○治冲脉为病,逆气里急,主膀胱渗小便秘。

木香,《本经》上品。

广木香,形如枯骨者佳,肉色青者优,黄白者次之,色黑
油者下。

修治: 木香凡入理气药,只生用,不见火;若实大肠,宜面
煨熟用。

气热、味辛苦,气味俱厚,沉而降,阴也。一云味厚于气,阴
中阳也,乃三焦气分之药。

孙兆《秘宝方》:治丈夫、妇人、小儿痢,木香一块,方圆
一寸,黄连半两,二味用水半升,同煎干,去黄连,只薄切木
香,焙干为末,三服,第一橘皮汤,第二陈米饮,第三甘草汤
下。此乃李景纯传。所传有一妇人久患痢将死,梦中观音授
此方,服之遂愈。

蛇 床

始生临淄川谷及田野,今处处有之。三月生苗,高
二三尺。叶青碎,作丛,每枝上有花头百余,结同一窠。
子类小茴香而小,黄褐色,至轻虚。蛇喜食其子,故《本
经》一名蛇粟,一名蛇米。蛇常栖息此草下,故名蛇床。

子 气味:苦,平,无毒。

主治：男子阴痿湿痒，妇人阴中肿痛，除痹气，利关节，癫痫，恶疮。久服轻身，好颜色。〇温中下气，令妇人子脏热，男子阴强，久服令人有子。〇治男子、女人虚湿痹，毒风瘙痛，去男子腰痛，浴男子阴，去风冷，大益阳事。〇暖丈夫阳气，女人阴气，治腰胯酸疼，四肢顽痹。缩小便，去阴汗，湿癣，齿痛，赤白带下，小儿惊痫，扑损瘀血，煎汤浴大风身痒。

蛇床子，《本经》上品。

修治：蛇床子，微炒用，作汤沐浴生用。五月采子，阴干。体轻虚。

蛇床子　辛、甘。乃右肾命门，少阳三焦气分之药。

恶牡丹、贝母、巴豆，伏硫黄。

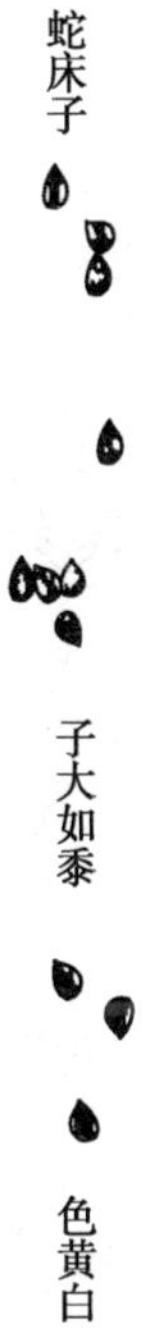

《千金方》：治阳事不起，蛇床子，五味子，菟丝子等分为末，炼蜜为丸梧子大，每服三十丸，温酒下，日三服。

蛇床子　君。

蛇床子

子大如黍

色黄白

图55　蛇床子

王不留行

始生泰山山谷，今处处有之。苗叶俱青，高一二尺许。叶如小匙头。四月开花红白色，俗谓之翦金花。结实如灯笼草，子壳有五棱，壳内包一实，大如豆，实内子大如菘子，生白熟黑，正圆。此物性走而不

王不留行

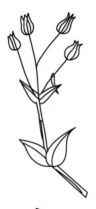

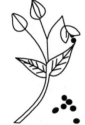

子小如黍而
圆，色黑

图56 王不留行

住，虽有王命不能留其行也，故名王不留行。

苗、子 气味：苦，平，无毒。

主治：金疮止血，逐痛出刺，除风痹内塞，止心烦鼻衄，痈疽恶疮瘘乳，妇人难产。久服轻身，耐老增寿。○治风毒，通血脉。○游风风疹，妇人血经不匀，发背。下乳汁。利小便，出竹木刺。

元素曰：甘、苦，平，阳中之阴。时珍曰：能走血分，乃阳明冲任之药，下乳引导用之，取其利血脉也。

颂曰：张仲景治金疮有王不留行散。《广利方》治诸疮痈疽，王不留行汤最效。

王不留行，《本经》上品。五月收采。

修治：雷公云：凡采得，拌湿蒸，从巳至未，出，却下浆水浸一宿，焙干用。

《指南方》：治鼻衄不止，王不留行连茎叶阴干，浓煎汁，温服立效。

涌泉汤：治妇人乳汁不通，王不留行三钱，川山甲炒二钱，当归身、天花粉各一钱五分，木通一钱，炙甘草一钱，共捣为细末，用煮猪蹄汤一钟调服，乳立通。

本草原始

卷之二

草部中

菜耳即苍耳　葛根葛花、葛粉　栝楼子、根
苦参　当归　麻黄　通草即木通　芍药白赤
二种　瞿麦　玄参　秦艽　百合　知母　贝
母　白芷　淫羊藿　黄芩　狗脊　茅根　紫
菀　紫草　前胡　白鲜　紫参　藁本　石韦
草薢　白微　香薷　艾　恶实即牛蒡子　地榆
大蓟、小蓟　海藻　昆布　海带　水萍即浮萍
泽兰　防己　天麻　高良姜　红豆蔻　百部
款冬花　红蓝花　牡丹　荆三棱　姜黄　荜
拨　郁金　玄胡索　草豆蔻　肉豆蔻　补
骨脂即破故纸　缩砂密即砂仁　蓬莪茂　白前
白药　茜草　莎草根　荜澄茄　胡椒　胡黄
连　鳢肠即旱莲草　使君子　白豆蔻

草部中六十六种。

草部中

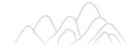

雍丘正宇李中立纂辑并书画

菓 耳

始生安陆川谷及六安田野，今处处有之。谨按：诗人谓之卷耳，《尔雅》谓之苍耳，幽州人呼为爵耳，皆以实得名也。其叶形如菓麻，故《本经》名菓耳。又如茄，故《本草纲目》名野茄。又如粘糊菜，可煮为茹，故弘景谓之常思菜。《记事珠》谓之进贤菜。陆机《诗疏》云：其实正如妇人耳珰，今谓之耳珰草。《博物志》云：洛中有人驱羊入蜀，胡菓子多刺，粘缀羊毛，遂至中国，故一名羊负来。俗呼为道人头。

菓耳　气味：甘，温，有小毒。

主治：风头寒痛，风湿周痹，四肢拘挛痛，恶肉死肌，膝痛。久服益气，耳目聪明，强志轻身。○治肝热，明目。○治一切风气，填髓，暖腰脚。治瘰疬疥疮及瘙痒。○炒香浸酒服，去风补益。

菓耳即苍耳，《本经》中品。又名葹，名地葵，名猪耳，名喝起草，名缣丝草。七、八月收采。

修治：菓耳，炒熟，捣去刺用，或酒拌蒸过。

《别录》曰：苦。《权》曰：甘，无毒。恭曰：忌猪肉、马肉、米泔，害人。

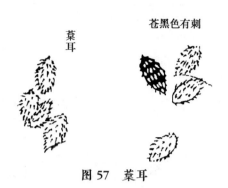

苍黑色有刺

菓耳

图57　菓耳

《食医心镜》：除一切风湿，四肢拘挛，苍耳子三两，捣末，以水一升半，煎取七合，去滓呷。

葛　根

始生汝山川谷，今处处有之。春生苗，引藤蔓长一二丈，紫色。叶颇似楸叶而小，青色；其花成穗，累累相缀，红紫色；其荚如小黄豆荚，亦有毛；其子绿色，扁扁如盐梅子核。《本经》所谓葛谷是也。根形大如手臂，外紫内白。鹿食九草，此其一种，故《别录》名鹿藿。《尔雅翼》云：葛，绤绤草也，俗呼干葛。

葛根　气味：甘、辛，平，无毒。

主治：消渴，身大热，呕吐，诸痹，起阴气，解诸毒。○疗伤寒中风，头痛解肌，发表出汗，开腠理，疗金疮，止胁风痛。○治天行，上气呕逆，开胃下食，解酒毒。○治胸膈烦热狂，止血痢，通小肠，排脓破血，傅蛇虫咬，罯箭伤。○杀野葛、巴豆、百药毒。○生者堕胎,蒸食消酒毒。可断谷不饥,作粉尤妙。作粉止渴,利大小便,解酒,去烦热,压丹石,傅小儿热疮。捣汁饮,治小儿热痞。猘狗伤,捣汁饮,并末傅之。○散郁火。

葛根,《本经》上品。一名鸡齐,一名黄斤。

葛根,五月五日午时采取,破之,暴干。以入土深者为佳。今市卖者多劈切成片,用者以片宽二三指,白多面者为良。条细、色黄白、少脂者,乃白葛也,不宜入药。

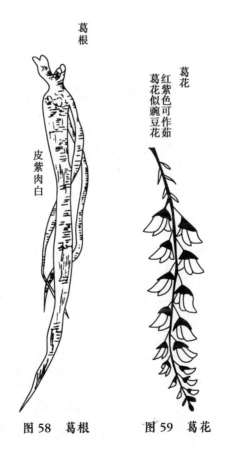

葛根

葛花
红紫色可作茹
葛花似豌豆花

皮紫肉白

图 58 葛根　　图 59 葛花

其根入土五六寸已上者,名葛脰。脰者颈也,服之令人吐,以有微毒也。

《别录》曰:生根汁,大寒。好古曰:气平,味甘,升也,阳也。阳明经行经之药。

《伤寒类要》:治天行时气,初觉头痛内热,脉洪者,葛根四两,水二升,入豉一升,取半升,服生姜汁尤佳。

花 消酒,治肠风下血。

弘景曰:葛花并小豆花干末,服方寸匕,饮酒不知醉。

干葛 臣。

栝 楼

始生洪农山谷及山阴地,今所在有之。三、四月生苗引藤。叶如甜瓜而窄、作叉,有细毛;七月开花似葫芦花,浅黄色;结实花下,大如拳;生青,至九月熟,赤黄色,其形有正圆者,有锐而长者,功用皆同。许慎曰:木上曰果,地下曰蓏,此物蔓生附木。故得名果蓏,《诗》所谓果蠃是也。《纲目》曰:蠃与蓏同。栝楼即果蠃,二字音转也。亦作菰蒌,后人又转为瓜蒌,愈转愈失其真矣。《别录》谓之天瓜。齐人谓之黄瓜,象形也。《医学入门》解栝楼曰:栝,括髗也;楼,蒌敛也,言包敛其子在内如括囊也。其根直下生,年久者长数尺。夏月掘者有筋无粉,秋后掘者结实有粉。皮黄肉白,亦名白药。作粉洁白如雪,故《图经》

名天花粉。

栝楼实 气味：苦,寒,无毒。

主治：胸痹,悦泽人面。○润肺燥,降火,治咳嗽,涤痰结,利咽喉,止消渴,利大肠,消痈肿疮毒。

子 炒用,补虚劳口干,润心肺。治吐血,肠风泻血,赤白痢,手面皱。

栝楼有圆有长,皮有黄有赤,子扁,类葫芦子。壳色褐,仁色绿。

栝楼,《本经》上品。

修治：皮、子、茎、根,其效各别。其栝形圆,皮黄蒂小;楼则形长,皮赤蒂粗。阴人服楼,阳人服栝。并去壳、皮革膜及油。用根亦取大二三围者,去皮捣烂,以水澄粉用。今人多用子、根。子去壳取仁,去油;亦有不去油、微炒者。根惟切用。

子 剥壳用仁,渗油,只一度,免人恶心。毋多次,失药润性。

栝楼 枸杞为之使;恶干姜;畏牛膝、干漆;反乌头。

李仲南《永类方》：治便毒初发者,用黄栝楼一个,黄连五钱,水煎,连服效。

栝楼根 名天花粉。气味：苦寒,无毒。

主治：消渴身热,烦满大热,补虚安中,续绝伤。除肠胃中痼热,八疸,身面黄,唇干口燥,短气。止小便利,通月水。○治热狂时疾,通小肠,消肿毒,乳痈发背,瘘疮疖,排脓生肌长肉,消扑损瘀血。

市卖系长根切成片,晒干者。

修治：天花粉，周定[1]王曰：秋冬采根，去皮寸切，水浸，逐日换水，四五日取出，捣泥，以绢衣滤汁澄粉，晒干用。

天花粉　使、恶、畏、反，同栝楼实。

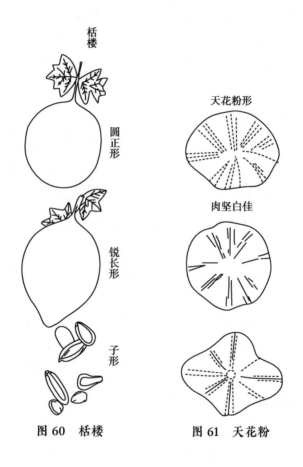

图 60　栝楼　　　　图 61　天花粉

[1]　定：原作"宪"。《本草纲目》误将周定王作周宪王，本书承其误，今正。下同。

《肘后方》: 治耳卒烘烘, 栝楼根削尖, 以腊猪脂煎三沸, 取塞耳, 三日即愈。

苦　参

　　始生汝南山谷及田野, 今近道处处有之。其根黄色, 长五七寸许, 两指粗细; 三五茎并生, 苗高三二尺已来。叶碎青色, 极似槐叶, 故《本经》名水槐。《别录》名菟槐、地槐、骄槐。《纲目》名野槐。春生冬凋, 其花黄白色, 七月结实如小豆子。河北生者无花子, 十月采根, 暴干。苦以味名, 参以功名。

　　苦参　气味: 苦寒, 无毒。

　　主治: 心腹结气, 癥瘕积聚, 黄疸, 溺有余沥, 逐水, 除痈肿, 补中, 明目止泪。○养肝胆气, 安五脏, 平胃气, 令人嗜食轻身, 定志益精, 利九窍, 除伏热, 肠澼, 止渴醒酒, 小便黄赤, 疗恶疮、下部䘌。○渍酒饮, 治疥杀虫。○治恶虫、胫酸。○治热毒风, 皮肌烦燥生疮, 赤癞眉脱。除大热、嗜睡。治腹中冷痛, 中恶腹痛。杀疳虫, 炒存性。米饮服, 治肠风泻血, 并热痢。

　　苦参,《本经》上品。十月采根。

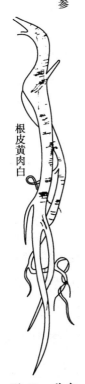

苦参

根皮黄肉白

图62　苦参

修治：苦参，雷公云：用糯米泔汁浸一宿，其腥秽气并浮水面上，须重重淘过，蒸之，从巳至申，取晒，切用。

元素曰：苦参，味苦气沉，纯阴，足少阴肾经君药也。

之才曰：玄参为之使；恶贝母、菟丝、漏芦；反藜芦。时珍曰：伏汞，制雌黄、焰消。

《胜金方》：治时疾热病，狂言心燥，苦参不限多少，炒黄色，为末，每服三钱，水一盏，煎至八分，温服，连煎三服，有汗无汗皆愈。

治小儿身热，苦参汤浴儿良。

当　归

始生陇西川谷，今川蜀、陕西诸郡及江宁府、滁州皆有之，以蜀中者为胜。春生苗，绿叶有三瓣；七、八月开花似莳萝，浅紫色；根黑黄色。二月、八月采根，阴干。然苗有二种，都类芎䓖，而叶有大小为异。茎梗比芎䓖甚卑小。根亦二种，大叶名马尾当归，叶细名蚕头当归。大抵以肉厚而不枯者为胜。谨按《尔雅》云：薜，山蕲。郭璞注引《广雅》云：山蕲，当归也，似芹而粗大。释曰：《说文》云：蕲，草也，生山中者名薜，一名山蕲。然则当归，芹类也。在平地者名芹，生山中而粗大者名当归也。承曰：当归治妊妇产后恶血上冲，仓卒取效。气血昏乱者，服之即定。能使气血各有所归，故因名曰当归。

当归

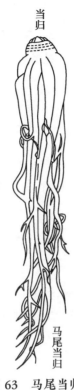

马尾当归

蚕头当归

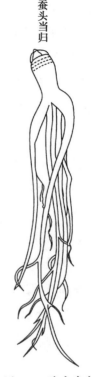

图 63　马尾当归　　　　图 64　蚕头当归

当归　气味:苦,温,无毒。

主治:欬逆上气,温疟,寒热洗洗在皮肤中,妇人漏下绝子,诸恶疮疡、金疮,煮汁饮之。○温中止痛,除客血内塞,中风痉,汗不出,湿痹中恶,客气虚冷。补五脏,生肌肉。○止呕逆,虚劳[1]寒热,下痢腹痛,齿痛,女人沥血,腰痛,崩中,补诸不足。○治一切风,补一切劳,治一切气;破恶血,养新血,及癥癖肠胃冷。○主痿癖嗜卧,足下热而痛。冲脉为病,气

[1]　劳:原脱,据《本草纲目》卷14当归条补。

逆里急；带脉为病，腹痛，腰溶溶如坐水中。○治头痛，心腹诸痛，润肠胃、筋骨、皮肤，治痈疽排脓止痛，和血补血。

当归，《本经》上品。马尾当归：头圆尾多，色紫，气香肥润者，名马尾当归，最胜他处当归。

蚕头当归：头大尾粗，色白坚枯者，为蚕头当归，止宜入发散药尔。

修治：去芦头，以酒浸一宿，或火干、日干入药。

杲曰：头，止血而上行；身，养血而中守；尾，破血而下流；全，活血不走。

杲曰：甘、辛，温，气厚味薄，可升可降，阳中微阴。入手少阴，足太、厥阴经血分。

当归　恶䕡茹、湿面；畏菖蒲、海藻、牡蒙、生姜。

贾相公进过《牛经》：牛有尿血病，当归、红花各半两，为末，以酒半升，煎，候冷灌之差。

当归　臣。

麻　黄

始生晋地及河东，今近汴京多有之，以荥阳中牟者为胜。苗春生，至夏五月则长及一尺已来。稍有黄花，结实如百合瓣而小，又似皂荚子，味甜，微有麻黄气。外皮红，里仁黑，根紫赤色。俗说有雌雄二种，雌者于三月、四月内开花，雄者无花，不结子。至立秋后收采其茎，阴干。或云其味麻，其色黄，故名麻黄。

麻黄　气味：苦，温，无毒。

主治：中风、伤寒头痛，温疟，发表出汗，去邪热气，止欬逆上气，除寒热，破癥瘕积聚。○五脏邪气缓急，胁痛，字乳余疾。止好唾，通腠理，解肌，泄邪恶气，消赤黑斑毒。不可多服，令人虚。○治身上毒风疹痹，皮肉不仁。主壮热温疫，山岚瘴气。通九窍，调血脉，开毛孔皮肤。○去营中寒邪，泄卫中风热。○散赤目肿痛，水肿风肿，产后血滞。

麻黄，《本经》中品。茎类节节草，嫩青老黄。

修治：麻黄折去根节，水煮十余沸，以竹片掠去上沫，沫令人烦。今人惟去根节，切用。

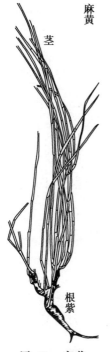

麻黄
茎
根紫

图65　麻黄

麻黄根节　味甘，平，无毒。

主治：止汗，夏月杂粉扑之。

元素曰：性温，味苦而甘辛，气味俱薄，轻清而浮，阳也，升也。手太阴之药，入足太阳经，兼走手少阴、阳明。

厚朴、白微为之使；恶辛夷、石韦。

《子母秘录》：治产后腹痛及血下不尽，麻黄去节，杵末，酒服方寸匕，一日二三服，血下尽即止。泽兰汤服亦妙。

谈埜翁《试验方》：麻黄根、黄耆等分，为末，飞面糊作丸梧子大，每服一百丸，浮小麦汤送下，以愈为度。

麻黄　君。

通　草

始生石城山谷及山阳,今泽、潞、汉中、江淮、湖南州郡亦有之。生作藤蔓,大如指。其茎干大者径三寸,每节有二三枝,枝头出五叶,颇类石韦;又似芍药,三叶相对;夏秋开紫花,亦有白花者;结实如小木瓜,核黑瓤白,食之甘美。南人谓之燕覆,亦云乌覆。正月、二月采枝,阴干。其枝有细孔,两头皆通,含一头吹之,则气即出彼头,故名通草。今人呼为木通。

通草　气味:辛,平,无毒。

主治:除脾胃寒热,通利九窍、血脉、关节,令人不忘,去恶虫。○疗脾疸,常欲眠,心烦,哕出声音。治耳聋,散痈肿,诸结不消,及金疮恶疮鼠瘘,踒折。鼻鼻息肉,堕胎,去三虫。○治五淋,利小便,开关格。治人多睡。主水肿浮大。利诸经脉寒热不通之气。○理风热,小便数急疼,小腹虚满,宜煎汤并葱饮有效。○安心除烦,止渴退热,明目。治鼻塞,通小肠,下水,破积聚血块,排脓。治疮疖,止痛,催生下胞,女人血闭,月候不匀;天行时疾,头痛目眩,羸劣,乳结及下乳。○利大小便,令人心宽下气。主诸瘘疮,喉痹咽肿,浓煎含咽。○通经利窍,导小肠火。

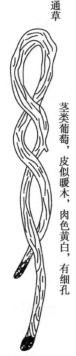

通草

茎类葡萄,皮似暖木,肉色黄白,有细孔

图66　通草

通草，《本经》中品。正月采茎，阴干。

木通，《本经》载名通草，今人咸呼为木通，反呼作花通脱木为通草。不知木通即通草，而作花者乃通脱木也。用通草者，当细玩《本经》。

修治：去粗皮切片。有紫白二色。紫者皮厚味辛，白者皮薄味淡。《本经》言味辛，《别录》言味甘，是二者皆能通利也。

杲曰：味甘而淡，气平味薄，降也，阳中阴也。手厥阴心包络，手、足太阳小肠、膀胱之药也。

《食疗》云：煮饮之，通妇人血气，浓煎三五盏即便通。又除寒热不通之气，消鼠瘘，金疮蹉折，煮汁酿酒妙。

通草　臣。

芍　药

始生中岳川谷，今处处有之，淮南者胜。春生红芽作丛，茎上三枝五叶，似牡丹而狭长，高一二尺。夏开花，有红白紫数种。子似牡丹子而小。秋时采根，根亦有赤白二色。《医学入门》曰：芍，灼也，灼灼其花。根能治病，故名芍药。《本草纲目》曰：芍药，犹婥约也。婥约，美好貌。此草花容婥约，故名芍药。《诗》云：伊其相谑，赠之以芍药。《韩诗外传》云：芍药，离草也。董子云：芍药，一名将离，故将别赠之。《本经》白者名金芍药，赤者名木芍药。

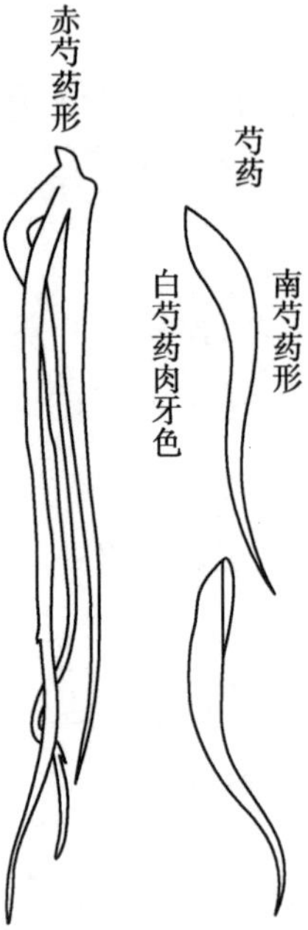

赤芍药形

芍药

白芍药肉牙色　南芍药形

图 67　芍药

芍药　气味：苦，平，无毒。

主治：邪气腹痛，除血痹，破坚积寒热，疝瘕止痛，利小便，益气。○通顺血脉，缓中，散恶血，逐贼血，去水气，利膀胱、大小肠，消痈肿，时行寒热，中恶，腹痛腰痛。○治脏腑拥气，强五脏，补肾气。治时疾骨热，妇人血闭不通，能蚀脓。○女人一切病，胎前产后诸疾。治风补劳，退热除烦，益气，惊狂头痛，目赤，明目，肠风泻血，痔瘘，发背疮疥。○泻肝，安脾肺，收胃气，止泻利，固腠理，和血脉，收阴气，散逆气。○理中气，治脾虚中满，心下痞，胁下痛，善噫，肺急胀逆喘欬，太阳鼽衄，目涩，肝血不足。阳维病苦寒热，带脉病苦腹痛满，腰溶溶如坐水中。○止下痢，腹痛后重。

芍药，山谷花叶单，根重实有力；家园花叶盛，根轻虚无能。一云山谷芍药花单瓣，类枸形，故名芍药。

《本草蒙筌》云：白芍药色应西方，能补能收，酒炒才妙，和血脉缓中，固腠理，止泻痢，为血虚腹痛捷方。

芍药，《本经》上品。二月、八月采根。南芍药亦有齐者，两头尖者多切片，肉极坚实。西芍药亦有尖者，两头齐者多切片，肉有花文。凡用惟南为胜。

《本草蒙筌》云：赤芍药色应南方，能泻能散，生用止宜利小便，去热消痈肿，破积坚，主火盛眼疼要药。

　　赤芍药　八月采根。

《别录》曰：酸，微寒，有小毒。气薄味厚，可升可降，阴中之阳。入手足太阴行经药，入肝脾血分。

芍药 雷丸为之使；恶石斛、芒硝；畏消石、鳖甲、小蓟；反藜芦。

《博济方》：治五淋，赤芍药一两，槟榔一个，面裹煨，为末，每服一钱，水一盏，煎七分，空心服。

《古今录验》：治咯血、衄血，白芍药一两，犀角末二钱半，为末，新水服一钱匕，血止为限。

芍药 臣。

芍药 凡妇人产后诸病，切忌煎尝，因其酸寒，恐伐生发之性故也。傥不得已，要用桂、酒渍炒，少加；血虚寒人亦禁，莫服；冬月减芍药，以避中寒。此经言可征矣。

瞿　麦

始生太山川谷，今处处有之。苗高一尺以来，叶似地肤而尖小，又似初生小竹叶而细窄，其茎纤细有节，稍间开花，花红紫赤数色，二月至五月开；七月结实作穗，子颇似麦，故名瞿麦。按陆佃解《韩诗外传》云：生于两傍谓之瞿，此麦之穗旁生，故名。《尔雅》谓之蘧麦。《本经》谓之巨句麦。《广雅》谓之茈萎。《别录》谓之大兰。《纲目》谓之南天竺草。《日华子》谓之石竹。

穗 气味：苦，寒，无毒。

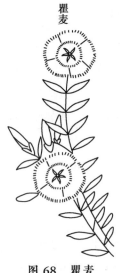

瞿麦

图68　瞿麦

主治：关格，诸癃结，小便不通，出刺，决痈肿，明目去翳，破胎堕子，下闭血。○养肾气，逐膀胱邪逆，止霍乱，长毛发。○主五淋，月经不通，破血块，排脓。

叶　主治痔瘘并泻血，作汤粥食。又治小儿蛔虫，及丹石药发，并眼口肿及肿毒。捣傅，治浸淫疮，妇人阴疮。

凡使瞿麦，只用蕊壳，不用茎叶。若一时同使，即空心，令人气噎、小便不禁也。

瞿麦，《本经》中品。俗呼石竹。

瞿麦　蘘草、牡丹为之使；恶螵蛸；伏丹砂。

按：《经》云：采实，实中子至细，燥熟便脱尽。今市人惟合茎叶用，而实正壳空无子尔。

崔氏治鱼脐疮毒肿，烧灰和油傅于肿上甚佳。

瞿麦　臣。

玄　参

始生河间山谷及冤句，今处处有之。二月生苗，叶似脂麻，又如槐柳，细茎，青紫色；七月开花，青碧色；八月结子黑色；亦有白花，茎方大，紫赤色而有细毛。有节若竹者高五六尺，叶如掌大而尖长如锯齿；其根尖长。生青白，干即紫黑，新者润腻。一根可生五七枚。三月、九月采根暴干。李时珍曰：玄，黑色也。陶弘景曰：其茎微似人参，故名玄参。又一名黑参。

玄参 气味：苦，微寒，无毒。

主治：腹中寒热积聚，女子产乳余疾。补肾气，令人明目。○主暴中风、伤寒，身热支满，狂邪忽忽不知人，温疟洒洒，血瘕，下寒血，除胸中气，下水止烦渴，散颈下核痈肿，心腹痛，坚癥，定五脏。久服补虚明目，强阴益精。○热风头痛，伤寒劳复，治暴结热，散瘤瘘瘰疬。○治游风，补劳损，心惊烦躁，骨蒸传尸邪气，止健忘，消肿毒。滋阴降火，解斑毒，利咽喉，通小便血滞。

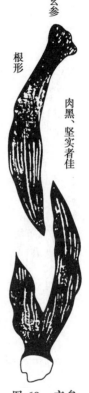

玄参

根形

肉黑、坚实者佳

图69 玄参

玄参，《本经》中品。

修治：玄参，用蒲草重重相隔，入甑蒸两伏时，晒干。用勿犯铜器，饵之噎喉、丧目。

《别录》云：味咸。元素曰：足少阴肾经君药也，治本经须用之。之才曰：恶黄耆、干姜、大枣、山茱萸；反藜芦。

《卫生易简方》：治鼻中生疮，玄参末涂之，或以水浸软塞之。

玄参 使。

秦艽

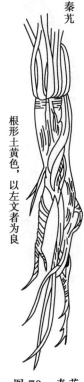

秦艽

根形土黄色，以左文者为良

图70　秦艽

始生飞鸟山谷，今河陕州郡多有之。其根土黄色而相交纠，长一尺已来，粗细不等。枝干高五六寸，叶婆娑、连茎梗，俱青色，如蒿苣叶。六月中开花紫色，似葛花，当月结子。每于春秋采根，阴干。以出秦中，根作罗纹交纠者佳，故名秦艽。

秦艽　气味：苦，平，无毒。

主治：寒热邪气，寒湿风痹，肢节痛，下水利小便。○疗风无问久新，通身挛急。传尸骨蒸，治疳及时气。○牛乳点服，利大小便，疗酒黄、黄疸，解酒毒，去头风。除阳明风湿，及手足不遂，口噤牙痛，口疮，肠风泻血，养血荣筋。○泄热益胆气。○治胃热，虚劳发热。

秦艽，《本经》中品。

修治：秦艽，破开除土，去芦，以湿布拭净，日干用。

《别录》曰：辛、微温，阴中微阳，可升可降。入手阳明经。

菖蒲为之使；畏牛乳。

《贞元广利方》：治黄疸，皮肤、眼睛如金色，小便赤，心烦口干者，以秦艽三两，牛乳一大升，煮取七合，温服。又

《孙真人方》加芒硝六钱。

百　合

始生荆州川谷，今近道处处有之。春生苗，高数尺，干粗如箭，四面有叶如鸡距，又似柳叶，青色，近茎处微紫，茎端碧白；四、五月开红白花，如石榴嘴而大；根如葫蒜，重迭生二三十瓣。因根以众瓣合成，故名百合。或云专治百合病，故名百合。

百合　气味：甘，平，无毒。

主治：邪气腹胀心痛，利大小便，补中益气。○除浮肿胪胀，痞满寒热，通身疼痛，及乳难、喉痹，止涕泪。○百邪鬼魅，涕泣不止；除心下急满痛，治脚气热欬。○安心，定胆，益志，养五脏；治颠邪，狂叫惊悸；产后血运，杀蛊毒气，胁痈发背，诸疮肿。○心急黄，宜蜜蒸食之。○温肺止嗽。○治百合病。

百合，《本经》中品。

百合瓣似莲花瓣，鲜者色白，干者色黄白。二月、八月采，日干。

修治：捶破入药。鲜者可蒸可煮，和肉更美；干者作粉食，益人。

《圣惠方》：治伤寒百合病，腹中满痛，用百合一两，炒令黄色，捣为服，不计时候，粥饮调

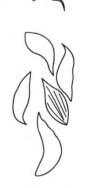

百合

下二钱服。

百合　使。

知　母

始生河内川谷，今濒河诸郡及解州、滁州亦有之。根黄色，似菖蒲而柔润；叶类韭；四月开花如韭花，八月结实；二月八月采根暴干。补阴药用之，以能知血之母也，故名知母。

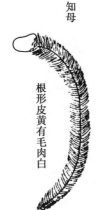

知母

根形皮黄有毛肉白

知母　气味：苦，寒，无毒。

主治：消渴热中，除邪气，肢体浮肿，下水，补不足，益气。○疗伤寒久疟烦热，胁下邪气，膈中恶，及风汗内疸。多服令人泄。○心烦躁闷，骨热往来，产后蓐劳，肾气劳，憎寒虚烦。○热劳传尸疰痛，通小肠，消痰止嗽，润心肺，安心，止惊悸。○凉心去热，治阳明火热，泻膀胱、肾经火，热厥头痛，下痢，腰痛，喉中腥臭。○泻肺火，滋肾水，治命门相火有余。

知母，《本经》中品。

知母状如蚔，又一名蚔母。《尔雅》名蕏。

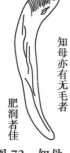

肥润者佳

知母亦有无毛者

修治：知母，拣肥润肉白者，去毛切片，勿犯铁器。引经上行则用酒浸、焙干；下行

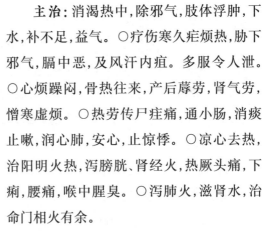

图72　知母

则用盐水润、焙。

元素曰：气寒，味大辛、苦，气味俱厚，沉而降，阴也，阴中微阳。肾经本药。入足阳明、手太阴经气分。

知母　得黄檗良，能伏盐及蓬砂。

《肘后方》：用知母治溪毒大胜，其法：连根叶捣作散服之；亦可投水捣汁，饮一二升。夏月出行，多取此屑自随。欲入水，先取少许投水上流，便无畏。兼辟射工。亦可和水作汤浴之，甚佳。

知母　君。

贝 母

始生晋地，今河中、江陵府、郢、寿、随、郑、蔡、润、滁州皆有之。二月生苗，茎细青色；叶亦青，似荞麦叶，随苗出；七月开花碧绿色，形如鼓子花；十月采根，暴干。根有瓣子，黄白色，如聚贝子，故名贝母。《诗》云"言采其苗"，即此也。

气味：辛，平，无毒。

主治：伤寒烦热，淋沥邪气，疝瘕，喉痹，乳难，金疮风痉。○疗腹中结实，心下满，洗洗恶风寒，目眩项直，欬嗽上气，止烦热渴、出汗，安五脏，利骨髓。○服之不饥，断谷。○消痰，润心肺，末和沙糖丸，含之止嗽；烧灰油调，傅人畜恶疮，敛疮口。○主胸胁逆气，时疾黄疸，研末点目去肤翳；以七枚作末，酒服，治产难及胞衣不出；与连翘同服，主项下瘤瘰疾。

贝母,《本经》中品。

西贝母色白,体轻,双瓣。南贝母色青白,体重单粒。

凡用以黄白轻松者为良,油黑重硬者为劣。西者、南者俱宜入剂,而西者尤良。贝母中独颗圆,不作两瓣者,号曰丹龙睛,误服令人筋脉不收。今出近道者,叶如栝楼而细小,其子在根下如芋子,正白,四方连累相着,有分解也,入药无能,堪医马而已。

修治: 贝母,于柳木灰中炮黄,去内口鼻中有米许大心一颗后,拌糯米于金镟上同炒,待米黄,去米用。今惟去心任用。

今有无耻小人,以制过半夏削成两瓣,内入须心,合为一颗,仿佛西贝母形状欺人,深为可恨。买者宜细辨之。

《别录》曰:苦、微寒。厚朴、白微为之使;恶桃花;畏秦艽、莽草、矾石;反乌头。

昔江左尝有商人左膊上有疮,类人面,亦无它苦。商人戏滴酒口中,其面亦赤色。以物食之,亦能食。食多则觉膊内肉胀起。或不食之,则一臂痹。有喜医者教其历试金石草木之药,无苦。至贝母,其疮乃聚眉闭口。商人喜曰:此药可治也。因以苇筒毁其口灌之,数日成痂,遂愈。

贝母 臣。

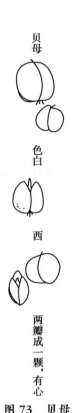

贝母
色白
西
两瓣成一颗,有心

图73 贝母

白　芷

　　始生河东川谷下泽,今所在有之,吴地尤多。根长尺余,白色,粗细不等。枝干去地五寸已上;春生叶,相对婆娑,紫色,阔三指许;花白微黄,入伏后结子,立秋后苗枯;二月、八月采根,暴干。徐锴云:初生根干为芷,则白芷之义取乎此也。许慎《说文》云:晋谓之虈,齐谓之茝,楚谓之蓠,又谓之药。生于下泽,芬芳与兰同德,故骚人以兰、茝为咏。《本经》名芳香,《别录》名泽芬。今人每呼为香白芷。

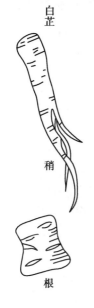

白芷稍

根

气味:辛,温,无毒。

主治:女人漏下赤白,血闭阴肿,寒热头痛,风侵目泪出,长肌肤,润泽颜色,可作面脂。○疗风邪,久渴吐呕,两胁满,头眩目痒。可作膏药。○治目赤弩肉,去面䵟疵瘢,补胎漏滑落,破宿血,补新血,乳痈发背,瘰疬,肠风痔瘘,疮痍疥癣,止痛排脓。○能蚀脓,止心腹血刺痛,女人沥血,腰痛,血崩。○解利手阳明头痛,中风寒热,及肺经风热,头面皮肤风痹燥痒。

　　白芷,《本经》中品。

色白、气香者佳

修治:采得根,洗刮寸截,以石灰拌匀,晒收,为其易蛀,并欲色白也。入药水润微焙,切片。

元素曰:气温,味苦、大辛,气味俱轻,阳也,阳明引经本药,同升麻则通行手足阳明经,亦入手太阴经。

白芷　当归为之使;恶旋覆花;制雄黄、硫黄。

谈埜翁《试效方》:治偏正头风,百药不治,一服便可,天下第一方也:香白芷炒二两五钱,川芎炒、甘草炒、川乌头半生半熟各一两,为末,每服一钱,细茶、薄荷汤调下。

白芷　君。

淫羊藿

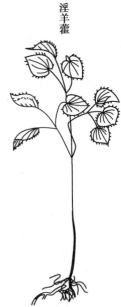

淫羊藿

图75　淫羊藿

俗名仙灵脾。始生上郡阳山山谷,今江东、陕西、泰山、汉中、湖湘间皆有之。叶青似杏叶,上有刺;茎如粟秆;根紫色,有须;四月开花白色,亦有紫色,碎小独头子;五月采叶,晒干。陶隐居云:服此使人好为阴阳。西川北部有淫羊,一日百遍合,盖食藿所致,故名淫羊藿。

气味:辛,寒,无毒。

主治:阴痿绝阳,茎中痛,利小便,益气力,强志。○坚筋骨,消瘰疬赤痈,下部有疮,洗出虫。丈夫久服,令人无子。○丈夫绝阳无子，女子绝阴无子，老人昏耄，中年健忘，一切冷风劳气，筋骨挛急，四肢不仁，补腰膝，强心力。

淫羊藿，《本经》中品。生处不闻水声者良。叶青似杏叶，有刺；茎淡紫，根深紫色。用叶者多，亦有用根者。关中呼为三枝九叶草。

修治：淫羊藿，须用夹刀夹去叶四畔花刺尽后，细锉，用羊脂相对拌炒，待羊脂尽为度。每修事一斤，用羊脂四两。

保昇曰：性温。之才曰：薯蓣为之使，得酒良。亦使紫芝。

《食医心镜》：益丈夫，兴阳，理腰膝冷，淫羊藿一斤，酒一斗，浸经三日，饮之佳。

黄　芩

始生秭归川谷及冤句，今川蜀、河东、陕西近郡皆有之。苗长尺余，茎干粗如箸。叶从地四面作丛生，类紫草，高一尺许；亦有独茎者，叶细长青色，两两相对。六月开紫花。根黄色，长四五寸。二月、八月采根，暴干。根圆实者，弘景名子芩，俗呼条芩。破者名宿芩，俗呼片芩。内心空腐色黯者，《本经》名腐肠，《别录》名空肠，名内虚。吴普名妒妇、心黯，故以比之。《说文》芩作䒷，谓其色黄也。

气味：苦，平，无毒。

主治：诸热黄疸，肠澼泄痢，逐水，下血闭，恶疮疽，蚀火

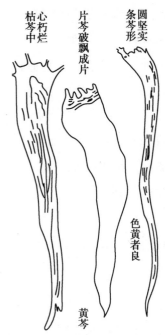

条芩形圆坚实

片芩破飘成片

心朽烂枯芩中

色黄者良

黄芩

图 76 条芩、片芩、秋芩

痃。○疗痰热，胃中热，小腹绞痛，消谷，利小肠；女子血闭，淋露下血；小儿腹痛。○治热毒骨蒸，寒热往来，肠胃不利，破拥气，治五淋，令人宣畅，去关节烦闷，解热渴。○下气，主天行热疾，丁疮排脓，治乳痈发背。○凉心，治肺中湿热，泻肺火上逆。疗上热，目中肿赤，瘀血壅盛，上部积血；补膀胱寒水，安胎，养阴退阳。○治风湿热痛，头痛，火欬，诸失血。

《本经》云：三月三日采根，阴干。

修治：黄芩，治上膈病，酒炒为宜；治下焦病，生用最妙。

《别录》曰：大寒，味薄气厚，可升可降，阴也，阴中微阳。宿芩入手太阴血分；子芩入手少阳、阳明经。

山茱萸、龙骨为之使；恶葱实；畏丹砂、牡丹、藜芦。

得厚朴、黄连，止腰痛；得五味子、牡蛎，令人有子；得黄耆、白敛、赤小豆，疗鼠瘘。得酒上行，得猪胆汁除肝胆火，得柴胡退寒热，得芍药治下痢，得桑白皮泻肺火，得白术安胎。

《梅师方》：治火丹，杵黄芩末，水调傅之。

黄芩 臣。

狗　脊

　　始生常山川谷,今太行山、淄、温、眉州亦有之。苗尖细碎,青色,高一尺以来,无花。其茎叶似贯仲而细,其根黑色,长三四寸,大如两指许,多歧,状如狗之脊骨,故名狗脊。一种有金黄毛,状如金毛狗,俗呼为金毛狗脊。

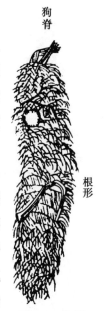

狗脊

根形

图77　狗脊

　　气味:苦,平,无毒。

　　主治:腰背强,关机缓急,周痹寒湿,膝痛,颇利老人。○疗失溺不节,男女脚弱腰痛,风邪淋露,少气目暗,坚脊、利俛仰,女子伤中关节重。○男子、女人毒风软脚[1],肾气虚弱,续筋骨,补益男子。○强肝肾,健骨,治风虚。

　　狗脊,《本经》中品。春秋采。

　　狗脊有金黄毛,肉青绿色。亦有赤色者,市卖皆此样也。

　　修治:剉、炒,去毛须用。

　　《别录》曰:甘,微温。萆薢为之使;恶败酱、莎草。

　　吴绶《蕴要》:治病后足肿,用狗脊煎药汤渍洗。

-----

　　[1]　软脚:下衍一“软”字,据《本草纲目》卷12狗脊条删。

茅 根

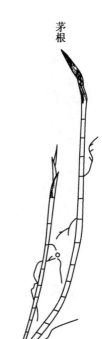

茅根

图78 茅根

始生楚地山谷田野,今处处有之。春生苗,布地如针,俗谓之茅针。夏开白茸花。《易》曰"藉用白茅"即此也。根有节如管,故《本经》名地菅[1]。《诗》云"白华菅兮,白茅束兮",是也。《医学入门》曰:茅,冒也,毛也,冒然而生,为地之毛也。

气味:甘,寒,无毒。

主治:劳伤虚羸,补中益气,除瘀血血闭,寒热,利小便。○下五淋,除客热在肠胃,止渴坚筋,妇人崩中。久服利人。○主妇人月经不匀,通血脉,淋沥。○止吐衄诸血,伤寒哕逆,肺热喘急,水肿黄疸,解酒毒。

茅根,《本经》中品。根至洁白,味至甘美,甚益小儿。

《千金翼》:治吐血不止,用白茅根一握,水煎服之。

茅根　臣。

紫 菀

生房陵山谷及真定、邯郸,今耀、成、泗、寿、台、

---

[1] 菅:原误作"管",据《证类本草》卷8茅根条改,下同。

孟、兴国诸州皆有之。三月内布地生苗叶，其叶三四相连，五月、六月内开黄紫白花，结黑子。本有白毛，其根色紫而柔宛，故名紫菀。

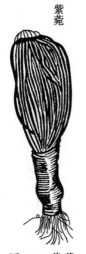

图 79　紫菀

气味：苦，温，无毒。

主治：欬逆上气，胸中寒热结气，去蛊毒痿躄，安五脏。疗欬唾脓血，止喘悸，五劳体虚，小儿惊痫。治尸疰，补虚下气，劳气虚热，百邪鬼魅。调中，消痰止渴，润肌肤，添骨髓。益肺气，主息贲。

紫菀，《本经》中品。二月、三月采根，阴干。

修治：紫菀，去头及土，用东流水洗净，以蜜浸一宿至明，放火上焙干用。一两用蜜二分。

《别录》曰：辛。之才曰：款冬为之使；恶天雄、瞿麦、藁本、雷丸、远志；畏茵陈。

《千金方》：治妇人卒不得小便，紫菀末，以井花水服三撮便通，小便血，服五撮立止。

紫菀　臣。

紫　草

始生砀山山谷及楚地，今处处有之。人家或种之。苗似兰香，茎赤节青，二月开花紫白色，结实白色。三月

紫草

采根阴干。此草根紫,可以染紫,故名紫草。《别录》名紫丹,一名紫芙。

紫草 **气味**:苦,寒,无毒。

根紫色

主治:心腹邪气,五疸,补中益气,利九窍。通水道。疗肿胀满痛。以合膏,疗小儿疮及面皯。○治恶疮瘑癣。○治斑疹痘毒,活血凉血,利大肠。

外紫内白

紫草,《本经》中品。

修治:紫草,每一两用蜡二钱,溶水浸之,待水干,去芦,剉用。或以酒洗剉用。

《千金翼》:治卒小便淋沥痛,用紫草一两,捣罗为散,每于食前以井花水调下二钱。产后淋沥同。

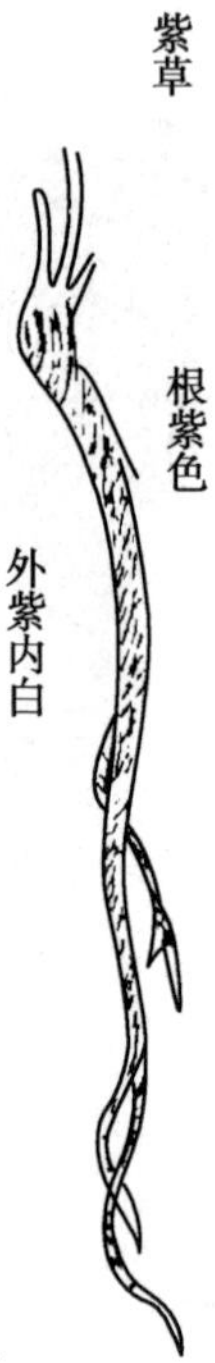

图80 紫草

前　胡

近道皆有。生下湿地,出吴兴者为胜。春生苗,青白色,似斜蒿。初出时有白芽,长三四寸,味甚香美;又似芸蒿,七月内开白花,与葱花相类。八月结实。根似柴胡而柔软。苗生柴胡之前,故名前胡。

前胡 **气味**:苦,微寒,无毒。

主治:痰满,胸胁中痞,心腹结气,风头痛,去痰下气;治伤寒寒热,推陈致新,明目益精。○能去热实及时气,内外俱热,单煮服之。○治一切气,破癥结,开胃下食,通五脏,主霍乱转筋,骨节烦闷,反胃呕逆,气喘欬嗽;安胎,小儿一切疳气。○清肺热,化痰涎,散风邪。

前胡,《本经》中品。

修治:去芦并髭土了,水洗令润,细剉,日中晒干用之。二、八月采。

权曰:甘、辛,平。之才曰:半夏为之使;恶皂荚;畏藜芦。

《外台秘要》:治小儿夜啼,前胡捣筛,蜜丸如大豆,日服一丸,熟水下,至五六丸,以差为度。

前胡　使。

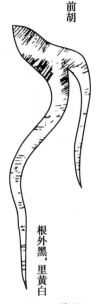

根外黑,里黄白

图 81　前胡

白　鲜

始生上谷川谷及冤句,今近道处处有之,以蜀中者为良。苗高尺余,茎青,叶稍白如槐,亦似茱萸;四月开花,淡紫色,似小蜀葵;根似蔓菁,皮白而心实。四月、五月采根阴干。其气息都似羊膻,故俗呼为白羊鲜。陶弘景名白膻。《图经》名地羊鲜。今人呼为白鲜皮。

气味:苦,寒,无毒。

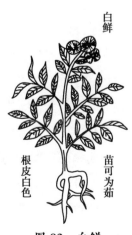

白鲜

根皮白色

苗可为茹

图 82　白鲜

主治：头风,黄疸,欬逆淋沥,女子阴中肿痛,湿痹死肌,不可屈伸,起止行步。○疗四肢不安,时行腹中大热饮水,欲走大呼;小儿惊痫,妇人产后余痛。○治一切热毒风,恶风,风疮疥癣赤烂,眉发脱脆,皮肌急,壮热恶寒,解热黄、酒黄、急黄、谷黄、劳黄。○通关节,利九窍及血脉。通小肠水气,天行时疾,眼疼头痛。其花同功。○治肺嗽。

白鲜,《本经》中品。

白鲜皮 恶螵蛸、桔梗、茯苓、萆薢。

葛洪:治鼠瘘已有口,脓血出者,白鲜皮煮汁,服一升,当吐鼠子乃愈。

白鲜皮 臣。

紫　参

始生河西及宛句山谷,今所在有之。苗长一二尺,茎青而细,其叶青似槐,亦有似羊蹄者。五月开花白色,似葱花,亦有红紫而似水荭者。根紫黑色,肉红白色,肉浅而皮深;三月采根。火炙紫色,而治疗颇同人参,故名紫参。按钱起诗集云:紫参幽芳也,五葩连萼,状如飞禽羽举,故俗名五鸟花。

气味:苦,寒,无毒。

主治:心腹积聚,寒热邪气,通九窍,利大小便。○疗肠胃大热,唾血衄血,肠中聚血,痈肿诸疮,止渴益精。○治心腹坚胀,散瘀血。治妇人血闭不通。主狂疟温疟,鼽血汁出。○治血痢。

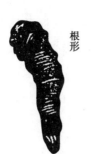
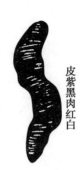

紫参

根形

皮紫黑肉红白

图83 紫参

紫参,《本经》中品。

修治: 水洗,细剉。

《别录》曰:微寒。之才曰:畏辛夷。

《金匮玉函》:治痢,紫参半斤,水五升,煎药二升,入甘草二两,煎取半升,分三服。

紫参 使。

藁 本

始生崇山山谷,今西川、河东州郡及兖州、杭州有之。叶似白芷香,又似芎䓖,但芎䓖似水芹而大,藁本叶细耳。根上苗下似禾藁,故名藁本。

气味: 辛,温,无毒。

主治: 妇人疝瘕,阴中肿痛,腹中急,除风头痛;长肌肤,悦颜色。○辟雾露,润泽。疗风邪軃曳金疮,可作沐药面脂。○治一百六十种恶风,鬼疰流入,腰痛冷,能化小便,通血,去

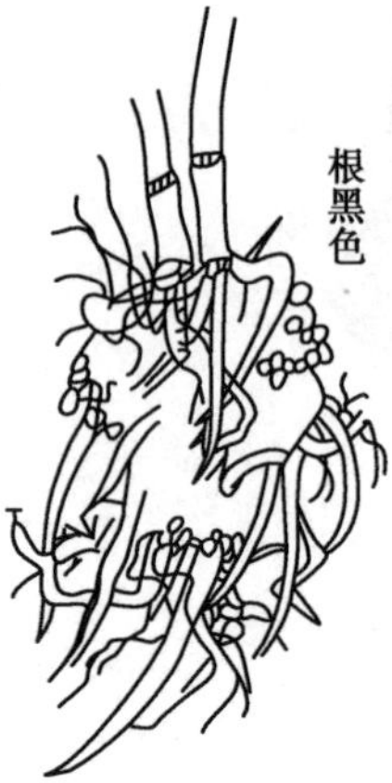

藁本

根黑色

头风靨疱。○治皮肤疵皯,酒齄粉刺,痫疾。○治太阳头痛,巅顶痛,大寒犯脑,痛连齿颊。○头面身体皮肤风湿。○督脉为病,脊强而厥。

藁本,《本经》中品。二月采根暴干。

元素曰:气温味苦,气厚味薄,升也,阳也。足太阳本经药。恶藺茹;畏青葙子。

《保幼大全》:治小儿疥癣,藁本煎汤浴之。

图84 藁本

石 韦

石韦

正

背

始生华阴山谷石上,今处处有之。丛生石傍阴处。叶青,背有斑点,黄色。《纲目》曰:柔皮曰韦。此叶柔韧如皮,故名石韦。

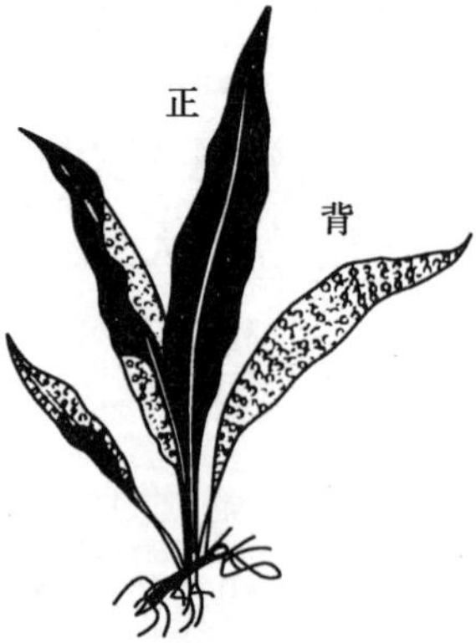

石韦 气味:苦,平,无毒。

主治:劳热邪气,五癃闭不通,利小便水道。止烦下气,通膀胱满,补五劳,安五脏,去恶风,益精气。治淋沥遗溺。炒末,冷酒调服,治发背甚效。治崩漏,金疮,清肺气。

图85 石韦

石韦,《本经》中品。二月采叶阴干。

修治: 石韦,水浸软,以新布拭去黄毛,微炒入药。不则毛射人肺,令人欬,不可疗。

《别录》曰:甘。权曰:微寒。之才曰:滑石、杏仁、射干为之使。得菖蒲良。制丹砂、矾石。

崩中漏下,石韦为末,每服三钱,温酒调服甚效。

石韦　使。

草　薢

始生真定山谷,今河陕、京东、荆蜀诸郡有之。根黄白色,多节,三指许大。苗叶俱青,作蔓生,叶作三叉,似山芋,又似绿豆叶。花有黄红白数种,亦有无花结白子者。春秋采根,暴干。《唐本》注云:此药有二种,茎有刺者,根白实;无刺者,根虚软。以软者为胜。《医学入门》曰:草,卑下也,薢,解也,言性能治下部疾,解下部毒也,故名草薢。

气味: 苦,平,无毒。

主治: 腰脊痛,强骨节,风寒湿周痹,恶疮不瘳,热气。○伤中恚怒,阴痿失溺,老人五缓,关节老血。○冷风痛痹,腰脚瘫缓不遂,手足惊掣,男子臀腰痛,久冷肾间有膀胱宿水。○头旋痫疾。补水脏,坚筋骨,益精明目,中风失音。

草薢

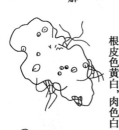

根皮色黄白,肉色白

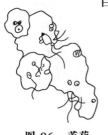

图86 草薢

○补肝虚。○治白浊茎中痛,痔漏坏疮。

萆薢,《别录》中品。

修治:酥炙,剉用。

之才曰:薏苡仁为之使;畏葵根、大黄、柴胡、前胡、牡蛎。

《集玄方》:治小便频数,川萆薢为末,酒糊丸梧子大,每盐酒下七十丸。

川萆薢色白而虚软,山萆薢色赤而坚硬。凡用以白软者为胜。

白　微

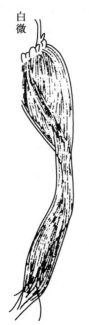

白微

始生平原川谷,今陕西诸郡及滁、舒、润、辽州亦有之。茎叶俱青,颇类桃叶,六七月开红花,八月结实。根白色而微细,故名白微。

气味:苦、咸,平,无毒。

主治:暴中风,身热肢满,忽忽不知人,狂惑邪气,寒热酸疼,温疟,洗洗发作有时。○疗伤中淋露,下水气,利阴气,益精。久服利人。○治惊邪,风狂痓病,百邪鬼魅。○风温灼热,多眠,及热淋遗尿,金疮出血。

白微,《本经》中品。根黄白色,类牛膝而短小。三月三日采根,阴干。

修治：白微，以酒洗之，剉用。

恶黄耆、大黄、大戟、干姜、干漆、山茱萸、大枣。

《儒门事亲》：治金疮出血，白微为末，贴之。

白微　臣。

香　薷

所在皆种，但北土差少。似白苏而叶更细。寿春及新安皆有之。《纲目》曰：薷本作柔。《玉[1]篇》云：柔，菜苏之类是也。其气香，其叶柔，故名香薷。《食疗本草》名香柔。又有一种，生石上，茎叶更细，色黄而辛香弥甚，用之尤佳，宋《开宝》名石香柔。

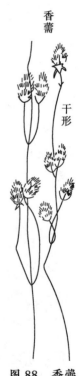

香薷

干形

气味：辛，微温，无毒。

主治：霍乱腹痛吐下，散水肿。〇去热风卒转筋者，煮汁，顿服半升即止。为末水服，止鼻衄。〇下气，除烦热，疗呕逆冷气。〇春月煮饮代茶，可无[2]热病，调中温胃，含汁漱口，去臭气。〇主脚气寒热。

香薷，《本经》中品。苗叶花实俱用。

图88　香薷

---

　[1]　玉：原误作"土"，据《本草纲目》卷14香薷条改。

　[2]　可无：原互乙，据改同上。

石香菜　气味：辛，温，无毒。

主治调中温胃，止霍乱吐泻，心腹满，腹痛肠鸣，功比香薷更胜。制硫黄。

修治：去根，剉用，勿令犯火。服至十两，一生不得食白山桃也。

《圣济总录》：治鼻衄不止，香薷研末，水服一钱。

艾

处处有之。初春布地生苗，茎类蒿而叶背白，以复道者为佳。三月三日、五月五日采叶，暴干。按王安石《字说》云：艾可乂疾，久而弥善。故字从乂。医家用灸百病，故一名灸草。《别录》名医草。

艾

艾形

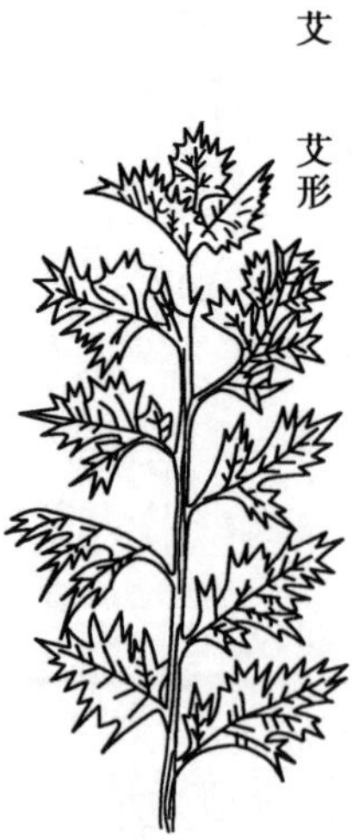

图89 艾

艾叶　气味：苦，微温，无毒。

主治：灸百病。可作煎，止吐血下痢，下部䘌疮，妇人漏血，利阴气，生肌肉，辟风寒，使人有子。作煎，勿令见风。○捣汁服，止伤血，蛔虫。○主衄血下血，脓血痢，水煮及丸散任用。○止崩血，肠痔血，揭金疮，止腹痛，安胎。苦酒作煎，治癣甚良。捣汁饮，治心腹一切冷气鬼气。○治带下，止霍乱转筋，痢后寒热。○治带脉为病，腹胀满，腰溶溶如坐水中。

艾，《别录》中品。五月五日采，不拘

州土,苗短者善。自成化以来,则以蕲州者为胜,谓之蕲艾,天下重之。

修治: 艾叶须用陈久者。治令细软,谓之熟艾。若生艾灸火,伤人肌脉。故孟子云:七年之病。求三年之艾。凡用择久蓄者,拣取净叶,扬去尘屑,入石臼内捣熟,去滓;取白者,再捣至柔烂如绵为度。用时焙燥,则灸火得力。入妇人丸散,须以熟艾,用醋煮干,捣成饼子,烘干,再捣末,方得法。

生温,熟热,可升可降,阳也。入足太阴、厥阴、少阴经。苦酒、香附为之使。

《兵部手集》:治发背,头未成疮,及诸热肿,以湿纸搨上,先干处是热气冲上,欲作疮子,便灸之;如先疼痛,灸即不痛,即以痛为度。

小儿黄烂疮,烧艾叶灰傅之。

艾叶　使。

恶　　实

生鲁山平泽,今处处有之。叶如芋而长大,实似巨胜而褐色,其壳状恶而多刺钩,故名恶实。鼠过之,则缀惹不可脱,故一名鼠粘子。其根叶可饲牛,故《别录》名牛蒡子。术人隐之,呼为大力子也。

恶实　气味:辛,平,无毒。

恶实

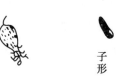

子形

图90 恶实

主治：明目补中,除风伤。○风毒肿,诸瘘。○研末浸酒,每日服三二盏,除诸风,去丹石毒,利腰脚。又食前熟挼三枚吞之,散诸结节,筋骨烦热毒。○吞一枚,出痈疽头。炒研煎饮,通利小便。○润肺散气,利咽膈,去皮肤风,通十二经。○消斑疹毒。

恶实,《别录》中品。即牛蒡子。秋末采。

修治：恶实酒拌炒,焙干,捣粉用。

《痘疹要诀》：治咽喉痘疹,恶实二钱,桔梗钱半,甘草节七分,水煎药服。

地　榆

生桐柏及宛句山谷,今处处有之。宿根三月内生苗,初生布地,茎直高三四尺,对分出叶。叶似榆叶而稍狭细长,似锯齿状,青色;七月开花如椹子,紫黑色。根外黑里赤。二月、八月采根,暴干。因叶似榆,初生布地,故名地榆。

气味：苦,微寒,无毒。

主治：妇人乳产[1],痉痛七伤,带下病,止痛止汗,除恶

[1]　产:原脱,据《本草纲目》卷12地榆条补。

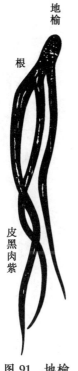

肉,疗金疮。○止脓血,诸瘘恶疮、热疮,补绝伤,产后内塞,可作金疮膏,消酒,除渴,明目。○止冷热痢、疳痢极效。○止吐血、鼻衄、肠风,月经不止,血崩,产前后诸血疾,并水泻。○治胆气不足。○汁酿酒治风痹,补脑;捣汁涂虎犬蛇虫伤。

地榆,《本经》中品。

修治:水洗,剉用。虚寒人及水泻白痢,未可轻使。

《别录》曰:地榆,甘、酸,气味俱薄,其体沉而降,阴中阳也,专主下焦血。之才曰:得发良;恶麦门冬。

《千金翼》:治代指逆肿,单煮地榆作汤,渍之,半日愈。

地榆

根

皮黑肉紫

图91 地榆

《臞仙神隐书》煮白石法:七月七日取地榆,不拘多少,阴干百日,烧为灰,复取生者,与灰合捣万下,灰三分,生末一分,合之,若石二三斗,以水浸过三寸,以药入水搅之,煮至石烂可食止。

大蓟、小蓟

小蓟处处有之,俗名青刺蓟。二月生苗,二三寸时,并根作菜,茹食甚美。四月高尺余,多刺,心中出花头,如红蓝花而青紫色,北人呼为千针草。

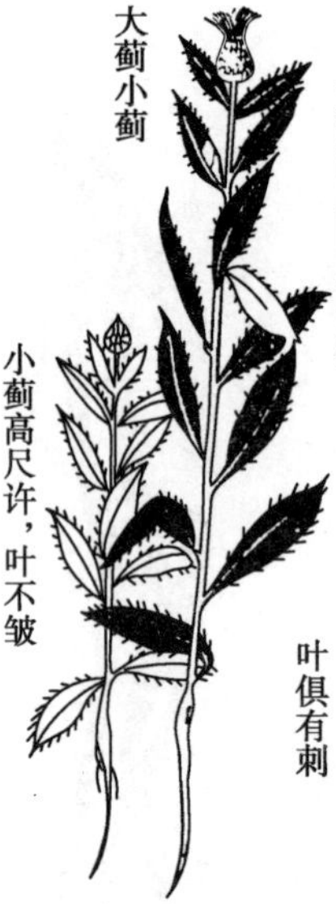

大蓟小蓟

大蓟高三四尺，叶皱

小蓟高尺许，叶不皱

叶俱有刺

图92 大蓟、小蓟

四月采苗，九月采根，并阴干用。大蓟与此相似，但肥大尔。《本草纲目》曰：蓟，犹髻也，其花如髻也。

大蓟根叶 气味：甘，温，无毒。

主治：女子赤白沃，安胎，止吐血鼻衄，令人肥健。○捣根绞汁，服半升，主崩中下血立瘥。○叶治肠痈，腹脏瘀血，作运扑损，生研，酒并小便任服。又恶疮疥癣，同盐研罯之。

小蓟根苗 气味：甘，温，无毒。

主治：养精保血。○破宿血，生新血，暴下血、血崩，金疮出血，呕血等，绞取汁温服，作煎和糖，合金疮及蜘蛛蛇蝎毒[1]，服之亦佳。○治热毒风，并胸膈烦闷，开胃下食，退热，补虚损。○苗去烦热，生研汁服。○作菜食，除风热，夏月热烦不止，捣汁半升服，立瘥。

大蓟，《别录》中品。

大小蓟皆能破血，但大蓟兼疗痈肿，而小蓟专主血，不能消肿。

《梅师方》：治卒泻鲜血，小蓟根叶捣汁，温服一升。

《外台秘要》：治阴冷，渐渐冷气入阴囊，肿满恐死，疼闷不得眠，煮大蓟根汁服，立瘥。

---

[1] 毒：原脱，据《本草纲目》卷15大蓟、小蓟条补。

陈藏器曰：蓟门以多蓟得名，当以北方者为胜也。

海　藻

水草之有文者，黑色如乱发，叶类水藻而大。生东海池泽。横陈于海，若自澡濯然，故名海藻。

海藻　气味：苦、咸，寒，无毒。

主治：瘿瘤结气，散颈下硬核，痈肿癥瘕坚气，腹中上下雷鸣，下十二水肿。○疗皮间积聚暴癀，瘤气结热，利小便。○辟百邪鬼魅，治气急，心下满，疝气下坠疼痛，卵肿，去腹中幽幽作声。○治奔豚气，脚气水气浮肿，宿食不消，五膈痰壅。

《本经》中品。一名薄，一名落首，一名海萝。七月七日采，暴干。

又有一种，如短马尾，细黑色。

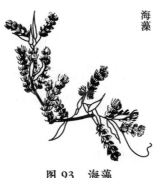

海藻

图 93　海藻

反甘草。气味俱厚,纯阴,沉也。

修治: 洗净咸味,焙干用。

《肘后方》: 治颔下瘰疬如梅李,宜速消之,海藻一斤,酒二升,渍数日,稍稍饮之。

海藻 臣。

昆 布

叶如手大,如薄苇,紫赤色。《吴普本草》名纶布,一名昆布。则《尔雅》所谓"纶,似纶,东海有之"者,即昆布也。纶,青丝绶也,讹而为昆耳。《医学入门》曰:昆,大也,形长大如布,故名昆布。

昆布 气味: 咸,寒,滑,无毒。

主治: 十二种水肿,瘿瘤聚结气,瘘疮。破积聚。治阴㿗肿,含之咽汁。利水道,去面肿,治恶疮鼠瘘。

昆布,《别录》中品。

昆布下气,久服之损人。

《千金翼》: 治五瘿,昆布一两,切如指大,酢渍,含咽汁则愈。

昆布 臣。

昆布

图94 昆布

海　带

出东海水中石上。形似纸条,薄而且长,黄白色,柔软,堪以系束物,故名海带。

海带　气味:咸,寒,无毒。

主治:催生,治妇人病及疗风,下水。○治水病瘿瘤,功同海藻。

海带,宋《嘉祐》。此系散条作成编者,亦有结成绳者。入药水洗,到用。

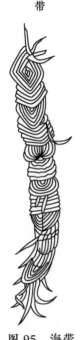

海带

图 95　海带

水　萍

始生雷泽池泽,今处处溪间水中皆有之。系柳絮随风飞起,入池沼,得水生成。一种面背皆绿,一种面青背紫,叶下微须,即其根也。平浮水面,故曰水萍,俗呼浮萍。

水萍　气味:辛,寒,无毒。

主治:暴热身痒,下水气,胜酒,长须发,止消渴,久服轻身。○下气,以沐浴生毛发。○治热毒,风热,热狂,熻肿毒,汤火伤,风疹。○捣汁服,主水肿,利小便。为末,酒服方寸匕,治人中毒。为膏,傅面皯。○治发背。

水萍,《本经》中品。

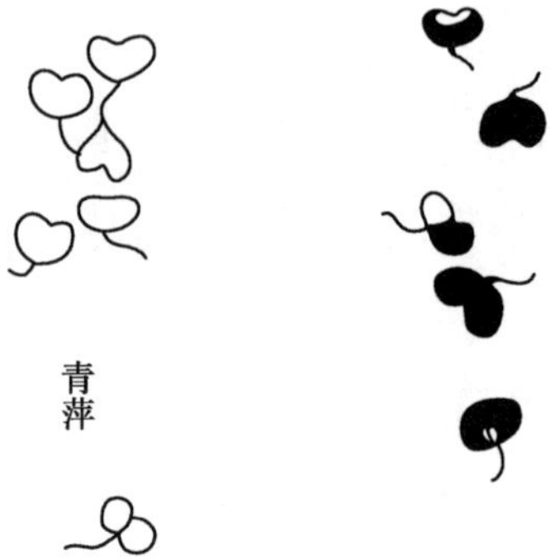

水萍

青萍

紫背浮萍

图 96　青萍、紫背浮萍

修治：七月采紫背浮萍，拣净，以竹筛摊晒，下置水一盆映之，即易干也。

宋时东京开河，掘得石碑，梵书天篆，无有晓者。真人林灵素逐字释解，乃是治中风方，名去风丹也。歌云：天生灵草无根干，不在山间不在岸。始因飞絮逐东风，泛梗青青飘水面。神仙一味去沉疴，采时须是七月半。选甚瘫风与中风，些小微风都不算。豆淋酒化服三丸，铁幞头上也出汗。

戏术：种菜便生，取水上浮萍些须，和壁上土拌匀，向人前撒开土在地上，却取菜子种撒去，用水洒之，则见前萍青叶如菜初生也。

泽　兰

始生汝南诸大泽傍，今荆、徐、随、寿、蜀、梧州，河中府皆有之。根紫黑色，如粟根。二月生苗，高二三尺;茎干青紫色,作四棱;叶生相对,如薄荷微香。七月开花,带紫白色,萼通紫色,亦似薄荷花。三月采苗,阴干。因叶似兰,生于泽旁,故名泽兰。

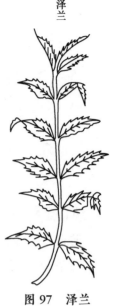

图97 泽兰

泽兰 气味:苦,微温,无毒。

主治:金疮痈肿疮脓。○产后金疮内塞。○产后腹痛,频产血气衰冷成劳,瘦羸,妇人血沥腰痛。○产前产后百病,通九窍,利关节,养血气,破宿血,消癥瘕,通小肠,长肌肉,消扑损瘀血。治鼻血、吐血,头风目痛。妇人劳瘦,丈夫面黄。

泽兰,《本经》中品。三月三日采,阴干。

修治:泽兰去茎取叶,细剉,盛绢袋,悬于屋南畔角上,令干用。

泽兰 防己为之使。

《集简方》:治产后阴户燥热,遂成翻花:泽兰四两,煎汤熏洗二三次,再入枯矾煎洗之,即安。

泽兰 使。

防 己

始生汉中川谷,今黔中亦有之。但汉中出者,破

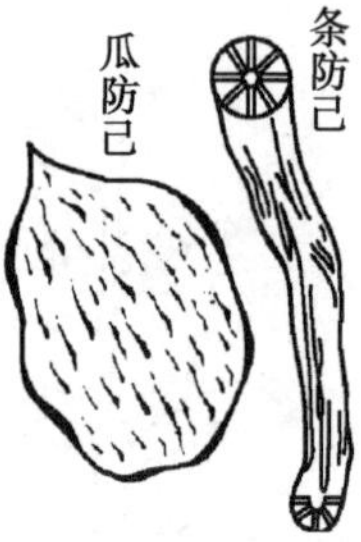

防己

条防己

瓜防己

图98 条防己、瓜防己

之文作车辐解，黄实而香。茎梗甚嫩，苗叶小类牵牛。折其茎，一头吹之，气从中贯如木通。然他处者青白虚软，又有腥气，皮皱，上有丁足子，名木防己。二月、八月采，阴干。惟汉者胜，故古方每书汉防己。《医学入门》曰：己，止也，防止足疾也。

防己　气味：辛，平，无毒。

主治：风寒温疟，热气诸痫，除邪，利大小便。疗水肿风肿，去膀胱热邪气，中风手脚挛急。通腠理，利九窍，止泄，散痈肿恶结，诸瘑疥癣虫疮。治湿风，口面㖞斜，手足拘痛，散留痰，肺气喘嗽。治中下湿热肿，泄脚气，行十二经。

防己，《本经》中品。

木防己　主治：男子肢节中风，毒风不语，散结气拥肿，温疟，风水肿，去膀胱热。

市卖防己，一种如上条形，类木通，文如车辐理解。诸本草曰汉防己，或者是此也；一种如上瓜形，俗呼瓜防己，今用甚多。诸本草并无载瓜防己者。陈藏器曰：如陶隐居所说，汉、木二防己，即是根苗为名。予玩条防己像苗，瓜防己像根，或者是根苗为名乎？予未见其鲜形，难辨是否，以俟后之君子再正之。

修治：防己，去皮，剉，酒洗，晒干用。治水用汉防己，治风用木防己。

元素曰：大苦、辛，寒，阴也。

之才曰：殷糵为之使；杀雄黄毒；恶细辛；畏萆薢、卤碱；伏消石。

《初虞世方》：治肺痿咯血多痰，防己、葶苈等分，为末，糯米饮调下一钱。

汉防己　君。

木防己　使。

东垣云：防己性苦、寒，纯阴，能泻血中湿热，通血中滞塞，补阴泄阳，助秋冬，泻春夏之药也。比之于人，则阴而健者也。幸灾乐祸，遇有风尘之警，能首为乱阶，然而见喜亦喜，见恶亦怒，如善用之，则可以敌凶暴之人，突险固然也。此瞑眩之药也，故圣人所以存而不废尔。今夫防己闻其臭则可恶，下咽则令身心烦乱，饮食减少。至于十二经有湿热壅塞不通，及治下注脚气，除膀胱积热而庇其基本，非此药不可，真行经之仙药也，亦在人善用而不错尔。复有不可用者数端，若夫饮食劳倦，阴虚内热，元气谷气已亏之病，而以防己泻去大便，则重亡其血，此不可用一也；如外感风寒，邪传肺经，气分湿热，小便黄赤，甚至不通，此上焦气病，禁用血药，此不可用二也；如人大渴引饮，是热在下焦气分，宜渗泻之，其防己乃下焦血药，此不可用三也；若人久病，津液不行，上焦虚渴，宜补，以人参、葛根之甘温。傥用苦寒之剂，则速危亡，此不可用四也。仍不止如此，但上焦湿热者，皆不可用。若系下焦湿热，流入十二经，以致二阴不通，必须审而用之可也。

天 麻

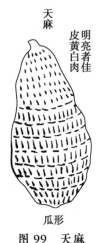

天麻
明亮者佳
皮黄白肉

瓜形

图99 天麻

始生郓州、利州、泰山、崂山诸山，今京东、京西、湖南、淮南州郡亦有之。春生苗，叶如芍药而小。当中抽一茎，直上如箭竿状，青赤色，故名赤箭。茎端结实，状若续随子。其根形如黄瓜，连生一二十枚，犹如天门冬之类，味大辛而麻辣，故名天麻，俗呼为瓜天麻。

天麻 **气味**：辛，平，温，无毒。

主治：诸风湿痹，四肢拘挛，小儿风痫惊气，利腰膝，强筋力。久服益气，轻身长年。○治冷气㿗痹，瘫缓不遂，语多恍惚，多惊失志。○助阳气，补五劳七伤，鬼疰，通血脉，开窍，服食无忌。○治风虚眩运头痛。

天麻，宋《开宝》。

瓜天麻亦有皮苍黑者，但以内肉胶色者为良。二月、八月采根，去皮，沸汤略煮过，日干。

修治：酒浸洗，以湿纸包于煻火中煨熟，取出切片，焙用。

好古曰：天麻苦、平，阴中之阳也。

《卫生易简方》：治腰脚疼痛，天麻、半夏、细辛各二两，绢袋二个，各盛药令匀，蒸热，交互熨疼处，汗出则愈，数日再熨。

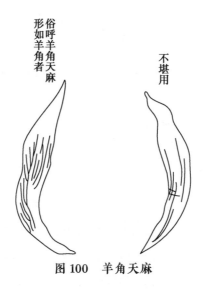

俗呼羊角天麻
形如羊角者

不堪用

图100 羊角天麻

高良姜

今岭南诸州及黔蜀皆有之。内郡虽有，而不堪入药。春生茎叶如姜苗而大，高一二尺许。花红紫色如山姜。陶隐居言此姜始出高良郡，故名高良姜。按高良即今高州也。汉为高凉县，吴改为郡。其山高而清凉，因以为名。则高良当作高凉也。

气味：辛，大温，无毒。

主治：暴冷，胃中冷逆，霍乱腹痛。○下气益声，好颜色。煮饮服之，止痢。○治风破气，腹内久冷气痛，去风冷痹弱。○转筋泻痢，反胃，解酒毒，消饮食。○含块咽津，治忽然恶心，呕清水，逡巡即瘥。若口臭者，同草豆蔻为末，煎饮。

高良姜

色紫赤 气辛烈

图101　高良姜

高良姜，《别录》中品。二月、三月采根，截切暴干。

修治：炒过入药。俗呼良姜。

元素曰：辛，热，纯阳。入足太阴、阳明经。

《千金方》：治心脾痛，以高良姜细剉，微炒杵末，米饮调下一钱，愈。太祖高皇帝御制周颠仙碑文，亦载其有验云。又秽迹佛有治心口痛方云：凡男女心口一点痛者，乃胃间有滞，或有虫也，多因怒及受寒而起，遂致终身。俗言心气痛者，非也。用高良姜酒洗七次，焙研；香附子醋洗七次，焙研，各记收之。病因寒得，用姜末二钱，附末一钱；因怒得，用附末二钱，姜末一钱；寒怒兼有，姜附各一钱半，以米饮入生姜汁一匙，盐一捻，服之立止。韩飞霞《医通》书，亦称其功云。

高良姜　使。

红豆蔻

生南海诸谷，高良姜子也。凡物盛多谓之蔻，此子形如红豆，丛生，故名红豆蔻。

气味：辛，温，无毒。

主治：治肠虚水泻，心腹绞痛，霍乱，呕吐酸水，解酒毒。

○冷气腹痛,消瘴雾毒气,去宿食,温腹肠,吐泻痢疾。

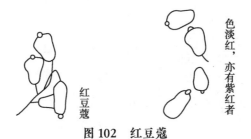

色淡红,亦有紫红者

红豆蔻

图102　红豆蔻

红豆蔻,宋《开宝》。

修治: 红豆蔻,微炒用。

李时珍曰:辛、热,阳也,浮也。入手足太阴经。若脾肺素有伏火者,切不可用。

红豆蔻,今人调食馔多用。权曰:苦辛,多食令人舌粗,不思饮食。

百　部

今江、湖、淮、陕、齐、鲁州郡皆有之。春生苗作藤蔓,叶大而尖长,颇似竹叶,面青色而光,根多部队成百然,故名百部。

百部　气味:甘,微温,无毒。

主治: 欬嗽上气,火炙酒渍饮之。○治肺热,润肺。○治传尸,骨蒸劳。治疳,杀蛔虫、寸白、蛲虫,及一切树木蛀虫,烬之即死,杀虱及蝇蠓。○火炙酒浸,空腹饮,治疥癣,去

百部

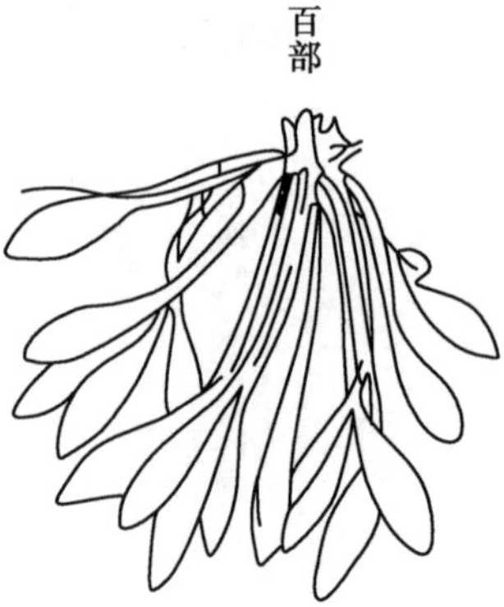

图103　百部

虫蚕咬毒。

百部，《别录》中品。根下一撮数十枚相连，黄白色。二月、八月采根，暴干用。

修治：百部酒浸一宿，漉出，焙干，剉用。

百部一窠八十三条者，号曰地仙苗。若修事饵之，可千岁也。

款冬花

始出常山山谷及上党水傍，今关中亦有之。根紫色，叶似萆薢。十二月开黄花，青紫萼，去土一二寸，初出如菊花萼，通直而肥实，无子。而陶隐居所谓出高丽、百济者，近此类也。又有红花者，叶如荷而斗直，大者容一升，小者容数合，俗呼为蜂斗叶，又名水斗叶。则唐注所谓大如葵而丛生者是也。百草中惟此不顾冰雪，最先春者也，故世谓之钻冻。款者，至也。至冬而花，故名款冬花。

气味：辛，温，无毒。

主治：欬逆上气善喘，喉痹，诸惊痫，寒热邪气。○消渴，喘息呼吸。疗肺气心促急热，劳欬连连不绝，涕唾稠粘，肺痿，肺痈吐脓血，润心肺，益五藏，除烦，消痰，洗肝明目，及中风等疾。

款冬花,《本经》中品。正月旦采花。

修治:款冬花有黄紫二品,入药择未舒嫩蕊,去枝梗用。

好古曰:纯阳,入太阴经。之才曰:杏仁为之使。得紫菀良;恶皂荚、消石、玄参;畏贝母、辛夷、麻黄、黄耆、黄芩、连翘、青葙子。

杨诚《经验方》:治口中疳疮,款冬花、黄连等分,为细末,用唾津调成饼子,先以蛇床子煎汤漱口,乃以饼子傅之,少顷确住,其疮立消。

款冬花　君。

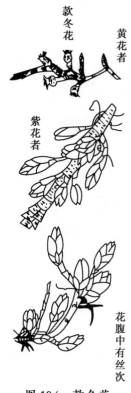

款冬花

黄花者

紫花者

花腹中有丝次

图104　款冬花

红蓝花

即红花也。始生梁汉及西域。花生时,但作黄色茸茸,故一名黄蓝。《博物志》云:黄蓝,张骞所得。今处处有之,人家场圃所种。冬而布子于熟地,春生苗,叶如小蓟,夏乃有花。花[1]下作梂汇多刺,花叶出

---

[1]　花:原脱,据《本草纲目》卷16红蓝花条补。

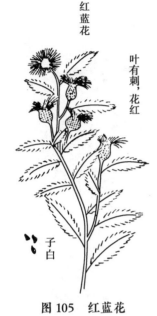

红蓝花

叶有刺，花红

子白

图 105　红蓝花

株上。圃人承露采之，采已复出，至尽而罢。株中结实，白颗如小豆大。其花暴干，以染真红及作胭脂，主产后血病为胜。其实亦同。花红色，叶颇似蓝，故名红蓝花，俗呼红花。

花　气味：辛，温，无毒。

主治：产后血运，口噤，腹内恶血不尽，绞痛，胎死腹中，并酒煮服。亦主蛊毒。○多用破留血，少用养血。○活血润燥，止痛散肿，通经。○叶：生捣碎，傅游肿。○子：吞数颗，主天行疮子不出。

红蓝花，宋《开宝》。

元素曰：苦，温，阴中之阳，入心佐当归生新血。好古曰：肝经血分药也，入酒良。

崔元亮《海上方》：治喉痹壅塞不通者，取红蓝花，捣绞取汁一小升服之，以差为度；如冬月无湿花，可浸干者，浓绞取汁如前，服之极验。亦疗妇人产晕绝者。

牡　丹

始生巴郡山谷及汉中，今丹、延、青、越、滁、和州山中皆有之。花有黄、紫、红、白数色。此当是山牡丹，其茎梗枯燥,黑白色。二月于梗上止发五六叶耳,花单瓣。五月结子黑色,类母丁香;根黄白色,可五七寸长,如笔管大。二月、八月采根,阴干。《本草纲目》曰:牡丹以色丹者为上。虽结子,而根上生苗,故谓之牡丹。

牡丹

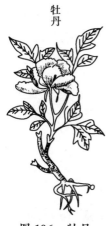

图 106　牡丹

牡丹根皮　气味:辛,寒,无毒。

主治:寒热,中风瘛疭,惊痫邪气,除癥坚瘀血留舍肠胃。安五藏,疗痈疮。○除时气头痛客热,五劳劳气头腰痛,风噤,癫疾。○久服轻身延寿。○治冷气,散诸痛,女子经脉不通,血沥腰痛。通关腠血脉,排脓,消扑损瘀血,续筋骨,除风痹,治胎下胞,产后一切冷热血气。○治神志不足,无汗骨蒸,衄血吐血。○和血凉血,血中伏火,除烦热。

牡丹,《本经》中品。入药用牡丹皮,乃根上皮,非枝干上皮。

此花一名木芍药,近世人多贵重,圃人欲其花之诡异,皆秋冬移接,培以粪土,至春盛开,其状百变,故其根性殊失本真。此品入药,绝无力也。

修治:采山中单叶红花牡丹根,以铜刀破之,去骨,酒洗净,细剉,日干用。

好古曰:气寒,味苦、辛,阴中微阳,入手厥阴、足少阴经。

之才曰:畏贝母、大黄、菟丝子。大明曰:忌蒜、胡荽;伏砒。

《千金方》:治癫疝偏坠,气胀不能动者,牡丹皮、防风等分为末,酒服二钱,甚效。

《肘后方》:治下部生疮已决洞者,服牡丹皮末方寸匕,日三,汤服。

荆三棱

生荆楚地,故名荆三棱,以著其地。《开宝本草》作"京",非也。今江淮、济南、河陕间皆有之。多生浅水傍及陂泽中。春生苗,叶似莎草极长,茎三棱如削,大如大指,高五六尺。茎端开花,大体如莎草而大,黄紫色。霜降后采根,削去皮须,暴干。荆三棱状如鲫鱼,黄白体重;黑三棱色若乌梅轻松,去皮则白;草三棱形如鸡爪屈曲,根上生根,一名鸡爪三棱;石三棱色黄,坚硬如石。种虽有四,叶并三棱,故名三棱。

三棱　气味:苦,平,无毒。

主治:老癖癥瘕,积聚结块,产后恶血血结,通月水,堕胎。止痛利气。○治气胀,破积气,消扑损瘀血,妇人血脉不调,心腹痛,产后腹痛血运。○心膈痛,饮食不消。○通肝经积血,治疮肿坚硬。○下乳汁。

三棱,宋《开宝》。二月、八月采根。

修治:三棱,醋浸,切,炒;或以醋煮熟,焙干,入药乃良。亦有以火炮熟用者。

元素曰:苦、甘,阴中之阳。能泻真气,真气虚者勿用。

志曰:俗传昔人患癥癖死,遗言令开腹取之,得病块,干硬如石,文理有五色,以为异物,削成刀柄。后因以刀刈三棱,柄消成水,乃知此药可疗癥癖也。

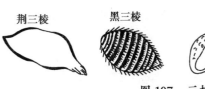

图107　三棱

姜　黄

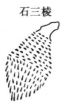

今江、广、蜀川多有之。叶青绿,长一二尺许,阔三四寸,有斜文如红蕉叶而小。花红白色,至中秋渐凋,春末方生。其花先生,次方生叶,不结实。根盘屈,黄色,类生姜而圆,有节,故名姜黄。

气味:辛、苦,大寒,无毒。藏器曰:性热不冷。

主治:心腹结积疰忤,下气破血,除风热,消痈肿,功力烈于郁金。治癥瘕血块,通月经,治扑损瘀血,止暴风痛冷气,下食。○祛邪辟恶,治气胀,产后败血攻心。治风痹臂痛。

姜黄,《唐本草》。八月采根,晒干。

陈藏器曰:姜黄真者,是经种三年以上老姜,能生花,花在根际,一如囊荷。根节坚硬,气味辛辣。种姜处有之。

近时以扁如干姜形者为片子姜黄,可浸水染色。

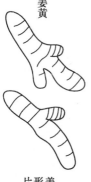

姜黄

片形子极似姜黄　姜肉色极黄干黄

图108　姜黄　137

雷公云：切片，油炒。

《千金翼》：治疮癣初生，或始痛痒，以姜黄末傅之妙。

荜　拨

始生波斯国，番语也。今岭南有之，多生竹林内。正月发苗作丛，高三四尺，其茎如箸。叶青圆，阔二三寸，如桑，面光而厚。三月开花，白色，在表。七月结子，如小指大，长二寸已来，黑色，类椹子。九月收采，

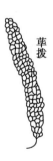

荜拨

灰杀暴干。《陈藏器本草》作毕勃，《扶南传》作逼拨，《大明会典》作毕菱。李时珍《本草》曰：荜拨当作荜茇。

荜拨　气味：辛，大温，无毒。

主治：温中下气，补腰脚，杀腥气，消食，除胃冷，阴疝痃[1]癖。○霍乱冷气，心痛血气。○水泻虚痢，呕逆醋心，产后泄痢，与阿魏和合良。得诃子、人参、桂心、干姜，治脏腑虚冷肠鸣神效。○治头痛，鼻渊牙痛。○然辛热耗散，能动脾肺之火，多用令人目昏。

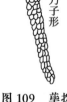

上乃子形

图109　荜拨

荜拨，宋《开宝》。

---

[1]　痃：原脱，据《本草纲目》卷14荜茇条补。

修治：去挺，以醋浸一宿，焙干用。缺荜拨，市有以芥子造者。

荜拨　气热、味辛，阳也，浮也。入手足阳明经。

唐太宗《实录》云：贞观中，上以气痢久未痊，服它名医药不应，因诏访求其方。有卫士进黄牛乳煎荜拨法，御用有效。刘禹锡亦记其事，云后累试，年长而虚冷者必效。

郁　金

今广南、江西州郡亦有之，然不及蜀中者佳。四月初生苗，似姜黄。花白质红，末秋出茎心，无实。根锐圆有横纹，如蝉腹状。黄赤类金，始产郁林郡，故名郁金。

气味：辛，寒，无毒。

主治：血积下气，生肌止血，破恶血，血淋尿血，金疮。○单用治女人宿血气，心痛冷气结聚，温醋摩傅之。亦治马胀。○凉心。○治阳毒入胃，下血频痛。○治血气心腹痛，产后败血冲心欲死，失心颠狂，蛊毒。

郁金，《唐本草》。入药剉用。

郁金、姜黄二药，原不同种。郁金味苦、寒，色赤，类蝉肚；姜黄味辛、温，色黄似

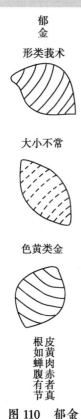

郁
金

形类莪术

大小不常

色黄类金

根皮
如黄
蝉肉
腹赤
有者
节真

图110　郁金

姜爪,亦有似姜块者。郁金甚少,姜黄甚多。今市家惟取多者欺人,谓原是一物,指大者为姜黄,小者为郁金。则一种之药,大小不齐者多矣,何尝因其异形而便异其名也?夫何俗医,不味诸本草"蝉肚"之语,而亦以姜黄之小者为郁金,独何欤?

元素曰:气味俱厚,纯阴。可浸水染衣。

《袖珍方》:治产后血气上冲心痛,郁金烧灰为末,二钱,米醋调灌,苏。

玄胡索

玄胡索

茅山

皮皱

形小而黄

西玄胡索

外黑

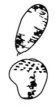

内黄

图 111 玄胡索

今出茅山西上龙洞种之。每年寒露后栽,立春后生苗,叶如竹叶,高三寸许。根丛生如半夏,色黄。立秋掘取。始生胡地。玄,言其色也;索,言其苗交纽也。后避宋真宗讳,改玄为延也,今呼为延胡索。

气味:辛,温,无毒。

主治:破血,妇人月经不调,腹中结块,崩中淋露,产后诸血痛血运,暴血冲上,因损下血,煮酒或酒磨服。○除风治气,暖腰膝,散气,治肾气,通经络。○活血利气止痛,通小便。

玄胡索,宋《开宝》。

修治:以茅山者为胜,炒过,咀片

入剂。

好古曰：苦、辛，温，纯阳，浮也，入手足太阴经。

《圣惠方》：治产后秽污不尽，腹满方：延胡索杵为末，和酒服一钱，立止。心痛亦酒服。

草豆蔻

始生南海，今岭南皆有之。苗似芦，叶似山姜、杜若辈，根似高良姜。花作穗，嫩叶卷之而生，初如芙蓉，穗头深红色，叶渐展，花渐出，而色渐淡。亦有黄白色者。实若龙眼而无鳞甲，中如石榴子。候熟采之，暴干。按杨雄《方言》云：凡物盛多曰寇，豆蔻之名，或取此义。豆，象形也。

草豆蔻 气味：辛、温、涩，无毒。

主治：温中，心腹痛，呕吐。去口臭气。〇下气，止霍乱，一切冷气。消酒毒。〇调中补胃，健脾消食，去客寒，心与胃痛。治瘴疠寒疟，伤暑吐下，泄痢，噎膈反胃，痞满吐酸，痰饮积聚，妇人恶阻带下，除寒燥湿，开郁破气。杀鱼肉毒。制丹砂。

草豆蔻，《别录》中品。自果品移入此。

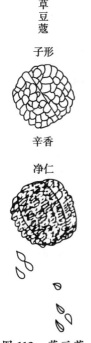

草豆蔻

子形

辛香

净仁

图112 草豆蔻

修治：以面裹，煻火煨熟，去面用。

好古曰：大辛，热，阳也，浮也。入足太阴、阳明经。

《千金方》：治心腹胀满短气，以草豆蔻一两，为末，以木瓜、生姜汤下半钱。

肉豆蔻

始生胡国，胡名迦拘勒。今惟岭南人家种之。春生苗，花实似草豆蔻而圆小，皮紫紧薄，中肉辛辣。

《衍义》曰：肉豆蔻，对草豆蔻言之。

肉豆蔻

一名肉果

紫色

缬，纹如槟榔纹

外有皱纹，内有斑

肉豆蔻　气味：辛，温，无毒。

主治：温中消食，止泄。治积冷心腹胀痛，霍乱，中恶，鬼气冷疰，呕沫冷气，小儿乳霍。○调中下气，开胃，解酒毒。消皮外络下气。○治宿食痰饮，止小儿吐逆，不下乳，腹痛。○主心腹虫痛，脾胃虚冷气，并冷热虚泄，赤白痢，研末粥饮服之。○暖脾胃，固大肠。

肉豆蔻，宋《开宝》。肉油色者佳。

修治：面裹，于煻火中煨熟，去面用。勿令犯铜。入手足阳明经。

《普济方》：治霍乱吐利，肉豆蔻煨为末，姜汤服一钱。

肉豆蔻　君。

补骨脂

　　始生广南诸州及波斯国,今岭外山阪间多有之,不及蕃舶上来者佳。茎高三四尺,叶似薄荷,花微紫色,实如麻子,圆扁而黑。九月采。胡人呼为婆固脂,而俗讹为破故纸也。名为补骨脂者,言其功也。

　　补骨脂　气味:辛,大温,无毒。

　　主治:五劳七伤,风虚冷,骨髓伤败,肾冷精流,妇人血气堕胎,男子腰疼膝冷囊湿,逐诸冷痹顽,止小便,腹中冷。○兴阳事,明耳目。○治肾泄,通命门,暖丹田,敛精神。

　　补骨脂即破故纸。

　　修治:酒浸一宿,漉出,日干,炒用。一法:以盐同炒过,日干用。

　　日华子云:南蕃者色赤,广南者色绿。

　　破故纸,今人多以胡桃合服,此法出于唐郑相国。自叙云:予为南海节度,年七十有五,越[1]地卑湿,伤于内外,众疾俱作,阳衰绝。服乳石补益之药,百端不应。元和七年,诃陵国舶主李摩诃,知予病状,遂传此方并药。予初疑而未服,摩诃稽首固请,遂服之。经七八日而觉应验,自尔常服,其功神验。十年二月罢郡归京,录方传之:破故

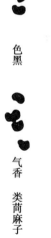

补骨脂

色黑

气香

类苘麻子

图114　补骨脂

----

　　[1]　越:原作"赵"。据《证类本草》卷9补骨脂条补。

纸十两,净择去皮,洗过,捣筛令细,用胡桃瓤三十两,汤浸去皮,细研如泥,即入前末,更以好蜜和搅令匀如饴糖,盛于瓷器中。旦日以暖酒二合,调药一匙服之,便以饭压。如不饮酒人,以暖熟水调亦可,服弥久,则延年益气,悦心明目,补添筋骨。但禁食芸薹、羊血,余无忌。

《经验方》: 治腰疼神妙,用破故纸为末,温酒下三钱。

《婴童百问》: 治小儿遗尿,破故纸炒为末,每夜热汤服五分。

缩砂密 [1]

始生西海及西戎波斯国,今惟岭南山泽间有之。苗茎似高良姜,高三四尺,叶青,长八九寸,阔半寸已来;三月、四月开花近根处,五六月成实,五七十枚作一穗,状似白豆蔻,壳有粟文、细刺,黄赤色。壳内细子一团,八隔[2],可四十余粒,如黍米大,微黑色。八月采。此物实在根下,皮紧厚缩皱,仁类砂粒,密藏壳内,故名缩砂密也,俗呼砂仁。

气味: 辛,温,涩,无毒。

主治: 虚劳冷泻,宿食不消,赤白泄痢,腹中虚痛下气。

---

[1] 密: 原作"蔤",《本草纲目》同。然本条或作"蔤",或作"密",以"密"居多,故统一为"密"。

[2] 隔: 原误作"漏",据《本草纲目》卷14缩砂蔤条改。

○主冷气痛,止休息气痢,劳损,消化水谷,温暖肝肾。○上气欬嗽,奔豚鬼疰,惊痫邪气,一切气,霍乱转筋,能起酒香味。○和中行气,止痛安胎。○治脾胃气结滞不散。○补肺醒脾,养胃益肾,理元气,通滞气,散寒饮,胀痞噎膈呕吐,止女子崩中,除咽喉、口臭浮热,化钢铁骨哽。

缩砂密,宋《开宝》。

修治:去壳取仁,慢火炒熟,杵碎入药。煮酒及调食味多用。

珣曰:得诃子、豆蔻、白芜荑、鳖甲良。

阳也,浮也。入手足太阴、足少阴七经。

孙尚药治妇人妊娠偶因所触,或坠高伤打,致胎动不安,腹痛不可忍者,缩砂密不计多少,熨斗内盛,慢火炒令热透,去皮用仁,捣罗为末,每服二钱,用热酒调下,须臾觉胎动处极热,即胎已安,神效。

缩砂密　君。

缩砂密

连壳缩砂密形

去壳缩砂密形

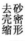

味气辛香

图115　缩砂密

蓬莪茂

始生西戎及广南诸州,今江浙或有之。三月生苗在田野中,其茎如钱大,高二三尺。叶青白色,长一二

蓬莪茂

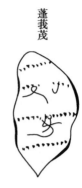

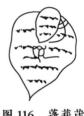

图116　蓬莪茂

尺,大五寸已来,颇类襄荷。五月有花作穗,黄色,头微紫,根如生姜而茂在根下,似鸡鸭卵,大小不常。九月采,削去粗皮,蒸熟暴干用。一名蓬药,俗呼蓬术,亦呼莪术。茂音述。

气味:苦,辛,无毒。

主治:心痛腹痛,中恶疰忤鬼气,霍乱冷气,吐酸水,解毒,饮食不消,酒研服之。又疗妇人血气,丈夫奔豚。○破痃癖冷气,以酒醋磨服。○治一切气,开胃消食,通月经,消瘀血,止损折痛下血,及内损恶血。○通肝经聚血。

得醋良。

蓬莪茂,宋《开宝》。九月采根。

修治:以醋炒,或煮熟用。取其引入血分也。颂曰:此物坚硬难捣治,用时热灰火中煨令透,乘热捣之,即碎如粉。

《保幼大全》:治初生儿吐乳不止,蓬莪茂少许,盐一绿豆大,以乳一合,煎三五沸,去滓,入牛黄两粟大,服之甚效也。

白　前

今蜀中及淮、浙州郡皆有之。苗似细辛而大,色

白易折,亦有似柳,或似芫花苗者,并高
尺许。生洲渚沙碛之上。根白色,长于
白微。苗生于白微之前,故名白前。

白前　气味:甘,微温,无毒。

主治:胸胁逆气,欬嗽上气,呼吸欲绝。
主一切气,肺气烦闷,贲豚肾气。降气下痰。

白前,《别录》中品。二月、八月采根,
阴干。

修治:白前,先用甘草水浸一伏时后,
漉出,去头须了,焙干任用。

《本草蒙筌》曰:似牛膝粗长,坚直易
折者,白前也;似牛膝,短小柔软能弯者,白
微也。以此别之,不致差误。

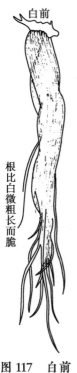

白前

根比白微粗长而脆

图117　白前

白　药

始出原州,今夔、施、江西、岭南亦有之。三月生
苗,叶似苦苣。四月抽赤茎,长似壶卢蔓。六月开白
花,八月结子,九月采根。以水洗,切碎暴干。色白堪
为治马肺热之药,故名白药,俗呼白药子。

气味:辛,温,无毒。

主治:金疮生肌。○消肿毒喉痹,消痰止嗽,治渴并吐
血。○治喉中热塞不通,咽中常痛肿。解野葛、生金、巴豆药
毒,刀斧折伤,干末傅之。能止血、痛。

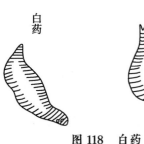

图118　白药

白药，《唐本草》。即白药子，今治马用最多。市卖者皆片子，类天花粉，坚实而小。九月枝折，采根日干。

荭　草

即水红也。生水傍，今所在下湿地皆有之。似蓼而叶大，赤白色，高丈余，花作穗，红色，故名荭草。《诗》云"隰有游龙"是也。

实　气味：咸，微寒，无毒。

主治：消渴去热，明目益气。

花　散血，消积止痛。

荭草，《别录》中品。

陈藏器云：作汤，浸水气恶疮肿佳。《唐本》注云：有毛，花红白，除恶疮肿、脚气，煮浓汁渍之多差。

修治：子或炒、或为末，随方。甚不可用蓼实。

荭草　似马蓼而大

实大如黍圆匾而黑

图119　荭草

莎草根

即香附子也。生田野。交州者大如枣,近道者如杏仁许。茎叶都似三棱。根若附子,周匝多毛而香,故名香附子。今近道生者,苗叶如薤而瘦,根如箸头大;二月、八月采根。《本草纲目》云:其根相附连续而生,可以合香,故谓之香附子。其草可为笠及雨衣,疏而不沾,故字从草从沙。上古谓之雀头香。按"江表传"云:魏文帝遣史于吴求雀头香,即此。其叶似三棱及巴戟而生下湿地,故《图经》一名水三棱,一名水巴戟。《金光明经》谓之日萃哆。《记事珠》谓之抱灵居士。

根 气味:甘,微寒,无毒。

主治:除胸中热,充皮毛。久服令人益气,长须眉。○治心腹中客热,膀胱间连胁下气妨,常日忧愁不乐,心松少气。○治一切气,霍乱吐泻,腹痛,肾气、膀胱冷气。○散时气寒疫,利三焦,解六郁,消饮食积聚,痰饮[1]痞满,胕肿腹胀,脚气,止心腹、肢体、头目、齿耳诸痛,痈疽疮疡,吐血、下血、尿血,妇人带下,月候不调,胎前产后百病。

苗及花 主治:丈夫心肺中虚

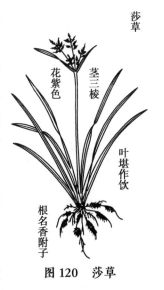

莎草
花紫色
茎三棱
叶堪作饮
根名香附子

图 120 莎草

[1] 饮:原脱,据《本草纲目》卷14莎草、香附子条补。

风及客热,膀胱连胁下时有气妨,皮肤瘙痒瘾疹,饮食不多,日渐瘦,常有忧愁,心松少气等证。并收苗花二十余斤,剉细,以水二石五斗,煮一石五斗,斛中浸浴,令汗出五六度,其瘙痒即止。四时常用,瘾疹永除。煎饮散气郁,利胸膈,降痰热。

莎草,《别录》中品。凡采得莎草根,阴干,于石臼中捣之,切忌铁器。

修治: 莎草根,或生或炒,或酒或醋、盐水、姜汁、童便浸,诸法各从本方。

气厚于味,阳中之阴,血中之气药也。

《经验方》: 治酒肿虚肿,香附子捣净,米醋煮干,焙研为末,米醋糊丸服。久之败水从小便出,神效。

《袖珍方》: 治蜈蚣咬伤,嚼香附涂之,立效。

荜澄茄

荜澄茄

图121 荜澄茄

始生佛誓国,今广州亦有之。春夏生叶,青滑可爱;结实似梧桐子及蔓荆子微大;八月、九月采之。一名毗陵茄子,皆番语也。

气味: 辛,温,无毒。

主治: 下气消食,去皮肤风,心腹间气胀,令人能食。疗鬼气,能染发及香身。○治一切冷气,痰澼,并霍乱吐泻,肚腹痛,肾气膀胱冷,暖脾胃,止呕吐哕逆。

珣曰: 胡椒生南国。向阴者为澄茄,向阳者为胡椒。按《广志》云：生诸海国，嫩胡椒也。青时就树采摘造之。柄粗而蒂圆。

修治：去柄酒浸，晒干杵碎用。

《寿域神方》：荜澄茄、白豆蔻等分，为末，干舐[1]之，治噎食不纳，效。

胡 椒

始出摩伽陁国，呼为昧履支，今南番诸国及交趾、滇南、海南诸地皆有之。其苗蔓生，茎极柔弱，叶长寸半，有细条与叶齐。其条上结子，两两相对。其叶晨开暮合，合则裹其子于叶中。形似汉椒，至辛辣，故得椒名。胡椒色深多皱，澄茄色浅皱少。

胡椒　气味：辛，大温，无毒。

主治：下食温中，去痰，除脏腑中风冷。去胃口虚冷气，宿食不消，霍乱气逆，心腹卒痛，冷气上冲。调五脏，壮肾气，治冷痢，杀一切鱼、肉、鳖、蕈毒。去胃寒吐水，大肠寒滑。暖肠胃，除寒湿，反胃虚胀，冷积阴毒，牙齿浮热作痛。

胡椒，《唐本草》木部移入此。色黑皮皱，味辣。六月采。今食料用胡椒。

辛热。纯阳，走气助火，昏目发疮，多食损肺伤脾，令人吐血。

胡椒

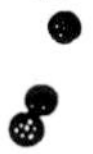

图 122　胡椒

[1]　舐：原作"甜"，据《本草纲目》卷14荜澄茄条改。

孟诜《食疗》：治心腹冷痛，胡椒三七枚，清酒吞之。或云一岁一粒。

胡黄连

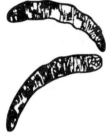

胡黄连

图123　胡黄连

始生胡国，呼为割孤露泽，今南海及秦陇间亦有之。初生似芦，干似杨柳枯枝，心黑外黄，不拘时月收采。其性味功用似黄连，故名胡黄连。

胡黄连　气味：苦，平，无毒。

主治：补肝胆，明目。治骨蒸劳热、三消，五心烦热。妇人胎蒸虚惊，冷热泄痢，五痔，厚肠胃，益颜色。浸人乳汁，点目甚良。治久痢成疳，小儿惊痫，寒热不下食，霍乱下痢，伤寒欬嗽，温疟，理腰肾，去阴汗。去果子积。

胡黄连，宋《开宝》。折之尘出如烟者真，肉似鹳鸲眼者良。皮黄白，亦有苍黑者，肉有白点类梅花。

恶菊花、玄参、白鲜皮；解巴豆之毒。

《济急仙方》：治婴儿赤目，茶调胡黄连末，涂手足心即愈。

鳢　肠

即莲子草也。生下湿地，所在坑渠间多有。苗似旋覆,开花细而白,其实若小莲房,俗谓之旱莲草。鳢,乌鱼也,其肠亦乌。此草茎断之有墨汁出,故名鳢肠。

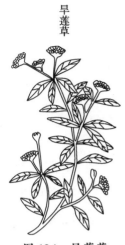

旱莲草

鳢肠 气味:甘、酸,平,无毒。

主治:血痢。针灸疮发,洪血不可止者,傅之立已。汁涂发眉,生速而繁。○乌髭发,益肾阴。止血排脓,通小肠,傅一切疮并蚕瘑。○膏点鼻中,添脑。

旱莲草,《唐本草》。

六月采,拣青嫩无泥土者,不用洗,摘去黄叶用。

图124 旱莲草

使君子

始生交、广等州,今岭南州郡皆有之。生田野中及水岸。其叶青,如两指头,长二寸,其茎作藤如手指。三月生花,淡红色,久乃深红,有五瓣。七八月结子,形如栀子,棱瓣深而两头尖,亦似诃梨勒而轻。俗传始因潘州郭使君,疗小儿多是独用此物,后来医家因号为使君子也。

使君子 气味:甘,温,无毒。

主治:小儿五疳,小便白浊,杀虫,疗泻痢。○健脾胃,除虚热。治小儿百病,疮癣。

使君子亦治小儿头面、阴囊虚肿,用仁

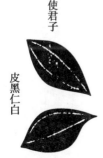

使君子

皮黑仁白

图125 使君子

五钱,蜜五钱,炙尽,为末,每食后米汤服一钱。

修治:去壳取仁。然仁绝小难得,今医家或兼用壳。

白豆蔻

始出伽古罗国,今广州、宜州亦有之,不及番舶者佳。苗类芭蕉,叶似杜若,长八九尺而光滑,冬夏不凋。花浅黄色,子作朵如葡萄,生青熟白。七月采,壳内子如豆,一团三四十粒,似草豆蔻,故名白豆蔻。

气味:辛,大温,无毒。

主治:积冷气,止吐逆反胃,消谷下气。○散肺中滞气,宽膈进食,去白睛翳膜。○补肺气,益脾胃,理元气,收脱气。○治噎膈,除疟疾寒热,解酒毒。

白豆蔻,宋《开宝》。

修治:去壳取仁,炒用。

味薄气厚,浮而升阳也。入手太阴经。

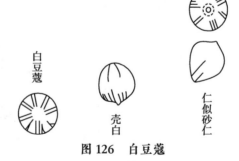

白豆蔻　　　壳白　　　仁似砂仁

图 126　白豆蔻

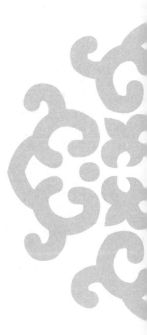

本草原始

卷之三

草部下

　　附子　乌头川乌、草乌、射罔　乌喙　天雄
侧子　半夏　大黄　葶苈　桔梗　莨菪子　旋
覆花　藜芦　射干　常山　甘遂　白敛　青葙
子　白及　大戟　贯众　土茯苓　何首乌　商
陆　威灵仙　牵牛子　蓖麻子　天南星　萹蓄
狼毒　豨莶　马鞭草　仙茅　刘寄奴草　骨碎
补　续随子　山豆根　马兜铃青木香　鹤虱　白
附子　蚤休　胡芦巴　木贼　谷精草　夏枯草
鸭跖草　山慈菰　灯心草　水蓼　海金沙　鸡
冠　锁阳　三七　甘松香　藿香　青蒿　蜀葵
红白二种　地丁　白头翁　凤仙　曼陀罗花　芫
花　覆盆子　番木鳖　黄药子　墓头回　白龙
须　草果　大茴香　两头尖　通脱木　罂子粟
阿芙蓉　忍冬　南藤　清风藤　钓藤

　　草部下七十五种。

草部下

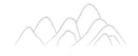

雍丘正宇李中立纂辑并书画

附　子

　　始生犍为山谷及广汉，今出蜀土。其根仿佛山芋，皮黑体圆底平。以八月上旬采、八角者良。一个一两者，气全堪用。附乌头而生，如子附母，故名附子。别有一种白附子而小，故俗呼此为黑附子，亦呼大附子。

气味：辛，温，有大毒。

主治：风寒欬逆邪气，寒湿踒躄，拘挛膝痛，不能行步，破癥坚，积聚血瘕，金疮。○腰脊风寒，脚气冷弱，心腹冷痛，霍乱转筋，下痢赤白，温中强阴，坚肌骨，又堕胎，为百药长。○温暖脾胃，除脾湿肾寒，下焦之阳虚。○除脏腑沉寒，三阳厥逆，湿淫腹痛，胃寒蛔动。治经闭，补虚散壅。○督脉为病，脊强而厥。○治三阴伤寒，阴毒寒疝，中寒中风，痰厥。小儿慢惊，风湿痹肿，满头风头痛，暴泻脱阳，久痢寒疟，呕逆反胃。疗耳聋。

　　附子，《本经》下品。

　　市者有以盐水浸之，取其体重。买者当

附
子

古方多用八角者

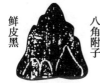

鲜皮黑

八角附子

今人多用九角者

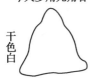

干色白

图127　附子　　157

以体干坚实,顶圆正,底平者为良。

修治:附子,生用则发散,熟用则峻补。生用去皮脐,熟用以水浸过,炮令皱折,去皮脐,切片炒黄色,去火毒用。

附子并下条乌头、乌喙、天雄、侧子只是一种。初采鲜时色黑,后经造酿色白。酿之法:先于六月内,踏造大小面曲。未采前半月,用大麦煮成粥,以曲造醋,候熟去糟,其醋不用大酸,酸则以水解。将附子去根须,于新瓮内淹七日,每日搅一遍,捞出以疏筛摊之,令生白衣,乃向慢风、日中晒之百十日,以透干为度。若猛日则皱,而皮不附肉。

元素曰:附子大辛大热,气厚味薄,可升可降,阳中之阴,浮中沉,无所不至,为诸经引用之药。

地胆为之使;恶蜈蚣;畏防风、黑豆、甘草、人参、黄耆、乌韭。

《孙兆口诀》云:若阴盛阳伤寒,其人必燥热而不欲饮水者是也,宜服霹雳散:附子一枚,烧为灰,存性,为末,蜜水调下,一服而愈。此逼散寒气,然后热气上行而汗出,乃愈。

乌　头

系附子之正根。春时采。因有脑似乌鸟之头,故名乌头。

气味:辛,温。《别录》曰:甘,大热,有大毒。

主治:中风恶风,洗洗出汗。除寒湿痹,上气,破积聚寒热。○消胸上痰冷不下,心腹冷疾,脐间痛,肩脾痛不可俛仰,目中痛,不可久视。又堕胎。其汁煎之名射罔[1]。

射罔　味苦,有大毒。疗尸疰癥坚,及头中风痹痛。杀禽兽。

乌头　《本经》下品。乌头乃歪顶之附子也。鲜时色黑,经制过晒干则色白。治火炮。

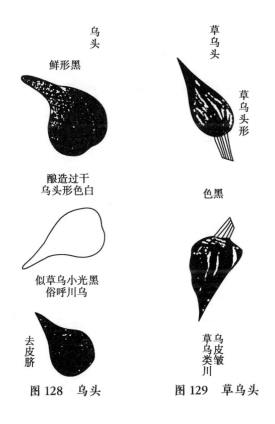

图 128　乌头　　　　图 129　草乌头

[1]　射罔:原无。据其上下文,此下当有"射罔"2字,但作者为省事,直接将"射罔"2字提行,作为另一段的起始。为便阅读,补此药名。下文草乌头同此,不另出注。

乌头　始生朗陵山谷,今出蜀地。市者乌头、乌喙、天雄、附子混卖。要知元种者,母为乌头;傍出者为附子;其长二三寸者为天雄;两歧相合者为乌喙;附子小者为侧子。实五物而一种也。今用侧子者甚稀。乌头今呼为川乌头,亦呼川乌。世用乌头,并用似草乌、无芦有脐、光黑而小者,不见用歪顶之附子也。

莽草为之使;反半夏、瓜蒌、贝母、白敛、白及;恶藜芦;忌豉汁。

《千金方》:治耳鸣如流水声,耳痒及风声,不治久成聋:生乌头一味,掘得,乘湿削如枣核大,塞耳,旦易夜易,不三日愈。

使。

又有一种野生者,根苗花实并与川乌头相同,又无酿造之法,其根外黑内白,有芦,皮皱而枯燥为异耳,然毒则甚焉,名草乌头。

草乌头　俗呼草乌。治风湿麻痹疼痛,发破伤风汗,功同乌头。

乌头,《本经》下品。草乌头处处有之。

修治: 草乌头或生、或炮、或姜汁炒、或乌大豆同煮熟,去其毒用。中其毒者,黑豆、冷水能解之。

乌　喙

始生朗陵山谷,今出蜀土,系两歧之乌头也。喙,乃乌之口。此药两歧相合,如乌之口,故名乌喙。

气味:辛,微温,有大毒。

主治:风湿,丈夫肾湿阴囊痒,寒热历节,掣引腰痛,不能行步,痈肿脓结。又堕胎。○治男子肾气衰弱,阴汗,主疗风湿邪痛,治寒热痈肿,岁月不消者。主大风顽痹。

乌喙,《本经》下品。根鲜时则色黑,二月、八月采根。

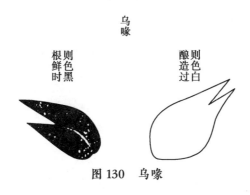

图 130　乌喙

修治:乌喙火炮,去皮脐用。畏、恶同乌头。

乌喙,江东人呼为堇,晋骊姬赞申生真堇于肉者,是也。唐武后置堇于食,贺氏食之暴死。苏秦曰:人之饥,所以不食乌喙者,以其虽偷充腹,而与死同患也。可见乌喙乃至毒之物也。

天　雄

始生少室山谷,今出蜀土。乃种附子而生出,或变出其形,长而不生子,故曰天雄。

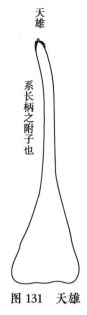

天雄

系长柄之附子也

图131 天雄

气味: 辛,温,有大毒。

主治: 大风,寒湿痹,历节痛,拘挛缓急,破积聚邪气,金疮,强筋骨,轻身健行。○疗头面风去来疼痛,心腹结聚,关节重,不能行步,除骨间痛,长阴气,强志,令人武勇作不倦。○治风痰冷痹,软脚毒风,能止气喘促急,杀禽虫毒。○治一切风,一切气,助阳道,暖水脏,补腰膝,益精明目,通九窍,利皮肤,调血脉,四肢不遂,下胸膈水,破痃癖痈结,排脓止痛,续骨消瘀血,背脊伛偻,霍乱转筋,发汗,止阴汗。炮食治喉痹。

天雄,《本经》下品。

修治: 天雄宜炮破,去皮尖、底用。权曰:大热,宜干姜制之。

之才曰:远志为之使;恶腐婢;忌豉汁。

天雄 君。

侧 子

《本经》载乌头、乌喙,生朗陵山谷;天雄生少室山谷;附子、侧子生犍为山谷及广汉。今并出蜀土。然乌喙、雄、附、侧同根,而《本经》分三处者,各有所宜故也。其苗三四尺以来,茎作四棱,叶如艾,花紫碧色，作穗，实小，子黑色如桑椹，号曰木鳖子，服之令人丧目。其根状如枣核，生于附子之侧，故名侧子。

气味：辛，大热，有大毒。

主治：痈肿风痹，历节腰膝疼冷，寒热鼠瘘。又堕胎。○疗脚气，冷风湿痹，大风筋骨挛急。○冷酒调服，治遍身风疹神妙。

侧子，《别录》下品。八月采。

侧子修治同附子，畏恶同附子。

侧子

黑色

系绝小之附子也，八月采

图132　侧子

半　夏

始生槐里山谷，今在处有之，以齐州者佳。二月生苗，一茎，茎端三叶而光，颇似竹叶，浅绿色。江南者似芍药叶，根下相重生，上大下小，皮黄肉白。八月采根，以灰裹二日，汤洗，暴干。《礼记》：《月令》五月，半夏生。盖当夏之半也，故名半夏。

气味：辛，平，有毒。

主治：伤寒寒热，心下坚，胸胀欬逆，头眩，咽喉肿痛，肠鸣下气，止汗。○消心腹胸膈痰热满结，欬嗽上气，心下急痛坚痞，时气呕逆，消痈肿，疗痿黄，悦泽面目，堕胎。消痰下肺气，开胃健脾，止呕吐，去胸中痰满。生者摩痈肿，除

半夏

正面光

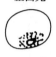

色白

圆白陈久者良
背有脐并棕眼

图133 半夏

瘤瘿气。○治吐食反胃，霍乱转筋，肠腹冷，痰疟。○治寒痰及形寒饮冷，伤肺而欬，消胸中痞，膈上痰，除胸寒，和胃气，燥湿，治痰厥头痛，消肿散结。○治眉棱骨痛。○补肝风虚。

半夏，《本经》下品。

修治：半夏，以滚汤泡二三日，每日换汤，后以皂角、白矾、生姜煮过，待冷，以清水洗净，切片，晒干任用。生戟人喉。

半夏 研末，以姜汁、白矾汤和作饼子，楮叶包置篮中。待生黄衣，日干用，谓之半夏曲。

半夏曲 主治同半夏，但力柔耳。

元素曰：半夏，味辛、苦，性温。气味俱薄，沉而降，阴中阳也。

射干、柴胡为之使；恶皂荚；畏雄黄、生姜、干姜、秦皮、龟甲；反乌头；忌羊血、海藻、饴糖。

凡采得半夏，当以灰裹二日，汤洗暴干。

治五绝：一曰自缢，二曰墙壁压，三曰溺水，四曰魇魅，五曰产乳。凡五绝皆以半夏一两，捣罗为末，丸如大豆，内鼻孔中愈。心温者，一日可治。丸半夏，末以冷水和丸。

半夏 使。

大　黄

　　始生河西山谷及陇西,今蜀川、河东、陕西州郡皆有之,以蜀川锦纹者佳。其次秦陇来者,谓之蕃大黄。正月内生青叶似蓖麻,大者如扇。根如芋,大者如碗,长一二尺。其细根如牛蒡,小者亦如芋。四月开黄花,亦有青红似荞麦花者。茎青紫色,形如竹。二月、八月采根,去黑皮火干。蜀大黄乃作紧片如牛舌形,谓之牛舌大黄。二者功用相等。江淮出者曰土大黄,二月开花,结细实。鼎州出一种羊蹄大黄,治疥瘙甚效。初生苗叶如羊蹄,累年长大,即叶似商陆而狭长。四月内抽条,出穗五七茎相合,花叶同色,结实如荞麦而轻小。五月熟,即黄色,呼为金荞麦。九月采根,破之亦有锦纹,亦呼为土大黄,俗呼山大黄。弘景曰:大黄,其色也。杲曰:推陈致新,如戡定祸乱以致太平,所以有将军之号。

　　气味:苦,寒,无毒。

　　主治:下瘀血血闭,寒热,破癥瘕积聚,留饮宿食,荡涤肠胃,推陈致新,通利水道,调中化食,安和五脏。○平胃下气,除痰实,肠间结热,心腹胀满,女子寒血闭胀,心腹痛,诸老血留结。○通经,利水肿,大小肠。贴热肿毒。小儿寒热时疾,烦热蚀脓。○泻诸实热不通,除下焦湿

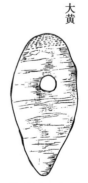

大黄

图134　大黄

热,消宿食,泻心下痞满。

大黄,《本经》下品。今人以庄浪出者为优。庄浪即古泾原陇西地。

修治: 大黄,用文如水旋斑、紧重者,酒浸透,蒸九遍,剉片晒干用。藏器曰:凡用有蒸、有熟、有生,不得一概用之。

大黄块大难干,作时烧石热,横寸截,着石上焙之一日,微燥,乃以树枝条,或绳穿眼,系之至干,故大黄有穿眼也。山大黄块小,无穿眼,堪为末,傅肿毒。染房家亦多用之。

《别录》曰:大黄,大寒。

元素曰:气味俱厚,沉而降,阴也。酒浸入太阳经,酒洗入阳明经,余经不用酒。

黄芩为之使;忌冷水,恶干漆。○凡胃寒血虚,并妊娠产后,并勿轻用。

《日华子》云:通宣一切气,调血脉,利关节,泄壅滞水气,四肢冷热不调,温瘴热疾,利大小便,并傅一切疮疖痈毒。

《梅师方》:治卒外肾偏肿疼痛,大黄为末,和醋涂之,干即易之。

大黄　使。

葶苈

始生藁城平泽及田野,今京东、陕西、河北州郡皆有之。曹州者尤胜。初春生苗似荠苨,高六七寸。根白,枝茎俱青。花黄,结角子黄细。立夏后采实暴干。

《月令》"孟夏之月靡草死",即此也。《医学入门》曰:葶,定也;苈,沥也,行也。能定肺喘而行水,故名葶苈。

葶苈子 气味:辛,寒,无毒。

主治:癥瘕积聚结气,饮食寒热,破坚逐邪,通利水道。○下膀胱水,伏留热气,皮间邪水上出,面目浮肿,身暴中风,热痱痒,利小腹。久服令人虚。○疗肺壅上气欬嗽,止喘促,除胸中痰饮。○通月经。

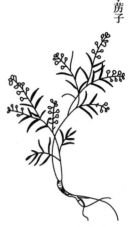

图135 葶苈子

葶苈,《本经》下品。

修治:以糯米相合于燠上,微焙,待米熟,去米捣用。

宗奭曰:葶苈有甜苦二种,其形则一也。经既言味辛苦,即甜者不复更入药也。大概治体皆以行水走泄为用,故曰"久服令人虚",盖取苦泄之义。《药性论》不当言味酸。

《别录》曰:苦,大寒。杲曰:沉也,阴中阳也。

榆皮为之使,得酒良;恶白僵蚕、石龙芮;宜大枣。

河东裴氏传经效:治水肿及暴肿,葶苈三两,杵六千下令如泥,即下汉防己末四两,取绿头鸭就药臼中截头,沥血于臼中,血尽和鸭头更捣五千下,丸如梧桐子。患甚者,空腹白汤下十丸,轻者五丸顿服,五日止。此药利小便有效如神。

葶苈子 臣。

桔　梗

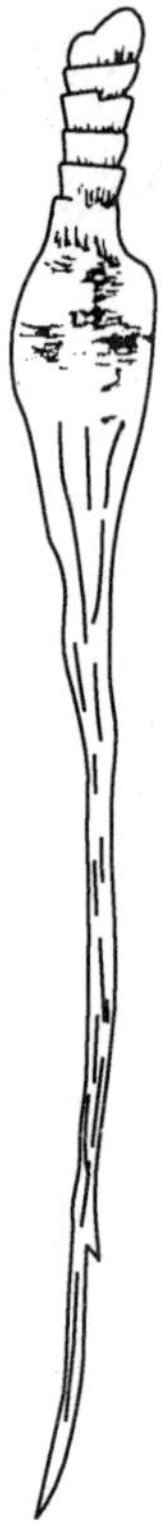

桔梗

根直色白有心

图 136　桔梗

始生嵩高山谷及宛句,今在处有之。根如指大,黄白色;春生苗,茎高尺余,叶似杏叶而长椭[1],四叶相对而生,嫩时亦可煮食。夏开小花紫碧色,颇似牵牛花;秋后结子。二月、八月采根,暴干。此草之根,结实而梗直,故名桔梗。

气味:辛,微温,有小毒。

主治:胸胁痛如刀刺,腹满肠鸣幽幽,惊恐悸气。○利五脏肠胃,补血气,除寒热风痹,温中消谷,疗咽喉,下蛊毒。○治下痢,破血积气,消聚痰涎,去肺热,气促嗽逆,除腹中冷痛,止中恶及小儿惊痫。○下一切气,止霍乱转筋,心腹胀痛。补五劳,养气,除邪辟温,破癥瘕肺痈,养血排脓,补内漏及喉痹。○利窍,除肺部风热,清利头目咽嗌,胸膈滞热及痛,除鼻塞。○治寒呕。主口舌生疮,赤目肿痛。

桔梗,《本经》下品。

修治:去头上尖硬二三分已来,米泔水浸一宿,切片,微炒用。

[1]　椭:原作"随",据《证类本草》卷10桔梗条改。

节皮为之使;畏白及、龙胆草;忌猪肉。

好古曰:桔梗气微温,味苦、辛,味厚气轻,阳中之阴,升也。入手太阴肺经气分,及足少阴经。

初虞世[1]《古今录验》:治中蛊下血如鸡肝,昼夜出血石余,四脏皆损,惟心未毁,或鼻破将死者,苦桔梗为末,以酒服方寸匕,三服。不能下药,以物拗口灌之。心中当烦,须臾自定,七日止。当食猪肺、肝补之,神良。一方加犀角等分。

桔梗　臣。

莨菪子

始生海滨川谷及雍州,今处处有之。苗茎高二三尺,叶似地黄、王不留行、红蓝等而三指阔。四月开花紫色。苗、荚、茎有白毛。五月结实,有壳作罂子,状如小石榴,房中子至细,青白色,如米粒。五月采子阴干。其子服之,令人狂浪放荡,故名莨菪子。一名天仙子。因治牙痛获效,俗呼牙疼子。

气味:苦,寒,有毒。

主治:齿痛出虫,肉痹拘急。久服

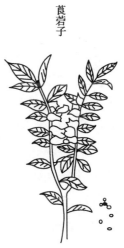

图137　莨菪子

[1]　世:原脱,据《本草纲目》引用书目改。

轻身，使人健行走及奔马，强志益力，通神见鬼。多食令人狂走。○疗癫狂风痫，颠倒拘挛。○安心定志，聪明耳目，除邪逐风，变白，主疥癣。取子洗晒，隔日空腹，水下一指捻。亦可小便浸令泣尽，暴干，如上服。勿令子破，破则令人发狂。○炒焦研末，治下部脱肛，止冷痢。主蛀牙痛，咬之虫出。○烧熏虫牙，及洗阴汗。

莨菪子，《本经》下品。子小而扁，青白色。误服之，冲人心，大烦闷，眼生猩火。

修治：莨菪子十两，以头醋一镒，煮干为度。却用黄牛乳浸一宿至明日，乳汁黑即是真者。晒干，捣，重筛用之。

中莨菪子毒，绿豆汁、甘草、升麻、犀角并能解之。

李时珍曰：莨菪之功，未见如其说，而其毒有甚焉。煮一二日而芽方[1]生，其为物可知矣。莨菪、云实、防葵、赤商陆，皆能令人狂惑见鬼者，昔人未有发其义者。盖此类皆有毒，能使痰迷心窍，蔽其神明，以乱其视听故耳。唐安禄山诱奚契丹，饮以莨菪酒，醉而坑之。又嘉靖四十三年二月，陕西游僧武如香，挟妖术至昌黎县民张柱家，见其妻美，设饭间，呼其全家同坐，将红散入饭内，食之少顷，举家昏迷，任其奸污。复将魔法吹入柱耳中，柱发狂惑，见举家皆是妖鬼，尽行杀死，凡一十六人，并无血迹。官司执柱囚之，十余日柱吐痰二碗许，问其故，乃知所杀者，皆其父母、兄嫂、妻子、姊侄也。柱与如香皆论死。世宗肃皇帝命榜示天下。观此妖药，亦是莨菪之流尔。方其痰迷之时，视人皆鬼矣，解之之法，可不

────────────

　　〔1〕方：原作"尤"，据《本草纲目》卷17莨菪子条改。

知乎?

《必效方》: 治牙齿寒落风痛, 莨菪子末, 绵裹咬之, 有汁勿咽。

旋 覆 花

始生平泽川谷, 今所在有之。二月已后生苗, 多近水傍, 高一二尺已来。叶如柳, 茎细。六月开花如菊花, 小铜钱大, 深黄色, 俗呼六月菊。《本草纲目》名夏菊。上党田野人呼为金钱花。《本经》载名金沸草。皆因花状而名也。《尔雅》云: 覆, 盗庚也。盖庚者, 金也, 谓其夏开黄花, 盗窃金气也。宗奭曰: 花绿繁茂, 圆而覆下, 故曰旋覆花。

气味: 咸, 温, 有小毒。

主治: 结气胁下满, 惊悸, 除水, 去五脏间寒热, 补中下气。○消胸上痰结, 唾如胶漆, 心胸痰水, 膀胱留饮, 风气湿痹, 皮间死肉, 目中眵䁾, 利大肠, 通血脉, 益色泽。○主水肿, 逐大腹, 开胃, 止呕逆不下食。行痰水, 去头目风。

修治: 旋覆花, 去裹花蕊壳皮并蒂子, 蒸之, 晒干任用。

《别录》曰: 甘、微温, 冷利。《大

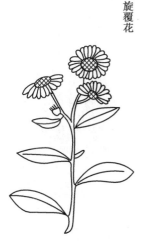

旋覆花

图 138　旋覆花

《经验方》：治中风壅滞，旋覆花洗净焙研，炼蜜丸梧桐子大，夜卧以茶汤下五丸至七丸、十丸。

藜 芦

始生太山山谷，今所在山谷皆有之。三月生苗，叶似初出棕心，又似车前；茎似葱白，青紫色，高五六寸，上有黑皮裹茎，似棕皮。有花，肉红色。根似马肠根，长四五寸许，黄白色。二月、三月采根，阴干。《本草纲目》曰：黑色曰黎，其芦有黑皮裹之，故名藜芦。根际似葱，故《别录》一名山葱，一名葱葵。《本经》名葱苒。《吴普本草》名葱葵。北人谓之憨葱，均人[1]谓之鹿葱。俗名葱管藜芦。

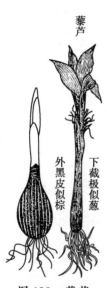

藜芦

外黑皮似棕　下截极似葱

图139　藜芦

藜芦 气味：辛，寒，有毒。

主治：蛊毒欬逆，泄痢肠澼，头疡疥瘘恶疮，杀诸虫毒，去死肌。○疗哕逆，喉痹不通，鼻中息肉，马刀烂疮。不入汤用。○主上气，去积年脓血泄痢。○吐上膈风涎，暗风痫病，小儿鲐齁痰疾。鲐

[1] 均人：《本草纲目》卷17藜芦条作"均州土俗"。

齣末治马疥癣。

藜芦,《本经》下品。俗谓之蒜藜芦。

修治:宜用葱管者,去头,用糯米汁煮之,晒干用。

黄连为之使;反细辛、芍药、人参、沙参、紫参、丹参、苦参;恶大黄;畏葱白。服之吐不止,饮葱汤即止。

《圣惠方》:治身面黑痣,藜芦灰五两,水一大碗,淋灰汁于铜器中,重汤煮成黑膏,以针微刺破痣,点之,不过三次,神验。

射 音夜 干

始生南阳山谷田野,今所在有之,人家庭砌间亦多种植。春生苗,高一二尺,叶似蛮姜而狭长横张,疏如乌羽及扇蒲之状,故《本经》名乌扇,名乌蒲。《别录》名乌翣,名草姜。《土宿本草》名鬼扇,名仙人掌。《本草拾遗》名凤翼。《本草纲目》名扁竹。皆因其形相似也。叶中抽茎,似萱草茎而强硬。六月开黄红花,瓣上有细文。秋结实作房,中子黑色。根多须,皮黄黑,肉黄赤。三月三日采根,阴干。颂曰:射干之形,茎梗疏长,正如射人之执竿者,得名由此尔。而

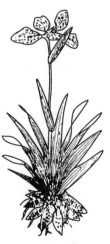

射干

图140 射干

陶氏以夜音为疑。盖古字音多通呼,若汉官仆射主射事,而亦音夜,非有别义也。

根 气味:苦,平,有毒。

主治:欬逆上气,喉痹咽痛,不得消息,散结气,腹中邪逆,食饮大热。○疗老血在心脾间,欬唾,言语气臭,散胸中热气。○苦酒摩涂肿毒。○治疰气,消瘀血,通女人月闭。消痰,破癥结,胸膈满,腹胀气喘,痃癖,开胃下食,镇肝明目。○治肺气喉痹为佳。○去胃中痈疮。○利积痰疝毒,消结核。○降实火,利大肠,治疟母。

修治:射干,先以米泔水浸一宿,漉出,然后以篁竹叶煮之,日干任用。

《别录》曰:微温,久服令人虚。保昇曰:微寒。权曰:有小毒。元素曰:苦,阳中阴也。

时珍曰:射干能降火,故古方治喉痹咽痛为要药。

射干,《本经》下品。叶如乌翅,根多白,赤黄色。

《袖珍方》:治喉肿痛,射干花根、山豆根为末,吹之如神。

《普济方》:治二便不通,紫花扁竹根研汁一盏,服之即通。

《本草纲目》云:射干即今扁竹。今人所种,多是紫花者,呼为紫蝴蝶。三四月开花,大如萱花,结房大如指,一房四隔,一隔数子,紫色,咬之不破,七月始枯。陶弘景谓射干鸢尾是一种。苏恭、藏器谓紫碧花者是鸢尾,红花者是射干。韩保昇谓黄花者是射干。苏颂谓花红黄者是射干,花白者亦射干之类。朱震亨谓紫花者是射干,红花者非。各执一说,何以凭依?谨按张辑《广雅》云:鸢尾,射干也。《易卦通验》云:冬至射干生。《土宿真君本草》云:射干即扁竹,叶扁生,如侧手掌形。茎亦如之,青绿色。一种紫色,一种黄色,一种碧花多生。江南、湖广、川浙平陆间,八月取汁煮雄黄,伏雌黄,制丹砂,能拒火。据此则鸢尾、射干,本是一类,但花色不同。正如牡丹、芍药、菊花之类,其色各异,皆是同属也。大抵入药功不相远。

射干　使。

常　山

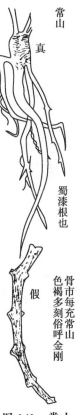

常山

真

蜀漆根也

假

骨市每充常山
色褐多刻俗呼金刚

生益州山谷及汉中,今京西、淮、浙、湖南州郡亦有之。叶似茗而狭长,两两相当。茎圆有节,三月生红花青萼,五月结实青圆,三子为房。苗高不过三四尺,根似荆、黄色。而海州出者叶似楸叶。八月有花红白色。子碧色,似山楝子而小。八月采根,阴干。始产常山,故名。

气味: 苦,寒,有毒。

主治: 伤寒寒热热发,温疟鬼毒,胸中痰结,吐逆。○疗鬼蛊往来,水胀,洒洒恶寒,鼠瘘。○治诸疟,吐痰涎。治项下瘤瘿。

常山,《本经》下品。

常山择如鸡骨色,如鹅子黄色者佳。

修治: 以酒浸一宿,漉出,细到,日干,熬捣用。近时有以酒浸,蒸熟酒拌,炒熟用,亦

图141　常山

不甚吐人。

《别录》曰：辛，微寒。柄曰：得甘草吐疟。之才曰：畏玉札。大明曰：忌葱菜，菘菜，伏砒石。老人、久病，切忌服之。

《养生主论》：王隐者驱疟汤：常山酒煮、晒干，草果、知母、贝母各钱半，水锺半，煎半熟，五更服，渣以酒浸，发前服，奇效。不能尽述，切勿加减，万无一吐者。

甘　遂

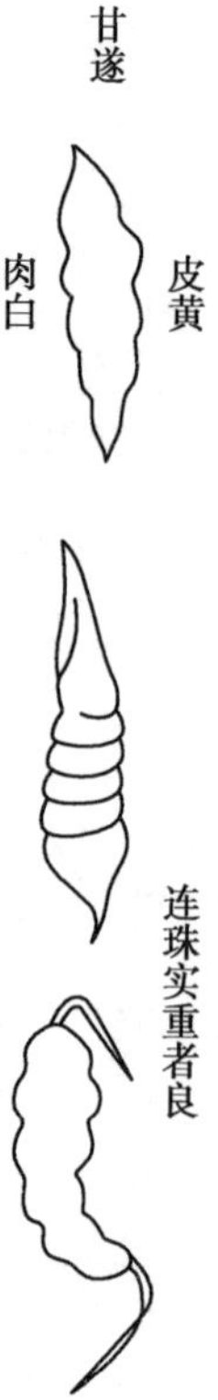

甘遂

肉白　皮黄

连珠实重者良

始生中山川谷，今陕西、江东亦有之，或云京西出者最佳，汴、沧、吴者次之。苗似泽漆，茎短小而叶有汁。根皮赤、肉白，作连珠，实重者良。二月采根，阴干。或曰：甘者，药之味；遂者，田沟行水之道。此药专于行水攻决，故名甘遂。

气味：苦，寒，有毒。《别录》曰：甘，大寒。

主治：大腹疝瘕，腹满，面目浮肿，留饮宿食，破癥坚积聚，利水谷道。〇下五水，散膀胱多热，皮中痞，热气肿满。〇能泻十二种水疾，去痰水。〇泻肾经及隧道水湿，脚气，阴囊肿坠，痰迷癫痫，噎膈痞塞。

图 142　甘遂

甘遂，《本经》下品。

修治：甘遂，以面包煨熟，以去其毒用。

元素曰：纯阳也。之才曰：瓜蒂为之使；恶远志；反甘草。勿轻用。

白　敛

始生衡山山谷，今江淮州郡及荆、襄、怀、孟、商、齐诸州皆有之。二月生苗，多在林中作蔓，赤茎，叶如小桑。五月开花，七月结实。根似天门冬，一株下有十许。二月、八月采根，破片暴干。根皮赤黑，肉白，惟敛疮方多用之，故名白敛。

白敛　气味：苦，平，无毒。《别录》曰：甘，微寒。

主治：痈肿疽疮，散结气，止痛除热，目中赤，小儿惊痫温疟，女子阴中肿痛，带下赤白。○杀火毒。○治发背瘰疬，面上疱疮，肠风痔漏，血痢，刀箭疮，扑损，生肌止痛。○解狼毒毒。

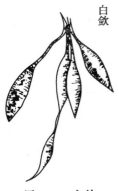

白敛

《本经》下品。皮黑色，近肉皮红色，内肉白色。

白敛，代赭为之使；反乌头。一种赤敛，花、实功用皆同，表里俱赤。

图143　白敛

《谈埜翁方》：治耳冻成疮，白敛、黄柏为末，生油调搽。

白敛　使。

青葙子

青葙子

用子

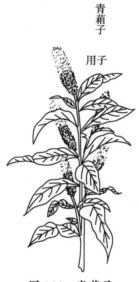

图 144　青葙子

始生平谷道旁，今江淮州郡近道亦有之。二月内生青苗，长三四尺，叶阔似柳而软，茎似蒿，青红色。六月、七月内生花，上红下白；子黑光而扁，似莨菪子。六月、八月采子。《医学入门》曰：葙，囊箧也。药虽微而治眼之功大，青囊中不可缺也，故名青葙子。其花、叶似鸡冠，故《纲目》名野鸡冠。其子明目，与决明子同功，故《本经》名草决明。

子　气味：苦，微寒，无毒。

主治：唇口青。○治五脏邪气，益脑髓，镇肝明目，坚筋骨，去风寒湿痹。○治肝脏热毒冲眼，赤障青盲翳肿，恶疮疥疮。

青葙子，《本经》下品。用子。即野鸡冠。

《三国志》云：魏略初平中，有青牛先生，常服青葙子，年如五六十岁。有人或识之，谓其已百岁有余尔。

白　及

始生北山川谷，又宛句及越山。今江淮、河陕、汉黔诸州皆有之。春生苗，长一尺许，似栟榈及藜芦。

三、四月生一薹,开紫花,七月实熟,黄黑色,冬凋。根似菱,有三角,角端生芽。二月、八月采根。其根白色,连及而生,故曰白及。一名连及草。

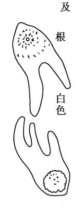

白及　气味:苦,平,无毒。

主治:痈肿恶疮败疽,伤阴死肌,胃中邪气,贼风鬼击,痱缓不收。除白癣疥虫。结热不消,阴下痿,面上皯疱,令人肌滑。○止惊邪血邪血痢,痫疾风痹,赤眼癥结,温热疟疾,发背瘰疬,肠风痔瘘,扑损、刀箭、汤火疮,生肌止痛。○止肺血。

白及,《本经》下品。作糊极粘,研末甚妙。

图145　白及

杲曰:苦、甘、微寒,性涩,阳中之阴也。

之才曰:紫石英为之使;恶理石;畏李核、杏仁;反乌头。

按:洪迈《夷坚志》云:台州狱吏悯一囚。囚感之,因言:吾七次犯死罪,遭讯拷,肺皆损伤,至于呕血。人传一方,只用白及为末,米饮日服,其效如神。后其囚凌迟,刽者剖其胸,见肺间窍穴数十处,皆白及填补,色犹不变也。

《经验方》:治鼻衄不止,津调白及末,涂山根上,立止。

大　戟

泽漆根也。始生常山,今近道有之。春生红芽,

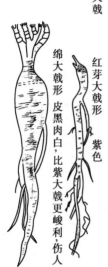

大戟

绵大戟形 皮黑肉白，比紫大戟更峻利，伤人

红芽大戟形 紫色

图146 大戟

渐长作丛，高一尺已来。叶似初生杨柳，小团。三月、四月开黄紫花，团圆似杏花，又似芫荽。根似苦参，皮黄黑，肉黄白色。秋冬采根，阴干。淮甸出者，茎圆，高三四尺，花黄，叶至心亦如百合苗。江南生者，叶似芍药。北方绵大戟根柔韧。《本草纲目》曰：其根辛、苦，戟人咽喉，故名大戟。今俚人呼为下马仙，言利人甚速也。

大戟 气味：苦，寒，有小毒。

主治：蛊毒。十二水，腹痛急痛，积聚，中风，皮肤疼痛，吐逆。○颈腋痈肿，头痛，发汗，利大小便。○泻毒药，泄天行黄病，温疟，破癥结。○下恶血癖块，腹内雷鸣，通月水，堕胎孕。○治瘾疹风及风毒，脚肿，并煮水，日日热淋，取愈。

《本经》下品。

修治：以浆水煮之，晒干用。

元素曰：苦、甘、辛，阴中微阳。泻肺，损真气。之才曰：反甘草。用菖蒲解之。恭曰：畏菖蒲、芦苇、鼠屎。大明曰：赤小豆为之使；恶薯蓣。

李绛《兵部手集》方：疗水病，无问年月浅深。虽腹脉恶亦主之。大戟、当归、橘皮各一两切，以水一升，煮取七合，顿服。利下水二三升，勿怪。至重者不过再服便瘥。禁毒食一年，永不复作。

贯 众

始生玄山山谷及冤句、少室山，今陕西、河东州郡及荆襄间多有之，而少有花者。春生苗，赤叶大如蕨。茎干三棱，叶绿色，似鸡翎。《图经》名凤尾草。根紫黑色，形如大瓜，下有黑须毛，又似老鸱，故《别录》名草鸱头。根一本而众枝贯之，故名贯众。《本经》一名贯节，一名贯渠，一名百头。

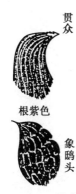

贯众
根紫色
象鸱头
图 147 贯众

《吴普本草》名贯中。俗作贯仲、管仲，皆谬称也。

贯众 气味：苦，微寒，有毒。

主治：腹中邪热气，诸毒，杀三虫。去寸白，破癥瘕，除头风，止金疮。为末，水服一钱，止鼻血有效。治下血，崩中带下，产后血气胀痛。

贯众，《本经》下品。

修治：或火烧存性，或生用，各随方法。

之才曰：萑菌、赤小豆为之使，伏石锺乳。

《集简方》：治女人血崩，贯众半两，酒煎服之，立止。

贯众 使。

土茯苓

楚蜀山箐中甚多。蔓生如莼，茎有细点。其叶颇

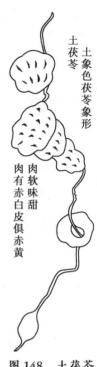

土茯苓 土象色茯苓象形

肉软味甜 肉有赤白皮俱赤黄

图148 土茯苓

类大竹叶而质厚滑,如瑞香叶,长五六寸。其根状如菝葜而圆大,若鸡鸭卵,连缀而生,远者离尺许,近或数寸,其肉软,可生啖。有赤白二种,白者入药良。昔禹行山乏食,采此充粮而弃其余,故《本草拾遗》名草禹粮。故今尚有仙遗粮、冷饭团之名,亦其遗意也。

土茯苓 气味:甘、淡,平,无毒。

主治:食之当谷不饥,调中止泄,健行不睡。○健脾胃,强筋骨,去风湿,利关节,止泄泻。治拘挛骨痛,恶疮痈肿。解汞粉、银朱毒。

新增。

弘治、正德间,因杨梅疮盛行,率用轻粉药取效。毒留筋骨,溃烂终身。至人用此,遂为要药。诸医无从考正,往往指为萆薢及菝葜。然其根苗迥然不同,宜参考之。但其功用亦颇相近,盖亦萆薢、菝葜之类也。

杨梅疮,古方不载,亦无病者。近有淫邪之人,病此毒疮。今医家有搜风解毒汤,病深者服月余愈病,病浅者服半月愈。服轻粉药,筋骨挛痛瘫痪,不能动履者,服之有效。其方用土茯苓一两,薏苡仁、金银花、防风、木瓜、白鲜、木通各五分,皂荚子四分,气虚加人参七分,血虚加当归七分,分二大碗煎饮,一日三服。惟忌饮茶及牛、羊、鸡、鹅、鱼肉、烧酒、法面、房劳。盖秘方也。

何首乌

本出顺州南河县，岭外、江南诸州亦有，今在处有之，以西洛嵩山及南京柘城县者为胜。春生苗，叶叶相对，如山芋而不光泽。其茎蔓延竹木墙壁间。夏秋开黄白花，似葛勒花。结子有棱，似荞麦而细小，才如粟米大。秋冬取根，大者如拳，各有五棱瓣，似小甜瓜。有赤白二种，赤者雄，白者雌。此药本名交藤，因何首乌服而得名也。

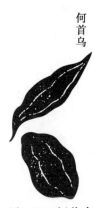

何首乌

图149　何首乌

气味：苦、涩，微温，无毒。

主治：瘰疬，消痈肿，疗头面风疮。治五痔，止心痛，益肾气，黑髭发，悦颜色。久服长筋骨，益精髓，延年不老。亦治妇人产后及带下诸疾。○久服令人有子。治腹脏一切宿疾，冷气肠风。○泻肝风。

何首乌，宋《开宝》。一名陈知白。《何首乌传》一名交藤，一名夜合，一名地精。《斗门》名赤葛。《纲目》名马肝石，一名九真藤。形有长圆，大小俱有棱。雄者肉浅红，雌者肉淡白。

何首乌者，顺州南河县人。祖名能嗣，父名延秀。能嗣本名田儿，生而阉弱，年五十八，无妻子。常慕道术，随师在山。一日醉卧山野，忽见有藤二株，相去三尺余，苗蔓相交，久而方解，解了又交。田儿惊讶其异，至旦遂掘其根归，问诸人，无识者。后有山老忽来，示之。答曰：子既无嗣，其藤乃异，此恐是神仙之药，何不服之？遂杵为末，空心酒服一钱，服数月，似强健，因此常服。又加二钱，服之经年，旧疾皆痊，发乌容少。数年之内即有子，名延秀，亦服是药，皆寿百六十岁。延秀生首乌，首乌亦服是药，生数子，年百三十岁，发犹黑。

明州刺史李远传经验：何首乌所出顺州南河县，韶州、潮州、恩州、贺州、广州、潘州及岭南四会县者为上，邕州、桂州、康州、春州、勒州、高州、循州晋兴县出者次之，真仙草也。五十年者如拳大，号山奴。服之一年，髭鬓青黑；一百年者如碗大，号山哥。服之一年，颜色红悦；一百五十年如盆大，号山伯。服之一年，齿落重生；二百年如斗栲栳大，号山翁。服之一年，颜如童子，行及奔马；三百年如三斗栲栳大，号山精。服之一年，延龄，纯阳之体，久服成地仙。

何首乌　茯苓为之使；忌诸血、无鳞鱼、莱菔、蒜、葱、铁器。

嘉靖初，邵应节真人，以七宝美髯丹方上进。世宗皇帝服饵有效，连生皇嗣。于是何首乌之方天下大行。宋怀州知州李治，与一武官同官，怪其年七十余而轻健，面如渥丹，能饮食。叩其术，则服何首乌丸也，乃传其方。后得病，盛暑中半体无汗已二年，窃自忧之。造丸服至年余，汗遂浃体。其活血治风之功，大有补益。其方用赤白何首乌各半斤，米泔浸三夜，竹刀刮去皮，切，焙，石臼为末，炼蜜丸梧桐子大，每空心温酒下五十丸。亦可末服。

商　陆

始生咸阳山谷，今处处有之，多生于人家园圃中。春生苗，高三四尺，叶青如牛舌而长，茎青赤，至柔脆。夏秋开红花作朵。根如芦菔而长。八月、九月采根，暴干。《尔雅》谓之蓫薚。《广雅》谓之马尾。《易经》谓之苋陆。

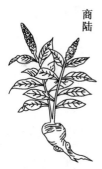
商陆

图150　商陆

《开宝》谓之夜呼。《图经》谓之章柳。或云此草当陆路而生，故一名当陆。

根　气味：辛，平，有毒。

主治：水肿，疝瘕痹，熨除痈肿，杀鬼精物。○疗胸中邪气，水肿痿痹，腹满洪直，疏五脏，散水气。○泻十种水，喉痹不通，薄切，醋炒，涂喉外良。○通大小肠，泻蛊毒，堕胎，熁肿毒，傅恶疮。

商陆，《本经》下品。入药用根。

大明曰：白者苦冷，得大蒜良；赤者有毒，能伏硇砂、砒石、雌黄，拔锡。

杲曰：阳中之阴。恭曰：赤者但可贴肿，服之伤人，痢血不已，杀人，令人见鬼神。张仲景曰：商陆以水服，杀人。

修治：取花白者根，铜刀刮去皮，薄切，以东流水浸两宿，漉出，架甑蒸，以黑豆叶一重，商陆一重，如此蒸之。从午至亥，取出，去豆叶，暴干，剉用。无豆叶以豆代之。

古赞商陆云：其味酸辛，其形类人。疗水贴肿，其效如神。

商陆 使。

威灵仙

始生商州上洛山及华山并平泽，今陕西、河东、河北、汴东、江湖州郡皆有之。初生比众草最先，茎如钗股，四棱；叶如柳叶作层，每层六七叶如车轮，有六层至七层者。七月内生花，六出，浅紫或碧白色，作穗似莆薹子，亦有似菊花头者。实青色，根稠密多须，长者二尺许。初时黄黑色，干则黑色，俗呼铁角威灵仙。《本草纲目》云：威，言其性猛也；灵仙，言其功神也。

气味：苦，温，无毒。

主治：诸风，宣通五脏，去腹内冷滞，心膈痰水，久积癥瘕，痃癖气块，膀胱宿脓恶水，腰膝冷疼。疗折伤。久服无温疫、疟。○推新旧积滞，消胸中痰唾。散皮肤、大肠风邪。

威灵仙，宋《开宝》。九月末至十二月采根，阴干。余月并不堪采。

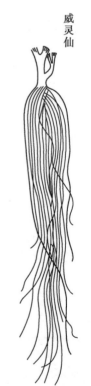

威灵仙

图 151 威灵仙

元素曰：味甘，纯阳，入太阳经。杲曰：可升可降，阴中阳也。

恶茶及面汤。根性快，多服疏人五脏真气，气弱者不可服。

先时，商州有人患重足不履地数十年，良医殚技莫能疗，亲置之道傍，以求救者。遇一新罗僧见之，告曰：此疾一药可活，但不知此土有否。因为之入山求索，果得，乃威灵仙也。遣服，数日平复。

《千金方》：治腰脚痛，威灵仙为末，空心酒调下一钱，逐日以微利为度。

牵牛子

处处有之。二月种子，三月生苗，作藤蔓绕篱墙，高者或二三丈，其叶青，有三尖角。七月生花，微红带碧色，似鼓子花而大。八月结实，外有白皮裹作球，每球内有子四五枚，与棠梂子核一样，有黑白二种。九月后收之。陶隐居云：此药始出田野，人牵牛易药，故以名之。今人隐其名，黑者为黑丑，白者为白丑，盖以丑属牛也。

气味：苦，寒，有毒。

主治：下气，疗脚满水肿，除风毒，利小便。○治痃癖气块，利大小便，除虚肿。○取腰痛，下冷脓，泻蛊毒药，并一切气壅滞。○和山茱萸服，去水病。○除气分湿热，三焦壅结。○逐痰消饮，通大肠气秘、风秘，杀虫，达命门，落胎。

牵牛子
水力速
黑者属

白金力
者力迟
属

图 152　牵牛子

牵牛子，《别录》下品。九月采子。

大明曰：味苦，得青木香、干姜良。杲曰：辛热雄烈，泄人元气。

海藏曰：以气药引之则入气，以大黄引之则入血。罗谦甫云：味辛辣，泻人元气，非湿胜、气不得施化，以致便闭肿满，不可轻用。虚者犹宜慎之，况湿病根在下焦血分，饮食劳倦，亦皆血分受病。如用辛辣泻上焦太阴之气，是血分病泻气，使气血俱病也，不可不慎与！

修治：牵牛，碾取头末，或炒取头末，亦有半生半熟用者。

《生生编》：治小儿夜啼，黑牵牛末一钱，水调傅脐上，即止。

牵牛子　使。

蓖麻子

今在处有之。夏生苗，叶似葎草而厚大，茎有赤有白，如甘蔗高丈余。秋生细花，随便结实。壳上有刺，内子似巴豆，有黄黑斑点，状如牛蜱，故名。

气味：甘、辛，平，有小毒。

主治：水癥，以水研二十枚服之，吐恶沫，加至三十枚，三日一服，瘥则止。又主风虚寒热，身体疮痒浮肿，尸疰恶气,榨取油涂之。○研傅疮痍疥癞;涂手足心,催生。○治瘰疬,取子炒熟,去皮,临卧嚼服二三枚,渐加至十数枚,有效。○主偏风不遂,口眼㖞斜,失音口噤,头风耳聋,舌胀喉痹,䶂喘脚气,毒肿丹瘤,汤火伤,针刺入人肉,女人胎衣不下,子肠挺出。开通关窍经络,能止诸痛。消肿追脓拔毒。

蓖麻子,《唐本草》。

修治: 以盐汤煮半日,去皮取仁,研用。熟油可调印色。

蓖麻子

正

背 斑红者佳

图 153 蓖麻子

《纲目》云:凡服蓖麻者,一生不得食炒豆,犯之必胀死。

崔元亮《海上集验方》:治难产及胎衣不下,取蓖麻子七粒,去壳,研膏涂脚心,若胎及衣下,便速洗去,不尔肠出。即以此膏涂顶,则肠自入也。

一人病手臂一块肿痛,用蓖麻仁捣膏贴之,一夜而愈。一人病气郁,偏头痛,用此同乳香、食盐捣熁太阳穴,一夜痛止。一妇产后子肠不收,捣仁贴丹田,一夜而上。此药外用,屡奏奇功。但内服不可轻率尔。或言捣膏,以箸点于鹅马六畜舌根下,即不能食,或点肛内,即下血死,其毒可知。

天南星

生平泽,今处处有之。苗起数茎,每茎端六七叶,高一尺许；结实作包，稍如鼠尾，根比芋而圆，肌细腻且白，炮之易裂。《本经》云：叶似蒟蒻，两枝相抱。五月开花似蛇头，黄色。六月结子，作穗似石榴子，红色。根似芋而圆是虎掌，非南星也。然南星多生南方，根圆如星，故以名之。

气味：苦，温，有大毒。

主治：心痛，寒热结气，积聚伏梁，伤筋痿拘缓，利水道。○除阴下湿，风眩。主疝瘕肠痛，伤寒时疾，强阴。○主中风麻痹，除痰下气，利胸膈，攻坚积，消痈肿，散血堕胎。○金疮折伤瘀血，捣傅之。○去上焦痰及眩运。○主破伤风，口噤身强。○补肝风虚，治痰功同半夏。○治惊痫，口眼㖞斜，喉痹，口疮，结核，解颅。

天南星，宋《开宝》。茎叶搽蝎螫止痛。二月、八月采根。

虎掌，《本经》下品。

虎掌根、蒟蒻根，皆似天南星。人杂采以为南星淆卖，了不可辨。火炮易裂者是南星，炮之不裂者是虎掌、蒟蒻也。

虎掌、南星，根极相似，叶迥然不同而功效相近，古人通用之。故颂曰：天南星即《本经》虎掌也。

修治：去皮脐，入器中汤浸五七日，日换三四遍，洗去涎，暴干用。或火炮裂用。或以皂荚、白矾、姜煮过用。

造胆星法：以南星生研末，腊月取黄牡牛胆汁，和纳入胆中，系悬风处干之，年久者弥佳。方书谓之牛胆南星。

杲曰：苦、辛，有毒，阴中之阳，可升可降，乃肺经之本药。

之才曰：蜀漆为之使；恶莽草。大明曰：畏附子、干姜、生姜。

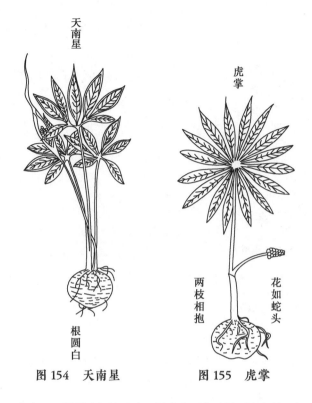

图 154　天南星　　　　　图 155　虎掌

时珍曰: 得防风则不麻, 得牛胆则不燥, 得火炮则不毒。生能伏雄黄、丹砂、焰硝。

《经验方》: 治急中风, 目瞑口噤, 无门下药者, 开关散: 用天南星为末, 入白龙脑等分, 五月五日午时合之, 每用中指点末揩齿三二十遍, 揩大牙左右, 其口自开。

<h1 style="text-align:center">萹　蓄</h1>

始生东莱山谷, 今在处有之。春中布地生道傍,

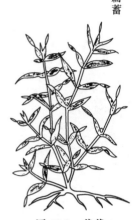

萹蓄

图156 萹蓄

故方士呼为道生草。苗似瞿麦，叶细如竹，故陶注《本草》谓之萹竹。赤茎如钗股，节间有粉，故《本草纲目》谓之粉节草。花出甚细，微青黄色，亦有红色者。四月、五月采苗，阴干。《诗·卫风》云：绿竹猗猗。或云《尔雅》王刍即此也。俗呼猪牙草。

气味：苦，平，无毒。

主治：浸淫疥瘙疽痔，杀三虫。疗女子阴蚀。○煮汁饮，疗小儿蛔虫有验。○治霍乱，黄疸，利小便，小儿魃病。

萹蓄，《本经》下品。

《生生编》：治热淋涩痛，萹蓄煎汤，顿服。

《海上》歌云：心头急痛不能当，我有仙人海上方。萹蓄醋煎通口咽，管教时刻使安康。

萹蓄 使。

狼　　毒

始生秦亭山谷及奉高，今陕西州郡及辽、石州亦有之。苗叶似商陆及大黄，茎叶上有毛。四月开花，八月结实。根皮黄、肉白。二月、八月采根。阴干。能杀飞鸟走兽，故曰狼毒。

气味：辛，平，有大毒。

主治：欬逆上气，破积聚饮食，寒热水气，恶疮鼠瘘疽蚀，鬼精蛊毒，杀飞鸟走兽。○除胸下积癖。○治痰饮癥瘕，亦杀鼠。○合野葛纳耳中治聋。

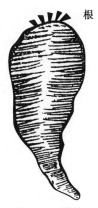

图157　狼毒

狼毒，《本经》下品。共麻黄、橘皮、吴茱萸、半夏、枳实，是为六陈；共南星、半夏、川乌、草乌是为五毒。狼毒切片，肉有黄纹。

《图经》曰：狼毒，陈而沉水者良。今卖者有全根，有截成片子者，入水皆不沉。

志曰：陶云"沉者是狼毒，浮者是防葵"，此不足为信。假使防葵秋冬采者坚实，得水皆沉；狼毒春夏采者轻浮，得水皆浮。且二物全别，不可比类。

之才曰：大豆为之使，宜醋炒；恶麦句姜；畏占斯、密佗僧。

蔺氏《经验方》：治干湿虫疥，狼毒为末，以猪油或马油调搽，方睡，勿以被蒙头，使药气伤面也。

狼毒　使。狼毒是真者皆可用，不必沉水。

豨　莶

处处有之。春生苗，叶似苍耳，两枝相对，茎圆有毛。秋开小花，深黄色，中有子如同蒿子，外萼有细刺。五月、六月采叶，日干。此草多生江东，彼土人呼

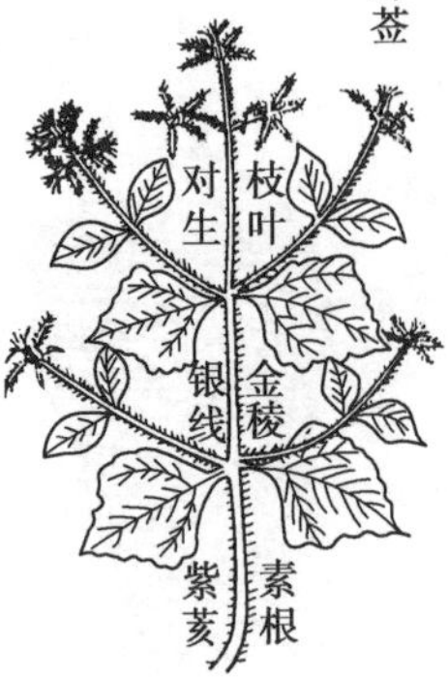

豨莶

对生 枝叶
金棱 银线
紫茎 素根

图 158 豨莶

猪为豨,呼臭为莶,因其气类,故以为名。《唐本草》名猪膏母,名虎膏,名狗膏,皆因其气似,及治虎狗伤也。《救荒本草》名粘糊菜,因其嫩苗可食也。俗呼火枚草。

气味:苦,寒,有小毒。

主治:热䘌烦满不能食,生捣汁三合服,多服令人吐。○主金疮止痛,断血生肉,除恶疮,消浮肿,捣封之,汤渍、散傅并良。○主久疟痰癊,捣汁服,取吐。捣傅虎伤狗咬、蜘蛛咬、蚕咬、蠼螋溺疮。○治肝肾风气,四肢麻痹,骨痛膝弱,风湿诸疮。

豨莶,《唐本草》。诸说皆云性寒,有小毒。惟文州及高邮州云:性热,无毒,服之补益,安五脏,生毛发,兼主风湿疮,肌肉顽痹。妇人久冷尤宜用。

五月五日、六月六日、七月七日、九月九日采叶。

按:江陵府节度使成讷进豨莶丸方:臣有弟䜣,年三十一,中风伏[1]枕五年,百医不差。有道人钟针者,因觑此患,曰:可饵豨莶丸,必愈。其药多生沃壤,高三尺许,节叶相对。其叶当夏五月已来收,每去地五寸斸刈,以温水洗泥土,摘其叶及枝头,九蒸九暴,不必大燥,但取足[2]为度。仍熬捣为末,丸如桐子大,空心温酒或米饮下二三十丸。服至二千丸,所患

---

[1] 伏:原作"床",据《证类本草》卷11豨莶条改。

[2] 足:原作"蒸"。据改同上。

忽加,不得忧虑,是药攻之力。服至四千丸,必得复故,五千丸当复丁壮。臣依法修合,与诉服,果如其言。钟针又言,服后须吃饭三五匙压之。五月五日采者佳。奉宣付医院详录。

马 鞭 草

今衡山、庐山、江淮州郡皆有之。春生苗,似狼牙及莸蔚,抽三四穗紫花,似车前穗,类鞭鞘,故名马鞭。

苗叶 气味:苦,微寒,无毒。

主治:下部羼疮。○癥瘕、血瘕、久疟。破血杀虫,捣烂煎取汁,熬如饧,每空心酒服一匕。○治妇人血气肚胀,月候不匀,通月经。治金疮,行血活血。○捣涂痈肿及蠼螋尿疮,男子阴肿。

马鞭草,《别录》下品。七月、八月采。

《集验方》:治男子阴肿大如升,核痛,人不能治者,捣马鞭草涂之。

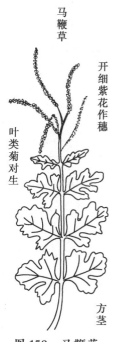

马鞭草

开细紫花作穗

叶类菊对生

方茎

图159 马鞭草

仙 茅

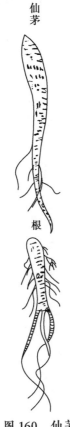

仙茅

根

图 160　仙茅

　　始生西域及大庾岭,今蜀川、江湖、两浙诸州亦有之。叶青如茅而软且略阔,面有纵文,又似棕榈。至冬尽枯,春初[1]乃生。三月有花,如栀子花,黄色,不结实。其根独茎而直,傍有短细根相附,肉黄白,外皮稍粗,褐色。二月、八月采根,暴干。梵音呼为阿轮勒陁。始因西域婆罗门僧献方于唐玄宗,故今江南呼为婆罗门参,言其功补如人参也。珣曰:其叶似茅,久服轻身,故名仙茅。

　　仙茅　气味:辛,温,有毒。

　　主治:心腹冷气不能食,腰脚风冷挛痹不能行。丈夫虚劳,老人失溺无子,益阳道,久服通神强记,助筋骨,益肌肤,长精神明目。○治一切风气,补暖腰脚,清安五脏。久服轻身,益颜色。丈夫五劳七伤,明耳目,填骨髓。○开胃消食下气,益房事不倦。

仙茅,宋《开宝》。

　　修治:仙茅,以竹刀刮切,糯米泔浸去赤汁,出毒后无

　　[1]　初:原作"生",据《证类本草》卷11仙茅条改。

妨损。

谨按:《续传信方》叙仙茅云:主五劳七伤,明目,益筋力,宣而复补。本西域道人所传。开元元年,婆罗门僧进此药,明皇服之有效,当时禁方不传。天宝之乱,方书流散,上都不空三藏始得此方,传与李勉司徒、路嗣恭尚书、齐杭给事张健封仆射,服之皆得力。路公久服金石无效,及得此药,其益百倍。齐给事守缙云,日少气力,风疹继作,服之遂愈。八、九月时采得,竹刀刮去黑皮,切如豆粒,米泔浸两宿,阴干,捣筛,熟蜜丸如梧子,每旦空肚酒饮,任使下二十丸。禁食牛乳及黑牛肉,大减药力也。《续传信方》伪唐筠州刺史王颜所著,皆因国书编录其方,当时盛行,故今江南但呼此药为婆罗门参。

仙茅勿犯铁,斑人须鬓。

刘寄奴草

始生江南,今河中府孟州、汉中亦有之。春生苗,茎似艾蒿,上有四棱,高三二尺已来,叶青似柳。四月开碎小黄白花。七月结实,似稗而细。一茎上有数穗互生。根淡紫色似萵苣。六月、七月采苗及花子,通用。按李延寿《南史》云:宋高祖刘裕,小字寄奴,微时伐荻新州,遇一大蛇,射之。明日往,闻杵臼声。寻之,见童子数人,皆青衣,于榛林中捣药。问其故,答曰:我主为刘寄奴所射,今合药傅之。裕曰:神何不杀之?曰:寄奴,王者,不可杀也。裕叱之,童子皆散,

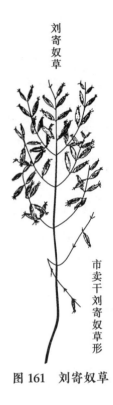

刘寄奴草

市卖干刘寄奴草形

图 161 刘寄奴草

乃收药而反。每遇金疮,傅之即愈。人因称此草为刘寄奴草。

气味:苦,温,无毒。

主治:破血下胀。多服令人痢。○下血止痛,治产后余疾。止金疮血极效。○心腹痛,下气,水胀血气,通妇人经脉癥结,止霍乱水泻。○小便尿血,新者研末服。

刘寄奴草,《唐本草》。

修治:茎叶花实并可用。酒洗,蒸之,晒干用。

《经验方》:治汤火疮至妙。刘寄奴捣末,先以糯米浆,鸡翎扫汤着处,后掺药末在上,并不痛,亦无痕。大凡汤着处,先用盐末掺之,护肉不坏,然后药末傅之。

《圣惠方》:治风入疮口肿痛,刘寄奴草为末,掺之即止。

骨碎补

始生江南,今淮、浙、陕西、夔路州郡亦有之。根生大木或石上,多在背阴处,引根成条。上有黄毛及短叶附之。又抽大叶成枝,叶面青绿色,有青黄点,背青白色,有赤紫点。春生叶,至冬干黄。无花实。根入药,采无时。《本草拾遗》名猴姜。《日华子》名石毛姜。江西人呼为胡孙姜。象形也。开元皇帝以其主伤折,补骨碎,故作此名耳。

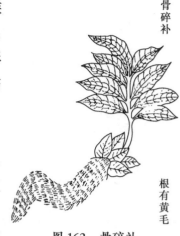

骨碎补

根有黄毛

图162 骨碎补

根 气味:苦,温,无毒。

主治:破血止血,补伤折。○主骨中毒气,风血疼痛,五劳六极,足手不收,上热下冷。○恶疮蚀烂肉,杀虫。○研末,猪肾夹煨,空心食,治耳鸣及肾虚久泄,牙疼。

颂曰:骨碎补入妇人血气药。蜀人治闪折,筋骨伤损,取根捣筛,煮黄米粥,和裹伤处有效。

骨碎补,宋《开宝》。根入药。

修治:用铜刀刮去赤黄毛,细剉,蜜拌润,甑蒸一日,晒干用。急用只焙干,不蒸亦得也。

《灵苑方》:治虚气攻,牙齿痛,血出,牙龈痒痛,骨碎补二两,细剉,炒令黑色,杵末,依常盐漱后,揩齿根下,良久吐之,咽下亦可。

骨碎补 使。

续随子

始生蜀郡,今南中多有,北土差少。苗如大戟,初

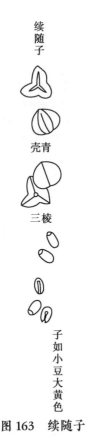

续随子

壳青

三棱

子如小豆大黄色

图163 续随子

生一茎,茎端生叶,叶中复出数茎,相续随生实也,故名续随子。子黄有壳,人家园亭中多种以为饰。秋种冬长,春秀夏实,故又名拒冬。一名千金子。

气味:辛,温,无毒。

主治:妇人血结月闭,瘀血癥瘕疙癣,除蛊毒鬼疰,心腹痛冷,气胀满,利大小肠,下恶滞物。○积聚痰饮,不下食,呕逆及腹内诸疾,研碎酒服,不过三颗,当下恶物。○宣一切宿滞,治肺气水气,日服十粒,泻多,以酸浆水,或薄醋粥吃即止。又涂疥癣。

续随子,宋《开宝》。采无时。

修治:去壳,以纸包压去油,取霜用。

崔元亮《海上方》:治蛇咬肿毒,闷欲死,用重蒌六分,续随子七颗,去皮,二物为末,酒服方寸匕,兼唾和少许,傅咬处,立差。

山豆根

始生剑南山谷,今广西亦有,以忠、万州者为佳。苗蔓如豆,叶青,经冬不凋。八月采根。因蔓如豆,故名山豆根。

气味： 苦，寒，无毒。《本经》云味甘，误矣！

主治： 解诸药毒，止痛，消疮肿毒，发热欬嗽。人及马急黄，杀小虫。含之咽汁，解咽喉肿毒极妙。○研末汤服五分，治腹胀喘满。酒服三钱，治女人血气腹胀。又下寸白诸虫。丸服，止下痢；磨汁服，止卒患热厥心腹痛，五种痔痛。研末汁涂诸热肿，秃疮，蛇、狗、蜘蛛伤。

山豆根，宋《开宝》。八月采根。

《备急方》：治疥癣虫疮，山豆根末，腊猪油调涂。

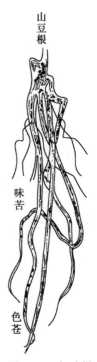

山豆根

味苦

色苍

图164　山豆根

马兜铃

始生古堤城旁，今关中、河东、河北、江淮、夔、浙州郡皆有之。春生苗作蔓，附木而上。叶如山蓣叶而厚大，背白。六月开黄紫花，颇类枸杞花。七月结实如大枣，作四五瓣。叶脱时，其实尚垂，状如马项之铃，故得名也。其根名独行根，大如指，黄白色，微似木香，故《唐本草》名土青木香，俗呼青木香。

马兜铃　气味： 苦，寒，无毒。

主治： 肺热欬嗽，痰结喘促，血痔瘘疮。肺气上急，坐息

马兜铃

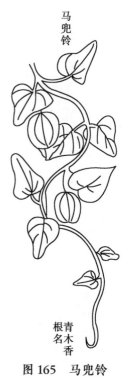

根青
名木
　香

图165　马兜铃

不得,欬逆连连不止。清肺气,补肺,去肺中湿热。

马兜铃,宋《开宝》。

修治: 马兜铃,开去革膜,只取净子,焙用。

杲曰:味厚气薄,阴中微阳,入手太阴经。

《摘玄方》:治一切心痛,不拘大小男女,大马兜铃一个,灯上烧存性,为末,温酒服,立效。

《圣惠方》:治中草蛊毒。此术在西凉之西及岭南,人中此毒、入咽欲死者,用马兜铃苗一两,为末,温水调服一钱,即消化蛊出,神效。

青木香　气味:辛、苦,冷,有毒。

主治:鬼疰积聚,诸毒热肿,蛇毒,水磨为泥,封之,日三四次,立瘥。水煮一二两,取汁服,吐蛊毒。又捣末水调,涂丁肿,大效。○治血气。○利大肠,治头风瘙痒,秃疮。

即马兜铃根。多服令人吐痢不止。

《袖珍方》:治恶蛇所伤,青木香半两,煎汤饮之。

鹤　虱

始生西戎,今江淮、衡湘间皆有之。春生苗,叶皱似紫苏,大而尖长,不光,茎高二尺许,七月生黄白花似菊,八月结实,子极尖细。干即黄黑色,采无时。形类鹤虱,故名。

鹤虱

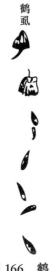

气味:苦,平,有小毒。

主治:蛔蛲虫,用之为散,以肥肉臛汁,服方寸匕,亦丸散中用。杀五藏虫,止疟,及傅恶疮。治虫咬,心痛。

鹤虱,《别录》下品。撮数百粒置掌中,势如动者真。

心痛,鹤虱为末,以淡醋和半匕,服之立差。

《日华子》云:凉,无毒。

图 166 鹤虱

白附子

原出高丽,今出凉州以西,生砂碛下湿地。独茎似鼠尾草,叶细,周匝生于穗间。三月采根。色白,苗与附子相似,故名白附子。

白附子

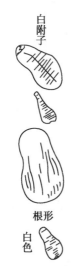

根形

白色

气味:辛、甘,大温,有小毒。

主治:心痛血痹,面上百病,行药势。○中风失音,一切冷气,面皯瘢疵。○诸风冷气,足弱无力,疥癣风疮,阴下湿痒。头面痕,入面脂用。○补肝风虚。风痰。

白附子,《别录》下品。藏灰中,虫

图 167 白附子

不蛀。

修治：入药炮用。

乃阳明经药。日华子云：新罗出者佳。

《简便方》：治赤白汗斑，白附子、硫黄等分为末，姜汁调稀，茄蒂蘸擦，日数次。

蚤 休

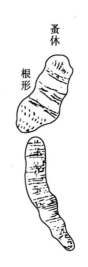

蚤休

根形

始生山阳川谷及宛句，今河中、河阳、华、凤、文州及江淮间亦有之。苗叶似王孙、鬼臼等，作二三层。六月间开黄紫花，蕊赤黄色，上有金丝垂下。秋结红子。根如紫参，皮黄肉白。四、五月采根，日干。虫蛇之毒，得此治之即休，故《本经》名蚤休，《别录》名蚩休，《日华子》名螫休。《唐本草》名重蓝。《本草纲目》名三层草，因其叶状也。今呼金线重楼，因其花状也。南人名草甘遂，因其根状也。《图经》名紫河车，因其功用也。

气味：苦，微寒，有毒。

主治：惊痫，摇头弄舌，热气在腹中。○癫疾，痈疮阴蚀，下三虫，去蛇毒。○生

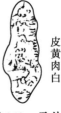

皮黄肉白

图168 蚤休

食一升,利水。○治胎风,手足搐,能吐泄瘰疬。○去疟疾寒热。

蚤休,《本经》下品。

修治:蚤休,洗切,焙用。伏雄黄、丹砂、蓬砂及盐。足厥阴药也。

《集验方》:治中鼠莽毒,蚤休磨水服即愈。

胡芦巴

今出广州,或云种出海南诸番,盖其国芦菔子也。舶客将种莳于岭外,亦生,然不及番中来者真好。春生苗,夏结子、作荚,至秋采。一名苦豆。

气味:苦,大温,无毒。

主治:元脏虚冷。得附子、硫黄,治肾虚冷,腹胁胀满,面色青黑。得蘹香子、桃仁,治膀胱气甚效。○治冷气疝瘕,寒湿脚气。益右肾,暖丹田。

胡芦巴,宋《嘉祐》。色紫者真,色绿者酒豆子也。

修治:水淘净,以酒浸一宿,晒干蒸熟,或炒过用。右肾命门药。

《直指方》:治小肠气痛,胡芦巴炒,研末,每服二钱,茴香酒下。

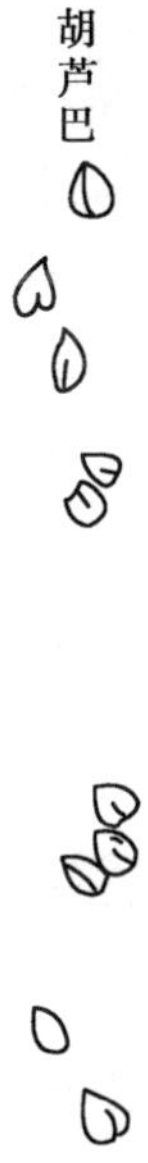

胡芦巴

图 169 胡芦巴

木　贼

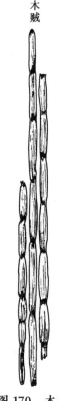

木贼

图 170　木贼

出秦、陇、华、成诸郡近水地。苗长尺许,丛生,每根一干,无花叶,寸寸有节,色青,凌冬不凋。四月采之。作木器用之磨光,能去木屑,故名木贼。

气味：甘、微苦,无毒。

主治：目疾,退翳膜,消积块,益肝胆,明目。疗肠风,止痢,及妇人月水不断。得牛角䚡、麝香,治休息痢历久不差。得禹余粮、当归、芎䓖,疗崩中赤白。得槐蛾、桑耳,肠虚下血服之效。又与槐子、枳实相宜,主痔疾出血。解肌,止泪,止血,去风湿疝痛,大肠脱肛。

木贼,宋《嘉祐》。

震亨曰：木贼,去节烘得,发汗至易,本草不曾言及。

《圣惠方》：治舌硬出血,木贼煎水漱之即止。

谷　精　草

处处有之。春生于谷田中,是谷田余气所生,故曰谷精草。叶、茎俱青,根、花俱白色。二月、三月内采花用。

一名戴星草,花白而小圆,似星,故
以名尔。

谷精草 气味:辛,温,无毒。

主治:喉痹,齿风痛,及诸疮疥。
〇头风痛,目盲翳膜,痘后生翳,止
血。〇蚀马,主虫颡毛焦等病。

谷精草,宋《开宝》。

明目方:治目中翳膜,谷精草、防
风等分为末,米饮服之,甚验。

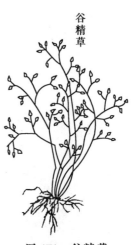

图171 谷精草

夏枯草

始生蜀郡川谷,今河东、淮浙州郡亦有之。冬至后
生,叶似旋覆。三月、四月开花作穗,紫白色,似丹参花。
四月采。震亨曰:此草夏至后即
枯,盖禀纯阳之气,得阴气即枯,
故名夏枯草。

夏枯草 气味:辛,寒,无毒。

主治:寒热瘰疬,鼠瘘头疮,破
癥,散瘿结气,脚肿湿痹,轻身。

夏枯草,《本经》下品。四月
收采。

《卫生简易方》:治扑伤金疮,
夏枯草口嚼烂,罨上即愈。

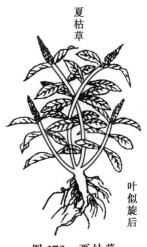

图172 夏枯草

鸭跖草

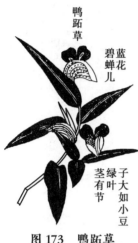

鸭跖草

蓝花
碧蝉花
儿

茎绿
有节

子
叶
大
如
小
豆

图173 鸭跖草

始生江东、淮南平地,今处处有之。叶如竹,故一名淡竹叶。一名碧竹子,高一二尺,花深碧,好为色,有角如乌嘴,北人呼为鸡舌草,亦呼为青蜂儿。

苗 气味:苦、大寒,无毒。

主治:寒热瘴疟,痰饮,丁肿,肉癥涩滞。小儿丹毒。○和赤小豆煮,下水气湿痹,利小便,消喉痹。

鸭跖草,宋《嘉祐》。花如蛾形。取汁作画色,及彩羊皮[1]灯色,青碧可爱。

《袖珍方》:治喉痹肿痛,鸭跖草汁点之。

危亦林《得效方》:治五痔肿痛,采取碧蝉儿花,挼软,纳于患处,即效。

山慈菰

生山中湿地。叶如韭,花状如灯笼而朱色,故一名金灯。根状水慈菰,故名山慈菰。

[1] 及彩羊皮:及字原脱,皮作"肉",据《本草纲目》卷16鸭跖草条补正。

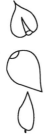

气味：甘、微辛，有小毒。

主治：痈肿疮瘘，瘰疬结核等，醋摩傅之。亦剥人面，除皯䵳。○主疔肿，攻毒破皮，解诸毒蛊毒，蛇虫、狂犬伤。

山慈菰，宋《嘉祐》。色白，有毛壳包裹，用之去毛壳。

《普济方》：治粉滓面䵟，山慈菰捣为膏，夜涂旦洗。

山慈菰

类独蒜头

图 174　山慈菰

灯心草

生东南泽地。丛生，茎圆细而长直。穰可燃灯，故名灯心草，俗呼灯草。

气味：甘，寒，无毒。

主治：五淋，生煮服之。○泻肺，治阴窍涩不利；行水，除水肿癃闭。○治急喉痹，烧灰吹之，甚捷。○降心火，止血，通气散肿，止渴。

灯心，宋《开宝》。

宗奭曰：陕西亦有之。蒸熟待干，折取中心白穰燃灯者，是谓熟草。又有不蒸者，但生干剥取，为生草。入药宜用生草。

《经验方》：治小儿夜啼，用灯心烧灰，涂乳上与吃。

灯心草

图 175　灯心草

水 蓼

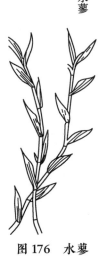

水蓼

生下湿地水傍。茎赤，其叶大于家蓼，故名水蓼。俗呼蓼子草。

气味：辛，冷，无毒。

主治：蛇毒，捣傅之；绞汁服，止蛇毒入心闷。水煮渍，捋脚，消气肿。治脚痛成疮，先剉水蓼，煮汤，令温热得所，频频淋洗之，疮干自安。

水蓼，《唐本草》。大概与水荭相似，叶稍狭耳。今造酒取以水浸汁，和面作曲，假其辛味。

图176 水蓼

海 金 沙

海金沙

始出黔中郡。生作小株，高一二尺，七月收其全科，于日中暴之，令小干，以纸衬承，以杖击之，有细沙落纸上，旋收之。日暴且击，以沙尽为度。因色黄如海底细沙，故名海金沙。

海金沙 **气味**：甘，寒，无毒。

主治：通利小肠。得栀子、马牙

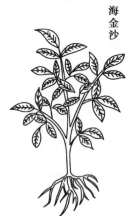

图177 海金沙

消、蓬沙,共疗伤寒热狂,或丸或散。○治热淋急痛,海金沙草阴干,为末,煎生甘草汤调服二钱。

海金沙,宋《嘉祐》。

其粒细如黄沙。今市家多以葶苈子充之,用者宜辨。

鸡　冠

处处有之。三月生苗,入夏高者五六尺,矮者数寸。其叶青柔,其茎或圆或扁,有筋起。六、七月稍间开花,有红白二种。其穗圆长而尖者,俨如青葙之穗;扁舒而平者,俨如雄鸡之冠。子在冠中,黑细光滑。因花状命名鸡冠。

花　甘,凉,无毒。

主治:痔漏下血,赤白下痢,崩中带下。分赤白用。

子　甘,凉,无毒。

主治:止肠风泻血,赤白痢,崩中带下。入药炒用。

苗　甘,凉,无毒。

主治:疮痔及血病。

鸡冠,宋《嘉祐》。

《孙氏集验方》:治妇人白带,白鸡冠花晒干为末,空心酒调服三钱;赤带用红鸡冠花。

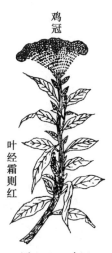

鸡冠

叶经霜则红

图178　鸡冠

锁　阳

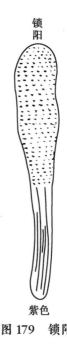

锁阳

紫色

图179　锁阳

出肃州。按陶九成《辍耕录》云：锁阳生鞑靼田地，野马或与蛟龙遗精入地，久之发起如笋，上丰下俭，鳞甲栉比，筋脉连络，绝类男阳，即肉苁蓉之类。或谓里之淫妇，就而合之。一得阴气，勃然怒长。土人掘取，洗涤去皮，薄切晒干，以充药货，功力百倍于苁蓉。李时珍曰：此自有种类，如肉苁蓉、列当。亦未必尽是遗精所生也。

气味：甘，温，无毒。

主治：大补阴气，益精血，利大便，虚人大便燥结者啖之，可代苁蓉，煮粥弥佳。不燥结者勿用。○润燥养筋，治痿弱。

锁阳，《补遗》。

三　七

生广西、南丹诸州番洞深山中。采根暴干，黄黑色，如老干地黄，有节。彼人言其叶左三右四，故名三七。盖恐不然。原名山漆，谓其合金疮，如漆粘物也。三七者，俗称耳。

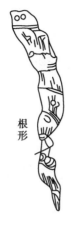

山漆
三七色黄黑

根形

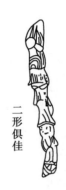

二形俱佳

图 180　三七

气味：甘、微苦，温，无毒。

主治：止血散血，定痛，金刃箭伤，跌扑杖疮，血出不止者，嚼烂涂，或为末掺之，血即止。亦治吐血、衄血、下血、血痢、崩中、经水不止，产后恶血不下，血运血痛，赤目痈肿，虎咬蛇伤诸病。

三七类竹节参，味甘而苦，亦似参味，但色不同。参色黄白，而三七色黄黑。

山漆，新增。

市多以定风草充之，但色白、体轻、味薄为异。或云试法：以末掺猪血中，血化为水者真。

近传一种草，春生苗，夏高二三尺，叶似菊艾而劲厚，有歧尖，茎有赤棱，夏秋开黄花，蕊如金丝，盘纽可爱。花干则絮如苦荬絮。根、叶味甘，治金疮折伤出血，及上下血病甚效。云是三七，而根如牛蒡，与南中来者不类。恐是刘寄奴之属,甚易繁衍。

赤痢、血痢,三七三钱,研末,米泔水调服,即愈。

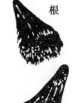

甘松香

根

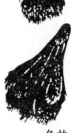

色紫赤味香
甘而气味

图181 甘松香

甘松香

今黔、蜀州郡及辽州亦有之。丛生山野,叶细如茅草,根极繁密。八月采根。始产川西松州,其味甘而香,故名甘松香。

甘松香 气味:甘,温,无毒。

主治:恶气,卒心腹痛满,下气。黑皮䵟黵,风疳齿䘌,野鸡痔。得白芷、附子良。○理元气,去气郁。○脚气膝浮,煎汤洗。

甘松香,宋《开宝》。

《奇效方》:治劳瘵熏法,甘松六两,玄参一斤,为末,每日焚之。

藿 香

按《广志》云:出海边国。茎如都梁,叶似水苏,可着衣服中。颂曰:岭南多有之,人家亦多种。二月生苗,茎梗甚密,作丛。叶似桑而小薄。五、六月采,

日干乃芬香。《本草纲目》云：豆叶
曰藿。此叶似之，故名藿香。

藿香　气味：辛、微温，无毒。

主治：风水毒肿，去恶气，止霍乱心腹
痛。〇脾胃吐逆为要药。〇助胃气，开胃
口，进饮食。〇温中快气，肺虚有寒。上
焦[1]壅热，饮酒口臭，煎药汤漱之。

藿香，《别录》木部上品，今移草部。
六月、七月采。

藿香圆茎，叶颇类茄叶而小，亦像豆
叶。古人惟用其叶，不用枝梗。今人并枝
梗用之，因叶多伪故耳。

杲曰：可升可降，阳也，入手足太阴经。

《百一选方》：治霍乱吐泻垂死者，服之回生，用藿香叶、
陈皮各五钱，水二锺，煎一钟，温服。

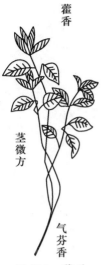

藿香

茎微
方

气
芬
香

图 182　藿香

青　蒿

《本经》原名草蒿。蒿，草之高者也。始生华阴川
泽，今处处有之。春生苗，叶极细软。至夏高四五尺，
秋后间细淡黄花，花下便结子如粟米大，八、九月采根、
茎、子、叶，并入药用。此蒿独青，异于诸蒿，故名青蒿。

---

[1]　焦：原误作圈号，据《本草纲目》卷14藿香条改。

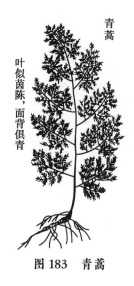

青蒿

叶似茵陈，面背俱青

图183　青蒿

青蒿　气味：苦，寒，无毒。

主治：疥瘘痂痒恶疮，杀虱。治留热在骨节间，明目，鬼气尸疰伏留。妇人血气腹内满及冷热。秋冬用子，春夏用苗，并捣汁服。亦暴干为末，小便入酒和服。○补中益气，轻身，补劳，驻颜色，长毛发令黑，不老，兼去蒜发。杀风毒，心痛热黄，生捣汁服，并贴之。○治疟疾寒热。○生捣傅金疮，止血止疼良。○烧灰隔纸淋汁，和石灰煎，治恶疮瘜肉黡瘢。

青蒿，《本经》下品。

雷公云：凡使，惟中为妙，到膝即仰，到腰即俛。使子勿使叶，使根勿使茎，四件若同使，翻然成痼疾。采得叶用，七岁儿七个，溺浸七日七夜，漉出晒干。

青蒿　伏硫黄。

《百一方》：治蜂螫人，嚼青蒿傅患处，即差。

蜀　葵

处处人家植之。春初种子，冬月宿根亦自生苗。叶似葵菜而大，亦似丝瓜叶，有歧叉，嫩时亦可茹。过小满后长茎，高五六尺。花似木槿而大，有深红、浅红、紫黑、白色、单瓣、千层之异，惟红、白二色入药。其实大如指头，皮薄而扁，内仁如马兜铃仁及芜荑仁，

蜀葵

轻虚易种。其秸剥皮可绩布作绳。按《尔雅翼》云：葵者，揆也。葵叶倾日，不使照其根，乃智以揆之也。种出于蜀，故名蜀葵。

花　气味：甘，冷，无毒。

主治：赤者治赤痢血燥。白者治白带、白痢气燥。

苗　气味：甘、微寒，滑，无毒。

主治：除客热，利肠胃。煮食治丹石发热，大人小儿热毒下痢；捣烂涂火疮；烧研傅金疮。

根茎　主治：客热，利小便，散脓血恶汁。

子　气味：甘，冷，无毒。

主治：淋涩，通小肠，催心落胎。疗水肿，治一切疮疥并瘢疵赤靥。

图184　蜀葵

蜀葵，宋《嘉祐》。根主客热通便，茎理恶疮散血，叶捣烂贴金疮。

《卫生宝鉴》：治小便淋痛，葵花根洗剉，水煎五七沸，服之如神。

《普济方》：治误吞铜钱，葵花煮汁服之。

地　丁

始生山南岩石及高冈上，今处处有之。苗覆地，春生。叶青、小。花开有紫、白二种。根直如钉，入

紫花地丁

根紫色

图 185　紫花地丁

药宜用紫花者,故俗每呼为紫花地丁。

气味:苦、辛,寒,无毒。

主治:一切痈疽发背,疔肿瘰疬,无名肿毒,恶疮。

紫花地丁　新增。二月采。

《乾坤秘韫》:治黄疸内热,地丁为末,酒服三钱。

孙天仁《集效方》:治痈疽发背,无名诸肿,贴之如神。紫花地丁草三伏时收,以白面和成,盐、醋浸一宿,贴之。昔有一尼发背,梦得此方,数日而痊。

白头翁

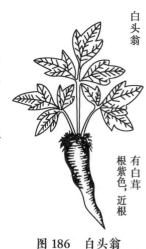

白头翁

有白茸
根紫色;近根

图 186　白头翁

生嵩山山谷,今处处有之。苗作丛,状如白微而柔细,稍长。叶生茎端,上有细白毛而不滑泽。近根有白茸,正似白头老翁,故名焉。《本经》名野丈人,名胡王使者。《别录》名奈何草。皆状老翁之意。

《本经》下品。七、八月采根,阴干。

气味：苦,温,无毒。

主治：温疟狂易寒热,癥瘕积聚瘿气,逐血止腹痛,疗金疮。鼻衄。止毒痢。赤痢腹痛,齿痛,百节骨前,项下瘤疬。一切风气,暖腰膝,明目消瞖。

豚实为之使。得酒良。

白头翁　使。

凤　仙

人家多种之,极易生。二月下子,五月可再种。苗高二三尺,茎大如指,中空而脆,有红白二色。叶长而尖,似桃叶而有锯齿。桠间开花,头、翅、尾、足俱具,翘然如凤状,故名凤仙。又一名金凤花。有红白紫碧数色,自夏初至秋尽开,花谢相续。结实大如樱桃,尖锐,色如毛桃,故一名小桃红。生青熟黄,犯之即裂,故一名急性子。子似莱菔子而小,褐色。妇女采其花及茎叶包染指甲,每呼为指甲草。

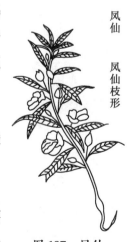

凤仙

凤仙枝形

子　气味：微苦,温,有小毒。

主治：产难,积块噎膈,下骨哽,透骨通窍。

花　气味：甘滑,温,无毒。

主治：蛇伤,擂酒服即解。又治腰胁引痛不可忍者,研饼,晒干为末,空心

图 187　凤仙

每服三钱,活血消积。

根叶 气味:苦、甘、辛,有小毒。

主治:鸡、鱼骨哽,误吞铜钱,杖扑肿痛,散血通经,软坚透骨。

凤仙 新增。

子性急速,故能透骨软坚。庖人烹鱼肉硬者,投数粒即易烂,是其验也。缘其透骨,最能损齿,与玉簪根同。凡服者,不可着齿。多用戟人咽。

《卫生易简方》:治马患诸病,白凤仙花连根叶熬膏,遇马有病,抹眼四角上,即汗出而愈。

《摘玄方》:金凤花子研末,入砒少许,点疼牙根,取之。

曼陀罗花

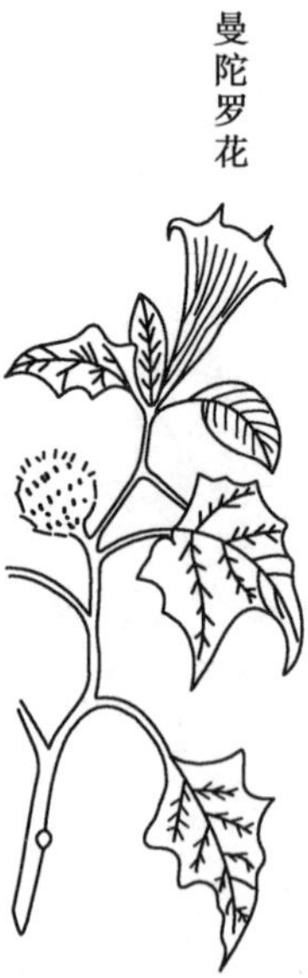

曼陀罗花

图188 曼陀罗花

生北土,人家亦栽之。春生夏长,绿茎碧叶,高二三尺。八月开花,六瓣,状如牵牛花而大,朝开夜合。结实圆而有丁拐,中有小子。八月采花,九月采实。《法华经》言:佛说法时,天雨曼陀罗花。又道家北斗有陀罗星使者,手执此花,故后人因以名花曼陀罗。因叶似茄,一名风茄儿,一名山茄子,一名胡茄。

花、子 气味:辛,温,有毒。

主治:诸风及寒湿脚气,煎汤洗之。

又主惊痫及脱肛。并入麻药。

花白子紫色,类茄子。

李时珍曰:相传此花笑采酿酒饮,令人笑;舞采酿酒,令人舞。予常试之,饮须半酣,更令一人或笑或舞引之,乃验也。八月采曼陀罗花,七月采火麻子花,阴干,等分为末,热酒调服三钱,少顷昏昏如醉,割疮灸火,宜先服此,则不觉苦也。

芫 花

芫花

始生淮源川谷,今处处有之。苗高二三尺,叶似白前及柳叶,根皮黄似桑根,正月、二月花发紫碧色,亦有白色者。叶未生时收采,日干。《别录》名杜芫。吴普名赤芫。《山海经》云:首山其草多芫,是也。

气味:辛,温,有小毒。

主治:欬逆上气,喉鸣喘,咽肿短气,蛊毒鬼疟,疝瘕痈肿,杀虫鱼。〇消胸中痰水,喜唾,水肿,五水在五脏、皮肤及腰痛,下寒,毒肉毒根。疗疥疮。可用毒鱼。〇治心腹胀满,去水气寒痰,涕唾如胶,通利血脉。治恶疮风痹湿。一切毒风,四肢挛急,不能行步。〇疗欬逆,瘴疟。治水饮痰澼,胁下痛。

芫花,木部下品,今移此。

修治：芫花，留数年、陈久者良。用当微炒，或以醋炒，不可近日。

决明为之使；反甘草。多服令人泄。

《集效方》：治白秃疮，芫花为末，猪脂和傅之。

覆盆子

长条，四、五月红熟。秦州甚多，永兴、华州亦有。及时山中人采取。其味酸甘，外如荔枝、樱桃许大，软红可爱。失采则就枝生蛆。益肾，藏小便，服之当覆溺器，故名覆盆子。

气味：甘，平，无毒。

主治：益气轻身，令发不白。○补虚续绝，强阴健阳，悦泽肌肤，安和五脏，温中益力。疗劳损风虚，补肝明目。并宜

覆盆子

有鳞甲，青黄色，

捣筛，每旦水服三钱。○男子肾精虚竭，阴痿能令坚长。女子食之有子。○食之令人好颜色，榨汁涂发不白。○益肾脏，缩小便，取汁同少蜜煎药为稀膏，点服。治肺气虚寒。

覆盆子，《别录》上品。自果部移入此。五月采之，烈日暴干，不尔易烂。

修治：去蒂取子，以酒拌蒸之，晒干用。

图190 覆盆子　　覆盆子　臣。

《集简方》:治阳事不起,覆盆子酒浸,焙研为末,每旦酒服三钱良。

番木鳖

始生回回国,今西土、邛州诸处皆有之。蔓生,夏开黄花,七、八月结实如栝楼,生青熟赤,如木鳖。其核圆,小于木鳖而色白。味苦,故一名苦实。状如马之连钱,故一名马钱子。

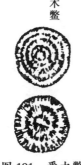

番木鳖

图191　番木鳖

番木鳖　气味:苦,寒,无毒。

主治:伤寒热病,咽喉痹痛,消痞块,并含之,咽汁;或磨水噙咽。

番木鳖　新增。能毒狗至死,亦能杀飞禽,今人多用毒乌鸦。

番木鳖形圆,色白有毛,细切捣烂,和肉内毒鼠即死。勿令猫食之。

黄药子

原出岭南,今夔、陕州郡及明、越、秦、陇山中亦有之,以忠州、万州者为胜。蔓生,叶似薄荷而色青黄。茎赤有节,节有枝相当。其根初采时红赤色,暴干则黄,故名黄药子。

黄药子

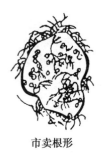

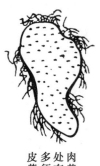

市卖根形

皮紫黑色　多须每须　处有白眼　肉黄色

图192　黄药子

气味：苦，平，无毒。

主治：诸恶疮肿瘘，喉痹，蛇犬咬毒，研水服之；亦含亦涂。○凉血降火，消瘿解毒。○治马心肺热疾。

黄药子，宋《开宝》。自木部移入此。

《兵部手集》：治鼻衄出血，以新汲水磨黄药子汁一碗，顿服立差。

墓头回

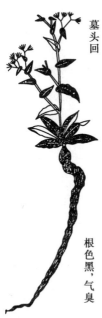

墓头回

根色黑，气臭

图193　墓头回

山谷处处有之。根如地榆，长条，黑色。闻之极臭，俗呼鸡粪草。

墓回头，干久益善。治崩中，赤白带下，不拘远年近日，少则一服，多则三服，其效如神。每用一把，水、酒各半盏，童便半盏，新红花一捻，煎七分，临卧服。

盱眙蔡大尹任滑县,夫人有前病,医药百计不效。有一僧人献上方,一服辄愈。后转相传,治无不称验。

今人治伤寒瘟疟,多有用墓头回者。

墓头回 新增。叶形见之《避水集验要方》,根形见市卖者。

白龙须

刘松石《保寿堂方》云:生近水傍有石处,寄生搜风树节,乃树之余精也。细如棕丝,直起无枝叶。最难得真者。一种万缠草,生于白线树根,细丝相类,但有枝茎、稍粗为异,误用不效。此草形似龙须菜而色白,故名白龙须。

气味:甘、微辛,平,无毒。

主治:男妇风湿腰腿疼痛,左瘫右痪,口目㖞斜,及产后气血流散,胫骨痛,头目昏暗,腰腿疼不可忍者,并宜服之。惟虚劳瘫痪不可服。研末,每服一钱,气弱者七分,无灰酒下,密室,随左右贴床卧,待汗出自干,勿多盖被。三日勿下床见风。一方,得疾浅者,用末三钱,瓷瓶煮酒一壶,每日先服桔梗汤,少顷饮酒二盏,早一服,晚一服。

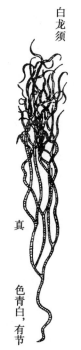

白龙须

真

色青白,有节

图194 白龙须

白龙须　新增。

有一种色黄,如细丝;一种长及一二尺余,如草木之根,皆伪也。

草　果

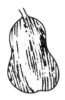

草果

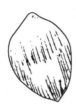

图195　草果

生闽、广。八月采实,内子大粒成团,外壳紧厚多皱。凡资入剂,去壳取仁。此草结实类果,故名草果。

气味:辛,温,无毒。

主治:消宿食,解酒毒,除胸膈胀满,却心腹冷痛。同缩砂温中焦,佐常山截疫疟,辟山瘴气,止霍乱恶心。

草果　新增。味辛气烈,造鱼鲙调食馔,仗此以为君。

修治:草果,去壳取仁,剉用。升也,阳也。

大茴香

出闽、广。壳赤色,大如钱,有八角,子藏壳中。秋月收采。嚼甚香甜。治膀胱肾间冷气,大有回阳散冷之功,故名大茴香。

气味:辛,平,无毒。

主治：肾劳疝气，小肠吊气挛疼，干湿脚气，膀胱冷气肿痛。开胃止呕下食。调馔，止臭生香。为诸瘘霍乱捷方，补命门不足要药[1]。理腰痛，疗恶疮。

大茴香　新增。

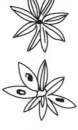

大茴香

紫八色角

俗角
呼茴
八香

图 196　大茴香

修治：盐、酒炒。入心肾二脏，及小肠、膀胱。亦有微炒为末用者。

两头尖

自辽东来货者甚多，每呼为附子，今呼两头尖，象形也。

气味：辛，热，有毒。

主治：风湿邪气，痈肿金疮，四肢拘挛，骨节疼痛。多入膏药中用。

两头尖，似草乌而两头尖锐，黑色。予考诸本草俱无载之者，是以不知出处之的，以俟后之君子再正之。

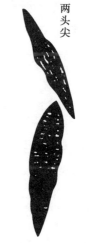

两头尖

图 197　两头尖

---

[1]　药：原脱，据葛本补。

通脱木

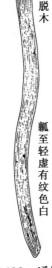

通脱木

瓤至轻虚有纹色白

图198 通脱木

　　生江南。叶似蓖麻，心中有瓤，轻白可爱。女工取以饰物。此瓤脱木得之，故名通脱木。《尔雅》云：离南，活莌。《山海经》又名寇脱，今俗亦名通草。

　　气味：甘、淡，寒，无毒。

　　主治：利阴窍，治五淋，除水肿癃闭，泻肺。解诸蛊毒痛。明目退热，下乳催生。

　　通脱木，《本经》中品。

　　今人着各样颜色作花，新鲜爱人。

罂子粟

　　今处处有之。苗春生繁茂，花有白、红、紫、粉红、杏黄、墨色者，艳丽可爱。一名丽春，一名赛牡丹，一名锦被花。其实状如罂子，其米如粟，故名罂子粟。一名米囊子，俗呼米壳，又呼罂粟壳。结青苞时，午后刺其外面皮三五处，次早津液出，以竹刀刮，收入瓷器阴干，名曰阿芙蓉。故今市者，犹有苞片在内，每呼为鸦片，又呼为哑片。王氏《医林集要》言是天方国红罂粟花，不令水淹，头花谢后，刺黄皮取之者。阿，方音称我也，以其花似芙蓉，故名阿芙蓉。

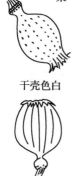

罂子粟

干壳色白

粟 气味：甘，平，无毒。

主治：丹石发动，不下饮食。和竹沥煮粥食，行风气，逐邪热。治反胃，胸中痰滞。治泻痢，润燥。

壳 气味：酸涩、微寒，无毒。

主治：止泻痢，固脱肛。治遗精久欬，敛肺涩肠，止心腹、筋骨诸痛。

宛如酒罂

阿芙蓉是红罂粟花之津液也。

气味：酸涩，温，微毒。

主治：泻痢脱肛不止，能涩丈夫精气。

图199 阿芙蓉

○色苍黑，嗅之豆腥气者真。合春方多用。

罂子粟，谷部下品。今移此。

修治：采壳，去净膜筋，或蜜炙，或醋炒，各随方法。

湿热泻痢禁服，误用杀人如剑。

一罂有子数千万粒，小如葶苈子，其色碧，来年种则佳。研子以水煎，乃加蜜为罂汤，服石人甚宜饮。

忍 冬

多生田阪睦畎，或产园圃墙垣。凌冬不凋，故名忍冬。蔓延树上，藤多左缠，故名左缠藤。又名鹭鸶

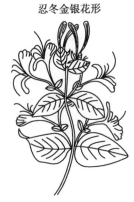

忍冬金银花形

图200　忍冬金银花形

藤,又名金钗股,又名老翁须。四月开花,香甚扑鼻。初开色白,经久变黄,因名金银花。凡数名者,前乃美其藤之异常,此则美其花之出类也。

气味: 甘,温,无毒。

主治: 寒热身肿,久服轻身,长年益寿。○治腹胀满,能止气下澼,热毒血痢、水痢,浓煎药服。○治飞尸风击,一切风湿气,及诸肿毒痈疽疥癣、杨梅诸恶疮,散热解毒。

忍冬茎微紫,对节生,叶有涩毛,花长二寸许,一蒂两花二瓣,一大一小,如半边状,长蕊,气甚芬芳。四月采花,阴干。藤叶不拘时日采。

万表《积善堂方》:治一切肿毒,不问已溃未溃,或初起发热,用金银花连茎叶,自然汁半碗,煎八分服之,以渣傅上,败毒托里,散气和血,其功独胜。

忍冬茎叶及花功用皆同,昔人称其治风除胀,解痢逐尸为要药。而后世不复知用,后世称其消肿散毒,治疮要药,而昔人并未言及。乃知古今之理,万变不同,未可一辙论也。

南　藤

始生南山山谷,今泉州、荣州有之。生依南木,故号南藤。《图经》名石南藤。茎如马鞭，有节，紫褐色；叶如杏叶而尖。采无时。始因丁公用有效，故《别录》名丁父，名丁公寄。《开宝》名丁公藤。

气味：辛，温，无毒。

主治：金疮痛，延年。主风血，补衰老，起阳，强腰脚，除痹癥，变白，逐冷气，排风邪。煮汁服，冬月浸酒服。○煮汁服，治上气咳嗽。

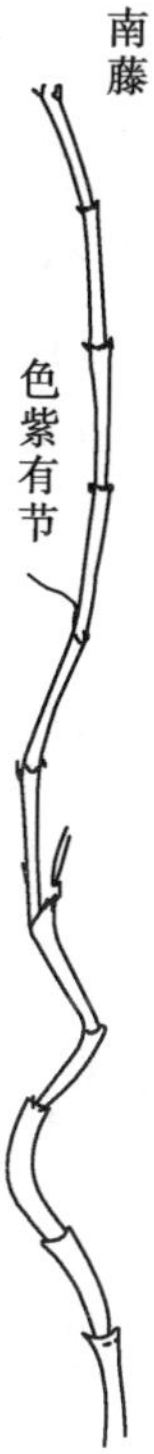

南藤

色紫有节

石南藤，宋《开宝》。木部移此。八月采，日干用。

按《南史》云：解叔谦，雁门人，母有疾，夜祷，闻空中语云：得丁公藤治之即瘥。访医及本草，皆无此药。至宜都山中，见一翁伐木，云是丁公藤，疗风。乃拜泣求，翁并示以溃酒法。受毕，失翁所在，母服之遂愈。

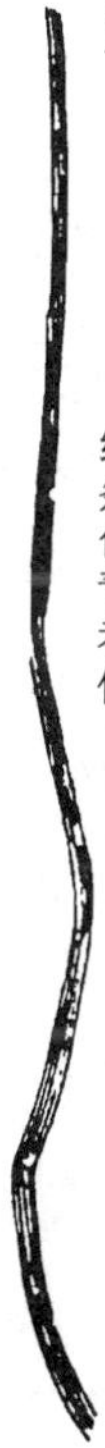

图 201　丁公藤

清风藤

细条色青者佳

图 202　清风藤

生台州、天台山中。其苗蔓延

木上,四时常青,一名青藤。

主治:风疾。治风湿流注,历节鹤膝,麻痹瘙痒,损伤,疮肿。入酒药中用。

清风藤,宋《图经》。

《普济方》:青藤根三两,防己一两,咬咀入酒一瓶,煮饮。

钓　藤

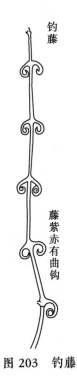

钓藤

藤紫赤有曲钩

图203　钓藤

原出梁州,今秦中兴元府有之。叶细长,其茎间有刺若钓钩,故名钓藤。亦作吊藤,从简耳。俗呼钩藤。

气味:甘,微寒,无毒。

主治:小儿寒热,十二惊痫。○小儿惊啼,瘈疭热壅,客忤胎风。○大人头旋目眩,平肝,除心热,小儿内钓腹痛,发斑疹。

钓藤,《别录》木部下品。今移此。

古人多用皮,后世多用钩,取其力锐耳。手足厥阴药也。

钱氏方治小儿斑疹不快,钓藤钩子、紫草等分为末,每服一字,或半钱,温酒服。

本草原始

卷之四

木部

松叶、脂、节、白茯苓、赤茯苓、茯神、茯神心内木、琥珀　柏实侧柏叶　桂桂心　牡桂　箘桂　槐实、花、叶、枝　枸杞地骨皮　酸枣仁　檗木即黄檗　楮实叶　干漆　五加皮　牡荆实　蔓荆实　辛夷　桑根白皮皮中白汁、桑椹、桑上寄生　杜仲　枫香脂　大枫子　女贞实　蕤核　丁香雄丁香、雌丁香、丁香树皮　沉香　乳香　降真香　檀香　金樱子　吴茱萸　卮子即栀子　樟脑即朝脑　骐驎竭即血竭　龙脑香即片脑　阿魏　卢会　芜荑　枳实、枳壳　乌药　厚朴　茗儿茶　山茱萸　紫葳即凌霄花　猪苓　五倍子　百药煎[1]　没药　海桐皮　合欢　蜜蒙花　巴豆　连翘椒红、椒目　蜀椒　皂荚　诃梨勒即诃子　楝实叶、花　无食子　益智子　苏方木　木鳖子　椿木、樗木叶、白皮及根皮　棕榈皮、笋及子花

苞木部

竹簜竹叶、根；淡竹叶、竹沥、竹茹、苦竹叶、竹根鞭、笋、天竺黄、竹黄　雷丸

木部六十[2]二种。

---

[1]　百药煎：目录原无，据正文补。

[2]　六十二：原作"五十九"，据正文改。

木部

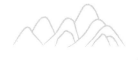

雍丘正宇李中立纂辑并书画

松

　　始生泰山山谷，今处处有之。其叶有两鬣、五鬣、七鬣。岁久则实繁，凌冬不凋。按王安石《字说》云：松、柏为百木之长。松犹公也，柏犹伯也，故松从公，柏从伯。

　　松脂　松之膏脂也。《本经》一名松膏，一名松肪。《本草纲目》名松胶。因气香而色黄，故俗呼松香。又呼黄香。

　　茯苓、茯神　生大松下，今以云贵出者为佳。形块无定，以似龟、鸟形者为良。有赤白二种。乃假松气而生者。二月、八月采，阴干。茯者，附也，伏松之下，有附之义也；苓者，零也，离松之体，有零之义也，故名茯苓。茯神，附结本根，既不离本，故曰茯神。《史记·龟策传》作伏灵，盖松之神灵之气，伏结而成，故谓之伏灵，伏神也。

　　琥珀　是松脂沦入地中，千年所化生，永昌者佳。今西戎亦有，色差淡而明澈；南方者色深而重浊。入药以手摩热，可拾草芥者为上。李时珍曰：虎死则魄入地化为石，此物状似之，故谓之虎魄，俗文从玉，以其类玉也。

　　松叶　气味：苦，温，无毒。

　　主治：风湿疮，生毛发，安五脏，守中不饥，延年。○细切,以水及面饮服之,或捣屑丸服,可断谷,及治恶疾。炙罯冻疮、风疮佳。○去风痛,脚痹,杀米虫。

《列仙传》云:毛女在华阴山中,山客猎师世世见之,形体生毛,自言始皇宫人,秦亡入山,食松叶遂不饥寒,身轻如飞。

松脂 气味:苦、甘,温,无毒。

主治:痈疽恶疮,头疡白秃,疥瘙风气。安五脏,除热。久服轻身,不老延年。○除胃中伏热,咽干消渴,风痹死肌。炼之令白。其赤者主恶痹。○煎膏生肌止痛,排脓抽风。贴诸疮,脓血瘘烂,塞牙孔杀虫。○除邪下气,润心肺,治耳聋。古方多用辟谷。○强筋骨,利耳目。治崩中带下。

松节 气味:苦,温,无毒。

主治:百邪,久风风虚,脚痹疼痛。○酿酒主脚弱,骨节风。○炒焦,治筋骨间病,能燥血中之湿。○治风蛀牙痛,煎水含漱,或烧灰日揩有效。

白茯苓 气味:甘,平,无毒。

主治:胸胁逆气,忧悲惊邪恐悸,心下结痛,寒热烦满,欬逆,口焦舌干,利小便。久服安魂养神,不饥延年。○止消渴,好睡,大腹淋沥,膈中痰水,水肿淋结,开胸腑,调脏气,伐肾邪,长阴益气力,保神气。○开胃,止呕逆,善安心神,主肺痿痰壅,心腹胀满,小儿惊痫,女人热淋。补五劳七伤,开心益智,止健忘,暖腰膝,安胎。○止渴,利小便,除湿益燥,和中益气,利腰脐间血。○逐水缓脾,生津导气,平火止泻,除虚热,开腠理。泻膀胱,益脾胃,治肾积奔豚。

赤茯苓 **主治:**破结气。泻心、小肠、膀胱湿热,利窍行水。

茯神　气味：甘，平，无毒。

主治：辟不祥，疗风眩风虚，五劳口干，止惊悸、多恚怒、善忘，开心益智，安魂魄，养精神。○补劳乏，主心下急痛坚满。人虚而小肠不利者，加而用之。

茯神心内木　主治：偏风，口面㖞斜，毒风筋挛不语，心神惊掣，虚而健忘。○治脚气痹痛，诸筋牵缩。

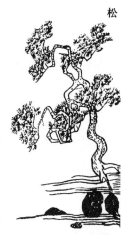

松

图 204　松、琥珀

琥珀　气味：甘，平，无毒。

主治：安五脏，定魂魄，杀精魅邪鬼，消瘀血，通五淋。○壮心，明目磨瞖，止心痛颠邪。疗蛊毒，破癥瘕，治产后血枕痛。○止血生肌，合金疮。清肺，利小肠。

按：曹昭《格古论》云：琥珀出西番、南番，乃枫木津液多年所化。色黄而明莹者，名蜡珀；色若松香，红而且黄者，名明珀；有香者名香珀。出高丽、倭国者，色深红，有蜂蚁松枝者尤好。

松，《别录》上品。松脂，松之津液也。茯苓、茯神乃假松气而生者。琥珀乃松脂入地所化。

陶隐居云：松脂以桑灰汁、或酒煮软，挼内寒，水中数十遍，白滑，则可用。使。

修治：茯苓，去皮及筋，剉用。茯苓有有筋者，有无筋者。无筋者佳。茯苓，云、贵者皮红，他处者皮黑，有小如鸡鹅卵，大如匏瓜者，惟以坚如石者为胜。

元素曰：茯苓，性温，味甘而淡，气味俱薄，浮而升，阳也。之才曰：马间为之使。得甘草、防风、芍药、紫石英、麦门冬，共疗五脏；恶白敛；畏牡蒙、地榆、雄黄、秦艽、龟甲；忌米醋及酸物。

痔漏神方：赤白茯苓去皮、没药各二两、破故纸四两，石臼捣成一块，春秋酒浸三日，夏二日，冬五日，取出，木笼蒸熟，晒干为末，酒糊为丸梧子大，每酒服二十丸，渐至五十丸，空心三钱。

茯苓　臣。

修治：茯神去皮及心内木，切用。忌恶同茯苓。

茯神　君。

修治：琥珀用水调侧柏子末，安瓷锅中，置琥珀于内煮之，从巳至申，当有异光，捣粉筛用。

《直指方》：治小儿胎惊，琥珀、防风各一钱，朱砂半钱，为末，猪乳调一字入口中最妙。

琥珀　君。

柏　实

始生泰山山谷，今处处有之，而乾州者最佳。三月开花，九月结子，候成熟收采，蒸，暴干，春碾，取熟仁子用。其叶名侧柏，密州出者尤佳。按魏子才《六书精蕴》云：万木皆向阳，而柏独西指。盖阴木而有贞德者，故字从白。白者西方也。陆佃《埤雅》云：柏之指西,犹针之指南也。柏有数种,入药惟取叶扁而侧生者,故曰侧柏。

柏实 俗呼柏子仁。气味:甘,平,无毒。

主治:惊悸,益气,除风湿,安五脏。久服令人润泽,美色,耳目聪明,不饥不老,轻身延年。○疗恍惚虚损,吸吸历节,腰中重痛,益血止汗。○治头风,腰肾中冷,膀胱冷,宿水,兴阳道,益寿。去百邪鬼魅,小儿惊痫。○润肝。○养心气,润肾燥,安魂定魄,益智宁神。烧沥,泽头发。治癣疥。

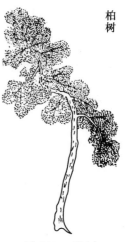

柏树

图 205　柏树

修治:柏实,蒸熟,曝裂,舂簸取仁,炒研入药。畏菊花、羊蹄草。

《奇效方》:用柏子仁二斤,为末,酒浸为膏,枣肉二斤,白蜜、白术末、地黄末各一斤,捣匀,丸弹子大,每嚼一丸,一日三服,百日,百病愈。久服延年壮神。

侧柏叶 气味:苦、微温,无毒。

主治:吐血、衄血、痢血,崩中赤白,轻身益气,令人耐寒暑,去湿痹,止饥。○治冷风历节疼痛,止尿血。○炙罯冻疮,烧取汁涂头,黑润鬓发。○傅汤火伤,止痛灭瘢,服之疗蛊痢。作汤常服,杀五脏虫,益人。

柏,《本经》上品。侧柏,忌冢墓上采者。柏子仁,新鲜无油者为良。

修治：柏叶或生或炒，各从本方。

权曰：苦辛性涩，与酒相宜。颂曰：性寒。之才曰：瓜子、牡蛎、桂为之使；畏菊花、羊蹄、诸石及面曲；伏砒、硝。

《梅师方》：治头发不生，侧柏叶阴干，作末，和麻油涂之。

桂

生桂阳。叶如柏叶，冬夏常青。二、八、十月采皮，阴干。半卷、多脂，其味辛烈，所谓官桂是已。名官桂者，乃上等供官之桂也。一云出观、宾、宜、韶、钦诸州，因名观桂。世人以观字画多，故写作官也。俗呼桂皮，又呼为丹桂。按范成大《桂海志》云：凡木叶心皆一纵理，独桂有两道如圭形，故字从圭。陆佃《埤雅》云：桂，犹圭也。倡导百药，为之先聘通使，如执圭之使也。《尔雅》谓之"梫"者，能侵害他木也。故《吕氏春秋》云：桂枝之下无杂木。《雷公炮炙论》云："桂钉木根，其木即死"是也。其肉厚辛烈者，为肉桂；去其皮与里，当其中者为桂心；其枝之细小者，为桂枝。

桂　即官桂。桂之厚者名肉桂。

气味：甘、辛，大热，有小毒。

主治：利肝肺气，心腹寒热冷痰，霍乱转筋，头痛腰痛出汗，止烦止唾，欬嗽

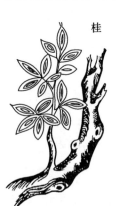

桂

图 206　桂

鼻衄,堕胎,温中,坚筋骨,通血脉,理疏不足,宣导百药,无所畏。久服神仙不老。○补下焦不足,治沉寒痼冷之病,渗泄止渴,去营卫中风寒,表虚自汗。春夏为禁药,秋冬下部腹痛,非此不能止。○补命门不足,益火消阴。○治寒痹风喑,阴盛失血,泻痢惊痫。

桂心 气味:苦、辛,无毒。

主治: 九种心痛,腹内冷气痛不可忍,欬逆结气,壅痹,脚痹不仁,止下痢,杀三虫,治鼻中息肉。破血,通利月闭,胞衣不下。○治一切风气,补五劳七伤,通九窍,利关节,益精明目,暖腰膝。治风痹,骨节挛缩,续筋骨,生肌肉,消瘀血,破痃癖癥瘕,杀草木毒。○治风僻失音喉痹,阳虚失血,内托痈疽痘疮,能引血化汗、化脓。解蛇蝮毒。

桂,《别录》上品。桂心、桂肉之中心,非桂枝之中心也。以桂枝代之,非也。

官桂,皮卷、色紫赤,味辛辣。市者每遇缺时,即以西桂、柳桂充之。西桂皮薄不卷而味颇辣;柳桂皮厚不卷,味不辣,宜辨之。

修治: 桂,去粗皮用。

杲曰:桂辛,热,有毒。阳中之阳,浮也。气之薄者,桂枝也;气之厚者,桂肉也;气薄则发泄,桂枝上行而发表;气厚则发热,桂肉下行而补肾。此天地亲上亲下之道也。

好古曰:桂枝入足太阳经,桂心入手少阴经,桂肉入足少阴、太阴经血分。虽有小毒,亦从类化。与黄芩、黄连为使,小毒何施? 与乌头、附子为使,全取其热性而已。与巴豆、硇砂、干漆、川山甲、水蛭等同用,则小毒化为大毒。与人参、麦门冬、甘草同用,则调中益气,便可久服也。

之才曰:桂得人参、甘草、麦门冬、大黄、黄芩,调中益气;得柴胡、紫石英、干地黄,疗吐逆。忌生葱、石脂。

《甲乙经》:治足躄筋急,桂木、白酒和涂之,一日一上。

《千金方》:治中风口㖞,面目相引,偏僻颊急,舌不可转,桂心酒煮,取汁,故布蘸搨病上,正即止。左㖞搨右,右㖞搨左。常用大效。

《素问》曰:辛、甘发散为阳。故汉张仲景桂枝汤治伤寒表虚,皆须此药,是专用辛甘之意也。

桂心　君。

牡　桂

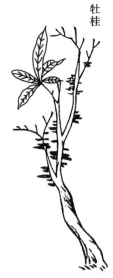

牡桂

生南海。叶似枇杷,皮薄色黄,味淡少脂肉。气如木兰。一名木桂。

牡桂　气味:辛,温,无毒。○桂枝:味辛、甘,气微热。主治同牡桂。

主治:上气欬逆,结气喉痹吐吸,利关节,补中益气。久服通神,轻身不老。○心痛胁痛胁风,温筋通脉,止烦出汗。○去冷风疼痛。○去伤风头痛,开腠理,解表发汗,去皮肤风湿。○泄奔豚,散下焦畜血,利肺气。○横行手臂,治痛风。

牡桂,《本经》上品。

修治：牡桂，去粗皮用。

《经验后方》：治大人小儿吃杂果子多，腹胀气急，取牡桂碾末，饭丸如绿豆大，小儿熟水下五丸，大人十丸，未痊再服。

牡桂　君。

箘　桂

生交阯、桂林山谷岩崖间。叶似柿叶而尖狭光净，花白蕊黄，四月开。五月结实。树皮青黄，三月、七月采皮，日干，三重者良。箘者，竹名，此桂正圆如竹，故名箘桂。嫩而易卷筒，即古人所用筒桂也，故一名筒桂。筒、箘字近，后人误书为箘，今《本经》又作从草之箘，愈误矣！

箘桂　气味：辛，温，无毒。

主治：百病，养精神，和颜色，为诸药先聘通使。久服轻身不老，面生光华，媚好，常如童子。

箘桂，《本经》上品。主治与桂心、牡桂迥然不同。昔人所服食者，盖此类耳。

《列仙传》云：范蠡好食桂，饮水讨药，人世世见之。又桂父，象林人，常服桂皮、叶，以龟脑和服之。

诸本草论桂，纷纷不一，几不可

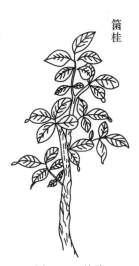

箘桂

图208　箘桂

考。按《尸子》云：春花、秋英曰桂。嵇含《南方草木状》云：桂生合浦、交趾，生必高山之颠，冬夏常青。其类自为林，更无杂树。有三种：皮赤者为丹桂，叶似柿者为菌桂，叶似枇杷者为牡桂。其说甚明，足破诸家之辩矣。

槐

始生河南平泽，今处处有之。其木有极高大者。按《尔雅》槐有数种，叶大而黑者，名欓槐；昼开夜合者名守宫槐；叶细而青绿者，但谓之槐。其功用不言有别。四月、五月开黄花，六月、七月结实。七月七日采嫩实捣汁作煎，十月采老实入药。皮、根采无时。

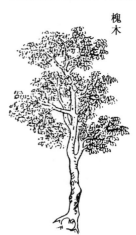

槐木

图 209　槐木

按《周礼》外朝之法，面三槐，三公位焉。王安石释云：槐黄[1]，中怀其美，故三公位之。吴澄注云：槐，怀也，可以怀来远人。《春秋元命包》云：槐之为言归也。古者树槐，听讼其下，使情归实也。一云：槐，虚星之精，叶密而黑，昼合夜开，故从鬼。

槐实　气味：苦，寒，无毒。俗呼槐角子。又呼槐豆。景天为之使。

　　[1]　槐黄：《本草纲目》卷 35 槐条作"槐华黄"。

主治：五内邪气热，止涎唾，补绝伤，火疮，妇人乳瘕，子脏急痛。○久服明目益气，头不白，延年。治五痔疮瘘，以七月七日取之，捣汁，铜器盛之，日煎，令可丸如鼠屎，纳窍中，日三易，乃愈。又堕胎。○治大热难产。○杀虫去风，合房阴干煮饮。明目，除热泪，头脑心胸间热风烦闷，风眩欲倒，心头吐涎如醉，漾漾如船车上者。○治丈夫女人阴疮湿痒。催生，吞七粒。○疏导风热。○治口齿风，凉大肠，润肝燥。

槐花　气味：苦，平，无毒。

主治：五痔，心痛，眼赤，杀腹脏虫，及皮肤风热，肠风泻血，赤白痢，并炒研服。○凉大肠。○炒香频嚼，治失音喉痹。又疗吐血衄血，崩中漏下。

叶　气味：苦，平，无毒。

主治：煎汤，治小儿惊痫壮热，疥癣及丁肿。皮、茎同用。邪气产难绝伤，及瘾疹、牙齿诸风，采嫩叶食。

枝　主治：洗疮及阴囊下湿痒。八月断大枝，候嫩蘖，煮汁酿酒，疗大风痿痹甚效。○炮热熨蝎毒。○青枝烧沥涂癣。煅黑揩牙去虫。煎汤，洗痔核。○烧灰沐头，长发。○治赤目，崩漏。

槐，《本经》上品。

槐实凡采得，只取两子、三子者，待干，以铜锤锤破，用乌牛乳浸一宿，蒸用。槐花未大开采收，陈者良。入药炒用。花未开者为槐子，染家水煮染色。

《和剂局方》槐角丸：治五种痔漏，肠风下血，脱肛，槐角去梗炒一两，地榆、当归酒焙、防风、黄芩、枳壳麸炒各半两，为末，酒糊丸梧子大，每服五十丸，饮下。

《别录》曰：槐实，酸、咸。好古曰：纯阴，肝经气分药也。元素曰：槐花味厚气薄，纯阴也。时珍曰：味苦，色黄，气凉，阳明、厥阴血分药也。

《朱氏集验方》：治舌衄出血，槐花末，傅之即止。

槐子　臣。

枸　杞

古以常山者为上，今以甘州者为佳。春生苗叶，如石榴叶而软薄，堪食，俗呼为甜菜。其茎干高三五尺，作丛。六月、七月生小红紫花，随便结实，形微长如枣核。其根名地骨。《诗·小雅》云：集于苞杞。陆机《诗疏》云苦杞。《尔雅》名枸檵。《衍义》名枸棘。《纲目》曰：枸、杞，二树名。此木棘如枸之棘，茎如杞之条，故兼名之。其根最长，故曰地骨，俗呼地骨皮。

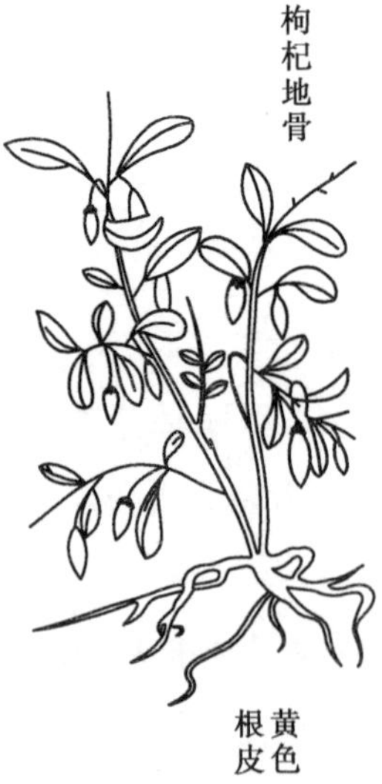

枸杞　气味：苦，寒，无毒。

主治：五内邪气，热中消渴，周痹风湿。久服坚筋骨，轻身不老，耐寒暑。○下胸胁气，客热头痛，补内伤大劳嘘吸，强阴，利大小肠。○补精气诸不足，易颜色变白，明目安神，令

枸杞地骨

根黄
皮色

图 210　枸杞、地骨皮

人长寿。

地骨皮 气味：苦寒。

主治：细剉拌面，煮熟吞之，去肾家风，益精气。○去骨热消渴。○解骨蒸肌热，风湿痹，坚筋骨，凉血。○治在表无定之风邪，传尸，有汗之骨蒸。○泻肾火，降肺中伏火，去胞中火。退热，补正气。○治上膈吐血，煎汤嗽口，止齿血，治骨槽风。○治金疮神验。

修治：地骨皮：以熟甘草汤洗净，焙干用。

枸杞、地骨，《本经》上品。

枸杞子 气味：苦，寒。权曰：甘，平。

主治：坚筋骨，耐老，除风，去虚劳，补精气。○主心病嗌干，心痛，渴而引饮，肾病消中。○滋肾润肺。榨油点灯，明目。

修治：枸杞子。择红小鲜明者，拣去枝梗，酒润，捣烂入药。

杲曰：地骨皮，苦、平、寒，升也，阴也。好古曰：入足少阴、手少阳经。制硫黄、丹砂。

道书言：千载枸杞，其形如犬，故得枸名。按刘禹锡"枸杞井诗"云：僧房药树依寒井，井有清泉药有灵。翠黛叶生笼石甃，殷红子熟照铜瓶。枝叶本是仙人杖，根老能成瑞犬形。上品功能甘露味，还知一勺可延龄。又《续仙传》云：朱孺子见溪侧二花犬逐入于枸杞丛下，掘之得根，形如二犬，烹而食之，忽觉身轻。周密《浩然斋日钞》云：宋徽宗时，顺州筑城，得枸杞，其形如犬者。据前数说，则枸杞之滋，盖不独子，而根亦不止于退热而已。

地骨皮,《本经》名地节。日华子名地仙。《别录》名却老,名仙人杖。

《衍义》云:枸杞当用梗皮,地骨当用根皮,枸杞子当用红实,是一物有三用。其皮寒,根大寒,子微寒,亦三等。此正是《孟子》所谓"性由杞柳"之杞。今人多用其子直为补肾药,是曾未考究经意。当更量其虚实冷热用之。

酸 枣 仁

始生河东川泽,今近京及西北州郡皆有之。野生多在坡阪及城垒间。似枣木而皮细,其木心赤色,茎叶俱青,花似枣花。八月结实,紫红色,似枣而圆小,味酸。当月采实,取核中仁,阴干。《尔雅》辨枣之种类曰:实小而酸曰樲棘。《孟子》曰:养其樲棘。赵岐注:所谓酸枣是也。

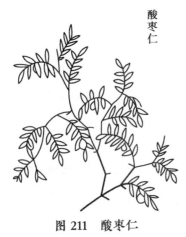

酸枣仁

酸枣仁 气味:酸,平,无毒。

主治:心腹寒热,邪结气聚,四肢酸痛,湿痹。久服安五脏,轻身延年。○烦心不得眠,脐上下痛,血转久泄,虚汗烦渴,补中益肝气,坚筋骨,助阴气,能令人肥健。○筋骨风,炒仁研汤服。

图 211 酸枣仁

酸枣仁，《本经》上品。

酸枣小而圆，其核中仁扁，有紫色、赤色者。俗呼山枣。

敩曰：用仁，以叶拌蒸半日，去皮尖用。今人修治，多睡生用，不得睡炒熟用。

恶防己。

《外台秘要》：疗刺在人肉中不出，酸枣核烧末，水服之，立便得出。

檗　木

即黄檗也。始生汉中山谷及永昌，今处处有之，以蜀中者为胜。木高数丈，叶类茱萸及紫椿，经冬不凋，皮外白，里深黄色，根如松下茯苓。二月、五月采皮，日干。《别录》名黄蘗，俗作黄柏者，省写之谬也。

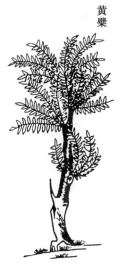

黄檗

黄檗　气味：苦，寒，无毒。

主治：五脏肠胃中结热，黄疸，肠痔。止泄，女子漏下赤白，阴伤蚀疮。○疗惊气在皮间，肌肤热赤起，目热赤痛，口疮。久服通神。○热疮疱起，虫疮，血痢。止消渴，杀蛀虫。男子阴痿及傅茎上疮。治下血如鸡鸭肝片。○安心除劳，治骨蒸，洗肝明目，多泪，口干心热，杀疳虫，治蛔心痛，鼻衄，肠风下血后急，热肿痛。

图 212　黄檗

○泻膀胱相火,补肾水不足,坚肾,壮骨髓。疗下焦虚,诸痿瘫痪,利下窍,除热。○泻伏火,救肾水,治冲脉气逆,不渴而小便不通,诸疮痛不可忍。○得知母滋阴降火,得苍术除湿清热,为治痿要药。得细辛泻膀胱火,治口舌生疮。○傅儿头疮。

黄檗,《本经》上品。

修治: 择皮紧厚二三分,鲜黄者,削去粗皮,用生蜜水浸半日,漉出晒干,用蜜涂,文武火炙,令蜜尽为度。

一云:气味俱厚,沉而降,阴也。又云:苦厚微辛,阴中之阳。入足少阴经,为足太阳引经药。

好古曰:黄芩、栀子入肺,黄连入心,黄檗入肾,燥湿所归,各从其类也。故《活人书》四味解毒汤,乃上下内外通治之药。

恶干漆;伏硫黄。

《外台秘要》:治口中及舌生疮,烂剢黄檗含之。

黄檗　使。

楮　实

始生少室山,今所在有之。其叶似葡萄,作瓣而有子者为佳。其实大如弹丸,生青熟红。八九月采实,水浸去皮穰,取中子入药,俗呼楮桃。《本经》一名榖实。楚人呼乳为榖,其木中白汁如乳,故以名之。今人呼为楮实子。

楮实　气味：甘，寒，无毒。

主治：阴痿水肿，益气充肌，明目。久服不饥，不老轻身。○壮筋骨，助阳气，补虚劳，健腰膝，益颜色。

叶　气味：甘，凉，无毒。

主治：小儿身热，食不生肌，可作浴汤。又主恶疮，生肉。○治刺风身痒。○治鼻衄数升不断者，捣汁三升，再三服之，良久即止。嫩茹之。

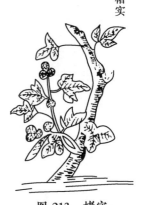

楮实

图213　楮实

去四肢风痹，赤白下痢。○炒研搜面作饼饦食之，主水痢。○利小便，去风湿肿胀，白浊，疝气，癣疮。

楮实，《别录》上品。实如弹丸，生青有毛，熟赤色，秋采，日干，去皮穰，取中子，子类红谷。

修治：楮实子，去轻浮者，以酒浸一时，焙干用。叶堪包半夏曲。

《广利方》：治蝎螫人，痛不止，谷树白汁涂之，立差。

干　漆

始生汉中川谷，今蜀、汉、金、峡、襄、歙州皆有之。木高三二丈余，皮白，叶似椿，花似槐，子若牛李。木心黄，夏至后以竹筒钉入木中取之。旧云用漆桶中自然干者，状如蜂房，孔孔隔者。今多用筒子内干者，以黑如瑿，坚如铁石者为佳。许慎《说文》曰：漆本作

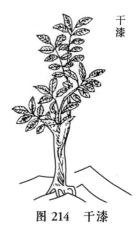

干漆

图 214　干漆

漆,木汁可以髹物,其字象水滴而下之形也。

干漆　**气味:**辛,温,无毒。

主治:绝伤,补中,续筋骨,填随脑,安五脏,五缓六急,风寒湿痹。生漆去长虫。久服轻身耐老。○干漆疗欬嗽,消瘀血痞结,腰痛,女子疝瘕,利小肠,去蛔虫。○杀三虫,通经脉。○治传尸劳,除风。○削年深坚结之积滞,破日久凝结之瘀血。

修治:干漆,捣碎炒熟,不尔损人肠胃。若是湿漆,煎干更好。亦有烧存性者。

元素曰:辛、平,有毒。降也,阳中阴也。之才曰:半夏为之使;畏鸡子;忌油脂。

《淮南子》云:漆见蟹而不干。《相感志》云:漆得蟹而成水。盖物性相制也。宗奭曰:湿漆,药中未见用。凡用者,皆干漆耳。其湿者在燥热及霜冷时则难干,得阴湿虽寒月亦易干。亦物之性也。若沾渍人,以油治之。凡验漆,惟稀者以物蘸起,细而不断,断而急收,更又涂于干竹上,荫之速干者并佳。

凡人畏漆者,嚼蜀椒涂口鼻,则可免。生漆疮者,杉木汤、紫苏汤、漆姑草汤、蟹汤浴之,皆良。毒发,饮铁浆并黄栌汁,甘豆汤,吃蟹,并可制之。

妇人产后血运,多用干漆,火烧烟熏鼻。

干漆　臣。

五加皮

　　始生汉中及宛句,今近道处处有之。春生苗,茎叶俱青,作丛。赤茎又似藤蔓,高三五尺,上有黑刺。叶生五杈,作簇者良;四叶、三叶者最多,为次。每一叶下生一刺。三、四月开白花,结青子,至六月渐黑色。根若荆根,皮黄黑,肉白、骨硬。十月采根,阴干。今江淮所生者,根类地骨皮,轻脆芬香是也。其苗茎有刺,类蔷薇,长者至丈余;叶五出,香气如橄榄。春时结实如豆粒而扁青色,得霜乃紫黑。吴中亦多,俗名为追风使。机曰:生南方者类草,故小;生北方者类木,故大。时珍曰:春月于旧枝上抽条,山人采为蔬茹,正如枸杞,生南方坚地者如草类,生北方者皆木类也。此药以五叶交加者良,故名五加。杨慎《丹铅录》作五佳,云一枝五叶者佳,故也。《炮炙论》名五花。蜀人呼为白刺。谯周《巴蜀异物志》名文章草。有赞云:文章作酒,能成其味。以金买草,不言其贵。是也。

　　五加皮　气味:辛,温,无毒。

　　主治:心腹疝气腹痛,疗躄,小儿三岁不能行,疽疮阴蚀。○男子阴痿,囊下湿,小便余沥,女人阴痒,及腰脊痛,两脚疼痹,风弱五缓虚羸,补中益精,坚筋骨,强志意。久服轻身耐老。○破逐恶血,四肢不遂,贼风伤人,软脚臀腰,主多年瘀血在皮肌。治痹湿内不足。○明目下气,治中风骨节挛急,补五劳七伤。○酿酒饮,治风痹,四肢挛急。○作末浸酒饮,治目

五加皮

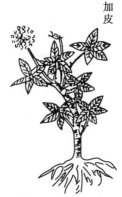

图 215　五加皮

僻眼䁢。○叶：作蔬食，去皮肤风湿。

五加皮，《本经》上品。今市卖一种，曰南五加皮[1]，色白，仿佛白鲜，柔韧而无味，殊为乖失。

五加皮，五叶者良。根黄色，类地骨皮，轻脆芬香者为真。

修治：五加皮，去骨。之才曰：远志为之使；恶玄参、蛇皮。

昔鲁定公母单服五加酒，以致不死。临隐去，佯托死，时人自莫之悟耳。张子声、杨建始、王叔才、于世彦，皆服此酒而房室不绝，得寿三百年，有子二十人，世世有得服五加酒散而获延年不死者，不可胜计。或又为散以代汤茶而饵之，验亦然也。王君[2]谓五加云：盖天有五车之星精也。水应五湖，人应五德，位应五方，物应五车。故青精入茎，则有东方之液；白气入节，则有西方之津；赤气入华，则有南方之光；玄精入根，则有北方之饴；黄烟入皮，则有戊巳之灵。五神镇生，相转育成，用之者真仙，服之者反婴也。

---

[1]　南五加皮：五加皮分南北，最晚在明代已经形成。本书认为南五加皮柔韧而无味，另一种"轻脆芬香者为真"，实为误认。考南五加的原植物才是真正五加科植物五加的根皮，而具有浓烈香味的北五加，是萝藦科植物杠柳的根皮，当代称之为香加皮，以区别于五加科的五加皮。香加皮有毒，用时小心。

[2]　王君：此前原衍"大"字，据《本草纲目》卷36五加条删。

牡荆实

始生河间、南阳宛句山谷,或平寿都乡高岸上及田野,今眉州、蜀州及近京亦有之。俗呼黄荆是也。枝茎坚劲作科,不为蔓生,故称牡。叶如蓖麻更疏瘦,花红作穗,实细而黄,如蔓荆子而小。故《本经》名小荆。古者刑杖以荆,故字从刑。

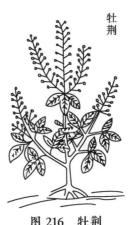

牡荆

牡荆实 气味:苦,温,无毒。

主治:除骨间寒热,通利胃气,止欬逆,下气。○得柏实、青葙、术,疗风。○炒焦为末,饮服,治心痛及妇人白带。○用半升,炒熟,入酒一盏,煎一沸,热服,治小肠疝气甚效。○浸酒饮,治耳聋。

图 216 牡荆

牡荆,《别录》上品。

之才曰:防己为之使;畏石膏。

《集简方》:治湿痰白浊,牡荆子炒为末,酒服二钱。

蔓荆实

旧不载所出州土,今近京及秦、陇、明、越州多有之。茎高四尺,对节生枝。初春因旧枝而生叶,类小

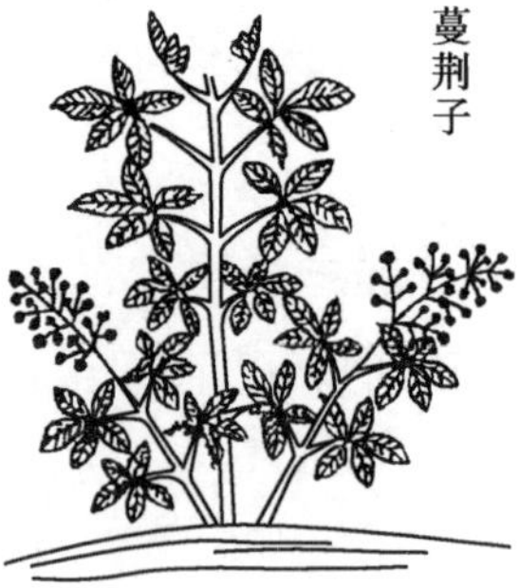

蔓荆子

棟,至夏盛茂。有花作穗,浅红色,蕊黄白色,花下有青萼。至秋结实,斑黑如梧子许大而轻虚。八月、九月采实。一说叶如杏叶,作蔓生,故名蔓荆。

图 217 蔓荆子

蔓荆实 **气味:**苦,微寒,无毒。

主治:筋骨间寒热,湿痹拘挛,明目坚齿,利九窍,去白虫。久服轻身耐老。小荆实亦等。○风头痛脑鸣,目泪出,益气,令人光泽脂致。○治贼风,长髭发。○利关节,治痫疾,赤眼。○太阳头痛,头沉昏闷,除昏暗,散风邪,凉诸经血,止目睛内痛。○搜肝风。

蔓荆实,《本经》上品。俗呼蔓荆子。

修治:敩曰:凡使去蒂子下白膜一重,酒浸一伏时,蒸之从巳至未,晒干用。

元素曰:味辛,温,气清,阳中之阴,入太阳经。之才曰:恶乌头、石膏。

《危氏得效方》:治乳痈初起,蔓荆子炒为末,酒服方寸匕,渣傅之。

蔓荆子　臣。

辛　夷

始生汉中川谷,今处处有之。木高数丈,叶似柿

辛夷

而长。正月、二月生花，似着毛小桃子，故《本经》名侯桃。色白带紫，花落无子，至夏复开花。入药用花蕊，缩者良，已开者劣，谢者不佳。初出如笔，北人呼为木笔。其花最早，南人呼为迎春。李时珍曰：夷者，荑也，其苞初生，如荑而味辛也。

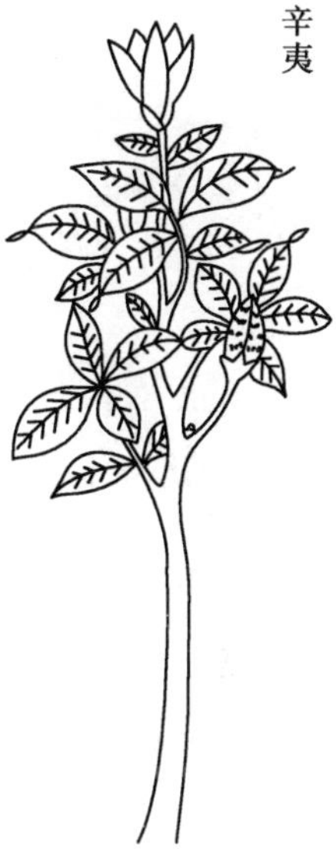

辛夷 气味：辛，温，无毒。

主治：五脏身体寒热，风头脑痛，面䵟。久服下气，轻身明目，增年耐老。○温中解肌，利九窍，通鼻塞涕出。治面肿引齿痛，眩冒，身兀兀如在车船之上者。生须发，去白虫。○通关脉，治头痛憎寒，体噤瘙痒。入面脂生光泽。○鼻渊、鼻鼽、鼻窒、鼻疮及痘后鼻疮，并用研末，入麝香少许，葱白蘸入数次，甚良。

图 218　辛夷

辛夷，《本经》上品。花有红紫二种。入药当用紫者，须未开时收之。

修治：辛夷去外毛皮，用向里实者，微炙。时珍曰：气味俱薄而散，阳也。入手太阴、足阳明经。之才曰：芎䓖为之使；恶五石脂；畏菖蒲、蒲黄、黄连、石膏、黄环。

桑根白皮

旧不载所出州土，今处处有之。有数种，有白桑，

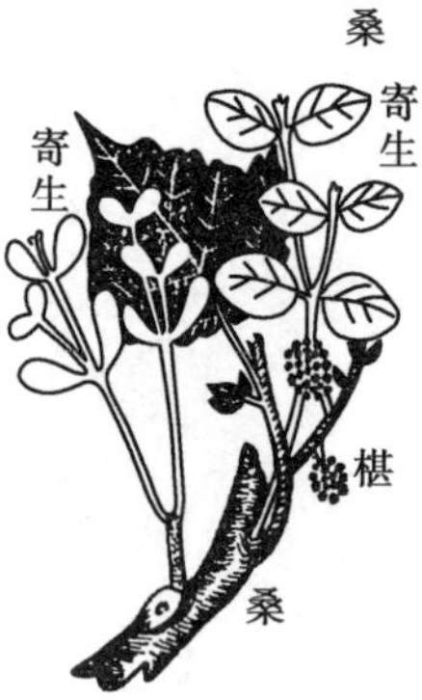

桑寄生

寄生

椹

桑

图219 桑

叶大如掌而厚;鸡桑,叶花而薄;子桑,先椹而后叶;山桑,叶尖而长。子种者,不若压条而分者。入药用根。古本草言:桑根见地上者,名马额,有毒杀人;旁行出土者,名伏蛇,亦有毒而致心痛。故吴淑《事类赋》云:伏蛇痛,马额杀人。徐锴《说文字解》云:桑,音若东方,自然神木之名。其字象形,桑乃蚕所食叶之神木,故加木于叒下而别之。《典术》曰:桑乃箕星之精。

桑上寄生,叶类橘而厚软,茎类槐而肥脆。高一二尺,诸树皆有,惟寄生桑树枝节间者佳,故曰桑上寄生。

桑根白皮 气味:甘,寒,无毒。

主治:伤中,五劳六极,羸瘦,崩中绝脉,补虚益气。○去肺中水气,唾血热渴,水肿腹满胪胀,利水道,去寸白。可以缝金疮。○治肺气喘满,虚劳客热头痛,内补不足。○煮汁饮利五脏;入散用,下一切风气、水气。○调中下气消痰,止渴,开胃下食,杀腹脏虫,止霍乱吐泻。研汁治小儿天吊惊痫客忤,及傅鹅口疮大验。○泻肺,利大小肠,降气散血。

皮中白汁 **主治**:小儿口疮白漫,拭净,涂之便愈;又涂金刃所伤,燥痛,须臾血止,仍以白皮裹之甚良。○涂蛇、蜈蚣、蜘蛛伤有验。取枝烧沥,治大风疮疥,生眉发。

桑椹 **主治**:单食止消渴。○利五脏关节痛,血气。久服不饥,安魂镇神,令人聪明,变白不老。多收暴干,为末蜜丸,日服。○捣汁饮,解中酒毒,酿酒服,利水气,消肿。

桑上寄生 气味:苦,平,无毒。

主治:腰痛,小儿背强,痈肿,充肌肤,坚发齿,长须眉,安胎。○去女子崩中,内伤不足,产后馀疾,下乳汁,主金疮,去痹。○助筋骨,益血脉。○主怀妊漏血不止,令胎牢固。

桑根白皮,《本经》中品。《种树书》云:桑以构接则桑大,桑根下埋龟甲,则茂盛不蛀。

桑上寄生,《本经》上品。按郑樵《通志》云:寄生有两种,一种大者,叶如石榴叶;一种小者,叶如麻叶,黄色。

修治:桑根白皮,采十年以上向东畔嫩根,铜刀刮去黄皮,取里白皮,切,焙干用。其皮中涎勿去之,药力俱在其上也。忌铁及铅。

杲曰:甘、辛,寒,可升可降,阳中阴也。好古曰:甘厚而辛薄,入手太阴经。之才曰:续断、桂心、麻子为之使。

《圣惠方》:治发鬓堕落,桑白皮剉二升,以水淹浸,煮五六沸,去滓,频频洗沐,自不落。

桑白皮 使。

时珍曰:寄生高者二三尺,其叶圆而微尖,厚而柔,面青而光,背淡紫而有茸。人言川蜀桑多,时有生者,他处鲜得,须自采或连桑采者乃可用。世俗多以杂树上者充之,气性不同,反有害也。

修治:桑寄生以铜刀和根枝茎叶细剉,阴干用,勿见火。

桑寄生 臣。

杜　仲

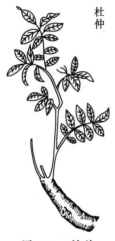

杜仲

图 220　杜仲

始生上虞山谷及上党、汉中,今深山大谷所在有之。树高数丈,叶似辛夷,亦类柘。其皮类榆、柳,折之内有白丝如绵相连,故一名木绵。昔杜姓仲名者,服此得道,因名杜仲。

杜仲　气味:辛,平,无毒。

主治:腰膝痛,补中益气,坚筋骨,强志,除阴下痒湿,小便余沥。久服轻身耐老。○脚中酸疼,不欲践地。○治肾劳,腰脊挛。肾冷,臀腰痛。人虚而身强直,风也。腰不利,加而用之。○能使筋骨相着。润肝燥,补肝经风虚。其木可作履,益脚。

杜仲,《本经》上品。

元素曰:性温,味辛、甘,气味俱薄,沉而降,阴也。好古曰:肝经气分药也。恶玄参,蛇蜕皮。

修治:凡使,削去粗皮,每一斤用酥一两,蜜三两和涂,火炙以尽为度,细剉用。今有以姜汁拌炒去丝者。

按庞元英《谈薮》云:一少年新娶后,得脚软病,且疼甚,医作脚气治,不效。路钤孙琳诊之,用杜仲一味,寸断片折,每两半,酒半,水一大盏,煎服,三日能行,又三日全愈。琳曰:此乃肾虚,非脚气也。杜仲能治腰膝痛,以酒行之,则为效容易矣。

枫香脂

所在大山皆有之,今南方及关、陕甚多。树甚高大,似白杨,叶圆而作歧,有三角而香。二月有花,其实作球,有柔刺,大如鸭卵。其脂为白胶香。《尔雅》谓枫为欇欇,言天风则鸣欇欇也。《说文解字》曰:枫,木厚叶弱,枝善摇,故字从风。汉中多植之。至霜后,叶丹可爱,故称枫宸。梵书谓之萨阇罗婆香,俗呼芸香。

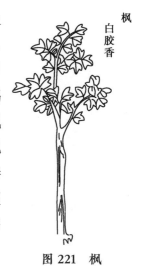

枫
白胶香

图 221　枫

枫香脂　即白胶香。**气味**:辛、苦,平,无毒。

主治:瘾疹内痒,浮肿,煮水浴之。又主齿痛。〇一切痈疽疮疥,金疮,吐衄咯血,活血生肌,止痛解毒。烧过揩牙,永无牙疾。

白胶香,《唐本草》。系枫木津液形类乳香,色白而香,堪焚。

修治:枫香脂,以蘘水煮二十沸,入冷水中扯数十次,晒干用。

《简要济众》:治吐血不止,白胶香为散,每服二钱,新汲水调下。

大枫子

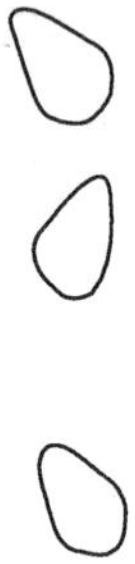

大枫子

有毒

图 222　大枫子

枫树高大,故曰大枫。或云能治大风疾,故名大枫子。

大枫子　气味:甘,热。

主治:疬风癞疥疮癣,杀虫。又治杨梅诸疮。

大枫子　有毒。

大枫子,形类松子,大如雷丸。新者仁色白,久者仁色黄。

修治:去壳取仁。

按:枫木连抱大者甚多,并结球而不结子。《本经》以大枫子内附,但载主治,余无一言,诚可怪也。今问市家所得,咸云海舶贸来,疑必外番别有一种枫木,不然何独指此为名,而不言他木耶? 姑述之,以俟识者再政之。

手背皲裂,大枫子仁捣泥涂之。

女贞实

始生武陵川谷,今处处有之。《山海经》云:泰山多贞木,是此木也。其叶似枸骨及冬青木,极茂盛,凌冬不凋。五月开细花,青白色。九月而实成,似牛李子。立冬采实暴干。李时珍曰:此木凌冬青翠,有贞守之操,故以女贞状之。

女贞实　气味:苦,平,无毒。

主治:补中,安五脏,养精神,除百病。久服肥健,轻身不老。○强阴,健腰膝,变白发,明目。

女贞实,《本经》上品。亦呼为冬青。与冬青同名异物,盖一类二种尔。女贞叶长,子黑色;冬青叶微圆,子红色,为异。

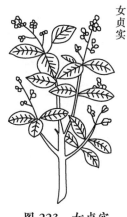

女贞实

图223　女贞实

蕤核

始生函谷川谷及巴西,今河东亦有之。其木高五七尺,茎间有刺,叶细似枸杞而尖长,花白,子红紫色,附枝茎而生,类五味子。六月成熟,采实,破核取仁,阴干。《尔雅》:棫,白桵。即此也。其花实蕤蕤下垂,故谓之桵,后人作蕤。

仁　气味:甘,温,无毒。

主治:心腹邪热结气,明目,目赤痛伤,泪出,目肿眦烂。久服轻身,益气不饥。○强志,明耳目。○破心下结痰痞气,齆鼻。○治鼻衄。○生治足肿,熟治不眠。

蕤核,《本经》上品。

蕤核

核紫

多文理仁皮黄肉白

图224　蕤核　　263

修治：蕤仁，以汤浸，去皮尖，擘作两片，每四两用芒硝一两，木通草七两，水煮一伏时，取仁，研膏入药。

《孙氏集效方》：治一切眼疾，蕤仁去油三钱，甘草、防风各六钱，黄连五钱，以三味熬取浓汁，次下蕤仁膏，日点。

《经验良方》：治赤烂眼，用蕤仁、杏仁各一两，去皮，研匀，入腻粉少许，为丸，每用热汤化洗。

丁　香

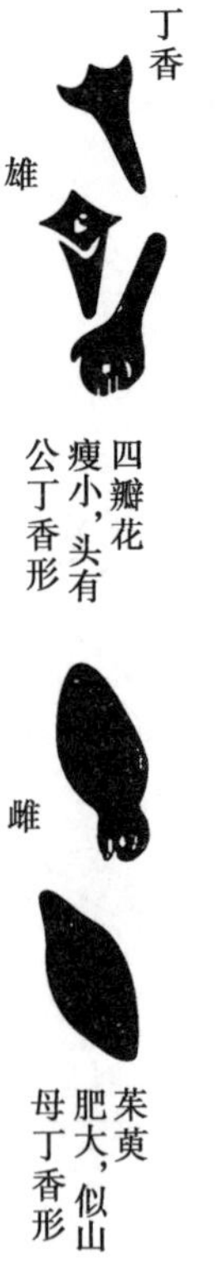
丁香
雄
四瓣花
瘦小，头有
公丁香形
雌
茱萸
肥大，似山
母丁香形
图 225　丁香

始生交、广、南番，今惟广州有之。木类桂，高丈余。叶似栎，凌冬不凋。花圆细，黄色。其子出枝蕊上，紫色，长三四分，形如钉子，故名丁香。有雄雌，雄颗小，俗呼公丁香；雌颗大，俗呼母丁香。

雄丁香　气味：辛，温，无毒。

主治：温脾胃，止霍乱拥胀，风毒诸肿，齿疳䘌。能发诸香。○风䘌，骨槽劳臭。杀虫，辟恶去邪。治奶头花，止五色毒痢，五痔。○治口气，冷气冷劳，反胃，鬼疰蛊毒，杀酒毒，消痃癖。疗肾气，奔豚气，阴痛腹痛，壮阳，暖腰膝。○疗呕逆甚验。○去胃寒，理元气。气血盛者勿服。○治虚哕，小儿吐泻，痘疮，胃虚灰白不发。

雌丁香 气味：辛，微温，无毒。

主治：风水毒肿，霍乱心痛，去恶热。○吹鼻，杀脑疳。入诸香中，令人身香。○同姜汁涂，拔去白须孔中，即生黑者异常。

丁香树皮 名丁皮，气味同香。主治齿痛。

心腹冷气，诸病家用代丁香。皮似桂皮而厚。

宋《开宝》。

修治：方中多用雌者，力大。膏煎中若用雄，须去丁，盖乳子发人背痈也。不可见火。

好古曰：纯阳。入手太阴、足少阴、阳明经；畏郁金。

《德生堂经验方》：治反胃关格，气噎不通，丁香、木香各一两，每服四钱，水一盏半，煎一盏，先以黄泥做成碗，滤药汁于内，食前服。此方乃橼史吴安之传于都事盖耘夫有效，试之果然。土碗，取其助脾也。

沉 香

出海南诸国，及交、广、崖州。其木类椿、榉，多节；叶似橘，花白；子似槟榔，大如桑椹，紫色而味辛。欲取之，先断其积年老木根，经年，其外皮干俱朽烂，其木心与枝节不坏者，即香也。细枝紧实未烂者，为青桂；黑坚沉水者为沉香，俗谓之角沉；半沉者为栈香。栈香中形象鸡骨者，为鸡骨香；象马蹄者为马蹄

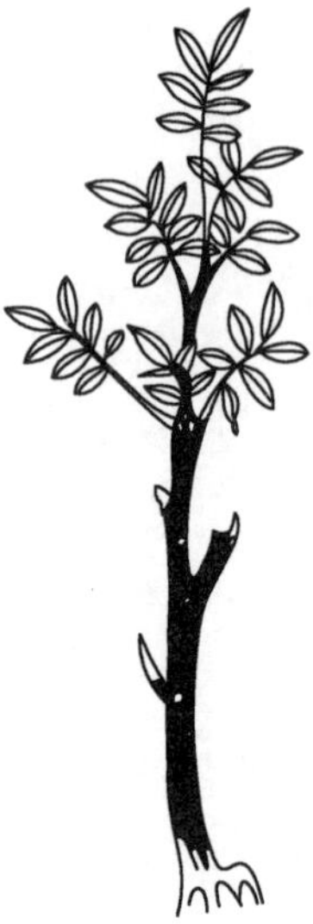

沉香

图226 沉香

香;在土中不待刊[1]剔而成薄片者,谓之龙鳞,俗呼鲫鱼片。不沉者为黄熟香,俗讹为速香。苏香是已削之成卷,咀之柔韧者,谓之黄蜡沉。入药沉水者上,半沉者次之,不沉者但可熏衣及焚烧而已。《南越志》言交州人称为蜜香,谓其气如蜜脾也。梵书名阿迦嚧香。

沉香 气味:辛,微温,无毒。

主治:风水毒肿,去恶气。○主心腹痛,霍乱,中恶邪鬼疰气。清人神,并宜酒煮服之;诸疮肿宜入膏中。○调中,补五脏,益精壮阳,暖腰膝,止转筋吐泻,冷气,破癥癖,冷风麻痹,骨节不任,风湿皮肤瘙痒,气痢。补右肾命门。○补脾胃,及痰涎、血出于脾。益气和神。○治上热下寒,气逆喘急,大肠虚闭,小便气淋,男子精冷。

沉香,《别录》上品。

修治:沉香,须要不枯如觜角硬重,沉于水下者为上,半沉者次之。不可见火。入丸散剉为末,或以水磨粉,晒干。亦可入煎剂,惟磨汁临时入之。今市家多以夹板沉香充角沉香,虽亦沉水,但劈无正文,内夹秽污如黑土,焚之且不香为异。

大明曰:辛,热。元素曰:有升有降。

[1] 刊:原作"创",据《本草纲目》卷34沉香条改。

吴球《活人心统》:治胃冷久呃,沉香、紫苏、白豆蔻仁各一钱,为末,每柿蒂汤服五七分。

乳 香

西出天竺,南出波斯等国。其树类松,生于沙中,盛夏木胶流出沙上,状如桃胶。其气香,其形如乳头,故名乳香。西者色黄白,南者色紫赤如乳头。透明者俗呼滴乳,又曰明乳。镕塌在地,杂沙石者,为塌香,俗呼塌乳。

气味:微温,无毒。

主治:耳聋,中风口噤不语。妇人血气。止大肠泄澼。疗诸疮,令内消。能发酒,理风冷。○下气益精,补腰膝,治肾气,止霍乱,冲恶中邪气,心腹痛,疰气。煎膏止痛长肉。○治不眠。○补肾,定诸经之痛。○仙方用以辟谷。○消痈疽诸疮,托里护心,活血定痛,伸筋。治妇人产难,折伤。

《别录》上品。松香可乱乳香,焚之乃辨真伪。

松香
滴乳

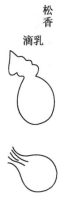

修治:颂曰:乳性至粘,难碾。用时以缯袋挂于窗隙处,良久取研,乃不粘也。大明曰:入丸散,微炒,杀毒、不粘。或言入丸药,以少酒研如泥,以水飞过,晒干用。或言以灯

图 227 乳香

草同研易细。或以竹叶上炙之，研易细。

元素曰：苦、辛，纯阳。震亨曰：善窜，入手少阴经。

降真香

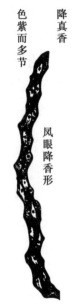

色紫而多节

降真香

凤眼降香形

图228　降真香

出黔南。并南海山中及大秦国。其香似苏木，烧之初不甚香，得诸香和之则特美。入药以番降、紫而润者为良。按《仙传》云：烧之感引鹤降。醮星辰烧此香，甚为第一。度箓烧之，功力极验。降真之名以此，俗呼降香。

气味：辛，温，无毒。

主治：烧之辟天行时气、宅舍怪异。小儿带之辟邪恶气。○疗折伤金疮，止血定痛，消肿生肌。

降真香 《证类》。

《医林集要》：治金疮出血，降香炒，五倍子等分，为细末傅之。

檀　香

按《大明一统志》云：出广东、云南及古城、真腊、爪哇、渤泥、暹罗、三佛齐、回回等国，今岭南诸地亦有之。树叶皆似荔枝，皮青色而滑泽，叶廷珪《香谱》云：皮实而色黄者为黄檀，皮洁而色白者为白檀，皮腐而色紫者为紫檀。其木并坚重清香，而白檀尤良。宜以纸封收，则不泄气。李时珍曰：檀，善木也。故字从亶。亶，善也。番人呼为真檀。

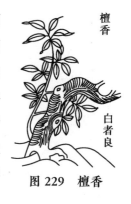

檀香

白者良

图 229　檀香

白檀　气味：辛，温，无毒。

主治：消风热肿毒。治中恶鬼气，杀虫。○煎服止心腹痛，霍乱。肾气痛，水磨涂外肾，并腰肾痛处。○散冷气，引胃气上升，进饮食。○噎膈吐食。又面生黑子，每夜以浆水洗，拭令赤，磨汁涂之甚良。

黄檀最香，可作带骻、扇骨等物。

檀香，《别录》下品。

大明曰：热。元素曰：阳中微阴，入手太阴、足少阴，通行阳明经。

金樱子

今南中州郡有，而以江西、剑南、岭外者为胜。丛生郊野中，大类蔷薇，有刺。四月开白花，夏秋结实，亦有刺，黄赤色，形似小石榴，故一名山石榴。又一名刺梨子。《本草纲目》：金樱当作罂，谓其子形如黄

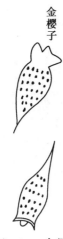

金樱子

罂也。

气味：酸、涩，平，无毒。

主治：脾泄下痢，止小便利，涩精气。久服令人耐寒轻身。

金樱子，《蜀本草》。色黄赤有刺。其子大如指尖，状如石榴而长，其核细碎而有白毛。

修治：金樱子，劈开，去核并毛，酒洗净用。

图 230　金樱子

吴茱萸

始生上谷及冤句，今江、淮、蜀、汉最多。木高丈余，皮青绿色，叶似椿而阔厚，紫色。三月开红紫细花，七月、八月结实似辣子，颗粒紧小。嫩时微黄，熟则色青绿。陈藏器曰：茱萸，南北总有，入药以吴地者为好，所以有吴之名也。

气味：辛，温，有小毒。

主治：温中下气，止痛除湿，血痹，逐风邪，开腠理，欬逆寒热。○利五脏，去痰冷逆气，饮食不消，心腹诸冷绞痛，中恶心腹痛。○霍乱转筋，胃冷吐泻、腹痛，产后心痛，治遍身瘴痹刺痛，腰脚软弱，利大肠

吴茱萸

吴茱萸形

图 231　吴茱萸

壅气,肠风痔疾。杀三虫。○杀恶虫毒,牙齿虫䘌,鬼魅疰气。○下产后余血,治肾气,脚气水肿,通关节,起阳健脾。主痛止泻,厚肠胃,肥健人。○治痞满塞胸,咽膈不通,润肝燥脾。○开郁化滞,治吞酸,厥阴痰涎头痛,阴毒腹痛,疝气血痢,喉舌口疮。

《本经》上品。陈久者良,闭口者有毒。如食茱萸而小黑色。

修治:吴茱萸,须深汤中浸去苦烈汁七次,焙用。

好古曰:辛、苦,热,气味俱厚,阳中阴也,半浮半沉。入足太阴经血分,少阴、厥阴气分。李时珍曰:辛、热,走气动火,昏目发疮。之才曰:蓼实为之使;恶丹参、消石、白垩;畏紫石英。

阴下湿痒,吴茱萸煎汤,频洗取效。

卮^{〔1〕}子

始生南阳川谷,今南方及西蜀州郡皆有之。木高七八尺,叶似李而厚硬,二、三月开白花,花皆六出,甚芬香。夏秋结实如诃子状,生青熟黄,中仁深红。九月采实,暴干。皮薄而圆小,刻房七棱至九棱者为佳。卮,酒器也。卮子象之,故名。俗作栀子。司马相如赋云:鲜

---

〔1〕卮:本书承袭李时珍观点,谓“栀子”当作“卮子”。本条仍其旧,他处仍用通行之“栀子”。

栀子

色赤

大 染
栀 色
子 用

图 232　卮子

支黄烁。注云:鲜支,即支子也。

气味:苦,寒,无毒。

主治:五内邪气,胃中热气,面赤,酒疱皶鼻,白癞、赤癞、疮疡。○疗目赤热痛,胸心大小肠大热,心中烦闷。○去热毒风,除时疾热,解五种黄病,利五淋,通小便,解消渴,明目,主中恶,杀䗪虫毒。解玉支毒。○主暗痓,紫癜风。治心烦懊憹不得眠,脐下血滞,而小便不利。○泻三焦火,清胃脘血,治热厥心痛,解热郁,行结气。○治吐血、衄血、血痢、下血、血淋、损伤瘀血及伤寒劳复,热厥头痛,疝气,汤火伤。

卮子,《本经》中品。

修治:震亨曰:上焦、中焦连壳用,下焦去壳炒用,血病炒黑用。好古曰:去心胸中热用仁,去肌表热用皮。

元素曰:气薄味厚,轻清上行,气浮而味降,阳中阴也。杲曰:沉也,阴也,入手太阴肺经。

黎居士《易简方》:治鼻衄血,山卮子烧灰,吹之,屡用有效。

樟　脑

树高丈余。小叶似楠而尖长,背有黄赤茸毛,四时不凋。夏开细花,结小子。木大者数抱,肌理细而错纵有文,故谓之樟。豫章县因木得名。脑系樟树脂也,状如龙脑,白色如雪,故谓之脑。又出韶州,故一名韶脑,俗讹为朝脑。

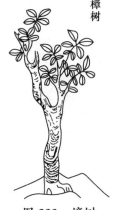

樟树

气味:辛,热,无毒。

主治:通关窍,利滞气,治中恶邪气,霍乱,心腹痛,寒湿脚气,疥癣风瘙,龋齿,杀虫辟蠹。着鞋中去脚气。

图233 樟树

朝脑、朱砂等分,擦虫牙疼效。

樟脑 新增。

煎樟脑法:用樟木新者,切片,以井水浸三日三夜,入锅煎之,柳木频搅。待汁减半,柳上有白霜,即滤去滓,倾汁瓦盆内,经宿自然结成块也。炼升之法不一。升一次者色皂,升两三次者色白。人多以此乱片脑,不可不辨。

骐驎竭

今南番诸国及广州皆出之。木高数丈,婆娑可爱。叶似樱桃而有三角。其脂液从木中流出,滴下如胶饴状,久而坚凝乃成竭。赤作血色,故亦谓之血竭。采无时。《本草纲目》云:骐驎,赤马名也。曰骐驎者,隐之也。

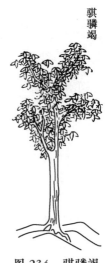

骐驎竭

图234　骐驎竭

气味：甘、咸，平，无毒。

主治：心腹卒痛，金疮血出，破积血，止痛生肉，去五脏邪气。○伤折打损，一切疼痛，血气搅刺，内伤血聚，补虚，并宜酒服。○补心包络、肝血不足。○益阳精，消阴滞气。傅一切恶疮疥癣久不合。性急，不可多使。却引脓。○散滞血诸痛，妇人血气，小儿瘈疭。

骐驎竭，《唐本草》。

《南越志》云：骐驎竭，紫钾树之脂也。欲验真伪，但嚼之，不烂如蜡者为上。今人试之，以透指甲者为真。或云：烧之赤汁出，灰不变色。

修治：雷公云：凡使勿用海母血，真似骐驎竭。只是味咸，并腥气。骐驎竭味微咸、甘，似栀子气。欲使先研作粉，筛过，入丸散中用。若同众药捣，则化作尘飞也。

得密陀僧，良。

龙脑香

出婆律国，今惟南海番舶贾客货之。相传云其木高七八尺，大可六七围，如积年杉木状，傍生枝。叶正圆而背白，结实如草豆蔻，皮有甲错。香即木中脂也。曰龙脑者，因其状而贵重之称也。以白莹如冰，及作梅花片者为良，故俗呼片脑。又呼冰片，或云梅花片。

气味：辛、苦，微寒，无毒。

主治：妇人难产，研末少许，新汲水服，立下。○心腹邪气，风湿积聚，耳聋，明目，去目赤翳。○内外障眼，镇心秘精。治三虫牙五痔。○散心盛热。○入骨治骨痛。○治大肠脱。○疗喉痹，脑痛，鼻瘜，齿痛，伤寒舌出，小儿痘陷。

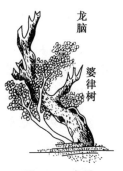

图 235　龙脑

龙脑香，婆律树中脂膏也。

修治：龙脑香，合糯米炭、相思子贮之则不耗。或以灯草、杉木炭养之更良。

元素曰：热，阳中之阳。大片明亮者良。

龙脑，香色如冰，清香，臭之有杉木气。今人多以樟脑升打乱之，不可不辨。

阿　魏

木生波斯国，及伽阇那国。木长八九尺，皮色青黄。三月生叶似鼠耳，无花实。其枝汁出如饴，久乃坚凝，名阿魏。阿曰呢，魏曰哒，西番语也。一云：阿，我也；魏，畏也。此物极臭，阿之所畏也。《唐本草》谓之熏渠，古人谓之哈昔泥。

气味：辛，平，无毒。

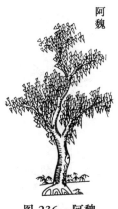

图 236　阿魏

主治：杀诸小虫，去臭气，破癥积，下恶气，除邪鬼蛊毒。○治风邪鬼疰，心腹中冷。○传尸冷气，辟瘟治疟。主霍乱心腹痛，肾气温瘴。御一切蕈菜毒。解自死牛、羊、马肉诸毒。○消肉积。

阿魏，阿虞树脂也。状如桃胶，其色黄如栗瓣者为上，色黑者不堪用。系羊射脂之说，俗亦相传，但无实据。谚云：黄金无假，阿魏无真。以其多伪也。刘纯诗云：阿魏无真却有真，臭而止臭乃为珍。

《唐本草》。波斯国呼为臧虞；天竺国呼形虞。阿魏，此木津液。自草部移入此。

炳曰：人多言煎蒜白为假者。敩曰：验法有三：第一以半铢安熟铜器中，一宿至明，沾阿魏处白如银，永无赤色；第二，将一铢置于五斗草自然汁中，一夜至明，如鲜血色；第三，将一铢安于柚树上，树立干，便是真者。凡用，乳钵研细，热酒器上裹过入药。

卢 会

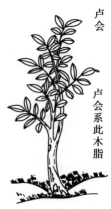

卢会

卢会系此木脂

图237 卢会

生波斯国。木之脂泪凝聚而成，状似黑锡，故《医学入门》曰：卢，黑色也。会，裹也。一名讷会，一名奴会。俗呼为象胆，盖以其味苦如胆，故也。

气味：苦，寒，无毒。

主治：热风烦闷，胸膈间热气，明目镇心，小儿癫痫惊风，疗五疳，杀三

虫及痔病疮瘘,解巴豆毒。主小儿诸疳热。○单用杀疳
蛔。吹鼻,杀脑疳,除鼻痒。○研末傅蟨甚妙。治湿癣出
黄汗。

宋《开宝》。自草部移入此。

修治:先捣成粉,待众药末出,然后入药中。

芜 荑

始生晋山川谷,今近道亦有之。大抵榆类而差
小。其实亦早成,比榆乃大,气臭如狐。一名无姑,一
名蕨蘨。《医学入门》曰:芜,秽也;荑,伤也。其气臭
如伤败之物也。

气味:辛,平,无毒。

主治:五内邪气,散皮肤骨节中淫淫温行毒,去三虫,化
食。逐寸白,散肠中嗢嗢喘息。○主积冷气,心腹癥痛。除
肌肤节中风淫淫如虫行。长食,治五痔,杀中恶蛊毒,诸病不
生。○治恶疮疥癣,杀虫止痛。妇人子
宫风虚,孩子疳泻冷痢。

《本经》上品。三月采实,大者
为良。

修治:芜荑捣末入药。

得诃子、豆蔻良。

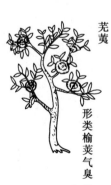

芜荑

形类榆荚气臭

图238 芜荑

枳实、枳壳

枳实生河内川泽。枳壳生商州川谷。今京西、江湖州郡皆有之。木如橘而小,高五七尺。叶如橙多刺。春生白花,至秋成实。《本草纲目》云:枳乃木名,从只,谐声也。《医学入门》云:七月、八月采者为实,小而色青,中实,故名枳实。九月、十月采者为壳,大而色黄紫,多瓤,入药去瓤用壳,故名枳壳。

枳实 气味:苦,寒,无毒。

主治:大风在皮肤中,如麻豆苦痒。除寒热结,止痢。长肌肉,利五脏,益气轻身。○除胸胁痰癖,逐停水,破结实,消胀满,心下急痞痛,逆气,胁风痛,安胃气,止溏泄,明目。○解伤寒结胸,主上气喘欬,肾内伤冷,阴痿而有气,加而用之。○消食,散败血,破积坚,去胃中湿热。

枳实,《本经》上品。

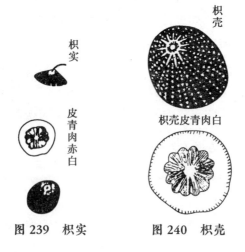

枳壳

枳实

皮青肉赤白

枳壳皮青肉白

图 239 枳实　　　图 240 枳壳

青而小者,俗呼鹅眼枳实。近道出者小而绿色,气臭,俗呼绿衣枳实,不堪用。

修治:枳实,用皮厚而小,翻肚如盆口状,陈久者为胜。水渍透,切片晒干。小麦麸炒至麸焦,去麸用。其性酷而速。

气厚味薄,浮而升,微降,阴中阳也。

《子母秘录》:治妇人阴肿坚痛,枳实半斤,碎炒令熟,故帛裹熨,冷即易之。

枳实　臣。

枳壳　气味:苦、酸,微寒,无毒。

主治:风痹,通利关节,劳气欬嗽,背膊闷倦,散留结,胸膈痰滞,逐水,消胀满大胁风,安胃,止风痛。○遍身风疹,肌中如麻豆,恶疮,肠风痔疾,心腹结气,两胁胀虚,关膈壅塞。○健脾开胃,调五脏,下气,止呕逆,消痰。治反胃,霍乱,泻痢,消食。破癥结痃癖,五膈气,及肺气水肿,利[1]大小肠,除风明目。炙热熨痔肿。泄肺气,除胸满。○治里急后重。其性详而缓。

枳壳,宋《开宝》。气味沉降,与枳实同。杲曰:沉也,阴也。

修治:水浸去瓤,切片麸炒。

小儿软疖,大枳壳一个,去白磨口平,面糊抹边,合疖上,自出脓血,尽更,无痕也。

---

[1] 利:原脱,据《本草纲目》卷36枳实、枳壳条补。

乌 药

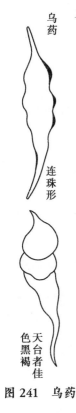

乌药

连珠形

天台者佳
色黑褐

图 241 乌药

始生岭南邕、容州及江南,今台州、雷州、衡州亦有之,以天台者为胜。木似茶槚,高五七尺;叶微圆而尖,作三桠,面青背白;五月开细花,黄白色;六月结实。根色黑褐,似山芍药根,又似乌樟根。八月采根,以作车毂形,如连珠状者佳。乌以色名,其叶状似鳑鮍、鲫鱼,故俗呼为鳑鮍树。《拾遗》作旁其,方音讹也。其气似樟,故南人呼为矮樟。

气味:辛,温,无毒。

主治:中恶心腹痛,蛊毒,疰忤鬼气,宿食不消,天行疫瘴,膀胱肾间冷气攻冲背膂,妇人血气,小儿腹中诸虫。○除一切冷,霍乱,反胃吐食,泻痢,痈疖疥疬,并解冷热。其功不可悉载。猫、犬百病,并可磨服。○理元气。○中气、脚气、疝气、气厥头痛,腹胀喘急,止小便频数及白浊。

乌药,宋《开宝》。

修治:乌药极硬难切,须渍水一二日,漉出,晾片时,切片入剂。亦有以童便浸煮者,各随方法。

好古曰:气厚于味,阳也,入足阳明、少阴经。

《济急方》: 治小儿慢惊, 昏沉或搐, 乌药磨水, 灌之。

厚 朴

　　始出交趾、冤句, 今京西、陕西、江淮、湖南、蜀川山谷中往往有之, 而以梓州、龙州者为上。木高三四丈, 径一二尺。春生叶如槲叶, 四季不凋。红花而青实。其木质朴而皮厚, 故名厚朴。其味辛烈而色紫赤, 故《日华子》名烈朴。《别录》名赤朴。

　　气味: 苦, 温, 无毒。

　　主治: 中风伤寒, 头痛寒热, 惊悸, 气血痹, 死肌, 去三虫。○温中益气, 消痰下气, 疗霍乱及腹痛胀满, 胃中冷逆, 胸中呕不止, 泄痢淋露, 除惊, 去留热心烦满, 厚肠胃。○健脾, 治反胃, 霍乱转筋, 冷热气, 泻膀胱及五脏一切气, 妇人产前产后腹脏不安, 杀肠中虫, 明耳目, 调关节。○治积年冷气, 腹内雷鸣虚吼, 宿食不消, 去结水, 破宿血, 化水谷, 止吐酸水, 大温胃气, 治冷痛, 主病人虚而尿白。○主肺气胀满, 膨而喘欬。

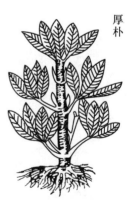

厚朴

　　皮鳞皱而厚, 紫色油润者, 俗呼紫油厚朴, 入剂最佳。

　　薄而白者, 俗呼山厚朴, 不堪用。

　　三月、九月、十月采皮。

　　厚朴,《本经》中品。

图 242 厚朴

修治：刮去粗皮，入丸散，酥油炙；入汤饮，姜汁炒。元素曰：气温味苦、辛，气味俱厚，体重浊而微降，阴中阳也。杲曰：可升可降。之才曰：干姜为之使；恶泽泻、消石、寒水石；忌豆，食之动气。

治霍乱，厚朴以姜汁火炙令香，为末，新汲水调下二钱匕，甚妙。

茗

即茶。今闽、浙、蜀、荆、江、湖、淮南山中皆有之。《尔雅》所谓槚，苦荼。郭璞云：木小似栀子，冬生叶，可煮作羹饮。今呼早采者为茶，晚采者为茗。《茶经》云：茶者，南方佳木，自一尺二尺，至数十尺。其巴川、峡山有两人合抱者，伐而掇之。木如瓜芦，叶如栀子，花如白蔷薇，实如栟榈，蒂如丁香，根如胡桃，其名一曰茶，二曰槚，三曰蔎，四曰茗，五曰荈，今通谓之茶。茶，荼，声近，故呼之。杨慎《丹铅录》云：茶即古荼字。诗云"谁谓荼苦，其甘如荠"是也。

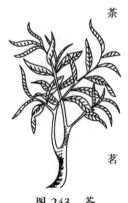

茶

茗

图243 茶

气味：苦、甘，微寒，无毒。

主治：瘘疮，利小便，去痰热，止渴，令人少睡，有力悦志。○下气消食。作饮加茱萸、葱、姜良。○破热气，除瘴气,利大小肠。○清头目,治中风昏愦,多睡不醒。○治伤暑。合醋,治泄痢甚效。○炒煎饮,治热毒,赤白痢。同芎䓖、葱白煎饮,止头痛。○浓煎,吐风热痰涎。

茶,清明采者上,谷雨采者次之。古人谓茶为雀舌、麦颗,言其至嫩也。又有新芽一发,便长寸余,其粗如针,最为上品。其根干、水土,力皆有余故也。

细茶宜人,粗茶损人。少饮则醒神思,多饮则致疾病。

茗,《唐本草》。

藏器曰:苦,寒,久服令人瘦,去人脂,使人不睡。饮之宜热,冷则聚痰。胡洽曰:与榧同食,令人身重。李廷飞曰:大渴及酒后饮茶,入肾经,令人腰脚、膀胱冷痛,兼患水肿、挛痹诸疾。大抵饮茶宜少,不饮尤佳,空腹最忌之。时珍曰:服葳灵仙、土茯苓,忌饮茶。

毛文锡《茶谱》云:蒙山有五顶,上有茶园。其中顶曰上清峰。昔有僧人病冷且久,遇一老父,谓曰:蒙之中顶茶,当以春分之先后,多构人力,俟雷发声,并手采摘,三日而止。若获一两,以本处水煎服,即能祛宿疾;二两,当眼前无疾;三两,能固肌骨;四两,即为地仙矣。其僧如说,获一两余服之,未尽而疾瘳。其四顶茶园,采摘不废,惟中峰草木繁密,云雾蔽亏,鸷兽时出,故人迹不到矣。近岁稍贵此品,制作亦精于他处。

儿茶　出南番。系细茶末入竹筒中,紧塞两头,污泥沟中日久,取出,捣汁熬制而成。其块小而黑润者为上,块大焦枯者次之。番人呼为乌爹泥,又呼为乌垒泥。俗用搽小儿诸疮效。每呼为儿茶,又呼为孩儿茶。

气味：苦、甘，微寒，无毒。

主治：清上膈热疾，生津。涂金疮，一切诸疮，生肌定痛，止血排脓，除湿降火。

按：儿茶乃治疮之要药，查本草并无载之者。予补之，未知其详，待后之识者再政之。

山茱萸

始生汉中山谷及琅琊、宛句、东海承县，今海州亦有之。木高丈余，叶似榆，花白。子初熟未干，赤色，似胡颓子，有核，亦可啖；既干，皮甚薄。九月、十月采实，阴干。吴普云：叶如梅，有刺毛。二月花如杏，四月实如酸枣，赤色，故《本经》名蜀酸枣。

《医学入门》曰：茱，色赤也；萸，肥腴也。

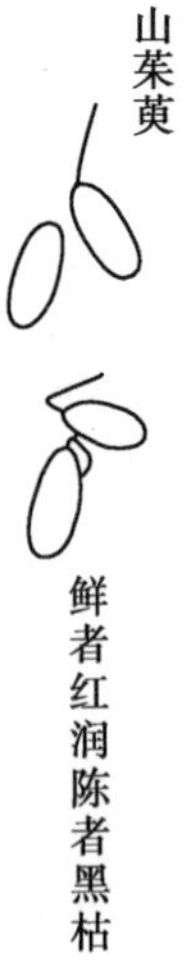

气味：酸，平，无毒。

主治：心下邪气寒热，温中，逐寒湿痹，去三虫，久服轻身。○肠胃风邪，寒热疝瘕，头风，风气去来，鼻塞，目黄，耳聋，面疱，下气出汗，强阴益精，安五脏，通九窍，止小便利。久服明目，强力，长年。○治脑骨痛，疗耳鸣，补肾气，兴阳道，坚阴茎，添精髓，止老人尿不节。治面上疮，能发汗，止月水不定。○暖腰膝，助水脏。除一切

山茱萸

鲜者红润陈者黑枯

图244 山茱萸

风,逐一切气,破癥结,治酒皶。○温肝。

山茱萸,《本经》中品。

阳中之阴。入足厥阴、少阴经气分。蓼实为之使;恶桔梗、防风、防己。

修治: 山茱萸,以酒润去核,取皮,一斤只取四两,缓火焙干方用。能壮元气,秘精。其核能滑精,不可服。

山茱萸　使。

紫　葳

凌霄花也。始生西海川谷及山阳,今处处皆有。生山中,人家园圃亦或种莳。初作藤蔓,生依南木,岁久延引至巅而有花。其花黄赤,夏中乃盛。俗谓赤艳曰紫葳,此花赤艳,故曰紫葳。附木而上,高数丈,故曰陵霄花,俗呼为凌霄花。

气味: 酸,微寒,无毒。

主治: 妇人产乳余疾,崩中,癥瘕血闭,寒热羸瘦,养胎。○主热风风痫,大小便不利,肠中结实。止产后奔血不定,安胎。○治身游风风疹,治瘀血,带下。○酒齄热毒风、风刺,妇人血膈崩中。

《本经》中品。

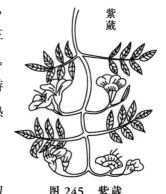

紫葳

图 245　紫葳

紫葳　今蔓延而生,谓之为

草。又有木身,谓之为木。又须木而上,然干不逐冬毙,亦得木之多也,故分入木部为至当。唐白乐天诗有:"木名凌霄,擢秀非孤标",由是益知非草也。

紫葳 臣。

猪　苓

猪苓

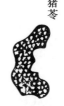

肉色白

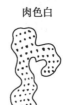

图 246　猪苓

始生衡山山谷及济阴、宛句,今蜀州、眉州亦有之。生土底,是木之余气所结。皮黑作块似猪屎,故以名之。一名猳猪屎。

气味: 甘,平,无毒。

主治: 痎疟,解毒蛊疰不祥,利水道,久服轻身耐老。○解伤寒温疫大热,发汗,主肿胀满,腹急痛。○治渴除湿,去心中懊恼。○泻膀胱。○开腠理,治淋肿,脚气,白浊带下,妊娠子淋胎肿,小便不利。

猪苓,《本经》中品。猪苓取其行湿,生用正宜。

《本草纲目》曰:马屎曰通,猪屎曰零,即苓字。其块零落而下,故也。

杲曰:甘平,降也,阳中阴也。入足太阳、足少阴经。久服损肾气,昏人目,宜详审之。

五倍子

以蜀中者为胜。生肤木叶上，七月结实，无花，生青熟黄。九月采实，暴干。因商贩此得五倍之利，故名五倍子。形似海中文蛤，一名文蛤。内多小虫，故一名百虫仓，会意也。法酿过名百药煎，隐名也。

气味： 酸，平，无毒。

主治： 齿宣疳䘌，肺脏风毒，流溢皮肤，作风湿癣，瘙痒脓水，五痔，下血不止，小儿面鼻疳疮。○肠虚泄痢，为末，熟汤服之。生津液，消酒毒，治中蛊毒毒药。○口疮，以末掺之，便可饮食。○敛肺降火，化痰饮、止咳嗽、消渴、盗汗、呕吐、失血、久痢、黄病、心腹痛，小儿夜啼，乌须发。治眼赤湿烂，消肿毒、喉痹，敛溃疮、金疮、脱肛、子肠坠。

五倍子，宋《开宝》。五倍子今染家多用。

修治： 五倍子，捶破，去内虫及污秽，或炒或生，各随方法。

戏术：壁上移字，五倍子肉煎水，写字在壁上，俟干，即将水洗之，其字自见。

乌须经验方：五倍子炒一钱，铜末醋炒三分，白矾二分，食盐一分，四味为细末，合一处为一料，为乌黑霜；旱莲草膏二钱，没食子雌雄二个，诃子肉五分，白及五分，川芎五分，辽细辛五分，以上六味，各为细末，搜和一处，名为乌黑霜。前五倍子等四

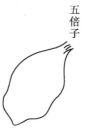

五倍子

图247 五倍子

味一料,入乌黑霜二三分,用浓茶调,不稀不稠,盛磁器中,入锅内水煮镜面相似为度。每用先以皂角烧水洗须净,令干,以捆柄涂药白须上,待干,或茶或水洗去,则须柔润光黑,可耐月余,几无摧折之患矣,真佳方也。要炒倍子得法:炒五倍子法:五倍子捶破,去虫净,肉小指尖大块,一次炒。或四两,或八两,文武火炒,不住手更易柳条勤搅,令白烟出透熟,用水湿青布一块,铺放净地上,将熟倍子倾于布中包住,以脚一躐,开之自成一块,随用。上等照前方分两称入,须多,勿拘一料。

百 药 煎

气味:酸、咸、微甘,无毒。

主治:化痰清肺。定嗽止热,生津解渴,收湿,消酒。乌须发,止下血,久痢脱肛,牙齿宣蜃,面鼻疳蚀,口舌糜烂,风湿诸疮。

没 药

始生波斯国,今海南诸国及广州或有之。木之根株,皆如橄榄,叶青而密。岁久者则有脂液流滴在地下,凝结成块,或大或小,亦类安息香。采无时。一名末药。末、没,皆梵言。或云:没,沦没也。木之膏液,没入地中,故名没药。

没药 **气味**:苦,平,无毒。

主治：破血止痛，疗金疮杖疮，诸恶疮痔漏，卒下血，目中翳晕痛，肤赤。〇破癥瘕宿血，损伤瘀血，消肿痛。〇心胆虚，肝血不足。堕胎及产后心腹血气痛，并入丸散服。〇散血消肿，定痛生肌。制同乳香。

没药，宋《开宝》。没药如琥珀色者佳。

戏术：酒满过盏：空盏，先以没药抹其弦，斟酒高一二分，流不出。

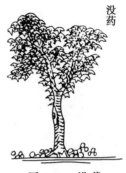

图 248　没药

海桐皮

始出南海已南山谷，今雷州及近海州郡亦有之。叶如手大，作三花尖。皮多刺，似桐皮，黄白色，故名海桐皮。

气味：苦，平，无毒。

主治：霍乱中恶，赤白久痢，除疳䘌疥癣，牙齿虫痛，并煮服及含之。水浸洗目，除肤赤。〇主腰脚不遂，血脉顽痹，腿膝疼痛，霍乱泄泻。〇古方多用浸酒，治风蹷。

海桐，宋《开宝》。入药用皮。

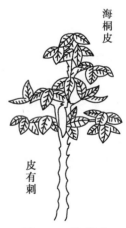

图 249　海桐皮

合 欢

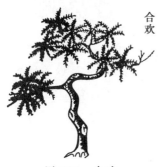

合欢

图250 合欢

始生益州山谷,今近京雍、洛间皆有之。人家多植于庭除间。木似梧桐,枝甚柔弱,叶似皂角,极细而繁密,互相交结,每一风来,辄自相解,了不相牵缀。五月花发,红白色,上有丝茸。至秋而实作荚子,极薄细。崔豹《古今注》云:欲蠲人之忿,则赠以青裳。青裳,合欢也。植之庭除,使人不忿,故嵇康《养生论》云:合欢蠲忿,萱草忘忧。其叶至暮即合,故《唐本草》名合昏。《日华子》名夜合。

合欢,《本经》中品。皮采无时。叶捣绞浓汁,浣衣服去黑垢霉。

木皮 气味:甘,平,无毒。

主治:安五脏,和心志,令人欢乐无忧,久服轻身明目,得所欲。煎膏,消痈肿,续筋骨,杀虫。捣末和铛下墨,生油调,涂蜘蛛咬疮。用叶洗衣垢。○折伤疼痛,研末酒服二钱匕。○和血消肿止痛。

蜜蒙花

始生益州川谷,今蜀中州郡皆有之。木高丈余,叶似冬青叶而厚,背白色,有细毛;又似橘叶。花微紫色,二月、三月采花,暴干。其味甘甜如蜜。花一朵数十房,蒙蒙然细碎也,故名蜜蒙。

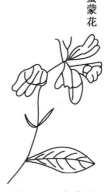

蜜蒙花

气味:甘,平,微寒,无毒。

主治:青盲肤翳,赤涩多眵泪,消目中赤脉,小儿麸豆及肝气攻眼,羞明怕日。入肝经气分,润肝燥。

蜜蒙花,宋《开宝》。花小色黄,嚼之甘甜。

图 251 蜜蒙花

制:酒洗候干,蜜拌炒。

巴 豆

今嘉州、眉州、戎州皆有之。木高一二丈,叶如樱桃而厚大,初生青色,后渐黄赤,至十二月叶渐凋[1],二月复渐生。四月旧叶落尽,新叶齐生,即花发成穗,微黄色;五、六月结实作房,生青,至八月熟而黄,类白豆蔻,渐渐自落乃收之。一房有二瓣,一瓣一子或三子。子仍有壳,用之去壳。戎州出者,壳上有纵文隐起如线,一道至两三道,彼土人呼为金线巴豆,最为

---

[1] 凋:原误作"稠",葛本同。据《本草纲目》卷35巴豆条改。

巴豆
连壳形

子形

壳黄仁白

图252　巴豆

上等。此物始出巴蜀,而形如菽豆,故以名之。

气味:辛,温,有毒。

主治:伤寒温疟寒热,破癥瘕结聚坚积,留饮痰癖,大腹,荡涤五脏六腑,开通闭塞,利水谷道,通去恶肉,除鬼毒蛊疰邪物,杀虫鱼。○疗女子月闭,烂胎,金疮脓血。不利丈夫,杀斑蝥、蛇虺毒。可练饵之,益血脉,令人色好,变化与鬼神通。○治十种水肿,痿痹,落胎。○通宣一切病,泄壅除风,补劳健脾,消痰破血,排脓,消肿毒,杀腹脏虫,治恶疮息肉及疥癞丁肿。○导气消积,去脏腑停寒,治生冷硬物所伤。○治泻痢,惊痫,心腹痛,疝气,风喝耳聋,喉痹牙痛,通关利窍。○最能泻人。

《本经》下品。八月采。用之去心皮。

修治:有用仁者,用壳者,用油者;有生用者,有水煮者,酒煮者,醋煮者,有麸炒者,烧存性者;有研烂以纸包压去油者,谓之巴豆霜。

杲曰:性热、味辛,有大毒。浮也,阳中阳也。时珍曰:生猛、熟缓,能吐能下,能止能行,是可升可降药也。

芫花为之使;恶蘘草;畏大黄、黄连、藜芦、冷水。黄连汁、大豆汁解之。

《危氏得效方》:治夏月水泻不止,巴豆一粒,针头穿,灯上烧存性,化腊和作一丸,倒流水下。

巴豆　使。

连　翘

　　始生太山山谷，今处处山谷有之。此物有二种，一种似椿实之未开者，壳小坚，而外完，无跗萼，剖之则中解，气甚芬馥。其实才干，振之皆落，不着茎也。《图经》曰大翘者，即此也。一种乃如菡萏，壳柔，外有跗萼抱之，无解脉，亦无香气。干之虽久，着茎不脱。《图经》曰小翘者，即此也。俗多用如椿实者。其实折之，其间片片相比如翘应，以此名尔。又一名异翘，一名连苕。

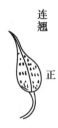

连翘

正

　　气味：苦，平，无毒。

　　主治：寒热鼠瘘，瘰疬痈肿，恶疮瘿瘤，结热蛊毒，去白虫。○主通利五淋，小便不通，除心家客热。○通小肠，排脓，治疮疖，止痛，通月经。○尤宜小儿。

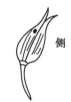

侧

　　连翘，《本经》草部下品，今移木部。连翘树高数尺及丈余。

　　修治：连翘去蒂瓤任用。噙口者佳，开瓣者不堪用。

　　连翘　使。

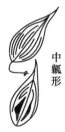

中瓤形

图 253　连翘

蜀 椒

　　始生武都川谷及巴郡,今归、峡及蜀川、陕洛间人家多作园圃种之。高四五尺,似茱萸而小,有针刺。叶坚而滑,可煮饮,食甚辛香。四月结子如小豆颗而圆,生青,熟紫赤色。八月采实,阴干。此椒江淮及北土皆有之,茎实都相似,但不及蜀中者皮肉厚,腹里白,气味浓烈耳。故《本经》惟曰蜀椒,俗呼川椒。其子光黑如人瞳子,谓之椒目。

　　椒红　气味:辛,温,有毒。

　　主治:邪气欬逆,温中,逐骨节皮肤死肌,寒热痹痛,下气。久服头不白,轻身增年。○除六腑寒冷,伤寒温疟,大风汗不出,心腹留饮宿食,肠澼下痢,泄精,女子字乳余疾,散风邪瘕结,水肿黄疸,鬼疰蛊毒,杀虫鱼毒。久服开腠理,通血

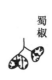

脉,坚齿发,明目,调关节,耐寒暑,可作膏药。○治头风下泪,腰脚不遂,虚损留结,破血,下诸石水。治欬嗽,腹内冷痛,除齿痛。破癥

结,开胸,治天行时气,产后宿血,壮阳,疗阴汗,暖腰膝,缩小便,止呕逆。○通神去老,益血利五脏,下乳汁,灭瘢,生毛发。○散寒除

湿,解郁结,消宿食,通三焦,温脾胃,补右肾命门。杀蛔虫,止泄泻。

　　《本经》下品。他处出者呼花椒,不及蜀椒功力。

蜀椒

图254　蜀椒

修治：蜀椒去目及闭口者,炒热,隔纸铺地上,以碗覆待冷,碾取红用。

《别录》曰：多食令人乏气。口闭者杀人。诜曰：五月食椒,气伤心,令人多忘。李廷飞曰：久食令失明,伤血脉。

杏仁为之使；畏款冬、防风、附子、雄黄。可收水银。中其毒,凉水、麻仁浆解之。

《大全良方》：治寒湿脚气,川椒二三斤,疏布囊盛之,日以踏脚。贵人所用。

蜀椒　使。

椒目　气味：苦,寒,无毒。

主治：治水,腹胀满,利小便,治十二种水气及肾虚,耳卒鸣聋,膀胱急,止气喘。

《海上方》：治痔漏肿痛,椒目一撮,碾细,空心水服三钱,如神。

椒目　使。

皂荚

始生雍州川谷及鲁邹县,今所在有之。木极有高大者。叶瘦长而尖,枝间多刺。夏开细黄花。实有三种,一种如猪牙,一种长而肥厚,多脂而粘,一种长而瘦薄,枯燥不粘。皂,黑色也。荚,两相夹合,而中藏子也,故名皂荚。俗呼皂角。《本经》以形如猪牙者为良,故俗皆用猪牙皂荚,每呼为牙皂。

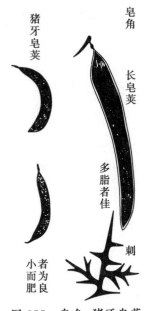

皂角

长皂荚

多脂者佳

刺

猪牙皂荚

小者而肥良

图 255　皂角、猪牙皂荚

气味：辛、咸，温，有小毒。

主治：风痹死肌，邪气风头泪出，利九窍，杀精物。○疗腹胀满，消谷，除欬嗽囊结，妇人胞不落，明目益精。可为沐药，不入汤。○通关节，头风，消痰杀虫，治骨蒸，开胃，中风口噤。破坚癥，腹中痛，能堕胎。又将浸酒中，取尽其精，煎成膏，涂帛，贴一切肿痛。○溽暑久雨时，合苍术烧烟，辟瘟疫邪湿气。○烧烟熏久痢脱肛。○搜肝风，泻肝气。○通肺及大肠气，治咽喉痹塞，痰气喘欬，风疠疥癣。

皂角树，多刺难上，采时以篾箍其树一夜，其角自落，亦一异也。

《外丹本草》谓之悬刀。

有不结荚者，树凿一孔，入生铁三五斤，以泥封之，自然结荚。

猪牙皂荚，《本经》下品。

修治：皂荚，以铜刀削去粗皮，以酥反复炒透，槌去子弦用。今有蜜炙、酥炙、绞汁、烧灰之异，各依方法。

皂荚损铁。

好古曰：入厥阴经气分。之才曰：柏实为之使；恶麦门冬；畏空青、人参、苦参、伏丹砂、粉霜、硫黄、硇砂。

《千金方》：治鬼魇不寤，皂荚末，刀圭吹之，能起死人。

皂荚　使。

诃 梨 勒

始生交、爱州，今岭南皆有，而广州最佳。株似木槵，花白；子似栀子，青黄色，皮肉相着。八月采实，六路者佳。梵言天主持来也。俗呼诃子。

气味：苦，温，无毒。

主治：冷气心腹痛，下食。○破胸膈结气，通利津液，上水道，黑髭发。○下宿食，止肠澼久泄，赤白痢。消痰下气，化食开胃，除烦治水，调中，止呕吐霍乱，心腹虚痛，奔豚气，肺气喘急，五膈气，肠风泻血，崩中带下，怀孕漏胎及胎动欲生，胀闷气喘。并患痢人肛门急痛，产妇阴痛，和腊烧烟熏之，及煎汤熏洗。○治痰嗽，咽喉不利，含三数枚殊胜。○实大肠，敛肺降火。

诃梨勒，《唐本草》。

修治：酒浸后蒸一伏时，刀削去路，取肉剉焙用。用核去肉。今多火炮，去核用肉。六路黑色，肉厚者良。

好古曰：苦、酸，平，苦重酸轻，味厚，阴也，降也。

诃梨勒

有色白者

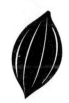

有苍黑色者　有青黄色者

《千金方》：治一切气疾，诃子三枚，湿纸包煨熟，去核，细嚼，以牛乳下。

诃梨勒 使。

棟 实

始生荆山山谷，今处处有之。以蜀川者为胜，故俗呼川棟子。木高丈余，叶密如槐而长。三、四月开花，红紫色，芬香满庭。实如弹丸，生青熟黄。十二月采实，根采无时。种有雌雄。雄者根赤，无子，有大毒，服之使人吐，不能止。雌者根白，有子，微毒，入药当用。《图经》谓之苦棟，因味苦也。按罗愿《尔雅翼》云：棟叶可以练物，故谓之棟。其子如小铃，熟则黄色，故一名金铃子，象形也。

实 气味：苦，寒，有小毒。

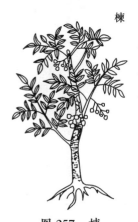

棟

主治：温疾伤寒，大热烦狂，杀三虫，疥疡，利小便水道。○主中大热狂，失心燥闷。作汤浴，不入汤使。○入心及小肠，主上下部腹痛。○泻膀胱。○治诸疝虫痔。

《本经》下品。

叶 五月五日取佩之辟恶。

花 热痱，焙末掺之，铺席下，杀蚤虱。

图 257 棟

味苦,微寒,微毒。

主治：蛔虫,利大肠。○苦酒和涂疥癣甚良。○治游风热毒,风疹,恶疮癞,小儿壮热,煎汤浸洗。

修治：楝实,酒拌令透,蒸,待皮软,刮去皮,取肉,去核用。凡使肉不使核,使核不使肉。如使核,槌碎,用浆水煮一伏时,晒干用。

《经验方》：治脏毒下血,以苦楝子炒黄为末,蜜丸梧桐子大,米饮空心下十丸至二十丸,甚妙。

《集简方》：治小儿蛔虫,用楝根皮同鸡卵煮,空心食之。次日虫即下。

无食子

出波斯国,呼为摩泽树。高六七丈,围八九尺。叶似桃而长,三月开花,白色,心微红。子圆如弹丸,初青,熟乃黄白,虫蚀成孔者入药用。其树一年生无食子,一年生跋屡,大如指,长三寸,上有壳,中仁如栗黄,可啖之。波斯每食以代果。番胡呼为没食子。今人呼为墨石、没石,转传讹矣。

无食子,《唐本草》。凡使勿犯铜铁,并被火惊。用颗小无枕米者,沙锅炒,细研入药。

无食子 有黑白二种

图258 无食子

气味：苦，温，无毒。

主治：赤白痢，肠滑，生肌肉。○肠虚冷痢，益血生精，和气安神，乌髭发。治阴毒瘘，烧灰用。温中，治阴疮阴汗，小儿疳䘌，冷滑不禁。

《圣济总录》：治牙齿痛，无食子末一钱，绵裹咬之，涎出吐去。

益智子

按《山海经》云：生昆仑国，今岭南州郡往往有之。叶似襄荷，长丈余。其根傍生小枝，高七八寸，无叶。花萼作穗，生其上，如枣许大，皮白，中仁黑，仁细者佳。含之摄涎唾。采无时。《医学入门》曰：服之益人智慧，故名。

益智子

仁　气味：辛，温，无毒。

主治：遗精虚漏，小便余沥，益气安神。补不足，利三焦，调诸气，夜多小便者，取二十四枚，碎，入盐同煎，服有奇验。○治客寒犯胃，和中益气，及人多唾。○益脾胃，理元气，补肾虚滑沥。○冷气腹痛，及心气不足，梦泄赤浊，热伤心系，吐血，血崩诸症。

益智子，宋《开宝》。子如笔头而两头尖，长七八分。

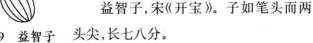

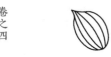

图259　益智子

修治：去壳取仁用。

苏方木

树似庵罗，叶如榆叶而无涩，抽条长丈许，花黄。子生青、熟黑。海岛有苏方国，其地产此木，故名苏方木。今人省呼为苏木耳。

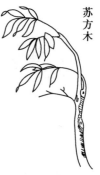

苏方木

图260　苏方木

苏方木　气味：甘、咸，平，无毒。

主治：破血，产后血胀闷欲死者，水煮五两，取浓汁服。妇人血气心腹痛，月候不调及蓐劳，排脓止痛，消痈肿，扑损瘀血，女人失音血噤，赤白痢，并后分急痛。○霍乱呕逆，及人常呕吐，水煎服之效。○破疮疡死血，产后败血。

《唐本草》。俗呼苏木。北人用染色者。

谨按：徐表《南海记》：生海畔，叶似绛木，若女贞。味平无毒。主虚劳血癖，气壅滞，产后恶露不安，心腹搅痛，及经络不通，男女中风，口噤不语，并宜细研乳头香末方寸匕，以酒煎苏方木，去滓调服，立吐恶物，差。

木鳖子

始出朗州及南中。今湖广诸州及杭、越、全、岳州

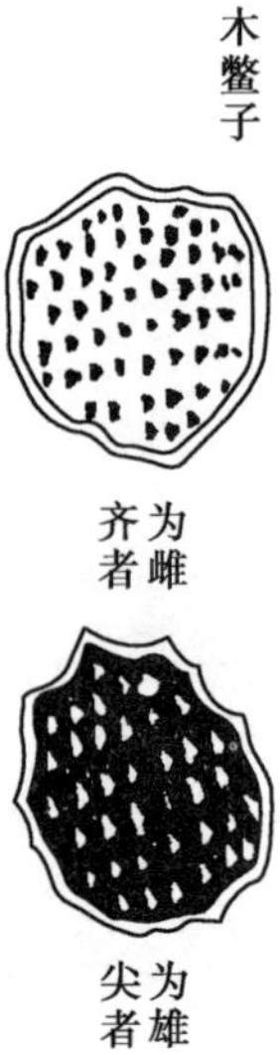

木鳖子

齐为
者雌

尖为
者雄

图 261　木鳖子

亦有之。春生苗作蔓，叶有五花，状如山芋，青色面光。四月生黄花，六月结实，似栝楼而极大，生青、熟红，肉上有刺，每一实其核三四十枚。七月、八月采实。其核似鳖，故以为名。

气味：甘，温，无毒。

主治：折伤，消结肿恶疮，生肌。止腰痛。除粉刺䵝黵，妇人乳痈，肛门肿痛。○研烧汤，熏痔。

俗呼土木鳖子，亦呼正木鳖子。

木鳖子，《别录》下品。

修治：木鳖子，去壳取仁，或去油用。老者壳色苍黑，嫩者壳色黄白。仁：皮绿、肉白者佳。多油及瘦薄者不堪用。

《百中方》：治小儿泄泻白痢，用木鳖子一枚，去壳细切，母丁香一枚，共为一处，碾为末，先以米泔洗脐净，拭干，纳末于脐中令满，上以小膏药贴之，即止。

椿木、樗木

旧并不载所出州土，今南北皆有之。二木形干大抵相类，但椿木实而叶香可啖，樗木疏而气臭，膳夫亦能熬去其气。北人呼樗为山椿，江东人呼为虎目。叶脱处有痕，如虎之目。又如樗蒲子，故得此名。

叶　气味：苦,温,有小毒。

主治：煮水洗疮疥风疽,樗木根叶尤良。○白秃不生发,取椿、桃、楸叶心,捣汁频涂之。○嫩芽消风祛毒。

白皮及根皮　气味：苦,温,无毒。

主治：疳蜃,樗根尤良。○去口鼻疳虫疥蜃,鬼疰传尸,蛊毒下血,及赤白久痢。得地榆止疳痢。○止女子血崩,产后血不止,赤带,肠风泻血不住,肠泻,缩小便,蜜炙用。○利溺涩。○治赤白浊,赤白带,湿气下痢,精滑梦遗,燥下湿,去肺胃陈积之痰。

椿皮色赤性涩,入血分;樗皮色白性利,入气分。

《唐本草》。

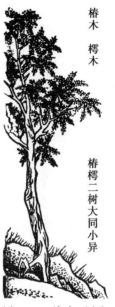

椿木　樗木

椿樗二树大同小异

图 262　椿木、樗木

《衍义》曰：洛阳一女子,年四十六七,耽饮无度,多食鱼蟹,畜毒在脏,日夜二三十泻,大便与脓血杂下,大肠连肛门,痛不堪任。医以止血痢药不效,又以肠风药则益甚。盖肠风则有血而无脓。如此半年余,气血渐弱,食减肌瘦。服热药则腹愈痛,血愈下;服凉药即注泻,食愈减;服温平药则病不知。如此将期岁,垂命待尽。或人教服人参散,一服知,二服减,三服脓血皆定,遂常服之而愈。其方治大肠风虚,饮酒过度,挟热下痢脓血,痛甚,多日不差。樗根白皮一两,人参一两,为末,每服二钱,空心温酒调服,米饮亦可,忌油腻、湿面、青菜、果子、甜物,猪、鱼、羊、蒜、薤等。

棕 榈

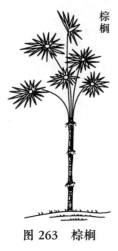

棕榈

图263 棕榈

始出岭南及西川,今江南亦有之。木高一二丈,无枝条,叶大而圆,有如车轮,萃于树杪。其下有皮,重迭裹之。每皮一匝为一节。二旬一采,皮转复生上。六、七月生黄白花,八、九月结实作房,如鱼子黑色。九月、十月采其皮用。《山海经》云:石翠之山,其木多棕。是也。

皮 气味:苦、涩,平,无毒。

主治:止鼻衄吐血,破癥。治肠风赤白痢,崩中带下,烧存性用。○主金疮疥癣,生肌止血。

笋及子花 主治:涩肠,止泻痢、肠风,崩中带下,及养血。

棕榈,宋《嘉祐》。其皮每岁剥取,不尔束死,或不长也。皮作绳,入水千年不烂。年久棕入药尤妙。

苞木部

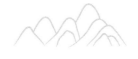

竹

处处有之。其类甚多，入药者惟三种，人多不能别。谨按《竹谱》：簜竹坚而节促，体圆而质劲，皮白如霜，即水白竹也；淡竹似簜而茂，即甘竹也；苦竹有白有紫。李时珍《纲目》云：竹字象形。许慎《说文》云：竹，冬生草也。故字从倒草。

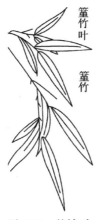

图 264　簜竹叶

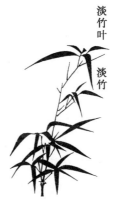

图 265　淡竹叶

簜竹叶　气味：苦，平，无毒。

主治：欬逆上气，溢筋，急恶疡。杀小虫。除烦热风痉，喉痹呕吐。

根　作汤，益气止渴，补虚下气。消毒。主风痉。

淡竹叶　气味：辛，平，大寒，无毒。

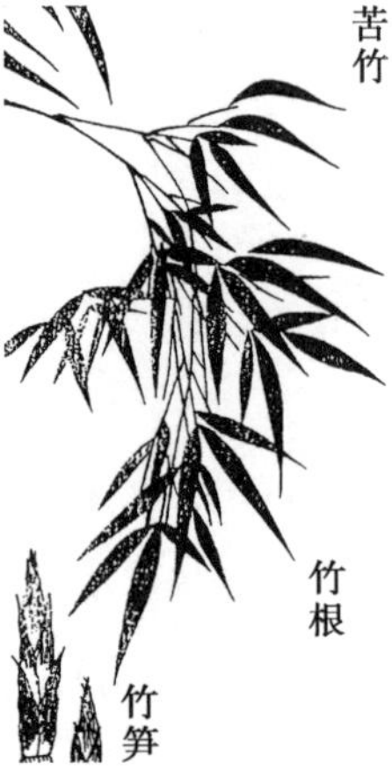

苦竹

竹根

竹笋

图 266 苦竹

主治：胸中痰热，欬逆上气。〇治吐血热毒，止消渴，压丹石毒。消痰，治热狂烦闷，中风失音不语，壮热头痛头风，止惊悸，温疫迷闷，妊妇头旋倒地，小儿惊痫天吊。〇喉痹，鬼疰恶气，烦热，杀小虫。〇凉心经，益元气，除热缓脾。

竹沥 大寒。疗暴中风风痹，胸中大热，止烦闷。

竹茹 微寒。主呕哕，温气寒热，吐血崩中，溢筋。

苦竹叶 气味：苦，冷，无毒。

主治：口疮目痛，明目，利九窍。〇治不睡，止消渴，解酒毒，除烦热，发汗，疗中风暗痖。〇杀虫，治诸疮疥癣。

竹根鞭 喜行东南。宜死猫；畏皂刺、油麻。

笋 主治消渴，利水道，益气。宜食。

草中一种，茎如铁线而长，叶小如竹。一种茎青而短，叶大如竹，俗皆呼淡竹叶，利小水，治喉痹等证立效。

《肘后方》：治时行发黄，竹叶五升，切，小麦七升，石膏三两，水一斗半，煮取七升，细服尽剂而愈。

天竺黄 志曰：生天竺国。大明曰：此是南海边竹内尖沙结成者。宗奭曰：此是竹内所生，如黄土，著竹成片者，故名竹黄。按吴僧赞宁云：竹黄生南海镛竹中。此竹极大，又名天竹，其内有黄，可以疗疾，《本经》作天竺者，非矣。

竹黄 气味：甘，寒，无毒。

主治：小儿惊风天吊，去诸风热，镇心明目，疗金疮，滋养五脏。治中风痰坠，卒失音不语，小儿客忤痫疾。制药毒发热。

竹黄，形块大小散碎不同，体轻，有黑、白、牙色之异。味甘，牙色者善；白者次；黑者下。人多烧龙蛟诸骨、蛤粉杂之，宜辨。

雷　丸

生石城山谷及汉中土中，竹之余气所结，故一名竹苓。《本草纲目》云：雷斧、雷楔，皆霹雳击物精气所化。此物生土中，无苗蔓，而杀虫逐邪，犹雷之丸也。《医学入门》云：雷，累也，累累相连如丸状也。

气味：苦、寒，有小毒。

主治：杀三虫，逐毒气，胃中热，利丈夫，不利女子。○作摩膏，除小儿百病，逐邪气，恶风汗出，除皮中热结积，蛊毒，寸白虫自出不止。久服令人阴痿。○逐风，主癫痫狂走。

雷丸，《本经》下品。

荔实、厚朴、芫花为之使；恶葛根、葛根。赤者杀人。

修治：甘草汤浸一夜，铜刀刮去黑皮，

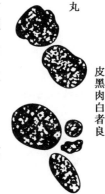

雷丸

皮黑肉白者良

图 267　雷丸

酒拌蒸,焙干用。大明曰:入药炮用。

按:陈正敏《遁斋闲览》云:杨勔中年得异疾,每发语,腹中有小声应之,久渐声大。有道士见之曰:此应声虫也。但读本草,取其不应者治之。读至雷丸,不应。遂顿服数粒而愈。

雷丸　君。

本草原始

卷之五

谷部

胡麻今脂麻，黑胡麻、白胡麻、青蘘、胡麻花、麻秸、胡麻油　麻蕡今火麻，火麻仁、麻勃、油、叶　黑大豆大豆黄卷，淡豆豉　赤小豆　粟今谷子，粟米、粟米泔汁、黄粱米、白粱米、青粱米、赤粱米、陈粟米　醋　糯米俗呼江米，米泔、花、秆　粳米俗呼大米，淅二泔、粳谷奴、禾秆　黍丹黍米　酒　小麦浮麦、浮麦、麦麸、麦面、寒食面、蒸饼、麦奴、苗、面筋、麦粉　神曲　大麦麦芽　饴糖　薏苡仁　绿豆绿豆粉　白藊豆今眉豆

谷部十六种。

谷部

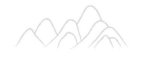

雍丘正宇李中立纂辑并书画

胡 麻

巨胜也。苗名青蘘。今处处种之。苗梗如麻,而叶圆锐光泽,嫩时可作蔬。按沈存中《笔谈》云:胡麻即今油麻,更无他说。古者中国止有大麻,其实为蕡。汉使张骞始自胡地大宛得油麻种来,故名胡麻。其茎方,故《吴普本草》名方茎。其实类狗虱,故《名医别录》名狗虱。多脂油,故《食疗本草》名油麻。《本草衍义》名脂麻。俗作芝麻,非也。八谷之中,惟此大胜,故《本经》名巨胜。

黑胡麻 气味:甘,平,无毒。

主治:伤中虚羸,补五内,益气力,长肌肉,填髓脑,久服轻身不老。○坚筋骨,明耳目,耐饥渴,延年。疗金疮止痛,及伤寒温疟,大吐后、虚热羸困。○润养五藏,补肺气,止心惊,利大小肠,耐寒暑,逐风湿气、游风、头风,治劳风,产后羸困,催生落胞。细研涂发,令

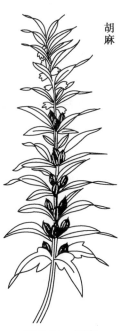

胡麻

图268 胡麻

长。白蜜蒸饵,治百病。○炒食,不生风。病风人久食,则步履端正,语言不謇。○生嚼,涂小儿头疮。煎汤,浴恶疮、妇人阴疮,大效。

白胡麻　气味:甘,大寒,无毒。

主治:虚劳,滑肠胃,行风气,通血脉,去头上浮风,润肌肉。食后啖一合,终身勿辍。又与乳母食之,孩子永不生病。客热,可作饮汁服之。生嚼,傅小儿头上诸疮。仙方蒸以辟谷。

青蘘　气味:甘,寒,无毒。

主治:五脏邪气,风寒湿痹,益气,补脑髓,坚筋骨。久服耳目聪明,不饥不老增寿。○主伤暑热。作汤沐头,去风,润皮肤,益血色。治崩中血凝注者,生捣一升,热汤绞汁半升服,立愈。○又牛伤热,捣汁灌之立愈。

胡麻花　**主治**:生秃发,润大肠。人身上生肉丁者,擦之即愈。

麻秸　主烧灰点痣,去恶肉方中用。

胡麻,《本经》上品。今之脂麻,即古之胡麻。

修治:胡麻取乌色者,九蒸九晒,熬捣饵之,断谷,长生,充饥。虽易得,而人未肯常服,况余药耶? 又制方,以水淘去浮者,晒干,以酒拌蒸熟,舂去皮用。

胡麻即脂麻也。有迟早二种,实有黑、白、赤三色。其茎皆方。秋开白花,亦有带紫艳者,节节结角,长者寸许。有四棱、六棱者,房小而子少;七棱、八棱者,房大而子多,皆随土地肥瘠而然。苏恭以四棱为胡麻,八棱为巨胜,正谓其房胜也。胡地所出者肥大,其纹鹊,其色紫黑,取油亦多。故诗云：松下饭胡麻。此乃所食之谷无疑，与白油麻为一物。如川大黄、川当归、上党人参、齐州半夏之类，不可与他土出者更为二物，盖特以其地之所宜止名也。

其叶有本团而末锐者，有本团而末分三丫，如鸭掌形者。葛洪谓一叶两尖者指此。殊不知乌麻、白麻皆有二种叶也。茎高者三四尺，有一茎独上者，角缠而子少；有开枝四散者，角繁而子多，皆因苗之稀稠而然也。

今市肆间因茎分方圆，角棱分多寡，遂以芫蔚子伪为巨胜，以黄麻子及大藜子伪为胡麻，误而又误矣。梁简文帝"劝医文"有云：世误以灰涤菜子为胡麻。则胡麻之讹，其来久矣。惟孟诜谓四棱、八棱为土地肥瘠，寇宗奭据沈存中之说，断然以脂麻为胡麻，足以证诸家之误矣。又贾思勰《齐民要术》种收胡麻法，即今种收脂麻之法，其为一物，尤为可据。

《列仙传》云：鲁生女，长乐人，初饵胡麻，渐绝火谷，凡十余年，少壮色如桃花。一日与知故别，入华山，后五十年有识者，逢生女乘白鹿从王母游焉。后还家谢其亲里知故而去。

《续齐谐记》：汉明帝永平十五年，中钊县有刘晨、阮肇二人，入天台山采药，迷失道路。忽逢一溪，过之。偶遇二女，以刘、阮姓名呼之，如旧识耳。曰：朗等何来晚耶？遂邀之过家，设胡麻饭以延之。故唐诗云：御羹和石髓，香饭进胡麻。

《千金方》乌麻丸：九蒸九晒，研末，枣膏为丸，服之白发返黑。

胡麻油 即脂麻油，俗呼香油。

气味：甘，微寒，无毒。

主治：利大肠，产妇胞衣不落。生油摩肿，生秃发。○去头面游风。主天行热闷，肠内结热。服一合，取利为度。○主暗痖，杀五黄，下三焦热毒气，通大小肠，治蚘心痛。傅一切恶疮疥癣，杀一切虫。取一合和鸡子两颗，芒砂一两，搅服，少时即泻下热毒，甚良。○陈油煎膏，生肌长肉，止痛，消痈肿，补皮裂。○治痈疽热病。解热毒，食毒虫毒，杀诸虫、蝼蚁。

麻蕡

始生太山川谷。茎如蒿，一枝七叶，或九叶；五、六月开细黄花成穗，随即结实，大如胡荽子，可取油；其皮作布及履用之。其秸有棱，可为烛心。一名麻勃，麻花上勃勃者。子有雌雄，雄者名枲麻、牡麻；雌者名苴麻。《尔雅翼》名麻蕡，为汉麻。《本经》名大麻。今人呼为火麻。

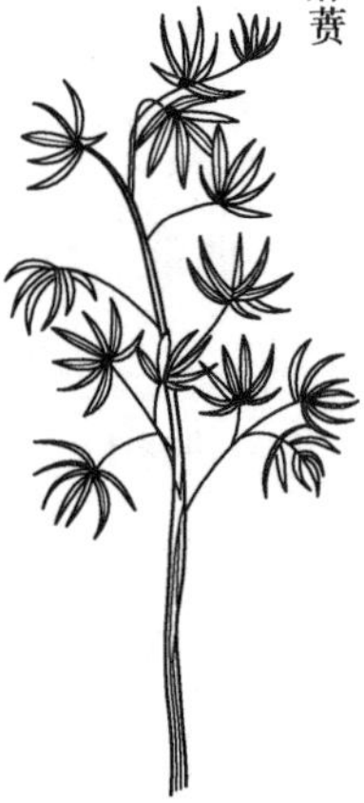

麻蕡

图 269 麻蕡

火麻仁 气味：甘，平，无毒。

主治：补中益气。久服肥健，不老神仙。○治中风汗出，逐水气，利小便，破积血，复血脉，乳妇产后余疾。沐发长润。○下气，去风痹皮顽，令人心欢。炒香，浸小便绞汁服之。妇人倒产，吞二七枚即止。○润五脏，利大肠风热结燥及热淋。

○补虚劳,逐一切风气,长肌肉,益毛发,通乳汁,止消渴,催生难产。○取汁煮粥,去五脏风,润肺,治关节不通,发落。利女人经脉,调大肠下痢。涂诸疮癞,杀虫。取汁煮粥食,止呕逆。

畏牡蛎、白微、茯苓。

麻勃 普曰:一名麻花。

气味:辛,温,无毒。

主治:一百二十种恶风,黑色,遍身苦痒,逐诸风恶血,治女人经候不通。○治健忘及金疮内漏。

畏牡蛎。入行血药。以䗪虫为之使。生疗肿忌见。

《本经》上品。七月十五斫倒麻勃,即此。

油 **主治:**熬黑压油,傅头,治发落不生。煎熟,时时啜之,治硫黄毒发、身热。

叶 捣汁,服五合,下蛔虫。捣烂傅蝎毒俱效。

麻蕡 时珍曰:此当是麻子连壳者。

气味:辛,平,有毒。

主治:五劳七伤。多服令人见鬼狂走。○利五脏,下血寒气,破积,止痹散脓。久服通神明,轻身。

畏牡蛎、白微。

弘景曰:麻子中仁。合丸药并酿酒,大善。但性滑利。

好古曰:麻仁,手阳明、足太阴药也。阳明病汗多、胃热、便难,三者皆燥也,故用之以通润也。

《千金方》:治赤游丹毒,麻仁捣末,水和傅之。

麻仁 使。

黑大豆

原生太山平泽，今处处有之。夏至前下种，苗高三四尺，叶团有尖。秋开小白花成丛，结荚长寸余，经霜乃枯。有大小两种，黑、白、黄、褐、斑数色。黑者名乌豆，俗呼黑豆，可入药用。一名未。时珍曰：豆、未皆荚谷之总称也。篆文未，象荚生附茎下垂之形；豆，象子在荚中之形。《广雅》云：大豆，菽也；小豆，荅也。弘景曰：黑大豆为糵牙，生五寸长便干之，名大豆黄卷。

黑大豆 气味：甘，平，无毒。

主治：涂痈肿，煮汁饮。杀鬼毒，止痛。○逐水胀，除胃中热痹，伤中淋露，下瘀血，散五藏结积内寒。杀乌头毒。久服令人身重。炒为屑，味甘，主胃中热，去肿除痹，消谷止腹胀。○煮食，治温毒水肿。○调中下气，通关脉，制金石药毒，牛马温毒。○炒黑，热投酒中饮之，治风痹瘫缓，口噤，产后头风。食罢生吞半两，去心胸烦热，热风恍惚，明目镇心，温补。久服好颜色，变白不老。煮食性寒，下热气肿，压丹石烦热，消肿。○主中风脚弱，产后诸疾。同甘草煮汤饮，去一切热气，治风毒脚气。煮食，治心痛筋挛，膝痛胀满。同桑柴灰煮食，下水鼓腹胀。和饭捣，涂一切毒肿，疗男女阴肿，以绵裹纳之。○治下痢脐腹痛，止消渴，治肾病，利水下气，制诸风热，活血，解诸毒、蛊毒、百药毒。

大豆黄卷 气味：甘，平，无毒。

主治：湿痹筋挛，膝痛。○五脏不足，胃气结积，益气止痛，去黑黚，润肌肤皮毛。○破妇人恶血。○宜肾。○除胃中积热，消水病腹胀。

淡豆豉 系蒸熟，盦晒。江右每制卖，极多。以淡名者，为其无盐，故淡也；豉，嗜也，五味调和须之而成，乃可甘嗜也。

淡豆豉 气味：苦，寒，无毒。

主治：伤寒头痛寒热，瘴气恶毒，烦燥满闷，虚劳喘吸，两脚疼冷，杀六畜胎子诸毒，治时疾热病发汗。熬水能止盗汗除烦。生捣为丸服，治寒热风，胸中生疮。煮服，治血痢腹痛。研涂阴茎生疮。治疟疾骨蒸，中毒药蛊气，犬咬。下气调中，治伤寒湿毒，发斑呕逆。

大豆，生平，炒食极热，煮食甚寒，作豉极冷，造酱及生黄卷则平。牛食之温，马食之冷。一体之中，用之数变。恶五参，龙胆；得前胡、乌喙、杏仁、牡蛎良。

黑大豆 《本经》中品。

陶华：以黑豆入盐煮，时常食之，云能补肾。盖豆乃肾之谷，其形类肾，而又黑色通肾，引之以盐，所以妙也。

诜曰：大豆黄屑忌猪肉。小儿以炒豆、猪肉同食，必壅气致死，十有八九。十岁以上不畏也。

王氏《农书》云：辟谷之方，见于石刻。水旱虫荒，国家代有。甚则怀金立鹄，易子炊骸。为民

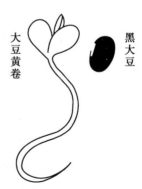

图 270　黑大豆、大豆黄卷

父母者,不可不知此法也。昔晋惠帝永宁二年,黄门侍郎刘景先表奏:臣遇太白山隐氏,传济饥辟谷仙方,臣家大小七十余口,更不食别物。若不如斯,臣一家甘受刑戮。其方:用大豆五斗,淘净,蒸三遍,去皮,用大麻子三斗,水浸一宿,蒸二遍,令口开,取仁,各捣为末,和捣作团如拳大,入甑内蒸,从戌至子时,止寅时出甑,午时晒干为末,干服之,以饱为度,不得食一切物。第一顿得七日不饥,第二顿得四十九日不饥,第三顿三百日不饥,第四顿得二千四百日不饥,更不必服,永不饥也。不问老少,但依法服食,令人强壮,容貌红白,永不憔悴。口渴,即研大麻子汤饮之。转更滋润脏腑。若要另吃物,用葵子三合研末,煎汤冷服,取下药如金色,任吃诸物,并无所损。前知随州朱颂教民用之有验,序其首尾,勒石于汉阳大别山太平兴国寺。

赤小豆

今江淮间多种之。苗高尺余。叶名藿,类豇豆叶微圆峭而小。花似豇豆花,淡银褐色,结荚比绿豆荚稍大。入药以粒紧小而色赤者为良。苏恭名赤豆。《广雅》名荅。俗呼红小豆。

赤小豆 气味:甘、酸,平,无毒。

主治:下水肿,排痈肿脓血。〇疗寒热,热中消渴,止泄痢,利小便,下腹胀满,吐逆卒澼。〇治热毒,散恶血,除烦满,通气,健脾胃,令人美食。捣末同鸡子白,涂一切热毒痈肿。煮汁洗小儿黄烂疮,不过三度。○缩气行风,坚筋骨,抽肌肉,久食瘦人。○散气,去关节烦热,令人心孔开。暴痢后气满不能食者,煮食一顿即愈。和鲤鱼煮食,甚治脚气。○解小麦热毒。煮汁解酒病,解衣粘缀。

《本经》中品。

辟厌疾病:正月元旦面东,以畲水吞赤小豆三七枚,一年无诸疾。又七月立秋日,面西,以井华水吞赤小豆七枚,一秋不犯痢疾。

赤小豆　使。

赤小豆　赤暗而小者良

一种色红如珊瑚,顶黑

图 271　赤小豆

粟

出江东及西间,今处处有之。苗叶似茅,种类有青、赤、黄、白、黑诸色,穗有大、小、毛、光不同。粒比黍而圆小。《春秋题辞》云:粟乃金所立,米为阳之精,故西字合米为粟。许慎云:粟之为言续也,续于谷也。古者以粟为黍,稷、粱、秫之总称。而今之粟,在古但呼为粱,后人乃专以粱之细者为粟。今北人呼为谷子,熟舂成细粒,谓之小米。

粟米　气味:咸,微寒,无毒。

主治:养肾气,去脾胃中热,益气。陈者苦寒,治胃热

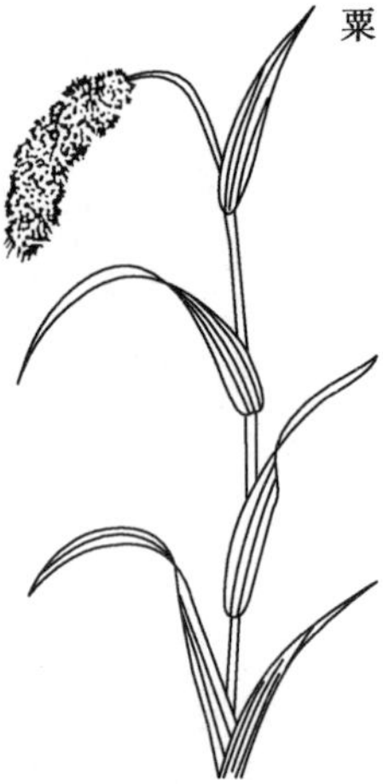

粟

消渴,利小便。○止痢,压丹石。○水煮服,治热腹痛及鼻衄。为粉,和水滤汁,解诸毒,治霍乱及转筋入腹。又治卒得鬼打。○解小麦毒,发热。○治反胃,热痢。煮粥食,益丹田,补虚损,开肠胃。

粟米泔汁 主治:霍乱卒热,心烦渴,饮数升立瘥。○臭泔止消渴尤良。○酸泔及淀,洗皮肤瘙疥,杀虫。饮之主五痔。和臭樗皮煎服,治小儿疳痢。

图 272 粟

粟,《别录》中品。

古呼粟为粱。粱者,良也,谷之良者也。或云种出自粱州;或云粱米性凉,故得粱名。自汉以后,始以大而毛者为粱,细而毛短者为粟。今则通呼为粟,而粱之名反隐矣。

黄粱米 气味:甘,平,无毒。

主治:益气和中,止泄。去客风顽痹。止霍乱下痢,利小便,除烦热。

白粱米 气味:甘,微寒,无毒。

主治:除热益气。○除胸膈中客热,移五脏气,缓筋骨。凡患胃虚并呕吐食及水者,以米汁二合,姜汁一合,和服之佳。炊饭食之,和中,止消渴。

青粱米 气味:甘,微寒,无毒。

主治:胃痹热中,消渴,止泄痢,利小便,益气补中,轻身长年,煮粥食之。○健脾,治泄精。

赤粱米 俗呼红谷米。胎动下血,炊饭食之良。

陈粟米　治痢甚,并胃热消渴。

藏器曰:胃冷者不宜多食。粟浸水至败者损人。瑞曰:与杏仁同食,令人吐泻。雁食足重不能飞。

《普济方》:治鼻衄不止,粟米粉,水煮服之良。

醋

有数种:有米醋、麦醋、曲醋、糠醋、糟醋、饧[1]醋、桃醋,葡萄、大枣、蘡薁诸杂果醋亦极酸烈,惟米醋陈久者入药良,余止可啖食。古方多用酢字,俗呼苦酒,以其有苦味也。刘熙《释名》云:醋,措也,能措置食毒也。孔子曰:或乞醯焉。即此也。

米醋　气味:酸、苦,温,无毒。

主治:散痈肿,散水气,杀邪毒。○理诸药,消毒。○治产后血运,除癥块坚积,消食,杀恶毒,破结气,心中酸水,痰饮。○下气除烦,治妇人心痛血气,并产后及伤损金疮,出血昏运,杀一切鱼肉菜毒。○磨青木香止卒心痛,血气痛。浸黄檗含之,治口疮。调大黄末,涂肿毒。煎生大黄服,治疟癣甚良。○散瘀血,治黄疸、黄汗。

《纲目》云:酸属木,脾病勿多食酸。酸伤脾,肉胝而

---

　[1]　醋、饧:"醋"字原脱,"饧"误作"锡"。据《本草纲目》卷25醋条补正。该书常将"饧"字误作"锡",下文径改,不出注。

唇揭。

《北梦琐言》：一婢抱孩子拥炉，不觉落火炉上，遽以醋泥涂之，至晚不痛，亦无瘢痕。

又一少年，睛中常见一小镜子，俾医工赵卿诊之。与少年期来日以鱼鲙奉候。少年及期赴之，延于内，且从容俟客，进方接。俄而设台子，施一瓯芥醋，更无他味，卿亦未出，迨久候不至，少年饥甚，且闻醋香，不免轻啜之。逡巡竭瓯啜之，觉胸中豁然，眼花不见。卿出云：君食鱼鲙太多，有鱼鳞在胸中，所以眼花。鱼畏芥醋，故借芥醋，欲君因饥以啜之，果愈此疾。烹鲜之会，乃权诈也。

服茯苓、丹参人，不可食醋。

糯 米

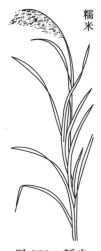

糯米

《本经》载名曰稻米。一名稌。南方水田处多种之。按苏东坡云：稻者，穬谷通名。罗氏亦曰：在谷通谓之稻。《尔雅》云：稌，稻也。郭璞云：沛国呼稌。《周颂》云：丰年多黍多稌。《礼记》云：牛宜稌。《豳风》云：十月获稻。皆是一物也。《说文》云：秔，稻属也。沛国谓稻为糯。《字林》云：糯，粘稻也。秔，不粘稻也。今人呼糯者，如《字林》所说也。《本经》称稻者，如《说文》所说也。稻,从舀,象人在臼上,治稻之义。稴则方言,稻音之转尔。其性粘软,故谓之糯。颖曰:糯米缓筋,令人多睡,其性懦也。宗奭曰:今造酒,糯稻也。北人呼为江米。

糯米 气味:苦,温,无毒。思邈曰:味甘。

主治:作饭温中,令人多热,大便坚。○能行荣卫中血积,解芫青、斑蝥毒。○益气止泄。○补中益气,止霍乱后吐逆不止,以一合研水服之。○以骆驼脂作煎饼食,主痔疾。○作糜一斗食,主消渴。○暖脾胃,止虚寒泄痢,缩小便,收自汗,发痘疮。

米泔 气味:甘,凉,无毒。

主治:益气,止烦渴霍乱,解毒。食鸭肉不消者,顿饮一盏即消。

花 阴干,入揩牙乌须方用。

秆 气味:辛、甘,热,无毒。

主治:黄病如金色,煮汁浸之,仍以谷芒炒黄为末,调服。烧灰,治坠扑伤损。

糯米,《别录》下品。本草专指糯为稻。

颂曰:糯米性寒,作酒则热,糟乃温平。时珍曰:糯性粘滞难化,小儿、病人最宜忌之。

思邈曰:糯米味甘,脾之谷也,脾病宜食之。

《澹寮方》:治劳心吐血,糯米半两,莲子心七枚,为末酒服。

粳　米

一名秔。有水旱二种,早、中、晚三收。南方地下涂泥多,宜水稻;北方地平,惟泽土,宜旱稻;西南夷亦有烧山地为畲田,种旱稻者,谓之火米。古者惟下种成畦,故祭祀谓稻为嘉蔬。今人皆拔秧栽插矣。其种不同,俱随土地所宜也。其谷有光、芒,长、短,大、小,其米有赤、白紫、青、坚、松,其性有温凉寒热,亦因土产形色而异也。入药以晚粳者为良,故曰粳米。粳者,硬也。北人呼为大米,亦呼稻米。孔子曰:"食夫稻",即此也。

粳米　气味:甘、苦,平,无毒。

主治:益气止烦,止渴止泄。○温中和胃气,长肌肉。○补中,壮筋骨,益肠胃。○煮汁,主心痛,止渴,断热毒下痢。○合芡实作粥食,益精强志,聪耳明目。○通血脉,和五脏,好颜色。○常食干粳饭,令人不噎。

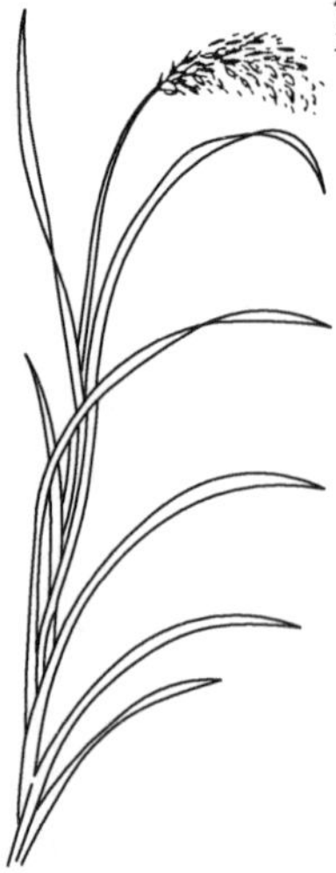

淅二泔　**主治**:清热止烦渴,利小便,凉血。

粳谷奴　**主治**:走马喉痹,烧研,酒服方寸匕,立效。

禾秆　**主治**:解砒毒,烧灰,新汲水淋汁,滤清,冷服一碗,毒当下出。

粳米

图 274　粳米

粳米，《别录》中品。今人呼粳通谓之稻。十月收者为晚粳。

颖曰：新米乍食，动风气。陈者下气，病人尤宜。

诜曰：同马肉食发痼疾。和苍耳食，令人卒心痛，急烧仓米灰，和蜜浆服之，不尔即死。

《简要济众方》：治鼻衄不止，服药不应，独圣散：糯米微炒黄，为末，每服二钱，新汲水调下。

黍

出北间，禾属而粘者也。其苗似粟而低小，有毛，结子成枝而殊散，其粒大于粟而光滑。有数种，赤者曰虋，曰穄；白者曰芑；黑者曰秬。一稃二米曰秠。魏子才《六书精蕴》云：黍下从氽，象细粒散垂之形。氾胜之云：黍者，暑也。待暑而生，暑后乃成也。故谓之黍。孔子曰：禾可为酒，禾入水也。然则又以禾入水三字合而为黍。其米北人呼为黄米。

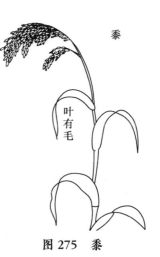

黍

叶有毛

黍米　气味：甘，温，无毒。

主治：益气补中。○烧灰和油，涂杖疮，止痛，不作瘢。○嚼浓汁，涂小儿鹅口疮有效。

图 275　黍

丹黍米　气味：甘,微寒,无毒。

主治：欬逆上气,霍乱,止泄利,除热,止烦渴。○下气止欬嗽,退热。治鳖瘕,以新熟者淘泔汁,生服一升,不过三二度愈。

诜曰：醉卧黍穰,令人生厉;人家取其茎穗作提拂扫地,印匠作刷印书。作汤,浴通身水肿。煮汁饮之,解苦瓠毒。和小豆煮汁,下小便。

黍,《别录》中品。黍米肺之谷也,肺病宜食之。

黍米久食令人多烦热,发故疾,昏五脏,缓筋骨,绝血脉。合葵菜食,成痼疾;合牛肉、白酒食,生寸白虫。

《伤寒类要》：治男子阴易,用丹黍米三两,煮薄酒和饮,发汗即愈。

酒

秫、黍、粳、糯、麦、粟,并可酿造,惟糯米、黍米、面曲造者为良。《饮膳》标题云：酒之清者曰酿,浊者曰盎;厚者曰醇,薄曰醨;重酿曰酎,一宿曰醴;美曰醑,未榨曰醅;红曰醍,绿曰醽,白曰醝。按许氏《说文》云：酒,就也。所以就人之善恶也。一说酒字,篆文象酒在卣中之状。

酒　气味：苦、甘、辛,大热,无毒。

主治：行药势,杀百邪毒气。○通血脉,厚肠胃,润皮肤,散湿气,消忧发怒,宣言畅意。○养脾气,扶肝,除风下气。

○解马肉、桐油毒,丹石发动诸病,热饮之甚良。

陶弘景曰:大寒凝海,惟酒不冰。明其性热,独冠群物。药家多用,以行其势。人饮多则体弊神昏,是其有毒故也。

《博物志》云:王肃、张衡、马均三人,冒雾晨行。一人饮酒,一人饱食,一人空腹。空腹者死,饱食者病,饮酒者健。此酒势辟恶,胜于作食之效也。

诜曰:久饮伤神损寿,软筋骨,动气痢。醉卧当风,则成癜风。醉浴冷水成痛痹症。服丹石人饮之,头痛吐热。

藏器曰:凡酒忌诸甜物。酒浆照人无影不可饮;酒合乳饮,令人气结;同牛肉食,令人生虫;酒后卧黍穰,食猪肉,患大风。

中酒毒者,枳椇、葛花、赤豆花、绿豆粉解之。寒胜热也。

震亨曰:本草止言酒热有毒,不言其湿中发热,近于相火。醉后振寒战栗可见矣。又性喜升,气必随之。痰郁于上,溺涩于下,恣饮寒凉,其热内郁,肺气大伤。其始也病浅,或呕吐,或自汗,或疮疥,或鼻齄,或泻痢,或心脾痛,尚可散去之。其久也病深,或消渴,或内疽,或肺痿,或鼓胀,或失明,或哮喘,或劳瘵,或癫痫,或痔漏,为难名之病,非具眼未易处也。可不谨乎?

颖曰:人知戒早饮,而不知夜饮更甚。既醉既饱,睡而就枕,热壅伤心伤目,夜气收敛,酒以发之,乱其清明,劳其脾胃,停湿生痰,动火助欲,因而致病者多矣。朱子云:以醉为节可也。

时珍曰:酒,天之美禄也。面曲之酒,少饮则和血行气,壮神御寒,消愁遣兴;痛饮则生痰动火,耗血亡精,烂胃腐肠,蒸筋溃髓。邵尧夫诗云：美酒饮教微醉后。此得饮酒之妙，所谓醉中趣，壶中天者也。若夫沉湎无度，以醉为常者，轻则致疾，甚则丧国亡家而陨躯命，其害可胜言哉！此大禹所以疏仪狄，周公所以著酒诰，为世范戒也。

宗奭曰：《战国策》云：帝女仪狄造酒，进之于禹。《说文》曰：少康造酒。然本草已著酒名，《素问》亦有酒浆，则酒自黄帝始，非仪狄矣。

惊怖卒死，温酒灌之即醒。

小　麦

一名来。秋种冬长，春秀夏实，具四时中和之气，故为五谷之贵。许氏《说文》云：天降瑞麦，一来二𤛦，象芒刺之形，天所来也，如足行来，故麦字从来，从夊夊音绥，足行也。《诗》云："贻我来牟"是矣。又云：来象其实，夊象其根。《医学入门》云：小，形小也；麦，脉也。以继续谷米，续民命脉。《尔雅》云：麦者，接绝续乏之谷。

小麦　气味：甘，微寒，无毒。

主治：除客热，止烦渴，咽燥，利小便，养肝气，止漏血、唾血，令女人易孕。○养心气，心病宜食之。○煎汤饮，治暴淋。○熬末服，杀肠中蛔虫。○陈者煎汤饮，止虚汗。烧存性，油调，涂诸疮，汤火伤灼。

浮麦　气味：甘、咸，寒，无毒。

主治:益气除热,止自汗、盗汗,骨蒸虚热,妇人劳热。

麦麸 **主治**:时疾热疮烂,扑损伤折瘀血,醋炒罨贴之。○和面作饼止泄痢,调中去热,健人。以醋拌蒸,袋盛,包熨人马冷失腰脚伤折处,止痛散血。○醋蒸,熨手足风湿痹痛,寒湿脚气,互易,至汗出并良。末服止虚汗。

麦面 **气味**:甘,温,有微毒。

主治:补虚,久食实人肤体,厚肠胃,强气力。○养气,补不足,助五脏。○水调服,治人中暑,马病肺热。○傅痈肿损伤,散血止痛。生食利大肠。水调服止鼻衄、吐血。

寒食面 灭瘢痕。

蒸饼 打糊,调上焦药为丸,下咽即化。

麦奴 治热烦,天行热毒,解丹石毒。

苗 消酒毒,绞汁饮之。

小麦,《别录》中品。

面筋 解热,和中益气,劳热人宜煮食之。

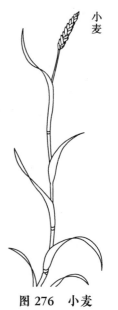

麦粉 系麸面洗筋,澄出浆粉,今人浆衣多用之。按《万善堂方》云:乌龙膏,治一切痈肿发背,无名肿毒初发,焮热未破者,取效如神:用来年面粉,愈久者愈佳。以锅炒之,初炒如饧,久炒则干,成黄黑色,冷定研末,陈米醋调成糊,熬如黑漆,瓷罐收之。用时摊纸上,剪孔贴之,即如冰冷,疼痛即止。少顷觉痒,干亦不能动,久则肿毒自消,药力亦尽而脱落。甚妙。此方屡

图276 小麦

用屡验,药易而功大,济生者宜收藏之。

神　曲

按六月六日造者,谓诸神集会此日故也。所用药料,各肖神名。其方用白面一百斤,以象白虎;苍耳草自然汁三升,以象勾陈;野蓼草自然汁四升,以象螣蛇;青蒿自然汁三升,以象青龙;杏仁去皮尖四升,以象玄武;赤小豆煮熟去皮三升,以象朱雀。一如造酒曲法式,用麻叶或楮叶包罨,待生黄衣,晒收之。《本草纲目》曰:麴以米麦包罨而成,故字从麦,从米,从包,省文会意也。刘熙《释名》云:曲,朽也。郁之,使生衣败朽也。

神曲　气味:甘、辛,温,无毒。

主治:化水谷、宿食,癥结积滞,健脾暖胃。○养胃气,治赤白痢。○消食下气,除痰逆,霍乱泄痢,胀满诸疾,其功与曲同。闪挫腰痛者,煅过,淬酒,温服有效。妇人产后欲回乳者,炒研,服二钱,日二即止,甚验。

元素曰:阳中之阳也,入足阳明经。

修治:神曲须火炒黄,以助上气。陈久者良。

《摘玄方》治食积心痛,陈神曲一块,烧红淬酒二大碗服之。

大　麦

　　一名牟麦。出关中。麦之苗粒,皆大于来,故得大名。说文云:牟,大也,通作䕤。孟子曰:"今夫䴥麦",即此也。水浸胀,候生芽,曝干,名麦蘖。俗呼为麦芽。

　　大麦　气味:咸,温,微寒,无毒。

　　主治:消渴除热,益气和中。又云:令人多热,为五谷长。○补虚劣,壮血脉,益颜色,实五脏,化谷食止泄,不动风气。久食令人肥白,滑肌肤。为面胜于小麦,无燥热。○面:平胃止渴、消食,疗胀满。○久食头发不白。和针砂、没石子等,染发黑色。○宽胸下气,凉血,消积进食。

　　麦芽　气味:咸,温,无毒。

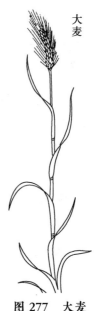

大麦

　　主治:消食和中。○破冷气,去心腹胀满。○开胃,止霍乱,除烦闷,消痰饮,破癥结,催生落胎。○补脾胃虚,宽肠下气,腹鸣者用之。○消米面诸果食积。

　　《别录》中品。大麦饲马良。

　　修治:麦牙,去须,取其中米,炒研面用。今惟炒用。

　　大麦,石蜜为之使;麦牙、豆蔻、缩砂、乌梅、木瓜、芍药、五味子为使。

　　孙真人方:治麦芒入目,大麦煮汁,洗之即出。

李绛《兵部手集方》：治产后腹胀，不通转气息，坐卧不安，以麦蘖一合为末，和酒服，良久通转，神验。此乃供奉辅太初传与崔郎中方也。

饴　糖

北人谓之饧。糯米、粳米、黍、粟米、蜀秫米、大麻子、枳椇子、黄精、白术，并堪熬造，惟以糯米作者入药，粟米者次之，余但可食耳。李时珍曰：饴饧用麦蘖或谷芽，同诸米熬煎而成。古人寒食多食饧，故医方亦收用之。按刘熙《释名》云：糖之清者曰饴，形怡怡然也。稠者曰饧，强硬如锡也。如饧而浊者曰饷，《方言》谓之饯馇。陈嘉谟曰：因色紫类琥珀，方中谓之胶饴，干枯名饧。

饴糖　气味：甘，大温，无毒。

主治：补虚乏，止渴去血。〇补虚冷，益气力，止肠鸣，咽痛，治唾血，消痰，润肺止嗽。〇健脾胃，补中。治吐血。打损瘀血者，熬焦酒服，能下恶血。又伤寒火毒嗽，于蔓菁、薤汁中煮一沸，顿服之良。〇脾弱不思食人，少用能和胃气。亦用和药。

入太阴经。

凡中满吐逆，秘结，牙蜃、赤目、疳病者，切宜忌之。

《集异记》云：邢曹进，河朔健将也，为飞矢所中，钳之不动，痛困俟死。忽梦胡僧，令以米汁注之必愈。广询于人无悟者。一日一僧丐食，肖所梦者。叩之，僧云：但以寒食伤点之。如法用之，清凉，顿减酸楚，至夜疮痒，用力一钳而出，旬日而瘥。

老人烦渴，寒食大麦一升，水七升，煎五升，入赤饧二合，饮之。

薏苡仁

始出交趾，今处处人家种之。春生苗，茎高三四尺，叶似蜀黍叶而解散，故《本经》名解蠡。又似芑黍之苗，故《别录》名芑实。五、六月开花结实，其实青白色，形如珠子而稍长。小儿多以线穿如贯珠为戏，故人呼为薏珠子。

薏苡仁　气味：甘，微寒，无毒。

主治：筋急拘挛，不可屈伸，久风湿痹，下气。久服轻身益气。○除筋骨中邪气不仁，利肠胃，消水肿，令人能食。○炊饭作面食，主不饥，温气。煮饮止消渴，杀蛔虫。○治肺痿肺气，积脓血，欬嗽涕唾，上气。煎药服，破毒肿。○去干湿脚气，大验。○健脾益胃，补脾清热，去风胜湿。炊饭食，治冷气。煎饮利小便。

薏苡仁，《本经》上品。据《千金方》自草部移入此。

薏苡仁

实

仁

色白堪作粥

图278　薏苡仁

修治：取子于甑中蒸，使气馏，曝干，挼之得仁。亦可捻取之，或杵之，取仁色青白者。雷公云：每一两，以糯米一两同炒熟，去糯米用。亦有更以盐汤煮过者。

张师正《倦游录》云：辛稼轩忽患疝疾，重坠大如杯。一道人教以薏珠，用东壁黄土炒过，水煮为膏，服数服即消。

绿　豆

处处种之。三四月下种，苗高尺许。叶尖而有毛，至秋开小花，荚如赤豆荚。入药以粒小而色鲜者为良。绿以色名也。旧本作菉者，非也。

绿豆　气味：甘，寒，无毒。

主治：煮食消肿，下气，压热解毒。生研绞汁服，治丹毒烦热，风疹，药石发动，热气奔豚。○治寒热热中，止泄痢卒澼，利小便胀满。○厚肠胃，作枕明目，治头风头痛。除吐逆。○补益元气，和调五脏，安精神，行十二经脉。去浮风，润皮肤，宜常食之。煮汁，止消渴。○解一切药草、牛马、金石诸毒。治痘毒，利肿胀。

绿豆

绿豆粉　气味：甘，凉、平，无毒。

主治：解诸热，益气，解酒食诸毒，治发背痈疽肿，及汤火伤灼。○痘疮湿烂，不结痂疤者，干扑之良。○新水调服，治霍乱转筋。解诸药毒死，心头尚温者。○解菰菌、砒毒。

绿豆，宋《开宝》。

绿豆，粒粗而色鲜者，皮薄而粉多；粒小而色深者，皮厚而粉少。早种者呼为摘绿，可频摘也；迟种者呼为拔绿，一拔而已。北人用甚广，可作豆粥、豆酒，磨面澄清取粉；以水浸湿，生白芽，又为菜中佳品。牛马之食亦多赖之，真济世之良谷也。

绿豆，皮寒，肉平，宜连皮用。

汴州泾口市民陈公，诵观音甚诚。庆元初出行，攧折一足，忍痛叫菩萨。越三昼夜，梦一僧柱杖持钵，登门问苦。陈曰：不幸折一足，贫，无力访医，只得告佛。僧曰：不用过忧，吾有一方接骨膏，正可治汝。便买绿豆粉，于新铁铫内炒令真紫色，旋汲水调成稀膏，厚傅损处，须敷遍满，贴以白纸，将杉木缚定，其效如神，不必假他剂也。语讫，僧忽不见。陈亦寤，如方修制，用之则愈。

白藊豆

处处有之。人家多种于篱援间，蔓延而上。叶大如杯，团而有尖，一枝三叶。其花状如小蛾，有翅尾形。荚生花下，有长、团不同，皆累累成枝。白露后实更繁衍，嫩时可充蔬食、茶料，老则收子煮食。子有黑、白、赤斑不同，入药用白者。藊，本作扁，荚形扁也。形象蛾眉，故一名蛾眉豆，俗呼眉豆。

白扁豆　气味：甘，微温，无毒。

主治：和中下气。○补五脏，主呕逆。久服头不白。○疗

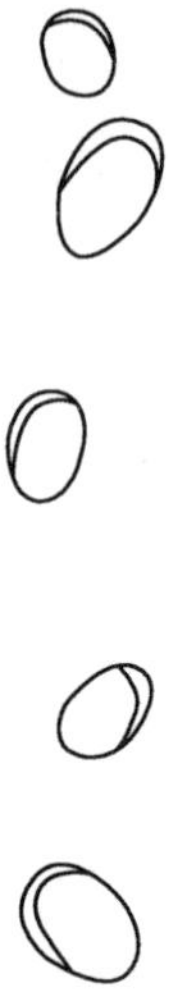

白扁豆

图 280　白扁豆

霍乱吐利不止,研末和醋服之。○行风气,治女子带下。解酒毒,河豚鱼毒。○解一切草木毒,生嚼及煮汁饮取效。○止泄痢,消暑,暖脾胃,除湿热,止消渴。

白扁豆,《别录》中品。八、九月采收。患冷人勿食。

修治:连皮炒熟入药。亦有水浸去皮及生用者。从本方。

白扁豆,入太阴气分,通利三焦,能化清降浊,故专治中宫之病,消暑除湿而解毒也。

《永类方》:治女人服毒药堕胎腹痛者,及服药胎气已伤未堕,或口噤手强,自汗头低,似乎中风,九死一生。医多不识,作风治必死无疑。遇此症者,生白扁豆去皮为末,米饮服方寸匕,浓煎汁饮亦可。

《事林广记》:治中六畜肉毒者,白扁豆烧存性,研末水服之良。

本草原始

卷之六

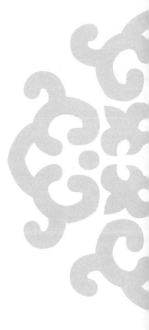

菜部

冬葵苗、根、子　胡荽今蒝荽，根叶、子　瓜蒂甜瓜瓤、瓜子仁　白芥茎叶、子　蒲公英　莱菔　白花菜子　懷香子、茎叶　莳萝　葱茎白、根须、汁、实　韭子　假苏今荆芥　苏茎叶、子　薄荷　堇堇菜　兔儿酸　生姜、干姜　葫、蒜　茄蒂、花、根及枯茎叶、根　翻白草

菜部总二十种。

菜部

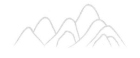

雍丘正宇李中立纂辑并书画

冬 葵

　　始生少室山，今处处有之。古人种为常食，今人种者颇鲜。苗高二三尺，茎及花叶似蜀葵而差小，有紫白茎二种，以白茎为胜。实大如指，顶皮薄而扁，内子轻虚如榆荚仁。以秋种，覆养经冬，至春作子者，谓之冬葵子，古人多用入药。王祯《农书》云：葵，阳草也。其菜易生，郊野甚多，不拘肥瘠地皆有之。为百菜之主，备四时之馔。本丰而耐旱，味甘而无毒。可防荒俭，可以菹腊，其枯枿可以榜簇，根子可以疗疾，咸无遗弃，诚蔬茹之要品，民生之资益者也。今人不复食之，亦无种者。按《尔雅翼》云：葵者，揆也。葵叶倾日，不使照其根，乃智以揆之也。古人采葵，必待露解，一名露葵。其性滑利，今人呼滑菜。

　　冬葵苗　气味：甘，寒，无毒。为百菜主。其心伤人。

　　主治：脾之菜也。宜脾，利胃气，滑大肠。〇宣导积滞。妊妇食之，胎滑易生。〇煮汁服，利小肠，治时行黄病。干叶为末，及烧灰服，治金疮出血。〇除客热，治恶疮，散脓血，女人带下、小儿热毒、下痢、丹毒并宜食之。〇服丹石人宜食。〇润燥利窍，功与子同。

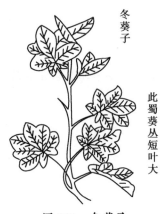

冬葵子

此蜀葵丛短叶大

图 281　冬葵子

根　气味：甘，寒，无毒。

主治：恶疮，疔淋，利小便，解蜀椒毒。○小儿吞钱不出，煮汁饮之神妙。○治痱疮，出黄汁。

冬葵子　气味：甘、寒，滑，无毒。

主治：五脏六腑寒热，羸瘦，五癃，利小便。久服坚骨长肌肉，轻身延年。○疗妇人乳内闭肿痛。○出痈疽头。○下丹石毒。○通大便，消水气，滑胎，治痢。

《本经》上品。《救荒本草》名冬葵菜，古呼葵菜。食须用蒜。又伏硫黄。

冬葵子　臣。阴中之阳。黄芩为之使。

诜曰：葵菜虽冷，若热食之，令人热闷，动风气。四月食之，发宿疾。天行病后食之，令人失明。霜葵生食，动五种留饮吐水。凡服百药，忌食其心，心有毒也。黄背、紫茎者勿食。不合鲤鱼、黍米、鲊食，害人。

唐王焘《外台秘要》云：天行斑疮，须臾遍身皆戴白浆，此恶毒气。永徽四年，此疮自西域东流于海内，但煮葵菜叶，以蒜虀啖之则止。

陈自明《妇人良方》云：乳妇气脉壅塞，乳汁不行，及经络凝滞，乳房胀痛，留蓄作痈毒者，用葵菜子炒香、缩砂仁等分为末，热酒服二钱。此药滋气脉，通营卫，行津液，极验。乃上蔡张不愚方也。

胡荽

始生胡地，今处处有之。许氏《说文》作葰，云姜属，可以香口也。故《本草拾遗》名香荽。其茎柔，叶细而根多须，绥绥然也。张骞使西域，始得种归，故名胡荽，一名胡菜。今俗呼为蒝荽。蒝，乃茎叶散布之貌。俗作芫花之芫，非矣。

根叶 气味：辛，温，微毒。

主治：消谷，治五脏，补不足，利大小肠，通小腹气，拔四肢热，止头痛。○疗沙疹、豌豆疮不出，作酒喷之，立出。○通心窍。补筋脉，令人能食。○治肠风，用热饼裹食甚良。合诸菜食，气香，令人口爽。辟飞尸、鬼疰、蛊毒。○辟鱼肉毒。

子 气味：酸，平，无毒。

主治：消毒能食。蛊毒五痔，及食肉中毒吐下血，煮汁冷服。又以油煎，涂小儿秃疮。

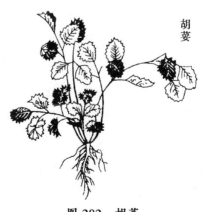

胡荽

图 282　胡荽

胡荽，宋《嘉祐》。八月下种，晦日尤良。五月收子。

凡服一切补药，及药中有白术、牡丹者，不可食此。伏石锺乳。

《经验后方》：治小儿疹痘不快，用胡荽二两，切，以酒二大盏，煎令沸沃，以物合定，勿食泄气，候冷去滓，微微含喷，从项背至足令遍，勿噀其面。

瓜　蒂

始生嵩高平泽，今处处有之。人家园圃种莳甚多，二三月下种，延蔓而生。叶大数寸，五、六月开黄花，结瓜六、七月熟，名甜瓜。其瓜有长、尖、团、扁。大或径尺，小或一捻。其棱或有或无，其色或青、或绿、或黄、或白。其瓤或黄或白，或赤，未熟谓之苦瓜。去瓜用蒂，约半寸许，曝干入药，俗呼苦丁香。篆文"瓜"字，象实在须蔓之间。王祯曰：大曰瓜，小曰瓞；其子曰瓣，其肉曰瓤，其跗曰环。环，瓜之脱花处也。其蔕谓之蒂。蒂，瓜之系蔓处也。诗曰："绵绵瓜瓞"，即此也。

瓜蒂　气味：苦，寒，有毒。

主治：大水，身面四肢浮肿，下水，杀蛊毒，欬逆上气，及食诸果，病在胸腹中，皆吐下之。○去鼻中息肉，疗黄疸。治脑塞热齆，眼昏吐痰。○吐风热痰涎，治风眩头痛，癫痫喉痹，头目有湿气。○得麝香、细辛，治鼻不闻香臭。

瓜蒂

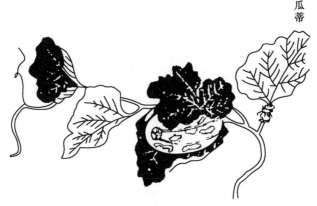

图 283　瓜蒂

瓜蒂　使。宋《嘉祐》。

苦瓜去瓤，酱淹食，为菜中佳品。甜瓜，苦瓜之熟者。凡瓜有两鼻两蒂者，杀人。

甜瓜瓤　气味：甘，寒，滑，有小毒。

主治：止渴除烦，利小便，通三焦间壅塞气，治口鼻疮。○暑月食之，永不中暑。

多食瓜作胀者，食盐花即化。

瓜子仁　治腹内结聚，破溃脓血，最为肠胃脾内壅要药。止月经太过，研末去油，水调服。炒食，补中益人。

宗奭曰：甜瓜虽解暑气而性冷，消损阳气，多食未有不下痢者。贫下多食。深秋作痢，最为难治。惟以皮蜜浸收之，良。皮亦可作羹。

热病发黄，瓜蒂末大豆许，吹鼻中，轻半日，重一日，流取黄水，愈。

白　芥

生太原、河东。叶如芥而白,子粗大如白粱。王
祯《农书》云:其气味辛烈,菜中之介然者,食之有刚
介之象,故字从介。其种来自胡戎,而盛于蜀,故一名
胡芥,一名蜀芥。

茎叶　气味:辛,温,无毒。

主治:归鼻,除肾经邪气,利九窍,明耳目,安中,久食温
中。○止咳嗽上气,除冷气。主欬逆下气,去头面风。○通
肺豁痰,利膈开胃。○安五脏。

子　气味:辛,温,无毒。

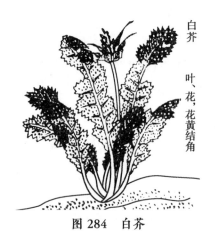

白芥

叶、花,花黄结角

图284　白芥

主治:发汗,主胸膈痰冷上气,面目黄赤。又醋研傅射
工毒。○熨恶气,遁尸飞尸,及暴风毒肿,流四肢疼痛。○烧
烟及服,辟邪魅。欬嗽,胸胁支满,上气多唾者,每用温酒吞
下七粒。○利气豁痰,除寒暖中,散肿止痛。治喘嗽反胃,痹

木脚气,筋骨腰节诸痛。

白芥,宋《开宝》。性暖,热病及患痔漏者不可食。

《本草权度》治小儿乳癖,白芥子研末,水调,摊膏贴之,以平为度。

蒲公英

处处有之。春初生苗,叶如苦苣。中心抽茎,茎端出花,色黄如金钱,如单菊而大。又似金簪头,故《土宿本草》名金簪草。《千金方》作凫公英。《图经》作仆公罂。《庚辛玉册》作鹁鸪英。《本经》作蒲公草。俗呼蒲公丁,又呼黄花地丁。

苗　气味:甘,平,无毒。

主治:妇人乳痈,水肿,煮汁饮及封之,立消。○解食毒,散滞气,化热毒,消恶肿结核丁肿。○掺牙,乌须发,壮筋骨。○白汁涂恶刺、狐尿刺疮,即愈。

蒲公英,《唐本草》。北人呼黄花,苗断之有白汁出。堪生啖,有光叶者,亦有花叶者。

昔日越王曾遇异人得此方,极能固牙齿,壮筋骨,生肾水。凡年未及八十者,服之须发返黑,齿落更生。年少服

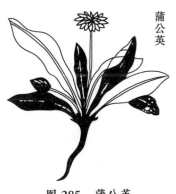

蒲公英

图 285　蒲公英

之，至老不衰。得遇此者，宿有仙缘，当珍重之，不可轻泄。用蒲公英一斤，洗净，勿令见天日，晾干，入斗子；解盐一两，香附子五钱，二味为细末，入蒲公英淹一宿，分为二十团，用皮纸三四层裹扎定，用六一泥即蚯蚓粪，如法固济，入灶内焙干，乃以武火煅过，红为度。冷定取出，去泥为末，早晚擦牙。漱之，吐咽任便，久久自效。系积德堂方，名还少丹。

莱菔

生江北，秦、晋最多，今天下通有之。六月下种，其叶如芜青。秋采苗，冬掘根。春末抽高薹，开小花紫碧色。夏初结角，其子大如急性子，圆长不等，黄赤色。五月亦可再种，其根有红、白二色，其状有圆、长二类。按《尔雅》云：葖，芦萉。孙炎注云：紫花菘也，俗呼温松。一名雹突，一名芦菔。颂曰：紫花菘、温菘，皆南人所呼。吴人呼楚菘，广南人呼秦菘。按：菘乃菜名，因其耐冬如松，故名松。莱菔乃根名。上古谓之芦萉，中古转为莱菔，后世讹为萝卜。陆佃乃言莱菔能制面毒，是莱麦之所服，以菔因服，盖亦就文起意耳。莱菔，音来北，菔、蔔俱音北。

气味：辛、甘，温，无毒。

主治：散服及炮煮服食，大下气，消谷和中，去痰癖，肥健人；生捣汁服，止消渴，试大有验。○利关节，理颜色，练五脏,恶气,制面毒,行风气,去邪热气。○利五脏,轻身,令人白净肌细。○消痰止欬,治肺痿吐血,温中补不足。同羊肉、银鱼煮食,治劳瘦欬嗽。○同猪肉食,益人。生捣服,治噤口痢。○捣汁服,治吐血、衄血,宽胸膈,利大小便。生食止渴宽中,煮食化痰消导。○杀鱼腥气,治豆腐积。

　　子　气味:辛、甘,平,无毒。

　　主治:研汁服,吐风痰;同醋研,消肿毒。下气定喘,治痰,消食除胀,利大小便,止气痛,下痢后重,发疮疹。子,入药微炒。

　　《唐本草》。根叶可生可熟,可酱可醋,蔬中之最有利益者。

　　颂曰:莱菔功同芜菁,然力猛,更出其右。断下方亦用其根,烧熟入药,尤能制面毒。昔有婆罗门僧东来,见食麦面者,惊云:此大热,何以食之?又见食中有莱菔,乃云:赖有此以解其性。自此相传,食面啖莱菔。

　　思邈曰:莱菔,平,不可与地黄同食,令发白,为其涩营卫也。时珍曰:多食动气,惟生姜能制其毒。又伏硇砂。

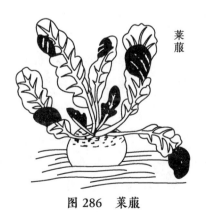

图 286　莱菔

《医说》云：饶州市民李太，常苦鼻衄，遂至危困，医授以方，取萝卜自然汁，和无灰酒饮之，则止。

裕陵传王荆公偏头疼方云：是禁中秘方，用生萝卜汁一蚬壳，仰卧注鼻中，左痛注右，右痛注左，或两鼻俱注，亦可数十年患，皆一注而愈。

《洞微志》云：齐州有人病狂，云梦中见红裳女子，引入宫殿中。小姑令歌，每日遂歌云：五灵楼阁晓玲珑，天府由来是此中。惆怅闷怀言不尽，一丸萝卜火吾宫。有一道士云：此犯大麦毒也。少女心神，小姑脾神。医经言：萝卜制面毒，故曰火吾宫。火者，毁也，遂以药并萝卜治之，果愈。

白花菜

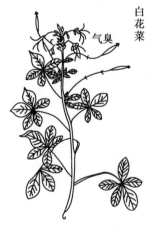

图287 白花菜

白花菜

气臭

三月种之，柔茎延蔓，一枝五叶，大如拇指。秋开小白花，长蕊，结小角长二三寸。其子黑色而细，状如初眠蚕沙，不光泽。菜气羶臭，惟宜盐菹食之。因花色白，故名。

白花菜 气味：苦、辛，微毒。

主治：下气。○煎水洗痔。捣烂敷风湿痹痛。擂酒饮止疟。

子 人今治癣疾药多用。

白花菜,《食物本草》。气臭。

颖曰:多食动风气,滞脏腑,令人胃中闷满。伤脾。

其荚六七月采,暴晒,以盐、椒揉熟,少晾,安置罐中发过,油醋调食,香美。

蘹　香

今交、广,诸番及近郡皆有之。宿根经冬,生苗作丛。肥茎丝叶,五六月开花如蛇床花而色黄;结子大如麦粒,轻而有细棱。北人呼为茴香,声相近也。弘景曰:煮臭肉下少许即无臭气。臭酱入末亦香,故曰茴香。今人谓之小茴香。

《唐本草》,草部移入此。八、九月采实,形圆有棱,色青黄,气香。夏月祛蝇辟臭。食料宜之。

子　气味:辛,平,无毒。

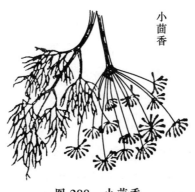

小茴香

图 288　小茴香

主治：诸瘘，霍乱及蛇伤。〇膀胱胃间冷气及育肠气，调中，止痛、呕吐。〇治干湿脚气，肾劳，癫疝阴疼，开胃下气。〇补命门不足，暖丹田。

修治：得酒良，炒黄用。入肾经。盐制。

好古曰：阳也，浮也。入手足少阴、太阳经。

茎叶　主治：煮食治卒恶心，腹中不安。〇治小肠气，卒肾气冲胁，如刀刺痛，喘息不得，生捣汁一合，投热酒一合，和服。〇气味与子同。

《袖珍方》；治胁下刺痛，小茴香一两炒，枳壳五钱麸炒，为末，每服二钱，盐酒调服，神。

《范汪方》：疗恶毒痈肿，或阴卵髀间疼痛，挛急，牵入小腹不可忍，一宿即杀人者，用茴香苗叶，捣汁一升服之，日三四服。其滓贴肿上，冬用根。此是外国神方，永嘉以来用之，起死回生，神验。

莳　萝

生佛誓国。苗、茎、花、实亦类蛇床而簇生，辛香。六、七月采实。《开宝本草》名慈谋勒。李时珍曰：莳萝、慈谋勒，皆番语也。

子　气味：辛，温，无毒。

主治：小儿气胀，霍乱呕逆，腹冷不下食，两肋痞满。〇健脾开胃气，温肠，杀鱼肉毒，补水脏，治肾气，壮筋骨。〇主膈气，消食，滋食味。

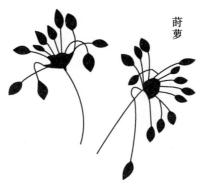

图 289　莳萝

莳萝类蛇床子而圆小，有棱，气香。今人每呼土茴香为莳萝。

《永类钤方》：治闪挫腰痛，用莳萝碾为细末，无灰酒调服二钱匕。

葱

有冬葱、汉葱、胡葱、茖葱，凡四种。冬葱，夏衰冬盛，茎叶俱软美，分茎栽莳而无子也；汉葱冬枯，其茎实硬而味薄；胡葱茎叶粗短，根若金灯；茖葱生于山谷。入药冬葱最善，气味亦佳。《医学入门》曰：葱，空也，其叶中空，故名葱。一云：葱，青白色也。《尔雅翼》云：西域有葱岭，其山高大，上悉生葱，故以名焉。

葱茎白　气味：辛，平。

叶　温。

根须　平。并无毒。

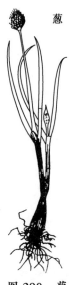

葱

图290　葱

主治：作汤,治伤寒寒热,中风面目浮肿,能出汗。○伤寒骨肉碎痛,喉痹不通,安胎,归目,益目睛,除肝中邪气,安中利五脏,杀百药毒。根治伤寒头痛。○主天行时疾,头痛热狂,霍乱转筋,及奔豚气、脚气、心腹痛,目眩,止心迷闷。○通关节,止衄血,利大小便。○治阳明下痢、下血,达表和里,止血。○除风湿,身痛麻痹,虫积心痛,止大人肠脱,阴毒腹痛;小儿盘肠内钓,妇人妊娠溺血,通乳汁,散乳痈,利耳鸣,涂猘犬伤,制蚯蚓毒。○杀一切鱼、肉毒。

汁　能消玉为水,化五石。

实　俗呼葱子。气味：辛,大温,无毒。

主治：明目,补中气不足。○温中益精。

葱初生曰葱针,叶曰葱青,衣曰葱袍,茎曰葱白,叶中涕曰葱苒,根曰葱须。

葱,《别录》中品。

元素曰：味辛而甘平,气厚味薄,升也,阳也。入手太阴、足阳明经。

宗奭曰：葱主发散,多食昏人神。思邈曰：正月食生葱,令人面上起游风。生葱同蜜食,作下利。烧葱同蜜食,壅气杀人。

崔氏《纂要》：治卒中恶死,或先病,或平居寝卧,奄忽而死,皆是中恶。急取葱心黄刺入鼻孔中,男左女右,入七八寸,鼻、目血出即苏。又法：用葱针入耳中五寸,以鼻中血出即活也。如无血出，即不可治矣。此扁鹊秘方也。

崔给事顷在泽、潞，与李抱真作判官。李相方以球杖按球子，其军将以杖相格，承势不能止，因伤李相拇指，并爪甲擘裂。遽索金疮药裹之，强坐频索酒，饮至数杯已过量，而面色愈青，忍痛不止。有军吏言，取葱新折者，使入溏灰火，煨熟剥皮，擘开，其间有涕，取傅损处。仍多煨取续，续易热者。凡三易之，面色却赤，斯须云：已不痛。凡十数度易，用热葱并涕裹缠，遂毕席笑语。

蚯蚓化水：葱一枝，将蚯蚓去泥，以盐涂之，内入中化为水。见《食物本草》。

韭

丛生丰本，长叶青翠。可以根分，可以子种。叶高三寸便剪，剪忌日中。一岁三四割之，其根不伤。收子者只可一剪。八月开花成丛，九月收子，其子黑色而扁。许慎《说文》曰：一种而久者，故谓之韭。《蒙筌》云：久则不乏，故以韭名。字尽因之，亦合九数。《纲目》云：韭之茎名韭白，根名韭黄，花名韭菁。《礼记》谓韭为丰本，言其美在根也。因温补，故《本草拾遗》名草锺乳。因益阳，故《候氏药谱》名起阳草。

韭　气味：辛、微酸，温，涩，无毒。

主治：归心，安五脏，除胃中热，利病人，可久食。○叶煮

韭

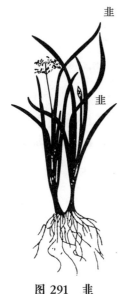

图291 韭

鲫鱼鲊食,断卒下痢。根入生发膏用。○根叶煮食,温中下气,补虚益阳,调和脏腑,令人能食。止泄血脓,腹中冷痛。生捣汁服,主胸痹骨痛不可触者。又解药毒,疗狂狗咬人数发者;亦涂诸蛇虺、蝎虿、恶虫毒。○煮食充肺气,除心腹痼冷疝癖。捣汁服,治肥白人中风失音。○煮食归肾壮阳,止泄精,暖腰膝。○煠熟,以盐醋空心吃十顿,治胸膈噎气。捣汁服,治胸痹刺痛如锥,即吐出胸中恶血,甚验。又灌初生小儿,吐去恶血,永无诸病。○主吐血、唾血、衄血、尿血,妇人经脉逆行,打扑伤损及膈噎病,捣汁澄清,和童便饮之,能消散胃脘瘀血,甚效。○饮生汁,主上气喘息欲绝,解肉脯毒。煮汁饮,止消渴盗汗。熏产妇血运,洗肠痔脱肛。

韭子　气味:辛、甘,温,无毒。

主治:梦中泄精,溺血。暖腰膝,治鬼交,甚效。○补肝及命门,治小便频数,遗尿,女人白淫、白带。

韭,《别录》中品。

修治:韭子拣净蒸熟,暴干,簸去黑皮,炒黄用。

宗奭曰:春食则香,夏食则臭;多食则能昏神暗目,酒后尤忌。

热病后十日,食之即发。不可与蜜及牛肉同食。花,食之动风。韭黄,未出粪土,最不益人,食之滞气,盖含抑郁未申之气故也。

孔子曰："不时不食"，正谓此辈。

金疮出血，韭汁和风化石灰日干，每用为末，傅之良。

假　苏

苏恭曰：即菜中荆芥是也。《别录》名姜芥。始生汉中川泽，今处处有之。叶似落藜而细，初生辛香可啖，人取作生菜。古方稀用，近世医家治头风虚劳疮疥，妇人血风等为要药，并取花实成穗者，暴干入药。曰苏、曰姜、曰芥，皆因气味辛香如苏、如姜、如芥也，今人惟呼荆芥。

茎穗　气味：辛温，无毒。

主治：寒热鼠瘘，瘰疬生疮，破结聚气，下瘀血，除湿疸。○去邪，除劳渴冷风，出汗，煮汁服之。捣烂醋和，傅丁肿。○单用治恶风贼风，口面㖞斜，遍身痿痹，心虚忘事，益力添精，辟邪毒气，通利血脉，传送五脏不足气，助脾胃。○主血劳，风气壅满，背脊疼痛，虚汗，理丈夫脚气，筋骨烦疼，及阴阳毒，伤寒头痛旋目眩，手足筋急。○利五脏，消食下气，醒酒。作菜生熟皆可食，并煎茶饮之。以

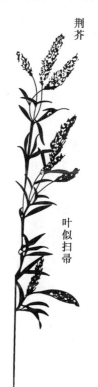

荆芥

叶似扫帚

豉汁煎服,治暴伤寒能发汗。○治妇人血风及疮疥为要药。○产后中风,身强直,研末酒服。○散风热,清头目,利咽喉,堕胎,治项强,目中黑花,及生疮阴癞,吐血衄血,下血血痢,崩中痔漏。

荆芥,《本经》中品。夏末采收。

诜曰:作菜食久,动渴疾,熏人五脏神。反驴肉、无鳞鱼及鳖。

元素曰:辛、苦,气味俱薄,浮而升,阳也。好古曰:肝经气分药也,能搜肝气。

《经验方》:治产后中风,荆芥穗子微炒,为末,酒服二钱匕,效。

苏

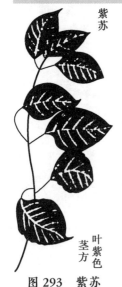

紫苏

叶紫色 茎方

图 293 紫苏

紫苏也,今处处有之。二、三月下种,或宿子在地自生。其茎方,其叶圆而有尖,四围有巨齿。肥地者面背皆紫,瘠地者,面青背紫。嫩时采叶和蔬茹之。八月开紫花,成穗作房。九月半枯时收子,子细如芥子而色苍赤。《本草纲目》曰:苏从稣,音酥,舒畅也。苏性舒畅,行气和血,故谓之苏。紫言其色也。《肘后方》名赤苏。苏乃荏类,而味更辛如桂,故

《尔雅》谓之桂荏。

茎叶　气味：辛,温,无毒。

主治：下气,除寒中,其子尤良。○除寒热,治一切冷气。○补中益气,治心腹胀满,止霍乱转筋,开胃下食,止脚气,通大小肠。○通心经,益脾胃,煮饮尤胜。与橘皮相宜。○解肌发表,散风寒,行气宽中,消痰利肺,和血温中。止痛定喘,安胎,解鱼蟹毒。治蛇犬伤。○以叶生煮作羹,杀一切鱼、肉毒。

子　气味：辛,温,无毒。

主治：下气,除寒温中。○治上气欬逆,冷气及腰脚中湿气,风结气,研汁煮粥长食,令人肥白身香。○调中,益五脏,止霍乱呕吐反胃,补虚劳,肥健人,利大小便,破癥结,消五膈,消痰止嗽,润心肺。○治肺气喘急。○治风顺气,利膈宽肠。解鱼蟹毒。

紫苏,《别录》中品。

李廷飞曰：不可同鲤鱼食,生毒疮。

谈埜翁《试验方》：治颠扑伤损,用紫苏捣傅之,疮口自合。

薄　荷

旧不著所出州土,今处处有之。茎叶似荏而尖长,经冬根不死,夏秋采茎叶暴干。古方稀用,或与薤作齑食。近世治伤风,头脑风,通关格及小儿风

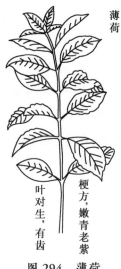

薄荷

叶对生，有齿

梗方，嫩青老紫

图294　薄荷

痰之要药。故人家多莳之。《本草纲目》曰：薄荷，俗称也。陈士良《食性本草》作菝蔺。杨雄《甘泉赋》作茇葀。吕忱《安林》作茇苦。则薄荷之为讹称可知矣。孙思邈《千金方》作蕃荷，又方音之讹也。今人入药多以苏州者为胜，故《食性本草》谓之吴菝蔺。《本草衍义》谓之南薄荷。

茎叶　气味：辛，温，无毒。

主治：贼风伤寒，发汗，恶气、心腹胀满，霍乱，宿食不消，下气，煮汁服之。发汗，大解劳乏，亦堪生食。○作菜久食，却肾气，辟邪毒。除劳气，令人口气香洁。煎汤洗漆疮。○通利关节，发毒汗，去愤气，破血五痢。○疗阴阳毒，伤寒头痛，四季宜食。○治中风失音，吐痰。○杵汁服，去心脏风热。○清头目，除风热。○利咽喉口齿诸病。治瘰疬疮，风瘙瘾疹，捣汁含嗽，去舌胎语涩。捼叶塞鼻止衄。涂蜂螫蛇伤。

薄荷，《唐本草》。

元素曰：辛，凉，气味俱薄，浮而升，阳也。好古曰：手足厥阴气分药也。能搜肝气。

陆农师曰：薄荷，猫之酒也；犬，虎之酒也；桑椹，鸠之酒也；茵草，鱼之酒也。

咎殷《食医心镜》云：薄荷煎豉汤，暖酒和饮；煎茶生食，

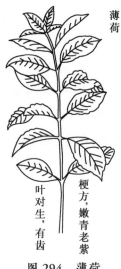

中医临床必读丛书　重刊

卷之六

358

并宜。盖菜之有益者也。

《明目经验方》:治眼弦赤烂,薄荷以生姜汁浸一宿,晒干为末,每用一钱,沸汤泡洗。

菫菫菜

生田野中。苗初揭地,嫩叶可作茹。至夏叶间撺葶开紫花,结三瓣角儿,中有子如芥子而小,茶褐色,其角类箭头,故一名箭头草。

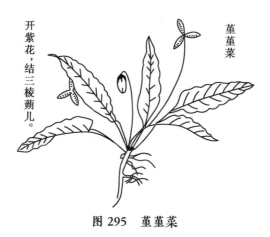

图 295　菫菫菜

气味:甘,平,无毒。

主治:傅诸肿毒,止痛散血。

菫菫菜　新增。开紫花,结三棱蒴儿。蒴干裂而子落。

兔儿酸

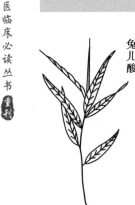

兔儿酸

所在田野皆有之。苗比水荭矮短，茎叶亦类水荭。其茎节密，其叶亦稠，比水荭叶瘦小。可作菜食。根赤黄色，有节。今人呼为穿地鳞。

兔儿酸根 今人接骨药中多用之。

新增。救饥采苗叶，煤熟，以新汲水淘净，油盐调食。

图296　兔儿酸

生姜、干姜

生犍为山谷及荆州、杨州，今处处有之，以汉、温、池州者为良。苗高二三尺，叶似箭竹叶而长，两两相对。苗青根黄，无花实。秋采根，于长流水洗过，日晒为干姜。汉州干姜法：以水淹三日，去皮，又置流水中六日，更刮去皮，然后曝之令干，酿于瓮中，三日乃成也。今人呼为白干姜，又曰均姜。按许慎《说文》：姜，作蘁，云御湿之菜也。王安石《字说》云：姜，能疆御百邪，故谓之姜。初生嫩者，其尖微紫，名紫姜，或作子姜。宿根谓之母姜也。

生姜 气味：辛，微温，无毒。

主治：久服去臭气，通神明。归五脏，除风邪寒热，伤寒

头痛鼻塞，欬逆上气，止呕吐，去痰下
气。○去水气满，疗欬嗽时疾。和半
夏主心下急痛。和杏仁作煎，下急痛
气实，心胸拥隔冷热气，神效。捣汁和
蜜服，治中热呕逆，不能下食。○散烦
闷，开胃气。汁作煎服，下一切结实，
冲胸膈恶气，神验。○破血调中，去
冷气。汁解药毒。除壮热，治痰喘胀
满，冷痢腹痛，转筋心满，去胸中臭气、
狐臭，杀腹内长虫。益脾胃，散风寒。
解菌蕈诸物毒。生用发散，熟用和
中。解食野禽中毒成喉痹。浸汁点赤
眼；捣汁和黄明胶熬，贴风湿痛甚妙。
○姜屑和酒服，治偏风。○姜皮主消
浮肿，腹胀痞满，和脾胃，去翳。

生姜

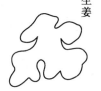

汉干净俗均药
州姜结呼姜最
白白实马人良

他姜黑不市是
处皮黄结卖此
干色肉实通类

图 297　生姜、干姜

干姜　气味：辛，温，无毒。

主治：胸满，欬逆上气，温中止血，出汗，逐风湿痹，肠澼
下痢，生者尤良。○寒冷腹痛，中恶，霍乱胀满，风邪诸毒，皮
肤间结气，止唾血。○治腰肾中疼，冷气，破血去风，通四肢
关节，开五脏六腑，宣诸脉络，去风毒冷痹，夜多小便。○消
痰下气，治转筋吐泻，腹脏冷[1]，反胃干呕，瘀血扑损，止鼻红，
解冷热毒，开胃消宿食。主心下寒痞，目睛久赤。

生姜，《别录》草部中品。今移入此。

---

[1]　冷：原脱，据《本草纲目》卷 26 生姜条补。

藏器曰：生姜温，要热则去皮，要冷则留皮。元素曰：辛而甘温，气味俱厚，浮而升，阳也。

修治：干姜，火炮用。

之才曰：秦椒为之使；杀半夏、莨菪毒；恶黄芩、黄连、天鼠粪。

弘景曰：久服少志，伤心气。今人啖辛辣物，惟此最常，故《论语》云：不撤姜食，言可常食，但不可多尔。有病者，是所宜矣。

思邈曰：八九月多食姜，至春多患眼，损寿减筋力。孕妇食之，令儿盈指。《晦庵语录》亦有"秋姜夭人天年"之语。

久患咳噫，连咳四五十声者，取生姜汁半合，蜜一匙，煎熟温服，如此三服立效。

生姜 使。

《伤寒类要》：治妇人伤寒虽差，未满百日，不可与男交合。为阴阳易之病，必手足拘拳欲死。丈夫病名为阴易，妇人名为阳易，速当汗之可愈，满四日不可疗，宜令服此药：干姜四两为末，汤调顿服，覆衣被，出汗得解，手足伸遂愈。

《千金方》：治中寒水泻，干姜炮，研末，粥饮服二钱，立效。

葫

大蒜也。处处有之。每颗六七瓣，初种一瓣，当年便成独子葫，至明年则复其本矣。其花中有实，亦作葫瓣状而极小，亦可种之。张骞使西域得大蒜，则此物汉始有之。以其自胡中来,故名葫。蒜,小蒜也。处处有之,根苗皆如葫而细小。许氏《说文》谓之荤菜。《尔雅》曰蒚,即此也。中国初惟有此,后因汉得葫于西域,遂呼此为小蒜。蒜,字从祘,音蒜,谐声也;又象蒜根之形。

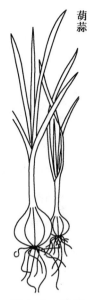

葫蒜

图298 葫蒜

葫 气味:辛,温,有毒。久食损人目。

主治:归五脏,散痈肿䘌疮,除风邪,杀毒气。○下气,消谷,化肉。○去水恶瘴气,除风湿,破冷气,烂痃癖,伏邪恶,宣通温补,疗疮癣,杀鬼去痛。健脾胃,治肾气,止霍乱转筋腹痛,除邪祟,解温疫,疗劳疟冷风,傅风损冷痛,恶疮、蛇虫、蛊毒、溪毒、沙虱,并捣贴之。熟醋浸,经年者良。○温水捣烂服,治中暑不醒。捣贴足心,止鼻衄。和豆豉丸服,治暴下血,通水道。

蒜 气味:辛,温,有小毒。

主治:归脾肾,主霍乱腹中不安,消谷,理胃温中,除邪痹毒气。主溪毒。○下气,治蛊毒。傅蛇虫、沙虱疮。○涂丁肿甚良。

葫蒜,《别录》下品。

蒜,大小二种,皆八月下种。春食苗,夏初食薹,五月食根。北人食之最多。

震亨曰:大蒜属火,性热喜散,快膈,善化肉,暑月人多食之。伤气之祸,积久自见。养生者忌之。化肉之功,不足论也。

颖曰:多食伤肺、伤脾、伤肝胆,生痰助火,昏神。合蜜食杀人。

叶石林《避暑录》云：一仆暑月驰马，忽仆地欲绝，同舍王相教用大蒜及道上热土各一握，研烂，以新汲水和之，去滓，抉齿灌之，少顷即苏。相传徐州市门，忽有版书此方，咸以为神仙救人云。

按：李绛《兵部手集方》云，毒疮肿毒，号叫卧眠不得，人不得识别者，取独头蒜两颗，捣烂，麻油和，厚傅疮上，干即易之，屡验。卢垣侍郎肩上疮作，连心痛闷，用此便差。又李仆射患脑痈久不差，用此亦差。又葛洪《肘后方》云：凡背肿，取独蒜横截一分，安肿头上，炷艾如梧子大，灸蒜百壮，不觉渐消，多灸为善，勿令太热，若觉痛即擎起蒜。焦更换新者，勿损皮肉。洪尝苦小腹下患一大肿，灸之亦差。又江宁府紫极宫刻石记其事云：但是发背痈疽，恶疮肿核，初起有异，皆可灸之，不计壮数。惟要痛者灸至不痛，不痛者灸至痛极而止。疣赘之类灸之，亦便成痂自脱，其效如神。乃知方书无空言者。但人不能以意详审，则不得尽应耳。

茄

处处有之。二月下种，生秧移栽。株高二三尺，叶大如掌。自夏至秋开紫花，五瓣相连，五棱如缕，黄蕊绿蒂，蒂包其茄。茄中有瓤，瓤中有子。子待九月黄熟时收取。按段成式云：茄，音加，乃莲茎之名；今呼茄，其音若伽，未知所自也。陈藏器《本草》云：茄，

一名落苏。按五代《贻子录》
作酪酥，盖以其味如酪酥也。
杜宝《拾遗录》云：隋炀帝改
茄为昆仑瓜。又王隐君《养
生主论》,治疟方用干茄,讳名
草鳖甲,盖以鳖甲能治寒热,
茄亦能治寒热故尔。

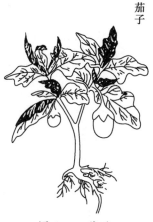

茄子

图299　茄子

　　茄子　气味：甘,寒,无毒。

　　主治：寒热,五脏劳。治温
疟,传尸劳气。醋摩,傅肿毒。
○老裂者烧灰,治乳裂。○散血止痛,消肿宽肠。

　　蒂　烧灰,米饮服二钱,治肠风下血不止,及血痔。治口
齿蜃疮。生切擦癜风。

　　花　治金疮牙痛。

　　茄,宋《开宝》。

　　根及枯茎叶　主治：冻疮皲裂,煮汤渍之良。

　　根　饭上蒸过,治瘫痪。

　　久冷人,不可多食,损人动气,发疮及痼疾。

　　李廷飞曰：秋后多食损目。《生生编》云：茄性寒利,多
食必腹痛下利,女子能伤子宫也。

　　刘松石《保寿堂方》治卵癀偏坠,用双蒂茄子悬于房门
上,出入用眼视之。茄蔫所患亦蔫,茄干亦干矣。又法：用双
蒂悬门上,每日抱儿视之二三次,钉针于上,十余日消矣。

　　治癜风,用茄蒂蘸姜汁,调硫黄、白附子末擦之,取其散
血也。白癜用白蒂,紫癜用紫蒂,亦各从其类耳。

《海上名方》:治牙痛,秋茄花干之,旋烧研,涂痛处,立止。

鲍氏方:治牙痛取牙方:用茄科以马尿浸三日,晒干炒为末,每用点牙即落,真妙。

翻白草

《救荒本草》名鸡腿根。《野菜谱》名天藕。高七八寸,叶硬而厚,有钜齿,背白,似地榆而细长,开黄花;根如指大,长三寸许,皮赤肉白,剥去赤皮,其内白色如鸡肉,生食、煮熟皆宜。《本草纲目》曰:翻白,以叶之形名也;鸡腿、天藕,以根之味名也。

根　气味:甘、微苦,平,无毒。

主治:吐血,下血,崩中。疟疾,痈肿疮疥。

新增。楚人谓之湖鸡腿;淮人谓之天藕。

翻白草

叶,今人作汤洗疮疥用。叶正面色青,翻面色白。

《濒湖集简方》:治崩中下血,用湖鸡腿一两,捣碎,酒二盏,煎一盏服。

疔疮初起,不拘已成未成,用翻白草十科,酒煎服,出汗即愈。

臁疮溃烂,端午日午时采翻白草,每用一握,煎汤盆盛,围住熏洗,极效。

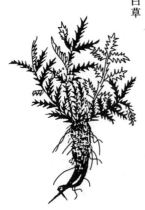

图300　翻白草

本草原始

卷之七

果部

橘实、黄橘皮、核　青皮　藕实、蕊、节、莲薏、花、房、蕊须、荷叶蒂　石莲子　大枣生枣、叶　葡萄　银杏　栗实、壳、楔、毛球　鸡头实即芡实　梅实白梅、乌梅　木瓜　柿俗呼柿，白柿·柿霜、蒂　枇杷实、叶、木白皮　荔枝实、核、壳　龙眼实、核　甘蔗紫沙糖、白沙糖　桃实、核仁、枭　杏实、核仁、叶、枝　安石榴甜石榴、酸石榴、酸石榴皮、酸石榴东行根　松子　梨实、叶　郁李仁　胡桃核仁、油胡桃　槟榔　大腹子大腹皮　山楂今山查，实、核　枸橼今佛手柑

果部总二十七种。

果部

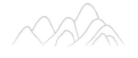

雍丘正宇李中立纂辑并书画

橘

生江南及南山川谷,今江、浙、荆、襄、湖、岭皆有
之。木高一二丈,叶与枳无辨,刺出茎间。夏月生白
花,六月、七月而成实,至冬黄熟。大者如杯,包中有
瓣,瓣中有核也。入药用皮,去白者名橘红,久藏者名
陈皮。《本草纲目》曰:橘从矞,音鹬,谐声也。又云:
五色为庆,二色为矞。矞云外赤内黄,非烟非雾,郁郁
纷纷之象。橘实外赤内黄,剖之香雾纷郁,有似乎矞
云。橘之从矞,又取此义也。

橘实　气味:甘、酸,温,无毒。

主治:甘者润肺,酸者聚痰。止消渴,开胃,除胸中膈气。

黄橘皮　气味:苦、辛,温,无毒。

主治:胸中瘕热逆气,利水谷。久服去臭,下气通神。
○止呕逆,治气冲胸中,吐逆霍乱,疗脾不能消谷,止泄,除膀
胱留热停水,五淋,利小便,去寸白虫。○清痰涎,治上气欬
嗽,开胃,主气痢,破癥瘕痃癖。○疗呕哕反胃嘈杂,时吐清
水,痰痞痎疟,大肠闭塞,妇人乳痈。

橘,《本经》上品。黄橘皮:《汤液本草》名红皮,《食疗
本草》名陈皮。凡果木树生虫,杉木钉钉孔中,绝。橘藏绿豆

橘

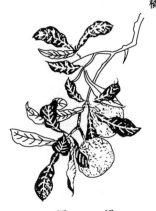

图 301 橘

中不坏,橙、柑亦然。橘皮入食料,解鱼腥毒。

时珍曰:橘皮纹细,色红而薄,内多筋脉,其味苦辛。柑皮纹粗,色黄而厚,内多白膜,则其味辛、甘。柚皮最厚而虚,纹更粗,色黄,内多膜无筋,则味甘多辛少。但以此别之,即不差矣。橘皮性温;柑、柚皮性冷,不可不知。今天下多以广中来者为胜,江西者次之,然多以柑皮杂之,柑皮犹可用,柚皮则悬绝矣。凡橘皮入药,和中理胃则留白;下气消痰则去白。其说出于《圣济经》。去白者,以白汤入盐,洗润令透,刮去筋膜,晒干用。

《百一选方》:治男妇霍乱吐泻,但有一点胃气存者,服之回生:广陈皮去白五钱,真藿香五钱,水二盏,煎一盏,服之愈。

橘核　气味:苦,平,无毒。

主治:肾疰腰痛,膀胱气痛,肾冷,炒研,每温酒服一钱,或酒煎服之。治酒齄风鼻赤,炒研,每服一钱,胡桃肉一个,擂酒服,以知为度。小肠疝气及阴核肿痛,炒研五钱,老酒煎服,或酒糊丸服,效。

时珍曰:橘核须以新瓦焙香,去壳取仁,研碎入药。

青　皮

乃橘之未成熟,落之,头破裂,状如莲瓣。其气芳烈,皮薄而光,纯青色,故名青皮。《本经》载名青橘皮。

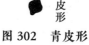

青皮形

图302　青皮形

气味:苦、辛,温,无毒。

主治:气滞,下食,破积结及膈气。○破坚癖,散滞气,去下焦诸湿,治左胁肝经积气。○治胸膈气逆胁痛,小腹疝痛,消乳肿,疏肝胆,泻肺气。

《本经》上品。

青皮头破裂者,俗呼四花青皮,凡用以此为胜。今人多以小柑、小柚、小橙伪为之,不可不辨。入药以汤浸去穰,切片醋拌,瓦炒过用。

杲曰:黄橘皮气薄味厚,阳中之阴也,可升可降,为脾肺二经气分药。

元素曰:青橘皮气味俱厚,沉而降,阴也,入厥阴、少阴经。治肝胆之病。

藕　实

始生汝南池泽,今处处有之。生水中,其叶名荷。《尔雅》云:荷,芙蕖。其茎茄,其叶蕸,其本蔤,其华菡萏，其实莲，其根藕，其中菂，菂中薏。邢昺云：芙蕖，总名也，别名芙蓉。按茎乃负叶者也，有负荷之义，故谓之荷。藕乃嫩蒻，如竹之行鞭者。节生二茎，一为叶，一为花，尽头乃生藕，为花、叶、根、实之本。显仁藏用，功成不居，可谓退藏于密矣，故谓之蒻。花叶偶生，故根谓之藕。或云：藕善耕泥，故字从耦。耦者，耕也。茄音加，加于蒻上也。蒑音遐，远于蒻也。菡萏，函合未发之意。芙蓉，敷布容艳之意。莲者，连也。花实相连而出也。菂者，的也，子在房中，点点如的也。的乃凡物点注之名。薏犹意也，含苦在内也。古诗云："食子心无弃，苦心生意存。"是矣。

藕实 俗呼莲肉。气味：甘平，涩，无毒。

主治：补中养神，益气力，除百疾，久服轻身耐老，不饥延年。○主五脏不足，伤中，益十二经脉血气。○止渴去热，安心止痢，治腰痛及泄精，多食令人欢喜。○交心肾，厚肠胃，固精气，强筋骨，补虚损，利耳目，除寒湿，止脾泄久痢，赤白浊，女人带下崩中诸血病。○捣碎和米作粥饭食，轻身益气，令人强健。○安靖上下君相火邪。

藕 气味：甘，平，无毒。

主治：热渴，散留血，生肌。久服令人心欢。○止怒止泄，消食解酒毒，及病后干渴。○捣汁服，止闷除烦开胃，治霍乱，破产后血闷，捣膏，罯金疮并折伤，止暴痛。蒸煮食之，大能开胃。○生食治霍乱后虚渴。蒸食甚补五脏，实下焦。同蜜食，令人腹脏肥，不生诸虫，亦可休粮。○汁解射罔毒、蟹毒。捣浸澄粉服食,轻身益年。

藕蜜　气味:甘,平,无毒。

主治:生食主霍乱后虚渴烦闷不能食,解酒食毒。解烦毒,下瘀血。○功与藕同。

藕节　气味:涩,平,无毒。

主治:捣汁饮,主吐血不止,及口鼻出血。○消瘀血,解热毒,产后血闷,和地黄研汁,入热酒、小便饮。○能止欬血唾血,血淋溺血,下血血痢血崩。

莲薏　即莲子中青心也,一名苦薏。气味:苦,寒,无毒。

主治:血渴,产后渴,生研末,米饮服二钱,立愈。○止霍乱。○清心去热。

莲花　气味:苦、甘,温,无毒。

主治:镇心益色,驻颜轻身。

莲房　气味:苦涩,温,无毒。

主治:破血。○治血胀腹痛,及产后胎衣不下,酒煮服之。解野菌毒。○止血崩,下血溺血。

莲蕊须　气味:甘、涩,温,无毒。

主治:清心通肾,固精气,乌须发,悦颜色,益血,止血崩吐血。

荷叶蒂　名荷鼻。气味:苦、平,无毒。

主治:止渴,落胞破血,治产

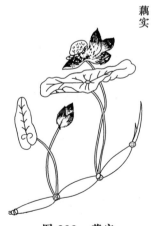

藕实

图303　藕实

后口干,心肺燥烦。○治血胀腹痛,产后胎衣不下,酒煮服之。荷鼻安胎,去恶血,留好血,止血痢,杀菌蕈毒,并煮水服。○生发元气,助脾胃,涩精滑,散瘀血,消水肿、痈肿,发痘疮,治吐血咯血,衄血下血,溺血血淋,崩中,产后恶血,损伤败血。

藕实,俗呼莲肉。莲薏,一名苦薏。莲房俗呼莲蓬壳。莲蕊须一名佛座须。荷叶俗呼莲叶。藕实即莲子。八、九月采黑色坚实者,剥去黑壳,谓之莲肉。以水浸去赤皮青心,生食甚佳。入药蒸熟,去心,或晒或焙干用。

石莲子

石莲子

图 304　石莲子

生水中。其子中肉黄白色,心内空无青芽,嚼之味极苦;壳光黑坚硬如石,故名石莲。别是一种莲子[1]也。

石莲肉　**气味:**苦寒,无毒。

主治:治久痢噤口,炒为末,陈仓米饮调服二钱,便思饮食,甚妙。加入香莲丸尤妙。脾泻肠滑,哕逆不止,用六枚,炒赤黄色,研末,冷熟水半盏和服,便止。

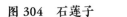

[1] 别是一种莲子:该书所绘药图,及"心内空无青芽,嚼之味极苦"的描述,均与今苦石莲相符。此非水生植物,乃豆科植物南蛇竻的种子,可利水消肿,清热解毒,但与沉水年久的石莲子功用不同。

石莲子　新增。入水必沉。煎盐卤能浮之。

　　石莲子，不知出何处。壳光黑坚石，两头停，有有节者，无节者更黑，味极苦。此物经百年不坏。

大　枣

　　干枣也。生河东，今近北州郡皆有之。木赤心，有刺。四月生叶，尖觥光泽；五月开小白花，色微青，结实生青熟红。八月采取，晒干。入药须用青州及晋地肥大甘美者为良，故曰大枣。按陆佃《埤雅》云：大曰枣，小曰棘。棘，酸枣也。枣性高，故重朿；棘性低，故并朿。朿音刺。枣、棘皆有刺针，会意也。

　　大枣　此即晒干大枣也。气味：甘，平，无毒。

　　主治：心腹邪气，安中养脾气，平胃气，通九窍，助十二经，补少气、少津液、身中不足，大惊，四肢重，主百药。久服轻身延年。○补中益气，坚志强力，除烦闷，疗心下悬，肠澼。久服不饥神仙。○润心肺止嗽，补五劳，治虚损，除肠胃癖气，和光粉烧，治疳痢。○小儿患秋痢，与蛀枣食之良。○杀乌头、附子、天雄毒。和阴阳，调荣卫，生津液。

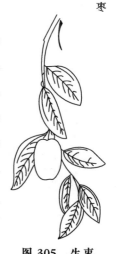

生枣

图305　生枣

生枣　气味：甘、辛,热,无毒。多食令人寒热,羸瘦者不可食。

生枣《本经》上品。气味俱厚,阳也。

叶　气味：甘,温,微毒。

主治：覆麻黄能出汗。和葛粉揩热痱疮良。治小儿壮热,煎汤浴之。

三岁陈核中仁,燔之味苦,主腹痛邪气。

大明曰：有齿病、疳病、虫䘌人不宜啖枣。小儿不宜食之。又忌与葱同食,令人五脏不和。与鱼同食,令人腰腹痛。

《百一选方》：治食椒闭气,京枣食之即解。

葡　萄

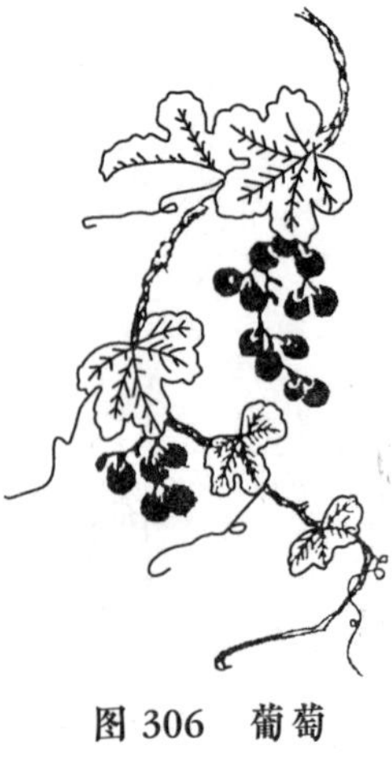

葡萄

始生陇西五原敦煌山谷,今河东及近京州郡皆有之。苗作藤蔓而极长大,盛者一二本,绵被山谷间。花极细而黄白色。其实有紫、白二色,而形圆、锐亦二种。有无核者。皆七月、八月熟,取其汁可以酿酒。人醋饮之,则醺然而醉,故有是名。其圆者名草龙珠,长者名马乳葡萄。白者名水晶葡萄,黑者名紫葡萄。《汉书》作蒲桃。

图 306　葡萄

实 气味：甘、平、涩，无毒。

主治：筋骨湿痹，益气倍力强志，令人肥健，耐饥，忍风寒。久服轻身，不老延年。可作酒。○逐水，利小便。○除肠间水，调中治淋。○时气痘疮不出，食之，或研酒饮，甚效。○胎上冲心，煎作汤，饮之即下。

葡萄，《本经》上品。

诜曰：甘、酸，温。多食令人卒烦闷，眼暗。

银 杏

生江南，以宣城者为胜。树高二三丈，叶薄纵理，俨如鸭掌形，有刻缺，面绿背淡。二月开花成簇，青白色。二更开花，随即卸落，人罕见之。一枝结子百十，状如楝子，经霜乃熟烂，去肉取核为果。其核两头尖，三棱为雄，二棱为雌。其仁嫩绿色，久则黄。雌雄同种，其树相望乃结实。

实一名鸭脚子，因叶形似鸭脚也。宋初始入贡，改呼银杏，因子形似小杏而核色白也。今呼白果。

核仁 气味：甘、苦，平、涩，无毒。

主治：生食引疳解

白果

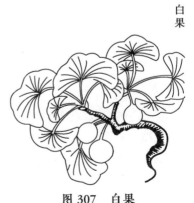

图 307 白果

酒,熟食益人。○熟食温肺,益气,定喘嗽,缩小便,止白浊。生食降痰,消毒杀虫。嚼浆涂鼻面手足,去齇疱䵟䵟皱皱,及疥癣疳䘌,阴虱。

白果,新增。

银杏,宋初始著名,而修本草者不载,近时方药亦时用之。其气薄味厚,性涩而收。色白属金,故能入肺经,益肺气,定喘嗽,缩小便。生捣能浣油腻,则其去秽浊之功可类推矣。其花夜开,人不得见,盖阴毒之物,故又能杀虫消毒。然食多则收敛太过,令人气壅胪胀昏愦。故《物类相感志》云:银杏能醉人。而《三元延寿书》言:白果食满千个者死。又云:昔有饥者,同以白果代饭食饱,次日皆死也。

治小便频数方:白果十四枚,七生七煨,食之取效则止。

白果　新增。

栗

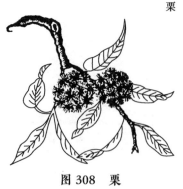

图308　栗

栗

处处有之,而兖州、宣州者最胜。木高二三丈,叶极类栎。花青黄色,实有莱猬自彚,大者如拳,中子三四;小者若桃李,中子一二。熟则镤拆子出。栗,说文作㮚,从肉,音条,象花实下垂之状也。梵书名笃迦。

栗，《别录》上品。

实　气味：咸，温，无毒。

主治：益气厚肠胃，补肾气，令人耐饥。○生食治腰脚不遂。○疗筋骨断碎，肿痛瘀血，生嚼涂之有效。

栗壳　**主治**：反胃消渴，泻血，煮汁饮之。又治鼻衄不止。

栗楔　**主治**：筋骨风痛。○治血尤效。○每日生食七枚，破冷痃癖。又生嚼署恶刺，出箭头，傅瘰疬，肿毒痛。

毛球　**主治**：煮汁洗火丹毒肿。

宗奭曰：栗欲干收，莫如曝之；欲生收，莫如润沙藏之，至夏初尚如新也。小儿不可多食，生者难化，熟即滞气隔食，生虫。

思邈曰：栗，肾之果也，肾病宜食之。弘景曰：有人患腰脚弱，往栗树下食数升，便能起行。此是补肾之义。然应生啖，若服饵则宜蒸曝之。

《医说》：治马咬成疮，独颗栗子，烧研傅之。

鸡头实

始生雷泽池泽，今处处有之。生水中，叶大如荷，皱而有刺，俗谓之鸡头盘。花下结实，其形类鸡头，故以名之。《古今注》谓之雁头。韩退之谓之鸿头。《本草纲目》曰鸡头实，可济俭歉，故一名芡实。徐、

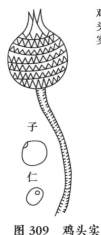

鸡头实

图309　鸡头实

青、淮、泗谓之芡子。《庄子》谓之鸡雍。《管子》谓之卵菱。其茎荶嫩者名芶荶,人采以为菜茹,亦名葰菜。

仁　气味:甘、平,涩,无毒。

主治:湿痹,腰脊膝痛,补中,除暴疾,益精气,强志,令耳目聪明。久服轻身不饥,耐老神仙。○开胃助气。○止渴益肾,治小便不禁,遗精白浊带下。

葰菜　鸡头茎也。气味:咸、甘、平,无毒。

主治:止消渴,除虚热。

鸡头实,《本经》上品。子仁外青,皮如猬,花苞顶如鸡喙,内子如珠,壳内有白米,赤皮。

修治:鸡头实,诜曰:凡用蒸熟裂,日晒裂,取仁。亦可舂取粉用。

时珍曰:新者煮食良。入涩精药连壳用。

梅　实

始生汉中川谷,今襄汉、川蜀、江湖、淮岭皆有之。按陆机《诗疏》云:梅,杏类也。树、叶皆略似杏,叶有长尖,先众木而花,随便结实。采青者,盐淹、曝干为白梅;采半黄者,以烟熏蒸黑,为乌梅。惟白梅、乌梅可入药。李时珍曰:梅,古文作呆,象子在木上之形。

梅乃杏类,故反杏为呆。书家讹为甘木。后作梅,从每,谐声也。或云:梅者,媒合众味。故《书》云:若作和羹,尔惟盐梅。而梅字亦从某也。

梅实

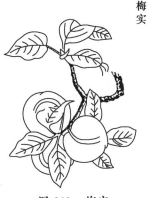

图310 梅实

白梅 修治:取大青梅,以盐汁渍之,日晒夜渍,十日成矣。久乃生霜。一名盐梅,一名霜梅。

气味:酸、咸、平,无毒。

主治:和药点痣,蚀恶肉。刺在肉中者,嚼傅之即出。治刀箭伤,止血,研傅之。乳痈肿毒,杵烂贴之佳。除痰。

乌梅 修治:取青梅蓝盛,于突上熏黑用,去核,微炒之。

气味:酸、温、平、涩,无毒。

主治:下气,除热烦满,安心,止肢体痛,偏枯不仁,死肌,去青黑痣,蚀恶肉。○去痹,利筋脉,止下利,好唾口干。○水渍汁饮,治伤寒烦热。○止渴调中,去痰治疟瘴,止吐逆霍乱,除冷热痢。治虚劳骨蒸,消酒毒,令人得睡。和建茶、干姜为丸服,止休息痢,大验。○敛肺涩肠,止久嗽泻痢,反胃噎膈,蛔厥吐利,消肿祛痰。杀虫,解鱼毒、马汗毒、硫黄毒。

梅实,《本经》中品。《别录》曰:五月采实,火干。

呆曰:寒,忌猪肉。弘景曰:生梅、乌梅、白梅功应相似。

好古曰:乌梅,脾肺二经血分药也。

大明曰:梅多食则损齿伤筋,蚀脾胃,令人发膈上痰热。

服黄精人忌食之。食梅齿齼者,嚼胡桃肉以解之。

《物类相感志》云:梅子同韶粉食之则不酸,亦不软牙。

《圣济总录》:治下痢脓血,乌梅一两,去核烧过,为末,每服二钱,米饮下立止。

木　瓜

山阴兰亭尤多,今处处有之,而宣城者尤佳。木状如柰,春末开花深红色,其实如瓜而小。按《尔雅》云:楙,木瓜。郭璞注云:木实如小瓜,酢而可食,则木瓜之名,取此义也。或云:木瓜味酸,得木之正气,故名。楙从林、矛,谐声也。

实　气味:酸,温,无毒。

主治:湿痹脚气,霍乱大吐下,转筋不止。○治脚气冲心,取嫩者一颗,去子煎服佳。强筋骨,下冷气,止呕逆,心膈痰唾,消食,止水利后渴不止。○调荣卫,助谷气。○去湿和胃,滋脾益肺,治腹胀善噫,心下烦满。○治水肿,冷热痢,心腹痛。

木瓜,《别录》中品。

木瓜如小瓜而有鼻,津润、味不木者为木瓜,食之益人。圆小于木瓜,味木而酢涩者为木桃。似木瓜而

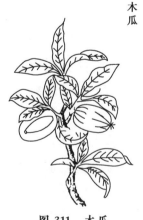

木瓜

图311　木瓜

无鼻,大于木桃,味涩者,为木李,亦曰木梨,食之伤气。

修治：木瓜,勿犯铁器,以铜刀削去硬皮并子,切片晒干用。

杲曰：木瓜,入手足太阴血分。气脱能收,气滞能和。

陶隐居曰：如转筋时,但呼其名,及书上作木瓜字皆愈。盖梅望之而齼渴,楸书之而缓筋。理有相感,不可得而详也。

《圣惠方》：治霍乱腹痛,木瓜五钱,桑叶三片,枣肉一枚,水煎服效。

柿 音士

其树高大,叶圆有尖而光泽。四月开小花,黄白色。结实青绿色,八、九月乃熟红色。《本草纲目》云：柿从�,音滓,谐声也。《说文》曰：赤实果也。《事类合璧》云：朱果也,俗呼为柿。

白柿 柿霜。

白柿即干柿生霜者。其法：用大柿去皮,捻扁,日晒夜露,纳瓮中,待生白霜乃取出,今人谓之柿饼。其霜谓之柿霜。

气味：甘、平,涩,无毒。

主治：补虚劳不足,消腹中宿血,涩中厚肠,建脾胃气。○开胃涩肠,消痰止渴,治吐血,润心肺,疗肺痿心热欬

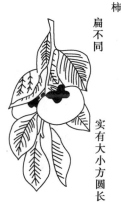

柿扁不同

实有大小方圆长

图312 柿

嗽,润声喉,杀虫。温补。多食去面皯。○治反胃咯血,血淋,肠澼,痔漏下血。○霜:清上焦心肺热,生津止渴,化痰宁嗽。治咽喉口舌疮痛。

柿大者如碟,八棱而扁。其次如拳,小者如鸭子、鸡子、牛心、鹿心之状。皆以核少者为佳。生柿置器中自红者,谓之烘柿。日干者谓之白柿。火干者谓之乌柿。水浸藏者谓之酴柿。

生柿性冷。同蟹食令人腹痛作泻。同酒食,令人易醉或心痛欲死。

柿,《别录》中品。

柿蒂　气味:涩,平,无毒。

主治:欬逆哕气,煮汁服。

《尔雅翼》云:俗传柿有七绝:一寿,二多阴,三无鸟巢,四无虫蠹,五霜叶可玩,六嘉实,七落叶肥滑,可以临书也。

王璆《百一选方》云:一人食蟹,多食红柿,至夜大吐,继之以血昏不省事。一道者曰:惟木香可解。乃磨汁灌之,渐醒而愈。

枇　杷

今襄汉、吴蜀、闽岭皆有之。木高丈余,叶如驴耳,背有黄毛,阴密婆娑可爱,四时不凋。盛冬开白花,至三、四月成实作梂生,大如樱丸。熟时色如黄杏,微有毛,皮肉甚薄,核大如小栗,黄褐色。四月采叶,暴干用。宗奭曰:其叶形似琵琶,故名。

实 气味:苦,平,无毒。

主治:止渴下气,利肺气,止吐逆,主上焦热,润五脏。

叶 气味:苦,平,无毒。

主治:卒宛不止,下气,煮汁服。○治呕哕不止,妇人产后口干。○煮汁饮,主渴疾,治肺气热嗽,及肺风疮,胸面上疮。○和胃降气,清热解暑毒,疗脚气。

木白皮 **主治**:生嚼咽汁,止吐逆,不下食,煮汁冷服尤佳。

《别录》中品。使。

修治:枇杷叶以水润,布拭去毛,不尔射人肺,令欬不已。或以粟秆作刷刷之,尤易洁净。治胃病,以姜汁涂炙。治肺病,以蜜水涂炙。

实,多食发痰热,伤脾。同炙肉及热面食,令人患热黄疾。

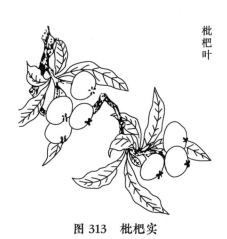

枇杷叶

图313 枇杷实

庞安常方：治温病发哕，因饮水多者，用枇杷叶去毛，炙香，茅根各半斤，水四升，煎药二升，徐徐服之。

气薄味厚，阳中之阴。

荔　枝

生岭南及巴中，今泉、福、漳、嘉、蜀、渝、涪州、兴化军及二广州郡皆有之。其品闽中第一，蜀川次之，岭南为下。《扶南记》云：此木以荔枝为名者，以其结实时枝弱而蒂牢，不可摘取，以刀斧劙取其枝，故以为名耳。按白居易《荔枝图序》云：荔枝生巴峡间，树形团团如帷盖，叶如冬青。花如橘而春荣，实如丹而夏熟。朵如蒲桃，核如枇杷，壳如红缯，膜如紫绡。瓤肉洁白如冰霜，浆液甘酸如醴酪。大略如彼，其实过之。若离本枝，一日而色变，二日而香变，三日而味变，四、五日外色香味尽去矣。故李时珍《本草纲目》名离枝。司马相如《上林赋》作离支。

实　气味：甘，平，无毒。

主治：止渴，益人颜色。○食之止渴，头重心燥，背膊劳闷。○通神益智，健气。○治瘰疬瘤赘，赤肿疔肿，发小儿痘疮。

核　气味：甘，温，涩，无毒。

主治：心痛，小肠气痛，以一枚煨存性，研末，新酒调服。

治癫疝气痛,妇人血气刺痛。

壳　主治:痘疮出不爽快,煎汤饮之。

治疝气癫肿,荔枝核四十九个,陈皮九钱,硫黄四钱,为末,盐水打面糊丸绿豆大,痛时空心酒服九丸,不过三服,甚效。

荔枝,宋《开宝》。

荔枝

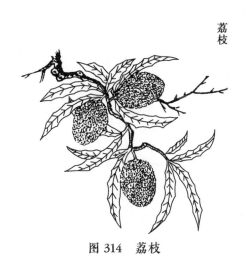

图 314　荔枝

龙　眼

今闽、广、蜀道出荔枝处皆有之。嵇含《南方草木状》云:木高一二丈,似荔枝而枝叶微小,凌冬不凋。春末夏初开细白花。七月实熟,壳青黄色,文作鳞甲,形圆大如弹丸,核若木梡子,肉薄于荔枝,白而有浆,其甘如蜜。实极繁,每枝二三十颗,

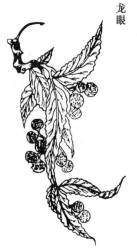

图 315　龙眼

龙眼

作穗如蒲桃。《别录》名龙眼。《吴普》名龙目,俗呼圆眼,象形也。荔枝才过,龙眼即熟,故南人目为荔枝奴。《开宝》名为亚荔枝。

实　气味:甘,平,无毒。

主治:五脏邪气,安志厌食。除蛊毒,去三虫。久服聪明,轻身不老,通神明。○开胃益脾,补虚长智。

核　**主治:**胡臭。六枚,同胡椒二七枚研,遇汗出即擦之。

时珍曰:食品以荔枝为贵,而资益则龙眼为良。盖荔枝性热,而龙眼性和平也。严用和《济生方》,治思虑劳伤心脾有归脾汤,取其甘味归脾,能益人智之义。

龙眼,《别录》中品。

恭曰:甘、酸,温。李廷飞曰:生者沸汤瀹过食,不动脾。肉浸白酒饮。

甘　蔗

今川、广、湖南北、二浙、江东西皆有。畦种丛生,茎似竹而内实,大者围数寸,长六七尺,根节密,以渐而疏。抽叶如芦叶而大,长三四尺,扶疏四垂。八、

蔗

九月收茎,可留过春,充果食。按《野史》云:吕惠卿言:凡草皆正生嫡出,惟蔗侧种,根上庶出,故字从庶也。嵇含作竿蔗,谓其茎如竹竿也。

蔗 气味:甘,平,涩,无毒。

主治:下气和中,助脾气,利大肠。○消痰止渴,除心胸烦热,解酒毒,利大小肠。○止呕哕反胃,宽胸膈。

《别录》中品。

诜曰:蔗共酒食发痰。瑞曰:多食发虚热,动衄血。《相感志》云:同榧子食,则渣软。

紫沙糖 系蔗汁过樟木槽,取而煎成者,俗呼黑沙糖。气味:甘,寒,无毒。

主治:心腹热胀,口干渴。○润心肺、大小肠热,解酒毒。腊月瓶封,窖粪坑中,患天行热狂者,绞汁服甚良。○和中助脾,缓肝气。

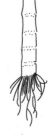

图316 蔗

诜曰:性温,多服令人心痛,生长虫,消肌肉,损齿发疳蟹。与鲫鱼同食生疳虫;与葵同食生流澼;与笋同食,不消成癥,身重不能行。

白沙糖 乃甘蔗汁煎而曝之,凝作饼块、色白者。气味:甘,寒,冷利,无毒。

主治:心腹热胀,口干渴。○治目中热膜,明目。和枣肉、巨胜末为丸,噙之润肺气,助五脏,生津。○润心肺燥热,治嗽消痰,解酒和中,助脾气,缓肝气。

桃

生太山，今处处有之，汴东、陕西者尤大而美。大抵佳果肥美者，皆圃人以他木接成，殊失本性。入药当以一生者为佳。七月取核破之，取仁阴干。《医学入门》曰：桃，逃也，能令鬼邪逃遁，故谓之桃。

实 气味：辛、酸、甘，热，微毒。多食令人有热。

主治：作脯食，益颜色。○肺之果，肺病宜食之。○冬桃食之，解劳热。

核仁 气味：苦、甘，平，无毒。

主治：瘀血血闭，癥瘕邪气，杀小虫。○止欬逆上气，消心下坚硬，除卒暴击血。通月水，止心腹痛。○治血结、血秘、血燥，通润大便，破畜血。○杀三虫，又每夜嚼一枚，和蜜涂手面良。○主血滞风痹，骨蒸，温疟寒热，鬼疰疼痛，产后血病。

《本经》下品。使。

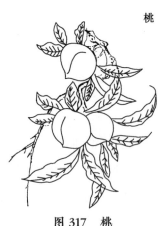

桃

图 317 桃

修治：时珍曰：桃仁行血，宜连皮尖。生用润燥活血，宜汤浸去皮尖，炒黄用。或麦麸同炒，或烧存性，各随本方。双仁者不可用。香附为之使。

杲曰：桃仁苦重于甘，气薄味厚，沉而降，阴中之阳。手足厥阴经血分药也。桃仁比杏仁大而扁。

《梅师方》：治诸虫入耳，取桃叶熟挼塞两耳，出；或作枕
枕之。

桃枭 系桃实着树，经冬不落者。正月采之。中实者
良。一名桃奴。

气味：苦，微温，有小毒。

主治：杀精魅五毒不祥，疗中恶腹痛。治肺气腰痛，破
血。疗心痛，酒磨暖服之。○主吐血诸药不效，烧存性，研
末，米汤调服有验。

杏

种出济南郡之分流山，今处处有之，以东来者为
胜。叶圆有尖，二月开红花，结实熟最早耳。而有沙
者为沙杏，黄而带酢者为梅杏，青而带黄者为柰杏，扁
而青黄者为木杏，圆大而黄赭
色者为金杏。五月采，破核去
双仁者。李时珍曰：杏字篆
文象子在木枝之形。

实 **气味**：酸，热，有小毒。
生食多伤筋骨。

主治：曝脯食，止渴，去冷热
毒。心之果，心病宜食之。

核仁 **气味**：甘、苦，温，冷利，
有小毒。

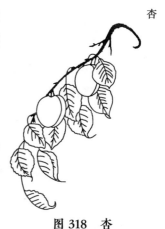

杏

图 318 杏

桃仁形

杏仁

杏仁形

用者宜辨之

有以桃仁充之

市家无杏仁亦之

桃仁比杏仁大

杏仁而形圆

图 319 杏仁

主治：欬逆上气雷鸣，喉痹，下气，产乳金疮，寒心贲豚。○惊痫，心下烦热，风气往来，时行头痛，解肌，消心下急满痛，杀狗毒。○治腹痹不通，发汗，主温病脚气，欬嗽上气喘促。入天门冬煎，润心肺；和酪作汤，润声气。○除肺热，治上焦风燥，利胸膈气逆，通便闭。

杏仁，《别录》下品。两仁者杀人。可以毒狗。

叶 主治：人卒肿，满身面洪大，煮浓汁，热渍，亦少少服之。

枝 主治：治堕伤，取一握，水一升，煮半升，入黄酒三合，和匀分服，大效。

得火良。恶黄芩、黄耆、葛根；畏蘘草。

修治： 杏仁，以汤浸去皮尖，炒黄用。或以面麸炒过用。

杏仁比桃仁小而饱满。

《保寿堂》方：治血崩不止，诸药不效，服此立止，用甜杏仁上黄皮，烧存性，为末，每服三钱，空心热酒调服。

安石榴

本生西域，今处处有之。木不甚高大，枝柯附干自地便生，作丛。种极易息，折其条盘土中便生也。五月开花，有红、黄、白三色。实有甜、苦、酸三种。甘者可食，酸者入药。《医学入门》曰：榴，留也。其性留滞，恋膈生痰。《博物志》云：汉张骞出使西域，得涂林安石国榴种以归，故名安石榴。又《齐民要术》云：凡植榴者，须安僵石枯骨于根下，即花实繁茂。则安石之名，义或取此也。

甜石榴　气味：甘、酸、温、涩，无毒。多食损人肺。

主治：咽喉燥渴。能理乳石毒。制三尸虫。

酸石榴　气味：酸，温、涩，无毒。

主治：赤白痢腹痛，连子捣汁，顿服一枚。止泻痢、崩中带下。

酸石榴皮　主治：止下痢，漏精。○治筋骨风，腰脚不遂，行步挛急疼痛，涩肠，取汁点目，止泪下。○煎服下蛔虫。○止泻痢下血，脱肛，崩中带下。

酸石榴东行根　主治：蛔虫，寸白。青者入染须用。○治口齿病，止涩泻痢带下，功同皮同。

安石榴，《别录》下品。诜曰：多食损齿令黑。凡服食药物人，忌食之。

修治：榴皮叶根勿犯铁，并不计干湿，皆以浆水浸一夜，取出用，其水如墨汁也。

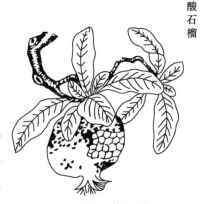

酸石榴

图 320　酸石榴

《肘后方》：治赤白痢疾，用酸石榴皮烧存性，为末，每米饮服方寸匕，日三服，效乃止。

松　子

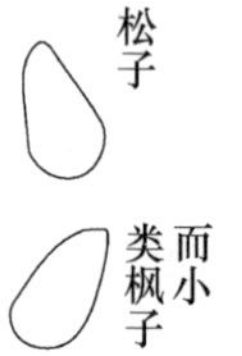

松子

类而小枫子

图 321　松子

出辽东及云南。其树与中土松树同，惟五叶一丛者，球内结子，大如巴豆而有三棱一头尖尔。世当果食，咸呼为海松子。又呼为新罗松子。

仁　气味：甘，小温，无毒。

主治：骨节风，头眩，去死肌，变白，散水气，润五脏，不饥。○逐风痹寒气，虚羸少气，补不足，润皮肤，肥五脏。○主诸风，温肠胃。久服轻身，延年不老。○润肺，治燥结欬嗽。同柏子仁治虚秘。

松子，宋《开宝》。

《列仙传》云：偓佺，采药公也，好食松子，体毛数寸，能飞行逐走马。以松子遗尧，尧不受。时受食者皆三百岁。

梨

今处处皆有，而种类殊别。乳梨出宣城，皮厚而肉实，其味极长。鹅梨出近京州郡及北都，皮薄而浆多，味差短于乳梨，其香过之。医家相承，二者为胜。

其余消梨、水梨、鹿梨、紫花梨、赤梨、桑梨、青梨、香水梨、棠梨、茅梨、御儿梨之类，并不入药。震亨曰：梨者，利也，其性下行流利也。

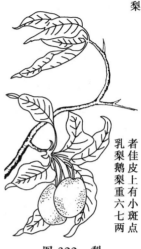

梨

者佳皮上有小斑点乳梨鹅梨重六七两

图322　梨

实　气味：甘、微酸，寒，无毒。多食令人寒中，金疮、乳妇尤不可食。

主治：热嗽，止渴。切片贴火伤，止痛不烂。○治客热，中风不语。治伤寒热发，解丹石热气惊邪，利大小便。○除贼风，止心烦气喘热狂。作浆，吐风痰。○卒暗风不语者，生捣汁频服。胸中痞塞热结者，宜多食之。○润肺凉心，消痰降火，解疮毒、酒毒。

叶　主治：霍乱吐利不止，煮汁服。作煎治风。○治小儿寒疝。○捣汁服，解中菌毒。

《别录》云：梨，甘、寒。多食成冷痢。桑梨，生食冷中，不益人。

梨，《别录》下品。

《物类相感志》言：梨与萝卜相间收藏，或削梨蒂种于萝卜上藏之，皆可经年不烂。

按《类编》云：一士人状若有疾，厌厌无聊，往谒杨吉老诊之。杨曰：君热证已极，气血消烁，此去三年，当以疽死。士人不乐而去。间茅山有道士，医术通神而不欲自鸣。乃衣仆衣，诣山拜之，愿执薪水之役。道士留置弟子中。久之，以实白道士。诊之，笑曰：汝便下山，但日日吃好梨一颗。如生梨已尽，则取干者泡汤，食滓饮汁，疾当自平。士人如其戒，经一岁，复见吉老。见其颜貌腴泽，脉息和平，惊曰：君必遇异人，不然，岂有痊理？士人备告吉老。吉老具衣冠，望茅山设拜，自咎其学之未至。此与《琐言》之说仿佛。观夫士人，则梨之功岂小补哉？然惟乳梨、鹅梨、消梨可食，余梨亦不能去病也。

郁李仁

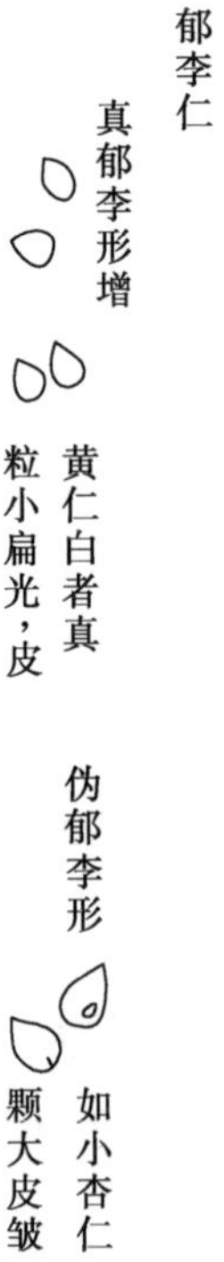

郁李仁

真郁李形增

○ ○ ○ ○

黄仁白者真

粒小扁光，皮

伪郁李形

○ ○

如小杏仁

颗大皮皱

图 323 郁李仁

山谷俱有。子如樱桃许大，红黄色。六月采实，碎核取仁。《尔雅翼》云：李乃木之子者，故字从木子。窃谓木之多子者多矣，何独李称木子耶？按《素问》言：李味酸属肝，东方之果也。则李于五果属木，故得专称尔。郁，盛貌。《诗》所谓"棠棣之华"即此也。

仁　气味：酸、苦，平，无毒。

主治：活血润燥，滑大肠，利小便。泄五脏，膀胱急痛，宣腰膝冷脓。主大腹水肿，面目四肢浮肿。消食下气，破癖气。治卒心痛及肠中结气，关格不通。

增。臣。

修治：郁李仁，汤泡去皮尖，研膏用。

降也,阴中阳也。

郁李处处有之。成株叶尖,亦有作锯齿者。结实熟红,味甘堪啖。

胡 桃

树高丈许,春初生叶,长四五寸,两两相对。三月开花如栗花,穗苍黄色。结实至秋如青桃。此种原出羌胡,汉时张骞使西域,始得种还。植之秦中,渐及东土,故名胡桃,一名羌桃。沤烂青皮肉,取核为果,故俗呼核桃。

核仁 气味:甘,平,温,无毒。

主治:食之令人肥健,润肌,黑须发。多食利小便,去五痔。捣和胡粉,拔白须发,内孔中,则生黑发。烧存性,和松脂研,傅瘰疬疮。○食之令人能食,通润血脉,骨肉细腻。○治损伤,石淋,同破故纸蜜丸服,补下焦。○补气养血,润燥化痰,益命门,利三焦,温肺润肠。治虚寒喘嗽,腰脚重痛,心腹疝痛,血痢肠风,散肿毒,发痘疮,制铜毒。

胡桃,宋《开宝》。

油胡桃 气味:辛,热,有毒。

主治:杀虫攻毒,治痈肿,疠风疥癣,杨梅、白秃诸疮。润

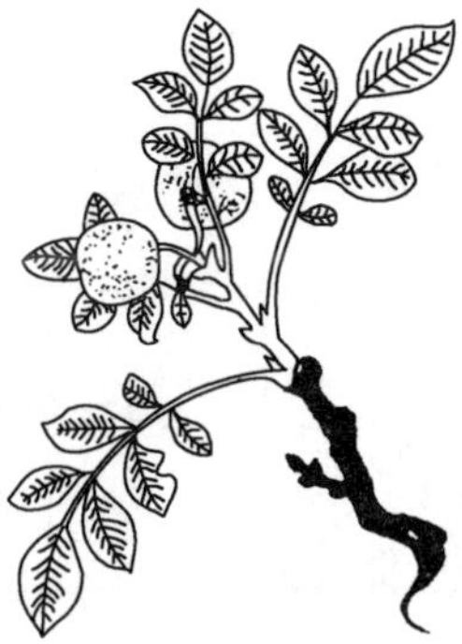

胡桃

外皮绿有白点

图 324 胡桃

须发。

颂曰：性热，多食生痰，动肾火。

戏术：嚼钱如粉：预置胡桃肉一块口内，将铜钱嚼之即碎。

误吞铜钱，多食胡桃自化出也。胡桃、铜钱共嚼成粉可证矣。

槟　榔

生南海，今岭外州郡皆有之。木大如桄榔，而高五七丈，正直无枝，皮似青桐，节似桂枝，叶生木颠，大如楯头。又似芭蕉叶。其实作房，从叶中出，旁有刺若棘针，重迭其下。一房数百实，如鸡子状，皆有皮壳。其实春生，至夏乃熟，肉满壳中，色正白。苏恭言：其肉易烂，不经数日。今入北货者，皆先以灰煮熟，焙熏令干，始可久留也。小而味甘者名山槟榔；大而味涩，核亦大者名猪槟榔；最小者名蒳子。雷氏言：尖长而有紫文者名槟，圆大而矮者名榔。榔力大而槟力小。今医家亦不细分，但以作鸡心状，正稳、心不虚，破之作锦文者为佳尔。岭南人啖之以当果食。言南方地湿，不食此无以祛瘴疠也。生食，其味苦涩；得扶留藤与瓦屋子灰同咀嚼之，则柔滑甘美

槟
榔

呼公槟榔
尖小者俗

呼母槟榔
圆大者俗

图 325　槟榔

也。《本草纲目》曰：宾与郎，皆贵客之称。嵇含《草木状》言：交广人凡贵胜族客，必先呈此果。若邂逅不设，用相嫌恨。则槟榔名义，盖取于此。

槟榔子　气味：苦、辛、涩、温，无毒。

主治：消谷逐水，除痰澼，杀三虫、伏尸、寸白。○治腹胀。生捣末服，利水谷道。傅疮生肌肉，止痛。烧灰，傅口吻白疮。○宣利五脏六腑壅滞，破胸中气，下水肿，治心痛积聚。○除一切风，下一切气，通关节，利九窍，补五劳七伤，健脾调中，除烦，破癥结。○主贲豚膀胱诸气，五膈气，风冷气，脚气，宿食不消。○治冲脉为病，气逆里急。○治泻痢后重，心胀诸痛，大小便气秘，痰气喘急。疗诸疟，御瘴疠。

槟榔，《别录》中品。自木部移入此。

修治：槟榔，拣存坐稳正，心坚有锦文者，以刀刮去底，细切用。近时亦有火煨焙用者。若用白槟榔，必本境初生。鲜者贩他处，必经煮熏蒸，安得白者耶？

元素曰：味厚气轻，沉而降，阴中阳也。

治口吻生疮，槟榔烧研，入轻粉末傅之良。

槟榔　君。

大腹子

志曰：生南海诸国，所出与槟榔相似，茎、叶、根、干小异耳。李时珍曰：出岭表、滇南，即槟榔中一种。腹大、形扁而味涩者，所谓猪槟榔是矣。名曰大腹子，

大腹子

与槟榔相似但形扁大

槟子皮如丝筋色皮内黑外皮

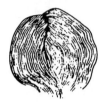

图326 大腹子

象形也。

大腹子 气味：辛、涩、温，无毒。

主治：与槟榔同功。

大腹皮 气味：辛，微温，无毒。

主治：冷热气攻心腹大肠，蛊毒，痰膈醋心，并以姜盐同煎，入疏气药用之良。○下一切气，止霍乱，通大小肠，健脾开胃调下。○降逆气，消肌肤中水气浮肿，脚气壅逆，瘴疟痞满。治胎气恶阻胀闷。

大腹子，宋《开宝》。木部移此。

修治：大腹皮，先以酒洗后，以大豆汁再洗过，晒干，入灰火烧煨，切用。今惟以酒洗切用。

《直指方》：治漏疮恶秽，大腹皮煎汤洗之。

山 楂

出山南、申、安、随诸州。树高数尺，叶似香薷。二月开白花，实有赤、黄二色。肥者如小林檎，小者如指顶。九月乃熟，味似楂子，故名楂。此物生于山原茅林中，猴鼠喜食之，故一名茅楂、猴楂、鼠楂，俗呼山查。

实 气味：酸，冷，无毒。

主治：煮汁服止水痢。沐头洗身，治疮痒。○煮汁洗漆疮,多瘥。○治腰痛有效。○消食积,补脾,治小肠疝气,发小儿疮疹。○健胃,行结气。治妇人产后儿枕痛,恶露不尽,煎汁入沙糖服之,立效。○化饮食,消肉积癥瘕,痰饮痞满,吞酸,滞血痛胀。○化血块、气块,活血。

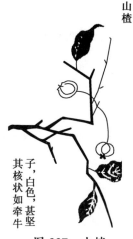

山楂

子,白色,甚坚
其核状如牵牛

图327 山楂

震亨曰:山楂大能克化饮食,若胃中无食积,脾虚不能运化,不思食者,多服之,则反克伐脾胃生发之气也。

修治:山楂,九月霜后取带熟者,去核曝干,或蒸熟去核,捣作饼子,日干用。

山楂核　主治:吞之,化食磨积,治癫疝。茎叶煮汁,洗漆疮。

根　主消积,治反胃。

山楂,《唐本草》。

《危氏得效方》:治痘疹出不快,干山楂为末,汤点服之,立出红活。

枸　橼 矩员

生岭南。柑橘、香橼之属也。今闽、广、江西皆有之。木似朱栾而叶尖长,枝间有刺。植之近水乃生。

其实状如人手有指,俗呼佛手柑。象形也。

枸橼皮瓤 气味:辛、酸,无毒。陶弘景曰:性温。

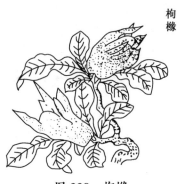

枸橼

图 328 枸橼

主治:下气,除心头痰水。○煮酒饮,治痰气欬嗽。煎汤治心下气痛。

根叶 主治:同皮。

枸橼实大如盏,生绿熟黄,其核细,其味不甚佳,而清香袭人。南人雕镂花鸟,作沙糖煎,蜜煎果食。置之几案,可供玩尝。捣蒜罨其蒂上,则香更充溢。

枸橼形长如小瓜状,其皮若橙、柚,而光泽可爱。肉甚厚,色白而松虚。虽味短,而香芬大胜。置衣笥中,则数日香不歇。寄至北方,人甚贵重。

《异物志》云:浸汁浣葛纻,胜似酸浆也。枸橼今人呼为佛手柑。

本草原始

卷之八

石、金、水、土部[1]

丹砂即朱砂　水银　水银粉　银朱俗亦呼水华朱　灵砂即二气砂　云母　玉屑　玉泉　石钟乳　矾石波斯白矾、黄矾、绿矾　朴消芒消、马牙消、风化消、生消、玄明粉　消石即焰消　滑石　石胆即胆矾　空青　曾青　禹余粮　太一余粮　石中黄子　白石英　紫石英　五色石脂青石脂、黄石脂、黑石脂、白石脂、赤石脂　无名异　雄黄雌黄　石硫黄　食盐　青盐　卤碱　玄精石　石膏　理石　长石　方解石　金屑　银屑　慈石　凝水石　阳起石　密陀僧　铁生铁、钢铁、铁华粉、铁落、铁锈、铁秤锤　珊瑚　石蟹　马脑　伏龙肝　石灰古墓中石灰、舰船油石灰　砒石即信　硇砂　铅黑锡灰　粉锡　铅丹　海石　水精　东壁土　赤铜屑　自然铜　古镜　古文钱　代赭石　石燕　雨水　露水　腊雪　夏冰　千里水、东流水、甘烂水　逆流水　井华水　新汲水　地浆　热汤浆水　无根水　半天河　礞石　梁上尘　百草霜　墨　花乳石　不灰木　炉甘石　蓬砂　鹅管石　蛇含石　姜石

石、金、水、土部总九十一种。

---

[1]　石、金、水、土部：原作"石部"，但内容却囊括金、水、土。故补充部名。

石、金、水、土部

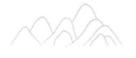

雍丘正宇李中立纂辑并书画

丹　砂

始生符陵山，今出辰州峁洞井中，在井围青石壁内。土人欲觅，多聚干柴，纵火满井焚之，致壁迸裂，始见有石床，洁白如玉，砂块生于其上。大块类芙蓉头，小块类箭簇，其甚小者，豆砂、末砂。作墙壁、明彻者为优，成颗粒鹿簌者次之。米砂为下，铁屑最低。火井不如水井者力胜。新井不如旧井者色深。凡治病邪，惟取优等。《本草纲目》云：丹乃石名，其字从井中一点，象丹在井中之形，义出许慎《说文》。后人以丹为朱色之名，故呼朱砂。

丹砂　气味：甘，寒，无毒。

主治：身体五脏百病，养精神，安魂魄，益气明目，杀精魅邪恶鬼。久服通神明，不老。能化为汞。○通血脉，止烦满消渴，益精神，悦泽人面。除中恶腹痛，毒气疥瘘诸疮。轻身神仙。○镇心，主尸疰抽风。○润心肺，治疮痂息肉，并涂之。○治惊痫，解胎毒、痘毒，驱邪疟，能发汗。

丹砂，《本经》上品。采无时。形如芙蓉，破之如云母，可拆者良。如上等形，入药服食并佳。

敩曰：砂凡百等，不可一一论。有妙硫砂，如拳许大，或重

箭头朱砂形

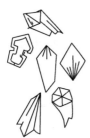

俗呼和尚头

俗呼石榴子

俗呼为劈砂

图329　丹砂

丹砂 一镒,有十四面,面如镜。若遇阴沉天雨,即镜面上有红浆汁出。有梅柏砂,如梅子许大,夜有光生,照见一室。有白庭砂,如帝珠子许大,面上有小星现。有神座砂、金座砂、玉座砂,不经丹灶,服之自延寿命。次有白金砂、澄水砂、阴成砂、辰锦砂、芙蓉砂、镜面砂、箭簇砂、曹末砂、土砂、金星砂、平面砂、神末砂等,不可一一细述也。

修治:取好光澈有神者,研末,以流水飞三次,晒用。

丹砂,以石胆、消石和埋土中,可化为水。

之才曰:恶慈石;畏咸水;忌一切血。入火则热而有毒,能杀人。

《类编》云:钱丕少卿忽夜多恶梦,但就枕便成,辄通夕不止。后因赴官经濮上,与邓州推官胡用之相遇,驿中同宿,遂说近日多梦,虑非吉兆。胡曰:某尝如此,惊怕特甚,有道士教戴丹砂。初任辰州推官,求得灵砂双箭簇者戴之,不涉旬即验,四、五年不复有梦。极其秘惜。因解髻中一绛囊遗之,即夕无梦。神魂安静。《真诰》及其他道书多载丹砂辟恶,岂不信然?

水 银

一名汞。生符陵平土。出于丹砂,乃是山中采粗次朱砂,作炉,置砂于中,下承以水,上覆以盆,外加火煅养,则烟飞于上,水银溜于下。其状似水如银,故名水银。

水银　气味:辛,寒,有毒。

主治:疥瘘痂疡白秃,杀皮肤中虱,堕胎,除热,杀金银铜锡毒。镕化还复为丹。久服神仙不死。○以傅男子阴,阴消无气。○利水道,去热毒。○主天行热疾,除风,安神镇心,治恶疮痂疥,杀虫,催生,下死胎。○治小儿惊热涎潮。○镇坠痰逆呕吐、反胃。

之才曰:畏慈石、砒霜。

宗奭曰:水银得铅则凝,得硫则结,并枣肉则散。别法煅为腻粉、粉霜,唾研之死虱。铜得之则明,灌尸中则后腐,以金银铜铁置其上则浮,得紫河车则伏,得川椒则收。可以勾金,可为涌泉匮,盖藉死水银之气也。盛葫芦中,免其走失。

藏器曰:水银入耳,能食人脑至尽。入肉令百节挛缩,倒阴绝阳。人患疮疥,多以水银涂之,性滑重,真入肉,宜谨之。头疮切不可用,恐入经络,必缓筋骨,百药不治也。

宗奭曰:水银入药,虽各有所法,极须审谨,有毒故也。妇人多服绝娠。今有水银烧成丹砂,医人不晓误用,不可不谨。

李楼《怪证方》云:一女年十四,腕软处生物如黄豆大,半在肉中,红紫色,痛甚,诸药不效。一方以水银四两,白纸二张揉熟,蘸水银擦之,三日自落而愈。

水银　君。

水银粉

其升炼法：用水银一两，白矾二两，食盐一两，同研不见星，铺于铁器内，以小乌盆覆之。筛灶灰、盐水和，封固盆口。以炭打二炷香取开，则粉升于盆上矣。其白如雪，轻盈可爱。一两水银可升粉八钱。又法：水银一两，皂矾七钱，白盐五钱，同研，如上升炼。其质轻，其状如粉，故《本草拾遗》名轻粉。

水银粉　气味：辛，冷，无毒。

主治：通大肠，转小儿疳痹瘰疬，杀疮疥癣虫，及鼻上酒皶，风疮瘙痒。○治痰涎积滞，水肿鼓胀，毒疮。

真者体轻，色白如雪片可爱，撮些放铜器内，置火上，化无痕。假者多搀石膏末，焚之有滓；亦有搀朴硝者。宜细辨之。

大明曰：畏磁石、石黄，忌一切血。本出于丹砂故也。

时珍曰：温燥有毒，升也，浮也。黄连、土茯苓、陈酱、黑铅、铁浆，可制其毒。

《医方摘玄》：治杨梅癣，用轻粉二钱，杏仁四十二个去皮，洗疮，拭干，搽其末，不过三次即愈，干则以鹅胆汁调。

银　朱

一名猩红，系硫黄同水银升炼而成，故俗谓之水华朱。昔人谓之水银出于丹砂,熔化还复为朱者,即此也。名亦由此。

银朱 气味:辛,温,有毒。

主治:破积滞,劫痰涎,散结胸,疗疥癣恶疮,杀虫及风。

时珍曰:银朱乃硫黄同汞升炼而成,其性燥烈,亦能烂龈筋。今厨人往往以之染色供馔,宜去之。更不可作丸药衣。

造朱墨法:用好鲜红银朱,勿杂以黄丹及矾红者,细研,水飞过,澄清去水,用秦皮、栀子、皂角各一分,巴豆一粒去皮,广东黄明牛胶五钱,同煎汁,和银朱作墨,阴干任用。

灵　砂

用水银一两,硫黄六铢,细研,炒作青砂头,后入水火既济炉,抽之如束针纹者,成就也,因名二气砂。此以至阳勾至阴,脱阴反阳,故曰灵砂。

灵砂 气味:甘,温,无毒。

主治:五脏百病,养神,安魂魄,益气明目,通血脉,止烦满,益精神,杀精魅恶鬼气。久服通神明不老,轻身神仙,令人心灵。○主上盛下虚,痰涎壅盛,头旋吐逆,霍乱反胃,心腹冷痛,升降阴阳,既济水火,调和五脏,辅助元气。研末,糯糊为丸,枣汤服,最能镇坠。神丹也。

修治:宜桑灰淋醋煮伏过,用乃良。畏咸水;恶磁石。

灵砂若饲猿猴、鹦鹉,辄作人语不差。

云　母

生泰山山谷,齐、庐山及琅琊北定山石间,今兖州云梦山及江州、濠州、杭越间亦有之,生土石间。按《荆南志》云:华容方台山土人,候云所出之处,于下掘取,无不大获。色有五般,入药用轻薄成层,色白通透者为上。但掘时忌作声也。据此,则此石乃云之根,故得云母之名。

云母　气味:甘,平,无毒。

主治:身皮死肌,中风寒热,如在车船上。除邪气,安五脏,益子精,明目,久服轻身延年。○下气坚肌,续绝补中,疗五劳七伤,虚损少气,止痢,久服悦泽,不老,耐寒暑,志高神仙。○主下痢肠澼,补肾冷。

修治:云母须要光莹如冰色为上。每一斤用小地胆草、紫背天葵、生甘草、地黄汁各一镒,干者细剉,湿者取汁了,于瓷埚中安置,下天池水三镒,着火煮七日夜,水火勿令失度,云母自然成碧玉浆在埚底,却以天池水猛投其中搅之,浮于蜗涎者即去之。如此三度淘净,取沉香一两,捣作末,以天池水煎沉香汤二升以来,分为三度,再淘云母浆了,日晒任用。

之才曰:泽泻为之使;畏鮀甲及流水;制汞,伏丹砂。

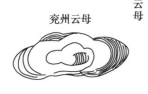

兖州云母

江州云母

作片成层

图330　云母

《明皇杂录》云：开元中有名医纪朋者，观人颜色谈笑，知病浅深，不待诊脉。帝闻之，召于掖庭中，看一宫人，每日昃则笑歌啼号若狂疾，而足不能履地。朋视之曰：此必因食饱而大促力，顿仆于地而然。乃饮以云母汤，令熟寐，觉而失所苦。问之，乃言因太华公主载诞，宫中大陈歌吹，某乃主讴，惧其声不能清且长，吃豚蹄羹，饱而当筵歌大曲，曲罢觉胸中甚热，戏于砌台上，高而坠下，久而方苏，病狂，足不能及地。

玉　屑

生蓝田。采无时。颜色有绿、黑、赤、白、黄五般，其质温润而泽，其声清越以长。屑如麻豆。服饵用白。按许慎《说文》云：玉乃石之美者。有五德：润泽以温，仁也；鳃理自外可以知中，义也；其声舒扬远闻，智也；不挠而折，勇也；锐廉而不技，洁也。其字象三玉连贯之形。

玉屑　气味：甘，平，无毒。

主治：除胃中热，喘息烦满，止渴，屑如麻豆服之。久服轻身长年。○润心肺，助声喉，滋毛发。○滋养五脏，止烦燥，宜共金、银、麦门冬等同煎服，有益。

《宝藏论》：玉，玄真者，饵之其命无极，令人举身轻飞，不但地仙而已。然其道迟成，服一二百斤乃可知也。玉可以乌米酒及地榆酒化之为水，亦可以葱浆水消之为粘，亦可饵以为丸，可烧为粉，服一年已上，入水中不濡。

《天宝遗事》：杨贵妃含玉咽津，以解肺渴。王莽遗孔休玉曰：君面有疵，美玉可以灭瘢。

《异物志》云：玉出昆仑。《别宝经》云：凡石韫玉，但夜将石映灯看之，内有红光，明如初出日，便知有玉。楚记卞和三献玉不鉴，所以刖足。后有辨者，映灯验之，方知玉在石内。乃为玉玺，价可重连城也。

《太平御览》云：交州出白玉，夫余出赤玉，挹娄出青玉，大秦出菜玉，西蜀出黑玉。蓝田出美玉。色如蓝，故曰蓝田。

恶鹿角；养丹砂。火刃不可伤。

玉　泉

弘景曰：此当是玉之精华者。质色明澈，可消之为水，故名玉泉。又一名玉浆，一名璃浆。

玉泉　气味：甘，平，无毒。

主治：五脏百病，柔筋强骨，安魂魄，长肌肉，益气，利血脉。久服耐寒暑，不饥渴，不老神仙。人临死服五斤，三年色不变。疗妇人带下十二病，除气癃，明耳目。久服轻身长年。治血块。

修治：青霞子曰：作玉浆法：玉屑一升，地榆草一升，稻米一升，取白露二升，铜器中煮米熟，绞汁。玉屑化为水，名曰玉液。以药纳杯中美酒，所谓神仙玉浆也。[1]

畏款冬花、青竹。

石钟乳

始生少室山谷及太山，今道州江华县及连、英、韶、阶、峡州山中皆有之。生岩穴阴处，溜山液而成。空中相通，长者六七寸，如鹅管状。碎之如爪甲、无雁齿、光明者善，色白微红。采无时。入水不沉。系石之津气，钟聚成乳，滴溜成石，故名石钟乳。

气味：甘，温，无毒。

主治：欬逆上气，明目益精，安五脏，通百节，利九窍，下乳汁。○益气，补虚损，疗脚弱疼冷。下焦伤竭，强阴。久服延年益寿，好颜色不老，令人有子。不炼服之，令人淋。○主泄精，诸寒嗽，壮元气，益阳事，通声。○补五劳七伤。○补髓，治消渴引饮。

石钟乳，《本经》上品。服忌参、术，犯者多死。

修治：每乳八两，用甘草、紫背天葵各二两，以水煮一伏时，漉

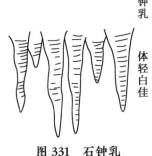

石钟乳 体轻白佳

图331　石钟乳

---

[1] 以药纳……玉浆也：《本草纲目》卷8玉泉作："以药纳入，所谓神仙玉浆也"。

出拭干,缓火焙之,捣筛,水飞过,晒干入钵,复研万遍,贮磁器合备用。

之才曰:蛇床为之使;恶牡丹、玄石、牡蒙;畏紫石英、蓑草;忌羊血。

《丹房镜源》:乳石可为冰匮。

矾　石

生河西山谷及陇西武都、石门。今白矾则晋州、慈州、无为军,绿矾则隰州温泉县、池州铜陵县,并煎矾处出焉。初生皆石也,采之烧碎,煎炼乃成矾。凡有五种,其色各异:白矾、黄矾、绿矾、黑矾、绛矾也。白矾入药,及染人所用甚多。煅枯者名巴石,俗呼枯矾。绿矾入咽喉、口齿药及染色。黄矾丹灶家所须,时亦入药。黑矾惟出西戎,亦谓之皂矾,染须鬓药或用之。绛矾烧之赤色,故有绛名。时珍曰:矾者,燔也,燔石而成也。

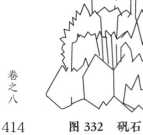

图 332　矾石

矾石,《本经》上品。甘草为之使;恶牡蛎;畏麻黄。今制煅干汁为枯矾,不煅者为生矾。

矾石　**气味**:酸,寒,无毒。

主治:寒热,泻痢白沃,阴蚀恶疮,目痛,坚骨齿。炼饵服之轻身,不老增年。○除固热在骨髓,去鼻中息肉。除风去热,消痰止渴,暖水脏,治中风失音。和桃仁葱汤浴,可出汗。○生含咽津,治急喉痹。疗鼻衄齆鼻,鼠漏瘰疬疥癣。枯矾贴嵌甲,牙缝中血出如衄。○吐下痰涎饮澼,燥湿解毒,追涎止血定痛。食恶肉,生好肉。治痈疽疔肿恶疮,癫痫疸疾,通大小便,口齿眼目诸病,虎犬蛇蝎百虫伤。

波斯白矾 气味:酸、涩,温,无毒。

主治:赤白漏下,阴蚀泄痢疮疥,解一切毒,蛇虫等。去目赤暴肿,齿痛。火炼之良。

黄矾 气味:酸、涩、咸,有毒。

主治:疗疮生肉。○野鸡痔,恶疮疥癣。○治阳明风热牙疼。

绿矾 释名皂矾。青矾煅赤者为绛矾。

气味:酸,凉,无毒。

主治:疳及诸疮。○喉痹,虫牙,口疮疥癣。酿鲫鱼烧灰服,疗肠风泻血。○消积滞,燥脾湿,化痰涎,除胀满黄肿疟利,风眼口疮诸病。

戏术:纸上喷花:用白矾一块,研为粉,用滚汤泡,将净笔蘸水随意画花在纸上,候干,折在身畔,向人前展开,用水喷纸,其花显然。

《千金翼方》:治脚气冲心,白矾三两,以水一斗五升,煎三五沸,浸洗脚,良。

《千金方》:治妒精阴疮,黄矾、青矾、麝香各等分,为末傅之,不过三度。

《陆氏积德堂》方:治重舌木舌,绿矾二钱,铁上烧红,研末掺之。

矾石　使。

朴　消

生益州山谷，有咸水之阳。采无时。以水淋取
汁，一煎而成，未经再炼，故曰朴消。一名消石朴者。
消，即是本体之名；石者，乃坚白之号；朴者，即未化
之义也。以其芒消、英消，皆从此出，故为消石朴也。
其英消即今俗间谓之马牙消者是也。李时珍曰：此
物见水即消。又能消化诸物，故谓之消。生于盐卤之
地，状似末盐，故今有盐消之名。凡牛马诸皮，须此治
熟，故俗有皮消之称。煎炼入盆凝结，在下粗朴者为
朴消，在上有锋芒者为芒消。形大于芒消，与马牙无
异者为马牙消。置之风中吹去水气，则轻白如粉，为
风化消。用朴消十斤，水一桶，同入锅内溶化，掠去面
上油腻，其水将细布或缣子滤去滓，用萝卜十斤，冬瓜
五斤，豆腐三斤，俱切厚片，同消水入锅内煮六七沸，
捞去萝卜等物，又掠去油腻，再滤过，令滓去净，放瓦
盆内，置星月之下，自然生出消牙。取出放于桌上，任
其风干，将原水又煎一沸，入瓦盆，令其再生消牙，如
此数次，以水中无消牙为度。如前风干，用罐子装盛，
按实泥裹，碎炭周围，不走火气，煎炼一昼夜。待冷取
出，着净地上，以新瓦盆覆之，以去火毒。后研为末。

每斤加生熟甘草面各一两,和匀,为玄明粉。

朴消 气味:苦,寒,无毒。

主治:百病,除寒热邪气,逐六腑积聚,结固留癖,能化七十二种石。炼饵服之,轻身神仙。○胃中饮食热结,破留血闭绝,停痰痞满,推陈致新。○疗热胀,养胃消谷。○治腹胀,大小便不通,女子月候不通。○通泄五脏百病及癥结,治天行热疾,头痛,消肿毒,排脓,润毛发。

芒消 气味:辛、苦,大寒,无毒。

主治:五脏积聚,久热胃闭,除邪气,破留血,腹中痰实结搏,通经脉,利大小便及月水,破五淋,推陈致新。○下瘰疬、黄疸病,时疾壅热,能散恶血,堕胎。傅漆疮。

马牙消 气味:甘,大寒,无毒。

主治:除五脏积热伏气。○末筛,点眼赤,去赤肿障翳涩泪痛,亦入点眼药中用。功同芒消。

风化消 **主治:**上焦风热,小儿惊热膈痰,清肺解暑。以人乳和涂,去眼睑赤肿,及头面暴热肿痛。煎黄连,点赤目。

生消 类朴消而小坚,不经煮炼而成。生茂州西山岩石间,其形块大小不定,色青白,采无时。恶麦句姜。

气味:大寒,无毒。

主治:风热癫痫,小儿惊邪瘛疭,风眩头痛,肺壅耳聋,口疮喉痹咽塞,牙颔肿痛,目赤热痛,多眵泪。

玄明粉 气味:辛、甘,冷,无毒。

主治:心热燥烦,并五脏宿滞癥结。明目,退膈上虚热,消肿毒。

朴消　君。《别录》曰：苦、辛、大寒，炼白如银，能寒能热，能滑能涩，能辛、能咸、能酸。入地千年不变。权曰：有小毒，降也，阴也。之才曰：石韦为之使；恶麦句姜；畏三棱。○风眼赤烂，明净朴消一盏，水二碗，煎化露一夜，滤净澄清，朝夕洗目三日，其红即消，虽半世者亦愈。

芒消　权曰：有小毒。元素曰：气薄味厚，沉而降，阴也。一去实热，二涤肠中宿垢，三破坚积。孕妇惟三四月及七八月不可用，余用无妨。○骨蒸热病，芒消末，水服方寸匕，日二，神良。

马牙消　治食物过饱不消，遂成痞膈，用一两碎之，吴茱萸陈者半升，煎汁投消，乘热服。良久未转，更进一服，立愈。

风化消　时珍曰：甘缓轻浮，故治上焦心肺痰热而不泄利。

玄明粉　沉也，阴也。忌苦参。脾胃虚冷及阴虚火动者服之，是速其咎矣。

《伤寒蕴要》：治伤寒发狂者，用玄明粉二钱，朱砂二钱，为末，冷水调服。

消　石

始生益州山谷及武都陇西、西羌。采无时。今所在山泽有之，此即地霜也。冬月地上有霜，扫取，以水淋汁，煎炼而成。盖以能消化诸石，故名消石。非与朴消、芒消同类,而有消名也。一名芒消者,以其煎炼时有细芒而状若消,故亦有芒消之号,与前芒消全别。今丹炉家用制五金八石,银匠家用化金银,兵家用作烽燧火药,得火即焰起,故《土宿本草》名焰消,俗呼火消。

消石 气味:苦,寒,无毒。

主治:五脏积热,胃胀闭,涤去蓄结饮食,推陈致新,除邪气。炼之如膏,久服轻身。○疗五脏、十二经脉中百二十疾,暴伤寒,腹中大热。止烦满消渴,利小便,及瘘蚀疮。天地至神之物,能化七十二种石。○破积散坚,治腹胀,破血,下瘰疬,泻得根出。○含咽治喉闭。○治伏暑伤冷,霍乱吐利,五肿淋疾,女劳黑疸,心肠疞痛,赤眼,头痛牙痛。

消石 君。时珍曰:辛、苦、微咸,有小毒。阴中阳也。得陈皮性疏爽。之才曰:火为之使;恶苦参、苦菜;畏女菀、杏仁、竹叶。

《炮炙论》:治头痛欲死,消石末吹鼻内即愈。

时珍曰:诸消,自晋唐以来,诸家皆执名而猜,都无定见,惟马志《开宝本草》以消石为地霜炼成,而芒消、马牙消是朴消炼出者,此言是以破诸家之说矣。诸家因消石一名朴消,朴消一名消石朴,其名相混,遂致费辨不决。不知消有水火二种,形质虽同,性气迥别也。惟《神农本草》朴消、消石二条为正。其《别录》芒消、《嘉祐》马牙消,《开宝》生消,俱系多出,今并归并之。《神农》所列朴消,即水消也,今俗呼皮消。有二种,煎炼结出细消,有细芒者为芒消,结出如马牙者为牙消,俗呼马牙消。其凝底成块者,通为朴消,其色青,其气味皆咸而寒,置风中则化而为风化消,用萝卜等煮制而为玄明粉。《神农》所列消石即火消也,亦有二种,煎炼结出细芒者亦名芒消,结出马牙者,亦名牙消,其凝底成块者为消石,其色白,其气味皆辛、苦而大温,风不能化,亦不能为玄明粉。二消皆有芒消、牙消之称,故市家混卖,医家混用。今凡用芒消、牙消者,当用朴消中芒消、牙消。用消石者,用火消为是,以凝水石、猪胆煎成者为消石则误矣。

滑　石

生赭阳山谷及太山之阴,或掖北白山,或卷山。采无时。今所在皆有。岭南始安出者,白如凝脂,极细软滑,宜入药。时珍曰:性滑利窍,其质又滑腻,故名滑石。

滑石

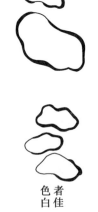

色者白佳

图333　滑石

滑石　气味:甘,寒,无毒。

主治:身热泄澼,女子乳难,癃闭,利小便,荡胃中积聚寒热,益精气。久服轻身,耐饥长年。○通九窍六腑津液,去留结,止渴,令人利中。○燥湿,分水道,实大肠,化食毒,行积滞,逐凝血,解燥渴,补脾胃,降心火,偏主石淋为要药。○疗黄疸水肿脚气,吐血衄血,金疮血出,诸疮肿毒。

滑石,《本经》上品。

修治:滑石择色白滑腻,以刀刮去黄色,用东流水淘过,晒干用。

之才曰:石韦为之使;恶曾青;制雄黄。

好古曰:入足太阳经。

益元散,又名天水散、太白散、六一散。解中暑、伤寒、疫疠、饥饱劳损,忧愁思虑,惊恐悲怒,传染并汗后遗热,劳复诸疾,兼两感伤寒,百药酒食邪热毒。治五劳七伤,一切虚损,内伤阴痿,惊悸健忘,痫瘛烦满,短气痰嗽,肌肉疼痛,腹胀闷痛,淋闭涩痛,服石石淋。疗身热呕吐泄泻,肠澼下痢赤白。除烦热,胸中积聚寒热,止渴,消畜水。妇人产后损液,血虚阴虚热甚,催生下乳。治吹乳乳痈,牙疮齿疳。此药大养脾肾之气,通九窍六腑,去留结,益精气,壮筋骨,和气,通经脉,消水谷,保真元,明耳目,安魂定魄,强志轻身,驻颜益寿,耐劳役饥渴,乃神验之仙药也。白滑石飞过六两,粉甘草一两为末,每服三钱,蜜少许,温水调下。实热用新汲水下,解利用葱豉汤,通乳用猪蹄汤下,催生用香油浆下。凡难产或死胎不下,皆由风热燥涩,结滞紧敛,不能舒缓故也。此药力至,则结滞顿开而瘥矣。上系刘河间《伤寒直格》。

滑石　臣。

石　胆

生羌道山谷,羌里句青山,今惟信州铅山县有之。二月庚子辛丑日采。又著其说云:石胆最上出蒲州,大者如拳,小者如桃、栗。击之纵横解,皆成叠文,色

石胆

青,见风久则绿,击破其中亦青也。其次出上饶、曲江铜坑间者,粒细有廉棱,如钗股米粒。时珍曰:胆以色味命名,俗因其似矾,呼为胆矾。

石胆 气味:酸、辛,寒,有毒。

主治:明目,目痛,金疮,诸痫痉。女子阴蚀痛,石淋寒热,崩中下血,诸邪毒气。令人有子。炼饵服之,不老;久服,增寿神仙。○散癥积,欬逆上气,及鼠瘘恶疮。○治虫牙,鼻内息肉。○带下赤白,面黄,女子脏急。○入吐风痰药最快。

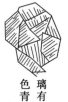

色青绿状如琉璃有白文易折

图334 石胆

石胆 君,《本经》上品。色青,丝状如硫璃,有白文,易折。

时珍曰:气寒、味酸而辛,入少阳胆经。之才曰:水英为之使;畏牡桂、菌桂、芫花、辛夷、白微。

周密《齐东野语》云:密过南浦,有老医授喉痹极速垂死方,用鸭嘴胆矾末,醋调灌之,大吐胶痰数升,即瘥。临汀一老兵妻苦此,绝水粒三日矣,如法用之,即瘥。屡用无不立验,神方也。

空 青

生益州山谷及越巂山有铜处。铜精熏则生空青。今信州亦时有之。状若杨梅,故别名杨梅青。其腹中

空青

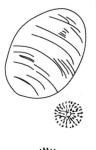

空,破之有浆者绝难得。亦有大者如鸡子,小者如豆子。三月中旬采,亦无时。《本草纲目》云:空,言其质也;青,言其色也。

空青 气味:甘、酸,寒,无毒。

主治:青盲耳聋,明目,利九窍,通血脉,养精神,益肝气。久服轻身延年。○疗目赤痛,去肤翳,止泪出。利水道,下乳汁,通关节,破坚积。令人不忘,志高神仙。○治头风,镇肝。瞳人破者,得再见物。○钻孔取浆,点多年青盲内障翳膜,养精气。其壳摩翳。○中风口喎,以豆许含咽甚效。

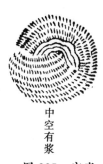

中空有浆

图335 空青

《造化指南》云:铜得紫阳之气而生绿,绿二百年而生石绿,铜始生其中焉。曾、空二青,则石绿之得道者,均谓之矿。又二百年得青阳之气,化为錀石。观此空青有金坑、铜坑二种,或大如拳卵,小如豆粒,或成片块,或若杨梅,虽有精粗之异,皆以有浆为上,不空无浆者为下也。方家以药涂铜物生青,刮下伪作空青者,终是铜青,非石绿之得道者也。

《本经》上品。君。

权曰:空青,畏菟丝子。诸药惟此最贵。能化铜、铁、铅、锡作金。

曾 青

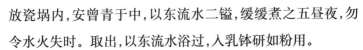

曾青

生蜀中山谷及越嶲。采无时。形累累如黄连相缀,色理相类空青。李时珍曰:曾,音层,其青层层而生,故名。

曾青 气味:酸,小寒,无毒。

主治:目痛,止泪出,风痹,利关节,通九窍,破癥坚积聚。久服轻身不老。○养肝胆,除寒热,杀白虫,疗头风脑中寒,止烦渴,补不足,盛阴气。

曾青,《本经》上品。可合仙药。

修治:勿用夹石及铜青,每一两要紫背天葵、甘草、青芝草三件,干湿各一镒,细剉,放瓷埚内,安曾青于中,以东流水二镒,缓缓煮之五昼夜,勿令水火失时。取出,以东流水浴过,入乳钵研如粉用。

图 336　曾青

之才曰:畏菟丝子。独孤滔云:曾青住火成膏,可结汞,制丹砂,盖含金气所生也。葛洪曰:涂铁,色赤如铜。

治斑疮入目,曾青一钱,丹砂二钱,为末,蟒蛴五枚,捣汁和点。

禹余粮

会稽山中出者者多。形如鹅鸭卵,外壳重叠包裹,中有细粉如面,故曰余粮。一云:昔禹行山乏食,采以充粮,而弃其余,故名禹余粮。

禹余粮 气味:甘,寒,无毒。

主治:欬逆寒热烦满,下赤白,血闭癥瘕,大热。炼饵服之,不饥轻身延年。○疗小腹痛结烦疼。○主崩中。○治邪气及骨节疼,四肢不仁,痔瘘等疾。久服耐寒暑。○催生,固大肠。

修治:细研,水洮汁,澄之,勿令有沙土也。

之才曰:牡丹为之使;伏五金;制三黄。入手足阳明血分。

《卫生简易方》:治妇人少腹痛,禹余粮为末,每米饮服二钱,日二服,极效。

禹余粮 君。

太一余粮

生太山。上有甲,甲中有白,白中有黄,如鸡子黄色。采无时。吴普。藏器曰:太一者,道之宗源。太者,大也;一者,道也。大道之师,即理化神君,禹之师也。师尝服之,故有太一之名。

太一余粮 气味:甘,平,无毒。

主治:欬逆上气,癥瘕血闭漏下,除邪气,肢节不利。久服耐寒暑,不饥轻身,飞行千里,神仙。○治大饱绝力身重。○益脾,安脏气。○定五脏,镇六腑。

之才曰：杜仲为之使；畏贝母、菖蒲、铁落。

修治：凡修事四两，用黑豆五合，黄精五合，水二斗，煮取五升，置瓷锅中，下余粮煮之，旋添，汁尽为度。其药气自然香如新米。捣了，又研一万杵方用。

禹余粮、太一余粮，俱《本经》上品。

石中黄子

出余粮处有之。其石如面剂，紫黑色。石皮内色黄者，谓之中黄。《本经》云：水已凝者为余粮，水未凝者为石中黄子也。宗奭曰：子，当作水。

石中黄子 气味：甘，平，无毒。

主治：久服轻身，延年不老。

苏恭曰：此禹余粮壳中未成余粮黄浊水也。

按《别录》言，禹余粮生东海池泽及山岛中，太一余粮生太山山谷，石中黄出余粮处有之，乃壳中未成余粮黄浊水也。据此，则三者一物也。生于池泽者为禹余粮，生于山谷者为太一余粮，其中有水黄浊者为石中黄水。

白石英

生华阴山谷及太山。大如指，长二三寸，六面如削，白澈有光。二月采，亦无时。徐锴云：英，亦作瑛，玉光也。英有白、黄、赤、青、黑五种，皆石之似玉而有光壁者，故得英名。

白石英　气味：甘，微温，无毒。

主治：消渴，阴痿不足，欬逆，胸膈间久寒，益气，除风湿痹。久服轻身长年。○疗肺痈吐脓，欬逆上气，疸黄。○实大肠。

五色石英　主治：心腹邪气，女人心腹痛，镇心，胃中冷气，益毛发，悦颜色。治惊悸，安魂定魄，壮阳道，下乳。随脏而治，青治肝，赤治心，黄治脾，白治肺，黑治肾。

白石英，《本经》上品。

时珍曰：白石英，手太阴、阳明气分药也。之才曰：恶马目毒公。

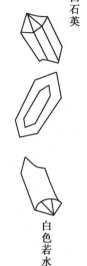

白石英

白色若水精

图337　白石英

紫石英

生太山山谷。采无时。其色紫，其质莹澈。随其大小皆五棱，两头如箭簇。煮水饮之，暖而无毒。

紫石英　气味：甘，温，无毒。

主治：心腹欬逆邪气，补不足，女子风寒在子宫，绝孕十年无子。久服温中，轻身延年。○疗上气，心腹痛，寒热邪气结气，补心气不足，定惊悸，安魂魄，填下焦，止消渴，除胃中

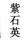

紫石英

久寒，散痈肿。令人悦泽。○养肺气，治惊痫，蚀脓。

紫石英，《本经》上品。

修治：紫石英，火煅醋淬七次，研末水飞过，晒干，入丸散用。

之才曰：长石为之使；畏扁青、附子；恶蛇甲、黄连、麦句姜。得茯苓、人参，疗心中结气；得天雄、菖蒲，疗霍乱。

好古曰：紫石英，入手少阴、足厥阴经。

《日华子本草》：治痈肿毒气，用紫石英火烧醋淬，为末，生姜、米醋煎，傅之，摩亦得。

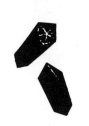

有淡紫色　有深紫色

图 338　紫石英

五色石脂

一名五色符。普曰青符。生南山或海崖；黄符生嵩山，色如豚脑、雁雏；黑符生洛西山空地；白符生少室天娄山，或太山；赤符生少室或太山，色绛，滑如脂。时珍曰：膏之凝者曰脂。此物性粘，固济炉鼎甚良，盖兼体用而名也。

五种石脂　并甘，平，无毒。

主治：黄疸泄痢，肠澼脓血，阴蚀下血赤白，邪气痈肿，疽痔恶疮，头疡疥癣。久服补髓益气，肥健不饥，轻身延年。五石脂,各随五色补五脏,治泄痢,血崩带下,吐血衄血,涩精淋沥,除烦,疗惊悸,壮筋骨,补虚损。久服悦色。治疮疖痔漏,排脓。

青石脂　气味:酸,平,无毒。

主治:养肝胆气,明目,疗黄疸,泄痢肠澼,女子带下百病,及疽痔恶疮。久服补髓益气,不饥延年。

黄石脂　气味:苦,平,无毒。

主治:养脾气,安五脏,调中,大人小儿泄痢,肠澼下脓血,去白虫,除黄疸痈疽虫。久服轻身延年。

黑石脂　气味:咸,平,无毒。

主治:养肾气,强阴,主阴蚀疮,止肠澼泄痢,疗口疮咽痛。久服益气,不饥延年。

白石脂　气味:甘、酸,平,无毒。

主治:养肺气,厚肠,补骨髓,疗五脏惊悸不足,心下烦,止腹痛下水,小肠澼热,溏便脓血,女子崩中漏下,赤白沃,排痈疽疮痔。久服安心不饥,轻身长年。○涩大肠。○之才曰:得厚朴、米泔饮,止便脓。燕屎为之使;恶松脂;畏黄芩。○颂曰:畏黄连、甘草、飞廉,马目毒公。

赤石脂　气味:甘、酸、辛,大温,无毒。

主治:养心气,明目益精,疗腹痛肠澼,下痢赤白,小便利,及痈疽疮痔,女子崩中漏下,产难,胞衣不出。久服补髓,好颜色,益智,不饥,轻身延年。补五脏虚乏。补心血,生肌肉,厚肠胃,除水湿,收脱肛。之才曰:畏芫花;恶大黄、松脂。

《斗门方》:治小儿疳泻,赤石脂为末,米饮调服半钱,立瘥。加京芎等分更妙。

时珍曰：五色石脂，皆手足阳明药也。其味甘，其气温，其体重，其性涩，涩而重，故能收湿止血而固下；甘而温，故能益气生肌而调中。五种主疗，大抵相同，故《本经》不分条目，但云各随五色补五脏。《别录》虽分五种，而性味主治亦不甚相远，以五味配五色为异，亦是强分尔。赤白二种，一入血分，一入气分，故时用尚之。

俱《本经》上品。

赤石脂　君。

无名异

始出大食国，生于石上。今广州山石中及宜州南八里龙济山中亦有之。黑褐色，大者如弹丸，小者如黑石子。采无时。名无名异者，言无可名其异也。

无名异　气味：甘，平，无毒。

主治：金疮折伤内损，止痛，生肌肉。○消肿毒痈疽，醋摩傅之。○收湿气。

无名异，宋《开宝》。

昔人见山鸡被网损其足，脱去，衔一石摩其损处遂愈。乃取其石，理伤折大效，人因傅之。

谈垄翁《试效方》：治临杖，无名异末，临时温服三五钱，则杖不甚痛，亦不

无名异

似蛇黄而色黑

甚伤。

《简便方》: 治赤瘤丹毒, 无名异末, 葱汁调涂, 立消。

雄　黄

重三五两一块, 嗅之不闻臭气。赤如鸡冠、明澈者, 价类黄金焉。有孕佩之, 转女成男。仙家入点化黄金用, 故一名黄金石。因生武都敦煌山阳, 故名曰雄黄。

雄黄　气味: 苦, 平, 有毒。

主治: 寒热, 鼠瘘恶疮, 疽痔死肌, 杀精物恶鬼邪气, 百虫毒, 胜五兵。炼食之, 轻身神仙。○疗疥虫䘌疮, 目痛, 鼻中息肉, 及绝筋破骨, 百节中大风, 积聚癖气, 中恶腹痛鬼疰。杀诸蛇虺毒, 解藜芦毒。悦泽人面者, 皆飞入脑中, 胜鬼神, 延年益寿, 保中不饥。得铜可作金。○主疗癣风邪, 癫痫岚瘴, 一切虫兽伤。○搜肝气, 泻肝风, 消涎积。治疟疾寒热, 伏暑泄泻痢疾。酒饮成癖, 惊痫, 头风眩运, 化腹中瘀血, 杀劳虫疳虫。

修治: 雄黄, 捣破如粉, 水飞, 澄去黑者, 晒干, 再研用。

颂曰: 形块如丹砂, 明澈, 不夹石, 其色如鸡冠者真。有武城县黑色而坚者, 名熏黄; 有形色似真, 而气臭者, 为臭黄。并不入服食, 只可疗疮疥。其臭以醋洗之便去, 足以乱真, 尤宜辨。

土宿真君曰: 南星、地黄、莴苣、五加皮、紫河车、地榆、五叶藤、黄芩、白芷、当归、地锦、鹅肠草、鸡肠草、苦参、鹅不食草、圆桑、猬脂,皆可制雄黄。

《夷坚志》观音治痢:昔虞丞相自渠州被召,途中冒暑得泄痢,连月梦观音,壁间有韵语一纸,读之数遍,其词曰:暑毒在脾,湿气连脚。不泄则痢,不痢则疟。独炼雄黄,蒸饼和药。甘草作汤,服之安乐。别作治疗,医家大错。如方服之遂愈。

《明皇杂录》:有黄门奉使交广回,周顾谓曰:此人腹中有蛟龙。上惊问黄门曰:卿有疾否? 曰:臣驰马大庾岭时,当大热,困且渴,遂饮涧水,觉腹中坚痞如石。周遂以消石及雄黄煮服之,立吐一物,长数寸,大如指,视之鳞甲具,投之水中,俄顷长数尺,复以苦酒沃之如故,以器覆之,明日已生一龙矣。上甚讶之。

《唐书》:甄立言究习方书,仕唐为太常丞,有道人心腹满烦,弥二岁。立言诊曰:腹有虫,误食发而然,令饵雄黄一剂,少顷吐一蛇如小指,惟无目,烧之有发气,乃愈。

雄黄 君。《本经》中品。

雌　黄

生武都山谷,与雄黄同山。其阴山有金,金精熏则生雌黄。今出阶州,以其色如金,又似云母,甲错可析者为佳。其夹石及黑如铁色者,不可用。或云:一块重四两者,析之可得千重,此尤奇好也。采无时。李时珍曰:生山之阴,故曰雌黄。《土宿本草》云:阳石气未足者为雌，已足者为雄，相距五百年而结为石，造化有夫妇之道，故曰雌雄。

雌黄 气味：辛，平，有毒。

主治：恶疮头秃痂疥，杀毒虫虱，身痒邪气诸毒。炼之，久服轻身，增年不老。○蚀鼻中息肉，下部䘌疮，身面白驳，散皮肤死肌，及恍惚邪气，杀蜂蛇毒人。久服之脑满。治冷痰劳嗽，血气虫积，心腹痛，癫痫，解毒。

雌黄，《本经》中品。《别录》云：大寒，不入汤用。

修治：勿令妇人、鸡、犬、新犯淫人、有患人、不男人、非形人，及曾是刑狱臭秽之地犯之。雌黄黑如铁色，不堪用也，反损人寿。凡用，捣、筛，以水飞过，晒干，研如尘用。

土宿真君曰：芎䓖、地黄、独帚、益母、羊不食草、地榆、五加皮、瓦松、冬瓜汁，皆可制伏。又雌见铅及胡粉则黑。

试法：但于甲上磨之，土色者好。又烧熨斗底，以雌画之，如赤黄线一道者好。舶上来如噀血者上，湘南者次之，青者尤佳。叶子者为上，造化黄金非此不成。亦能柔五金、干汞，转硫黄，伏粉霜。又云：雄黄变铁，雌黄变锡。

《圣惠方》：治乌癞虫疮，雌黄粉、醋和鸡子黄，涂之。

雌黄 君。

石硫黄

生东海牧羊山及太山河西山，矾石液也。今惟出南海诸蕃，岭外州郡或有而不甚佳。以色如鸡子初出壳者为真,谓之昆仑黄。其赤色者名石亭脂,青色者号冬结石,半白半黑者名神惊石,并不堪入药。李时珍曰:硫黄秉纯阳火石之精气而结成,性质流通,色赋中黄,故名硫黄。含其猛毒,为七十二石之将,故药品中号为将军。外家谓之阳侯,亦曰黄牙,又曰黄硇砂。

石硫黄　气味:酸,温,有毒。

主治:妇人阴蚀,疽痔恶血,坚筋骨,除头秃。能化金、银、铜、铁奇物。○疗心腹积聚,邪气冷痛在胁,欬逆上气,脚冷疼弱无力,及鼻衄,恶疮,下部䘌疮,止血,杀疥虫。○治妇人血结。○下气,治腰肾久冷,除冷风顽痹,寒热。生用,治疥癣。炼服,主虚损泄精。○壮阳道,补筋骨劳损,风劳气,止嗽,杀脏虫邪魅。○长肌肤,益气力,老人风秘,并宜炼服。○主虚寒久痢,滑泄霍乱,补命门不足,阳气暴绝,阴毒伤寒,小儿慢惊。

石硫黄,《本经》中品。

修治:李时珍曰:以萝卜剜空,入硫黄在内合定,稻糠火煨熟,去其臭气,以紫背浮萍同煮过,消其火毒,以皂荚汤淘之,去其黑浆。一法:打碎,以绢袋盛,无灰酒煮三伏时用。

权曰:硫黄,有大毒,以黑锡煎汤解之,及食冷猪血。

葛洪曰:四黄惟阳侯为尊。金石煅炼者,不可用,惟草木制伏者堪入药用。桑灰、益母、紫荷、菠棱、天盐、桑白皮、地骨皮、车前、马鞭草、黄檗、何首乌、石韦、荞麦、独帚、蛇床、菟丝、蓖麻、蚕砂,或灰或汁,皆可伏之。

之才曰:曾青为之使;畏细辛、飞廉、朴消、铁、醋。

《医方摘要》:治欬逆打呃,硫黄烧烟嗅之,立止。

　　石硫黄　君。

食 盐

有东海盐,北海盐,南海盐;河东盐池,梁益盐井,西羌山盐,胡中树盐。色类不同,以河东者为胜。五味之中,惟此不可缺,乃人所常食者,故《别录》名食盐。俗呼大盐。许慎《说文》云:盐,咸也。李时珍曰:盐字象器中煎卤之形。

食盐 **气味**:甘、咸,寒,无毒。

主治:肠胃结热,喘逆胸中病,令人吐。○伤寒寒热,吐胸中痰癖,止心腹卒痛,杀鬼蛊、邪疰毒气,下部䘌疮,坚肌骨。○除风邪,吐下恶物,杀虫,去皮肤风毒,调和脏腑,消宿物,令人壮健。○助水脏,及霍乱心痛,金疮,明目,止风泪邪气,一切虫伤疮肿,火灼疮,长肉补皮肤,通大小便,疗疝气,滋五味。○空心揩齿,吐水;洗目,夜见小字。○解毒凉血,润燥定痛止痒,吐一切时气热,痰饮、关格诸病。

食盐,《别录》中品。

修治:须以水化,澄去脚滓,煎炼白色,入药乃良。

保昇曰:多食令人失色,肤黑,损筋力。之才曰:漏芦为之使。

颂曰:唐柳柳州纂"救三死方"云:元和十一年十月,得霍乱,上不可吐,下不可利,出冷汗三大斗许,气即绝。河南房伟传此方,入口即吐,绝气复通。一法:用盐一大匙,熬令黄,童子小便一升,合和温服,少顷吐下即愈。

《千金翼》:治诸疮癣初生,痒痛者,嚼盐频擦之妙。

食盐 臣。

青　盐

生胡盐山及西羌北地,酒泉福禄城东南角。北海青,南海赤。十月采。大明曰:西番所食者,号戎盐、羌盐。其形作块,方圆大小不常,方棱、明莹、青色者最奇,故俗通呼青盐。

青盐　气味:咸,寒,无毒。

主治:明目,目痛。益气,坚肌骨,去毒蛊。○心腹痛,溺血吐血,齿舌血出。○助水脏,益精气,除五脏癥结,心腹积聚,痛疮疥癣。○解芫青、斑蝥毒。

青盐,《本经》下品。载名戎盐。方块明净,无夹泥土者佳。

独孤滔曰:戎盐,赤、黑二色,能累卵,干汞,制丹砂。

《通变要法》:青盐二两,白盐四两,用川椒四两,煎汁,拌盐炒干,日用揩牙洗目,永无齿疾、目疾。

卤　碱[1]

机曰:即卤水也,卤水之下,凝结如石者,即卤碱也。所谓石硷是已。时珍曰:鹹,音咸,润下之味。鹻,音减。盐土之名。许慎《说文》云:卤,西方碱地也,故字从西,省文象盐形。东方谓之斥,西方谓之

---

[1]　碱:原作"鹹",有"咸"、"碱"二义。据文义,当作"碱"。下文释名,仍用原繁体"鹹"、"鹻"、"鹻",以体现原意。

卤,河东谓之鹹。《传》云:兑为泽,其于地也为刚卤,亦西方之义。今人不复呼卤鹹,并呼为鹻、为鏙。

气味:苦,寒,无毒。

主治:大热消渴狂烦,除邪及下蛊毒,柔肌肤。○去五脏肠胃留热结气,心下坚,食已呕逆喘满,明目目痛。

卤碱,《本经》下品。

独孤滔曰:制四黄,作焊药,同硇砂。罨铁,一时即软。洗衣去垢极妙。

玄精石

出解州解池及通、泰州。积盐仓中亦有之。其色青白,龟背者佳。采无时。此石乃碱卤至阴之精,凝结而成,故名玄精石,又名太乙玄精石。

气味:咸,温,无毒。

主治:除风冷邪气湿痹,益精气,妇人痼冷漏下,心腹积聚冷气,止头痛,解肌。○主阴证伤寒,指甲面色青黑,心下胀满结硬,烦渴,虚汗不止,或时狂言,四肢逆冷,咽喉不利肿痛,脉沈细而疾,宜佐他药服之。又合他[1]药,涂大风疮。

独孤滔曰:玄精石,制硫黄、丹砂。

[1] 他:原作"大",据《证类本草》卷4太阴玄精条改。

石膏

生齐山山谷及齐、庐山、鲁蒙山。采无时。有红、白二色，红者不可服，白者洁净，细文短密如束针，正如凝成白腊状，松软易碎，烧之即白烂如粉，俗呼软石膏。震亨曰：药之命名，多有意义，或以色，或以形，或以气，或以质，或以味，或以能，或以地，或以时。石膏火煅细研，醋调封丹灶，其固密甚于脂膏，此盖兼质与能而得名，正如石脂同意。时珍曰：其性大寒如水，故一名寒水石。

石膏 气味：辛，微寒，无毒。元素曰：性寒味辛而淡，气味俱薄，体重而沉，降也，阴也，乃阳明经大寒之药。

主治：中风寒热，心下逆气惊喘，口干舌焦不能息，腹中坚痛，除邪鬼，产乳金疮。○除时气头痛身热，三焦大热，皮肤热，肠胃中结气，解肌发汗，止消渴烦逆，腹胀，暴气喘，咽热，亦可作浴汤。○治伤寒头痛如裂，壮热皮如火燥。和葱煎茶，去头痛。○治天行热狂，头风旋，下乳，揩齿益齿。○除胃热肺热，散阴邪，缓脾益气。○止阳明经头痛，发热恶寒，日晡潮热，大渴引饮，中暑，潮热，牙痛。

石膏，《本经》中品。

修治：石膏，敩曰：凡使，石臼中捣成粉，罗过，生甘草水飞过，澄晒，筛研用。时珍曰：古法惟打碎如豆大，绢包

石膏

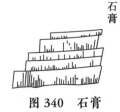

图340 石膏

入汤煮之。近时因其性寒,火煅过研用,或糖拌炒过,不妨脾胃。

石膏,一名寒水石;凝水石,一名寒水石,同名异物。鸡子为使;恶莽草、巴豆、马目毒公;畏铁。

《保寿堂方》:治胃火牙疼,软石膏一两,火煅,淡酒淬过,为末,入防风、荆芥、细辛、白芷各五分为末,日用揩牙,甚效。

《和剂局方》:治疮口不敛,生肌肉,止疼痛,去恶水,用软石膏火煅二两,黄丹半两,为末,掺之,名红玉散。

石膏 臣。

理 石

生汉中及庐山,今出宁州。采无时。即石膏之长文细直如丝而明洁,带微青色者。因形有文理,故名理石。

理石 气味:甘,寒,无毒。

主治:身热,利胃解烦,益精明目,破积聚,去三虫。除营卫中去来大热、结热,解烦毒,止消渴及中风痿痹。渍酒服,疗癣,令人肥悦。

理石,《本经》中品。

滑石为使;恶麻黄。

理石

理与膏类色通
石石一二可用

图 341 理石

长 石

长石

硬石膏

图342 长石

生长子山谷,故名长石。大者如升,小者如拳,性坚硬洁白,理粗起齿棱,击之则片片横碎,光莹如云母、白石英,亦有墙壁,但不似方解石,破之作方块尔。烧之散,不得如软石膏成粉,故俗呼硬石膏。

长石 **气味**:辛、苦,寒,无毒。

主治:身热,胃中结气,四肢寒厥,利小便,通血脉,明目去翳眇,下三虫,杀蛊毒。久服不饥。○止消渴,下气,除胁肋肺间邪气。

长石,《本经》中品。一名方石。

长石、方解,乃一类二种,气力功效相同,通用无妨。

方 解 石

生方山。采无时。此石与长石相似,敲破块块方解,故名方解石。

气味:苦、辛,大寒,无毒。

主治:胸中留热结气,黄疸,通血脉,去蛊毒。

《别录》下品。沙州大鸟山出者佳。敲之段段片碎者为硬石膏,块块方棱者为方解石。

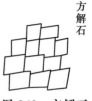

方解石

图343 方解石

长石、方解石,唐宋诸方皆以为石膏,今人又以为寒水石,虽俱不是,其性寒治热之功大抵不相远,惟解肌发汗不能如软石膏耳。

金 屑

始生益州。采无时。有山金、沙金二种。其色七青、八黄、九紫、十赤,以赤为足色。《宝货辨疑》云:马蹄金象马蹄,难得。橄榄金出荆湖、岭南。胯子金象带胯,出湖南北。瓜子金大如瓜子,麸金如麸片,出湖南及高丽。沙金细如沙屑,出蜀中。叶子金出云南。出处不一,采亦多端。按许慎《说文》曰:五金黄为之长,久埋不生衣,百炼不轻,从革不违。生于土,故字左右注,象金在土中之形。《尔雅》云:黄金谓之璗,美者谓之镠,饼金谓之钣,绝泽谓之铣。独孤滔云:天生牙谓之黄牙。梵书谓之苏代罗。弘景云:仙方名金为太真。宗奭曰:不曰金而更加屑字者,是已经磨屑可用之义。

金屑 气味:辛,平,有毒。

主治:镇精神,坚骨髓,通利五脏邪气,服之神仙。○疗小儿惊伤五脏,风痫失志,镇心安魂魄。○癫痫风热,上气欬嗽,伤寒肺损吐血,骨蒸劳极作渴,并以薄入丸散服。○破冷气,除风。

金,《别录》中品。珣曰:生者有毒,熟者无毒。

金浆 气味:同金。

主治:长生神仙。久服,肠中尽为金色。

金必须烹炼锻屑为薄,方可入药。生金有毒,能杀人,中其毒者,惟鹧鸪肉可解之。金性恶锡,畏水银;得余甘子则体柔,亦相感耳。

金星石 有金星,簇如麸片,生并州、濠州、寒,无毒。

主治:脾肺壅毒,肺损吐血嗽血,下热淋,解众毒。

齐《徐王方》:治水银入肉筋挛,惟以金物熨之,水银当出蚀金,候金白色是也,频用取效。

银 屑

出永昌。采无时。李时珍曰:闽、浙、荆、湖、饶、信、广、滇、贵州、交趾,诸处山中皆产银。有矿中炼出者,有沙土中炼出者。其生银俗呼银笋、银牙,亦曰出山银。许慎《说文》曰:鎏,白金也。

气味:辛,平,有毒。

主治:安五脏,定心神,止惊悸,除邪气。久服轻身长年。○定志,去惊痫,小儿癫疾狂走。○破冷除风。银薄:坚骨,镇心明目,去风热癫痫,入丸散用。

生银 气味:辛,寒,无毒。

主治：热狂惊悸，发痫恍惚，夜卧不安，谵语，邪气鬼祟。服之明目，镇心安神定志。小儿诸热丹毒，并以水磨服之，功胜紫雪。小儿中恶，热毒烦闷，水磨服之。煮水入葱白、粳米作粥食，治胎动不安，漏血。

银，《别录》中品。

修治：入药只用银薄，易细。

保昇曰：畏黄连、甘草、飞廉、石亭脂、砒石；恶羊血，马目毒公。

大明曰：冷，微毒。畏磁石；恶锡；忌生血。时珍曰：荷叶、蕈灰能粉银，羚羊角、乌贼骨、鼠尾、龟壳、生姜、地黄、慈石俱能瘦银；羊脂、紫苏子油皆能柔银。

今人用银器饮食，遇毒则变黑；中毒死者亦以银物探试之，则银之无毒可徵矣。其入药亦是平肝镇怯之义。

敩曰：凡使金银铜铁，只可浑安在药中，借气生药力而已，勿入药服，能消人脂。

《衍义》曰：银屑，金条中已解屑义。银本出于矿，须煎炼而成，故名熟银。所以别立生银条也，其用与熟银大同。世有术士，能以朱砂而成者，有铅汞而成者，有焦铜而成者，何复更有造化之气，岂可更入药？既有此类，不可不区别其出。银即是不自矿中出而特然自生者，又谓之老翁须，亦取像而言之。然银屑，经言有毒；生银，经言无毒。释者漏略不言。盖生银已发于外，无蕴郁之气，故无毒。矿银尚蕴蓄于石中，郁结之气全未敷畅，故言有毒。

银屑　　君。

银星石主疗与金星石大体相似。

慈 石

生泰山山谷及慈山山阴,有铁处则生其阳。今慈州、徐州及南海傍山中皆有之。慈州者岁贡最佳,能吸铁,虚连数十针,或一二斤刀器,回转不落者尤真。采无时。其石中有孔,孔中黄赤色。其上有细毛,性温,功用更胜。藏器曰:慈石取铁,如慈母之招子,故名。

气味:辛,寒,无毒。

主治:周痹风痒,肢节中痛不可持物,洗洗酸消,除大热烦满及耳聋。○养肾脏,强骨气,益精除烦,通关节,消痈肿鼠瘘,颈核喉痛,小儿惊痫。炼水饮之,亦令人有子。○补男子肾虚。身强,腰中不利,加而用之。○治筋骨羸弱,补五劳七伤,眼昏,除烦燥,小儿误吞针铁等,即研细末,筋肉莫令断,与末同吞下之。明目聪耳,止金疮血。

慈石,《本经》中品。俗呼吸铁石。

修治:慈石,须火烧醋淬,碾如尘,水飞过用。或醋煮三日夜,研用。

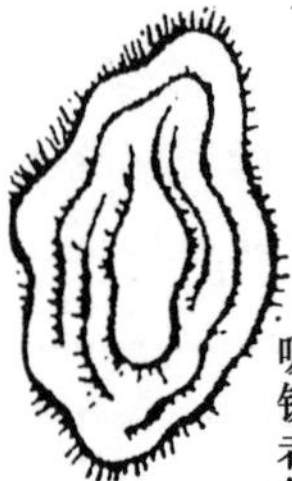

慈石

吸铁者佳

图 344 慈石

之才曰:柴胡为之使;杀铁毒,消金;恶牡丹、莽草;畏黄石脂。独孤滔曰:伏丹砂,养汞,去铜晕。

《衍义》曰:慈石,其毛轻紫,石上颇涩,可吸连铁,俗谓之燆铁石。其玄石即慈石之黑色者。慈磨铁锋则能指南,然常偏东,不全南也。其法:取新矿中独缕,以半芥子许,蜡缀于铁腰，无风处垂之，则铁常指南。以针横贯灯心，浮水上亦指南。然常偏丙位，盖丙为大火，庚辛受其制，物理相感耳。

《直指方》：治耳卒聋，熁铁石半钱，入病耳内，铁砂末入不病耳内，自然通透。

《外台秘要》：治丁肿，慈石末，酢和封之，拔根立出。

慈石　臣。

凝水石

即寒水石也。生常山山谷，又出中水县及邯郸，今河东汾、隰州及德顺军亦有之。三月采。此有两种，有纵理者，有横理者。色清明者为上。授置水中，与水同色，其水凝动，故名凝水石。

气味：辛，寒，无毒。

主治：身热，腹中积聚邪气，皮中如火烧，烦满，水饮之。久服不饥。除时气热盛，五脏伏热，胃中热，止渴，水肿，小腹痹。○压丹石毒风，解伤寒劳复。○治小便白，内痹，凉血降火。○止牙疼，坚牙明目。

凝水石，《本经》中品。一名白水石，一名凌水石。盐之精也。

凝水石，生于卤地积盐之下，精液渗入土中，年久至泉，结而成石。大块有齿棱，如马牙消，清莹如水精。亦有带青黑色者，皆至暑月回润，入水浸久亦化。

寒水石有二：一是软石膏，一是凝水石。惟陶弘景所注是凝水之寒水石,与本文相合。苏恭、苏颂、寇宗奭、阎孝忠四家所说,皆是软石膏之寒水石。王隐君所说则是方解石。诸家不详本文盐精之说,遂以石膏、方解石指为寒水石。唐宋以来,相承其误,通以二石为用,而盐精之寒水,绝不知用,此千载之误也。石膏之误近千载,朱震亨氏始明凝水之误,非时珍深察,恐终于绝响矣。

修治：每寒水石十两,用生姜自然汁一溢,煮干研粉用。

之才曰：解巴豆毒；畏地榆。独孤滔曰：制丹砂,伏玄精。

阳起石

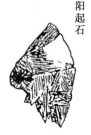

阳起石

图345　阳起石

生齐山山谷及琅琊,或云山、阳起山。今惟出齐州,他处不复有。齐州一土山,石出其中,彼人谓之阳石山。其山常有温暖气,虽盛冬大雪遍境,独此山无积白,盖石气熏蒸使然也。山惟一穴,官常禁闭。至初冬则州发丁夫,遣人监取。岁月积久,其穴益深,镵凿他石,得之甚艰。以色白、肌理莹白若狼牙者为上。时珍曰：阳起石,以能命名。

气味：咸,微温,无毒。

主治：崩中漏下,破子脏中血,癥瘕结气,寒热腹痛,无子,阴痿不起,补不足。○疗男子茎头寒,阴下湿痒,去臭汗,消水肿。久服不饥,令人有子。○补肾气精乏,腰疼膝冷,湿痹,子宫久冷,冷癥寒瘕,止月水不定。○治带下,温疫冷气,补五劳七伤。补命门不足,散诸热肿。

阳起石,《本经》中品。之才曰:桑螵蛸为之使;恶泽泻、菌桂、雷丸、石葵、蛇蜕;畏菟丝子;忌羊血。

修治: 阳起石,择色凝白,云头雨脚,鹭鹚毛者,火煅酒淬七次,研细水飞过,日干用。

《普济方》:治阴痿阴汗,阳起石火煅为末,每服二钱,盐汤下。

阳起石 臣。

密陀僧

始出波斯国,今各处银铜冶中有之,是银铅脚。形似黄龙齿,坚重者妙。击碎有金色者佳。一名没多僧。密陀、没多,并胡语也。

气味: 咸、辛,平,有小毒。

主治: 久痢,五痔金疮,面上瘢黚,面膏药用之。○镇心,补五脏,治惊痫,欬嗽吐痰。○疗反胃消渴,疟疾,下痢止血。杀虫,消积。治诸疮,消肿毒,除胡臭,染髭发。

密陀僧,《唐本草》。

修治: 凡使捣细,安瓷锅中,重纸袋盛柳蛀末焙之,次下东流水浸满,火煮一伏时,去柳末、纸袋,取用。

《圣惠方》:治鼻齇赤疱,密陀僧二两,细研,人乳调,夜涂旦洗。

铁

出牧羊平泽及祊[1]城，或析城。采无时。李时珍曰：铁，截也，刚可截物也。于五金属水，故一名黑金，一名乌金。

铁　气味：辛，平，有毒。

主治：坚肌耐痛。劳铁疗贼风，烧赤投酒中饮。此熟铁也。

生铁　气味：辛，微寒，微毒。

主治：下部及脱肛。○镇心安五脏，治癫疾。黑须发。治癣及恶疮疥，蜘蛛咬，蒜磨，生油调傅。○散瘀血，消丹毒。

钢铁　气味：甘，平，无毒。

主治：金疮，烦满热中，胸膈气塞，食不化。

铁华粉：取钢锻作叶，如笏，或团，平面磨错令光净，以盐水洒之，于醋瓮中，阴处埋之一百日，铁上衣生，铁华粉成矣。刮取研成霜，此铁之精华，功用强于铁粉也。

气味：咸，平，无毒。

主治：安心神，坚骨髓，除百病，变黑，润肌肤，令人不老，体健能食，久服令人身重肥黑。合和诸药，各有所主。○化痰镇心，抑肝邪特异。○止惊悸虚痫，镇五脏，去邪气，治健忘，冷气心痛，疣癣癥结，脱肛痔瘘，宿食等，及傅竹木刺入肉。

铁落：是煅家烧铁赤沸，砧上锻之，皮甲落者。

---

[1]　祊：原作"枋"，《证类本草》卷4铁条作"祊"，且注音为"伻，乃古邑名"，因改。

气味：辛，平，无毒。

主治：风热恶疮，疡疽疮痂，疥气在皮肤中。除胸膈中热气，食不下，止烦，去黑子，可以染皂。○治惊邪癫痫，小儿客忤，消食及冷气，并煎服之。○主鬼打鬼疰邪气，水渍沫出，澄清暖饮一二杯。○炒热投酒中饮，疗贼风痉。又裹以熨腋下，疗胡臭有验。○平肝去怯，治善怒发狂。

铁锈：此铁上赤衣也。

主治：恶疮疥癣，和油涂之。蜘蛛虫咬，蒜磨涂之。○平肝坠热，消疮肿，口舌疮。醋磨涂蜈蚣咬。

铁秤锤　气味：辛，温，无毒。

主治：贼风，止产后血瘕腹痛，及喉痹热塞，烧赤淬酒热饮。○治男子疝痛，女子心腹妊娠胀满，胎卒下血。

珊　瑚

生南海。又从波斯国及师子国来。今广州亦有。云生海底，作枝状，明润如红玉，中多有孔，亦有无孔者。枝柯多者更难得。采无时。梵书谓之钵摆娑福罗。

珊瑚　气味：甘，平，无毒。

主治：去目中翳，消宿血。为末吹鼻，止鼻衄。○明目，镇心，止惊痫。点眼去飞丝。

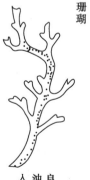

珊瑚

良者为入药用红油色

卷之八

图346　珊瑚　449

《唐本草》。

汉积翠池中，有珊瑚高一丈二尺，一木三柯，上有四百六十三条，云是南越王赵佗所献，夜有光景。

晋石崇家有珊瑚，高六七尺。今并不闻有此高大者。

《钱相公箧中方》：治小儿麸翳未坚，不可乱药，宜以珊瑚为粉，日少少点之，三日愈。

石 蟹

生南海，今岭南近海州郡皆有之。体质石也，而都与蟹相似。或云是海蟹，多年水沫相著，化而为石。每遇海潮即飘出。又一般入洞穴年深者亦然。采无时。

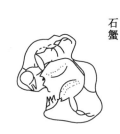

石蟹

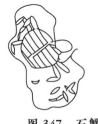

石蟹 气味：咸，寒，无毒。

主治：青盲目淫，肤翳丁翳，漆疮。解一切药毒并蛊毒，天行热疾，催生落胎，疗血运，并热水磨服。〇醋摩，傅痈肿；熟水磨服，解金石毒。

石蟹，宋《开宝》。

按顾玠《海槎录》云：崖州榆林港内半里许，土极细腻，最寒，但蟹入则不能运动，片时成石矣。人获之名石蟹，置之几案，云能明目也。

图 347 石蟹

马　脑

生西南诸国。曹昭《格古论》云：多出北地、南番、西番，非石非玉，坚而且脆，刀刮不动，其中有人物、鸟兽形者最贵。顾荐《负暄录》云：马脑品种甚多，出产有南北。大者如斗，其质坚硬，碾造费工。南马脑产大食等国，色正红，无瑕，可作杯斝。西北者色青黑，宁夏瓜沙羌地砂碛中得者尤奇。有柏枝马脑，花如柏枝；有夹胎马脑，正视莹白，侧视若凝血，一物二色也；截子马脑黑白相间；合子马脑漆黑中有一白线间之；锦红马脑其色如锦；缠丝马脑红白如丝；此皆贵品。浆水马脑有淡水花；酱斑马脑有紫红花；曲蟮马脑粉红花；皆价低。又紫云马脑出和州，土马脑出山东沂州，亦有红色云头缠丝胡桃花者。竹叶马脑出淮右，花如竹叶，并可作桌面屏风。金陵雨花台小马脑，止可充玩耳。试马脑法：以研木不热者为真。按《增韵》云：玉属也。文理交错，有似马脑，故以名之。藏器曰：赤烂红色似马脑，故名。亦云：马脑珠，俗呼玛瑙。

气味：辛，寒，无毒。

主治：辟恶，熨目赤烂。○主目生障翳，为末，日点之。

伏龙肝

弘景曰：此灶中对釜月下黄土也。以灶有神，故号为伏龙肝,并以迁隐其名也。时珍曰:按《广济历》作灶忌日云:伏龙在,不可移作。则伏龙者,乃灶神也。《后汉书》言:阴子方腊日晨炊,而灶神见形。注云:宜市买猪肝泥灶,令妇孝,而伏龙之名义,又取此也。临安陈舆言:砌灶时,纳猪肝一具于土,俟其日久,与土为一,乃用之。始与名符,盖本于此。

伏龙肝 气味:辛,微温,无毒。

主治:妇人崩中吐血,止欬逆血。醋调涂痈肿毒气。○止鼻洪,肠风带下,尿血泄精,催生下胞,及小儿夜啼。○治心疼狂颠,风邪蛊毒,妊娠护胎,小儿脐疮,重舌风噤,反胃,中恶卒魇,诸疮。

伏龙肝,《别录》下品。

《圣惠方》:治小儿脐疮久不差,用伏龙肝末傅之,良。

石　灰

生中山川谷。颂曰:所在近山处皆有之。烧青石为灰也。又名石锻。有风化、水化二种:风化者,取锻了石置风中自解,此为有力。水化者,以水沃之,热蒸而解,其力差劣。弘景名石垩。《本经》名垩灰。《别录》名希灰。《日华子》名锻石。俗呼白虎,又呼矿灰。

气味:辛,温,有毒。

主治:疽疡疥瘙,热气恶疮,癞疾,死肌堕眉,杀痔虫,去黑子息肉。○疗髓骨疽。○治疬疥,蚀恶肉,止金疮血甚良。○生肌长肉,吐血,白癜疬疡,瘢疵痔瘘,瘿赘疣子。妇人粉刺,产后阴不能合。解酒酸,治酒毒,暖水脏,治气。○堕胎。○散血定痛,止水泻血痢,白带白淫,收脱阴挺,消积聚结核,贴口喝,黑须发。

石灰,《本经》下品。

大明曰:甘,无毒。独孤滔曰:伏雄黄、硫黄、硇砂;去锡晕。

古墓中石灰 名地龙骨。

主治:顽疮瘘疮,脓水淋漓,敛诸疮口。棺下者尤佳。

舣船油石灰 名水龙骨。

主治:金疮跌扑伤损,破皮出血,及诸疮瘘,止血杀虫。

《集玄方》:去䵥子,取石灰炭上熬令热,插糯米于灰上,候米化,以针刺,点少许于上,二日而愈。

砒　石

今近铜山处亦有之,惟信州者佳。其块有甚大者,色如鹅子黄,明澈不杂。此生砒者,谓之砒黄,必得此类,乃可入药。砒性猛如貔,故名砒。出信州,故名信,而又隐信字为人言。生砒置火上,以器覆之,令烟上飞着器凝结,累然下垂如乳尖者,名砒霜。

砒黄 气味:苦、酸,暖,有毒。

主治:疟疾,肾气,带之辟蚤虱。○冷水磨服,解热毒。

治痰壅。○磨服治癖积气。除齁喘积痢,烂肉,蚀瘀腐瘰疬。○砒霜疗诸疟风痰在胸膈,可作吐药。不可久服,伤人。○治妇人血气冲心痛,落胎。蚀痈疽,败肉枯痔,杀虫、杀人及禽兽。

砒石,宋《开宝》。砒石红色者良,砒霜白色者佳。

大明曰:畏绿豆、冷水、醋。入药醋煮,杀毒用。

时珍曰:砒乃大热大毒之药,砒霜之毒亦烈。鼠雀食少许即死,猫犬食鼠雀亦死,人服一钱许亦死。虽钩吻、射罔之毒不过如此。而宋人著本草不甚言其毒,何哉? 此亦古者矾石之一种也。若得酒及烧酒,则腐烂肠胃,顷刻杀人,虽绿豆、冷水亦难解矣。今之收瓶酒者,往往以砒烟熏瓶,则酒不坏,其亦嗜利不仁者哉! 饮酒潜受其毒者,徒归咎于酒耳。此物不入汤饮,惟入丹丸。凡痰疟及齁喘,用此真有劫病立地之效,但须冷水吞之,不可饮食杯勺之物,静卧一日或一夜,亦不作吐,少物引发即吐也。其燥烈之性,与烧酒、焰消同气,寒疾湿痰被其劫而怫郁顿开故也。今烟火家用少许,则爆声更大,急烈之性可知矣。用者宜审。

硇 砂

出西戎,今西凉夏国,及河东、陕西近边州郡亦有之。然西戎来者颗块光明,大者有如拳,重三五两;小者如指面。入药用状如消石、明净者良。李时珍曰:硇砂性毒,服之使人硇乱,故曰硇砂。炳曰:出北庭者为上,故《四声本草》名北庭砂。《土宿本草》云:硇性透物,五金藉之以为先锋,故号为透骨将军。

气味:咸、苦、辛,温,有毒。

主治:积聚,破结血,止痛下气。疗欬嗽宿冷,去恶肉,生好肌,烂胎。亦入驴马药用。○主妇人丈夫羸瘦积病,血气不调,肠鸣,饮食不消,腰脚痛冷,痃癖痰饮,喉中结气,反胃吐水,令人能食肥健。○除冷病,大益阳事。○补水脏,暖子宫,消瘀血,宿食不消,食肉饱胀,多小便。丈夫腰胯酸重,四肢不任;妇人血气疼,气块痃癖,及血崩带下。恶疮息肉,傅金疮生肉。○去目翳弩肉。○消肉积。○治噎膈癥瘕,积痢骨哽,除痣黡赘。

硇砂,《唐本草》。能变铁,又能制钢,为大青大绿。

硇砂,色白明亮连石者,俗呼番硇,又呼夹石硇,最优。又一种白色或红色者,状类硼砂块,俗呼气硇,次之。又一种色青底黑,形如盐块,俗呼盐硇,此其下也。

修治:宗奭曰:凡用须水飞过,去尘秽,入瓷器中,重汤煮干,则杀其毒。时珍曰:今人多用水飞净,醋煮干如霜,刮下用。

权曰:酸、咸,有大毒。能消五金八石,腐坏肠胃,生食之,化人心为血。中其毒者,生绿豆研汁,饮一二升解之。畏浆水,忌羊血。

元素曰:硇砂破坚癖,不可独用,须入群队药中用之。

《普济方》:治目生瘀肉弩出,杏仁百个蒸熟,去皮尖,研滤,取净汁,入硇砂末一钱,水煮化,日点一二次,自落。

硇砂　使。

铅[1]

生蜀郡平泽，今有银坑处有之。李时珍曰：锡为白锡，此为黑锡。许慎《说文》曰青金，而神仙家拆其字为金公，隐其名为水中金。铅易沿[2]流，故谓之铅，俗名铅。

气味：甘，寒，无毒。

主治：镇心安神，治伤寒毒气，反胃呕哕。蛇蝎所咬，炙熨之。○疗瘰瘤，鬼气疰忤。错为末，和青木香傅疮肿恶毒。○消瘰疬痈肿，明目固齿，乌须发，治实女。杀虫坠痰，治膈噎，消渴，风痫。解金石药毒。

铅性能人肉，故女子以铅珠纤耳，即自穿孔。实女无窍者，以铅作铤，逐日鈺之，久久自开。此皆昔人所未知者也。

黑锡灰　主治：积聚，杀虫。同槟榔末等分，五更米饮服。

粉　锡

弘景曰：即今化铅所作胡粉也。释名曰：胡者，

---

[1]　铅：原作"铅"，故下文释名云"拆其字为金公"。今本条大字正文仍用"铅"字，其余文字则用今"铅"之正字。

[2]　沿：即"沿"之古异体字。

糊也,和脂以糊面也。名定粉、瓦粉,言其形;名光粉、水粉、白粉,言其色。俗呼吴越者为官粉,韶州者为韶粉,辰州者为辰粉,桂林者为桂粉。

气味:辛,寒,无毒。

主治:伏尸,毒螫,杀三虫。○去鳖瘕,疗恶疮,止小便利,堕胎。○治积聚不消。炒焦,止小儿疳痢。○治痈肿瘘烂,呕逆。疗癥瘕,小儿疳气。○止泄痢,久积痢。○治食复劳复,坠痰消胀。治疥癣狐臭,黑须发。

粉锡,《本经》下品。今妇女用之涂面,通呼官粉。

《肘后方》:治笃病新起,早劳复食复欲死者[1],水服胡粉少许。

又方:治卒从高落下,瘀血抢心,面青短气欲死方,胡粉一钱,和水服之即安。

粉锡　使。

铅　丹

生于铅,出蜀郡平泽。弘景曰:即今熬铅所作黄丹也。

气味:辛,微寒,无毒。

主治:吐逆胃反,惊痫癫疾,除热下气。炼化还成九光,

---

[1] 早劳……欲死者:《证类本草》卷5粉锡条作“早劳,食饮多致复欲死方”。

久服通神明。○止小便。除毒热脐挛，金疮血溢。○惊悸狂走，消渴。煎膏，止痛生肌。○镇心安神，止吐血及嗽。傅疮长肉，及汤火疮。染须。○治疟及久积。○坠痰杀虫，去怯除忤恶，止痢，明目。

铅丹，《本经》下品。

《三因方》：治妊娠下痢，用乌鸡蛋一个，开孔去白留黄，入铅丹五钱，搅匀，泥裹煨干，研末，每服二钱，一服愈是男，二服愈是女。

海 石

《日华子》名浮石。乃海间细沙水沫凝聚日久结成者。状如石出海中，故名海石。

体轻色褐而光，有孔如蛀窠。海人呼为海槟榔，又呼为海石

海石

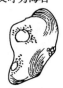

气味：咸，平，无毒。

主治：煮汁饮，止渴治淋。杀野兽毒。○止欬。○去目翳。○清金降火，消积块，化老痰。○消瘿瘤结核，疝气下气，消疮肿。

色玲市通海白珑者呼石

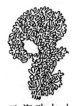

震亨曰：海石治老痰积块，咸能软坚也。时珍曰：浮石，乃水沫结成，色白而体轻，其质玲珑，肺之象也。气味咸寒，润下之用也。故入肺除上焦痰热，止咳嗽而软坚。清其上源，故又治诸淋。

水　精

生倭国。亦石类也。其形莹澈晶光，如水之精英，故名水精。一名水晶。

气味：寒，无毒。

主治：熨目除热泪。亦入点目药。穿串吞咽中，排引诸哽物出。

水精色似水，明亮。

东壁土

此屋之西壁向东土也。盖谓西壁东面，得太阳真火烘炙，则少阳之气壮，及午则壮阳之气衰，故不用南壁而用东壁。

气味：甘，温，无毒。

主治：下部疮，脱肛。○止泄痢，霍乱烦闷。○温疟。点目去翳。同蚬壳为末，傅豌豆疮。○疗小儿风脐。○摩干湿癣极效。

东壁土，《别录》下品。世人泥东字，多用东墙土，非也。

昔一女子忽嗜河中污泥，日食数碗。玉田隐者以壁间败土调水，饮之遂愈。

赤铜屑

即打红铜落下末也，或以红铜火锻水淬，亦自落下。以水淘净,用好酒入沙锅炒见火星,取研末用,俗呼铜末。时珍曰:铜与金同,故字从金同也。

赤铜屑 气味:苦,平,无毒。

主治:贼风反折,熬使极热,投酒中,服五合,日三。或以五斤烧赤,纳二斗酒中百遍,如上服之。又治腋臭,以醋和如麦饭,袋盛,先刺腋下脉,去血,封之,神效。○明目,治风眼,接骨焊齿,疗女人血气及心痛。○同五倍子能染须发。

赤铜屑,《唐本草》。

慎微曰:《朝野金载》云:定州崔务坠马折足,医者取铜末和酒,服之遂差。及亡后十年改葬,视其胫骨折处,犹有铜束之也。

自然铜

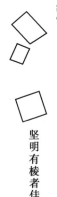

自然铜

坚明有棱者佳

生邕州山岩中出铜处,今信州、火山军皆有之。于铜坑中及石间采之,方圆不定,其色青黄如铜。不从矿炼,故号自然铜。

气味:辛,平,无毒。

主治:折伤,散血止痛,破积聚。消瘀血,排脓,续筋骨。治产后血邪,安心,止惊悸,以酒摩服。

自然铜,宋《开宝》。

修治:自然铜,以火煅醋淬七次,研为细末,水飞过用。

宗奭曰:有人以自然铜饲折翅胡雁,后遂飞去。今人打扑损伤,研细水飞过,同当归、没药各半钱,以酒调服之,仍以手摩病处。

古　镜

一名鉴。李时珍曰:镜者,景也,有光景也。鉴者,监也,监于前也。《轩辕内传》言:帝会王母,铸镜十二,随日用之,此镜之始也。或云:始于尧臣尹寿。

古镜　气味:辛,无毒。

主治:惊痫邪气,小儿诸恶,煮汁和诸药煮服,文字弥古者佳。○辟一切邪魅,女人鬼交,飞尸蛊毒。催生,及治暴心痛,并火烧淬酒服。百虫入耳鼻中,将镜就敲之,即出。小儿疝气肿硬,煮汁服。

汉宣帝有宝镜如八铢钱,能见妖魅,帝常佩之。

孟昶时张敌得古镜,径尺余,照寝室如烛,举家无疾,号无疾镜。

汉高祖得始皇方镜,广四尺,高五尺,表里有明,照之则影倒见;以手捧心,可见肠胃五脏;人疾病照之,则知病之所在;女子有邪心,则胆张心动。

《宋史》云:秦宁县耕夫得镜,厚三寸,径尺二,照见水底,与日争辉,病热者照之,心骨生寒。

《云仙录》云:京师王氏有镜,六鼻,常有云烟,照之则左

《笔谈》云:吴僧一镜,照之知未来吉凶出处。又有火镜取火,水镜取水,皆镜之异者也。

古文钱

时珍曰:但得五百年之外者,即可用。唐高祖所铸开元通宝,得轻重大小之中,尤为古今所重。綦母氏《钱神论》云:黄金为父,白银为母,铅为长男,锡为嫡妇。其性坚刚,须水终结。体圆应天,孔方效地。此乃铸钱之法也。《管子》言:禹以历山之金铸币,以救人困,此钱之始也。至周太公立九府泉法,泉体圆含方,轻重以铢,周流四方,有泉之象,故曰泉。后转为钱。

气味:辛,平,有毒。

主治:翳障明目,疗风赤眼,盐卤浸用。妇人生产横逆,心腹痛,月膈五淋,烧,以醋淬用。大青钱煮汁服,通五淋。磨,入目,主盲障肤赤。和薏苡仁根煮服,止心腹痛。

昔有患赤目肿痛,数日不能开者,客有教以生姜一块洗净去皮,以古青钱刮汁点之。初甚苦,热泪蓑面,然终无损。后有患者,教之,往往疑惑。信士点之,无不一点即愈。但作疮者,不可用也。

戏术:用开元钱一般厚大十个,八个一面贴成金的,一个二面贴成金的,一个本色的,做与人看时,将九个本色的摆开,但压盖住二面金钱一个,看着都是本色钱,释在手中,偷转下面过，喝声"变金钱"，将金面大个摅开，后一钱复压住本色钱一个，则惟见金钱。名曰"大变金钱"。

代赭石

生齐国山谷，今河东、京东山中亦有之。以赤红、青色如鸡冠有泽，染爪甲不渝者良。《别录》曰：出代郡者名代赭。时珍曰：赭，赤色也；代，即雁门也。今俗呼为土朱铁。

气味：苦，寒，无毒。

主治：鬼疰贼风蛊毒，杀精物恶鬼，腹中毒邪气，女子赤沃漏下。○带下百病，产难，胞不出，堕胎，养血气，除五脏，血脉中热，血痹血瘀，大人小儿惊气，入腹及阴痿不起。○安胎健脾，止反胃，吐血鼻衄，月经不止，肠风痔瘘，泻痢脱精，遗溺夜多。小儿惊痫疳疾，金疮长肉，辟鬼魅。

代赭石，《本经》下品。

时珍曰：修治，今人惟煅赤，以醋淬三次或七次，研，水飞过用。

好古曰：代赭入手少阴、足厥阴经。时珍曰：乃肝与包络二经血分药也。之才曰：畏天雄、附子；干姜为之使。

昔有小儿泻后，三日不乳，目黄如金，气将绝。有名医曰：此慢肝惊风也，宜治肝。用水飞代赭石末，每服半钱，冬瓜仁煎汤调下，果愈。

《相感志》云：代赭以酒醋煮之，插铁钉于内，扇之成汁。

石　燕

出零陵郡,今永州祈阳县江傍沙滩上有之。状类燕而有文,乃石类也,故名石燕。

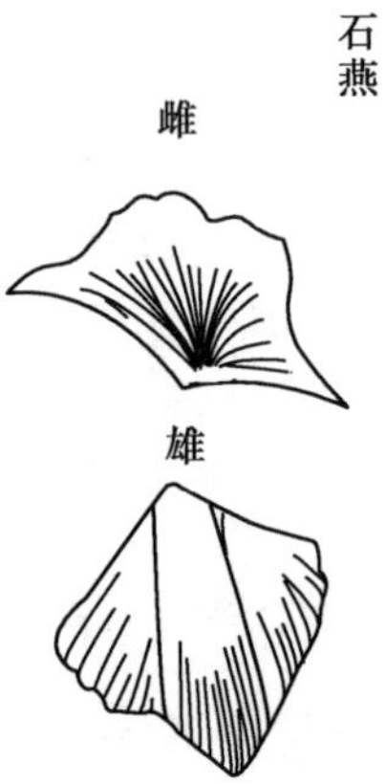

气味:甘,凉,无毒。

石燕

雌

雄

图350　石燕

主治:淋疾,煮汁饮之。妇人难产,两手各把一枚,立验。○疗眼目障翳,诸般淋沥,久患消渴,脏腑频泻,肠风痔瘘,年久不瘥,面色虚黄,饮食无味,妇人月水湛浊,赤白带下多年者,每日磨汁饮之。一枚用三日,以此为准。亦可为末,水飞过,每日服半钱至一钱,米饮服,至一月,诸疾悉平。

石燕,《唐本草》。

《徐氏家传方》:治妇人赤白带下多年不止,用石燕一枚,磨水服之,立效。

雨　水

时珍曰:地气升为云,天气降为雨。

气味:咸,平,无毒。

立春雨水　主治:夫妇各饮一杯,还房,当获时有子,神效。

宜煎发散及补中益气药。

露　水

时珍曰：露者，阴气之液也。夜气着物而润泽于道傍者也。

气味：甘，平，无毒。

主治：秋露繁时，以盘收取，煎如饴，令人延年不饥。

禀阴杀之气，宜煎润肺杀祟之药，及调疥癣虫癞诸散。

腊　雪

按刘熙《释名》曰：雪，洗也。洗除瘴疠虫蝗也。凡花五出，雪花六出，阴之成数也。冬至后第三戊为腊。腊前三雪，大宜菜麦，又杀蝗虫。腊雪密封阴处，数十年亦不坏；用水浸五谷种，则耐旱不生虫；洒几席间，则蝇自去；淹藏一切果食，不蛀蠹。岂非除虫蝗之验乎？

气味：甘，冷，无毒。

主治：解一切毒，治天行时气温疫，小儿热痫狂啼，大人丹石发动，酒后暴热，黄疸，仍小温服之。○洗目退赤。○煎茶煮粥，解热止渴。○宜煎伤寒火暍之药，抹痱亦良。

藏器曰：春雪有虫，水亦易败，所以不收。

夏　冰

时珍曰：冰者，太阴之精，水极似土，变柔为刚，所谓物极反兼化也，故字从水从仌。

气味：甘，冷，无毒。

主治：去烦热，熨人乳石发热肿。○解烦渴，消暑毒。○伤寒阳毒，热盛昏迷者，以冰一块，置于膻中良。亦解热酒毒。

宋徽宗食冰太过，病脾疾，国医不效，召杨介诊之。介用大理中丸。上曰：服之屡矣。介曰：疾因食冰，臣因以冰煎此药，是治受病之原也。服之果愈。

千里水、东流水、甘烂水

一名劳水。

气味：甘，平，无毒。

主治：病后虚弱，扬之万遍，煮药禁神最验。○主五劳七伤，肾虚脾虚，阳盛阴虚，目不能瞑，及霍乱吐利，伤寒后欲作奔豚。

逆流水

主治：中风卒厥，头风疟疾，咽喉诸病，宣吐痰饮。

藏器曰：千里水、东流水，二水皆堪荡涤邪秽，煎煮汤药，禁呪神鬼。潢污行潦,尚可荐之王公,况其灵长者哉!

时珍曰:劳水即扬泛水,张仲景谓之甘烂水。用流水二斗,置大盆中,以杓高扬之千万遍,有沸珠相逐,乃取煎药。盖水性本咸而体重,劳之则甘而轻,取其不助肾气,而益脾胃也。

虞抟《医学正传》云:甘烂水,甘温而性柔,故烹伤寒阴证等药用之。顺流水,性顺而下流,故治下焦腰膝之证,及通利大小便之药用之。急流水,湍上峻急之水,其性急速而下达,故通利二便、风痹之药用之。逆流水,洄澜之水,其性逆而倒上,故发吐痰饮之药用之也。

宗奭曰:东流水,取其性顺疾速通膈下关也;倒流水,取其回旋流止,上而不下也。

井华水

将旦首汲,曰井华。

气味:甘,平,无毒。酒后热痢,洗目中肤翳,治人大惊,九窍四肢指歧皆出血,以水噀面。和朱砂服,令人好颜色,镇心安神。治口臭,堪炼诸药石。投酒、醋令不腐。○宜煎补阴之药。○宜煎一切痰火气血药。

新汲水

无时初出,曰新汲。

主治：消渴反胃，热痢热淋，小便赤涩，却邪调中，下热气，并宜饮之。射痈肿令散，洗漆疮，治坠损肠出，冷喷其身面，则肠自入也。又解闭口椒毒，下鱼骨哽。解马刀毒。解砒石、乌喙、烧酒、煤炭毒，治热闷昏瞀烦渴。

禹锡曰：凡饮水疗疾，皆取新汲清泉，不用停污浊暖。非直无效，亦且损人。虞抟曰：新汲井华水，取天一真气，浮于水面，用以煎补阴之剂，及炼丹煮茗，性味同于雪水也。

《济急方》：治中蒙汗毒，饮冷水即安。

《南史》云：将军房伯玉，服五石散十剂许，更患冷疾，夏月常复衣。徐嗣伯诊之曰：乃伏热也，须以水发之，非冬月不可。十一月冰雪大盛时，令伯玉解衣坐石上，取新汲水从头浇之，尽二十斛，口噤气绝，家人啼哭请止，嗣伯执挝谏者。又尽水百斛，伯玉始能动，背上彭彭有气，俄而起坐，云热不可忍，乞冷饮。嗣伯以水一升饮之，疾遂愈。自尔常发热，冬月犹单衫，体更肥壮。

地　　浆

弘景曰：此掘黄土地作坎，深三尺，以新汲水沃入搅浊，少顷取清用之，故曰地浆，亦曰土浆。

气味：甘，寒，无毒。

主治：解中毒烦闷。○解一切鱼肉果菜药物诸菌毒，疗霍乱及中暍卒死者，以一升饮妙。

热　汤

乃百沸汤也。一名麻沸汤，一名太和汤。

气味：甘，平，无毒。

主治：助阳气，行经络。○熨霍乱转筋入腹，及客忤死。

汪颖云：热汤须百沸者佳。若半沸者，饮之反伤元气，作胀。或云热汤漱口损齿。病目人勿以热汤洗浴。冻僵人勿以热汤灌之，能脱指甲。铜瓶煎汤服，损人之声。

浆　水

嘉谟曰：浆，酢也。炊粟米热，投冷水中浸五、六日，味酢，生白花，色类浆，故名浆水。俗呼酸浆。

气味：甘、酸，微温，无毒。

主治：调中引气，宣和强力，通关开胃，止渴，霍乱泄利，消宿食。宜作粥，薄暮啜之，解烦去睡，调理脏腑。煎令酸，止呕哕，白人肤体如缯帛。○利小便。○浸至败者害人。

无根水

土凹积留、不见流动者是也。

气味：甘，平，无毒。

主治：脾胃虚损。

半天河

一名上池水。弘景曰：此竹篱头水，及空树穴中水也。《战国策》云：长桑君饮扁鹊以上池之水，能洞见脏腑。注云：上池水，半天河也。

气味：甘，微寒，无毒。

主治：鬼疰，狂，邪气，恶毒。○洗诸疮。○主蛊毒。杀鬼精，恍惚妄语，与饮之，勿令知之。○槐树间者主诸风及恶疮，风瘙疥痒。

宗奭曰：半天河，水在上，天泽之水也。故治心病，鬼疰，狂，邪气，恶毒。

礞 石

江北诸山往往有之，以盱山出者为佳。有青、白二种，以青者为佳。坚细而青黑，打开中有白星点，煅后则星黄如麸金。时珍曰：其色蒙蒙然，故名。俗呼青礞石。

气味：甘、咸，平，无毒。

主治：食积不消，留滞脏腑，宿食、癥块久不瘥，小儿食积羸瘦，妇人积年食癥，攻刺心腹。得巴豆、硇砂、大黄、荆三棱，作丸服良。治积痰惊痫，欬嗽喘急。

礞石，宋《嘉祐》。

修治：礞石，用大坩锅一个，以礞石四两

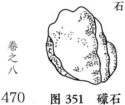

图351 礞石

打碎,入消石四两,拌匀,炭火十五斤簇定,煅至消尽,其石色如金为度。取出研末,水飞去消毒,晒干用。

《卫生方》:治小儿急惊,青礞石磨水服。

梁上尘

凡使须去烟火大远,高堂殿上倒挂尘,筛取末用之。俗呼乌龙尾,象形也。

气味:辛、苦,微寒,无毒。

主治:腹痛噎膈,中恶,鼻衄,小儿软疮。○消积食,止金疮出血,齿龈出血,鼻中息肉,吹之。

百草霜

此乃灶额及烟筒中墨烟也。其质轻细,故谓之霜。

气味:辛,温,无毒。

主治:消积滞,止上下诸血,妇人崩中带下,胎前产后诸病,伤寒,阳毒发狂,黄疸疟疾,噎膈咽喉口舌,一切诸疮。

墨

古者以黑土为墨,故字从黑土。许慎《说文》曰:墨,烟煤所成,土之类也,故从黑土。

气味：辛，温，无毒。

主治：止血，生肌肤，合金疮，治产后血运，崩中卒下血，醋磨服之。又止血痢，及小儿客忤，捣筛，温水服之。又眯目，物芒入目，点摩瞳子上。○利小便，通月经，治痈肿。

松烟墨方可人药。

《千金方》：治飞丝入目，磨浓墨点之即出。

花乳石

颂曰：出陕州阌乡县，体至坚重，色如硫黄。形块有极大者，人用琢器。采无时。宗奭曰：黄石中间有淡白点，以此得花之名。《图经》作花蕊石，是取其色黄也。

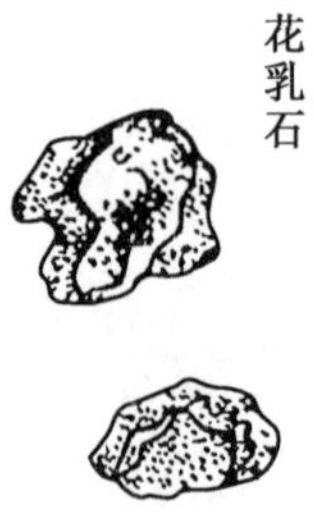

花乳石

气味：酸、涩，平，无毒。

主治：金疮出血，刮末傅之即合，仍不作脓。又疗妇人血运恶血。治一切失血伤损内漏，目中翳。

图352　花乳石

花蕊石，宋《嘉祐》。今市者通是白石黄点。

修治：以罐固济，顶火煅过，出火毒，研细水飞，晒干用。

颂曰：花蕊石，古方未有用者，近世以合硫黄同锻，研末傅金疮，其效如神。又人仓卒中金刃，不及锻合，但刮末傅之亦效。

不灰木

出上党，今泽、潞山中皆有之。盖石类也。其色青白如烂木,烧之不然,以此得名。

气味:甘,大寒,无毒。

主治:热痱疮,和枣叶、石灰为粉傅之。除烦热阳厥。

炉甘石

川蜀、湘东最多,太原、泽州、阳城、高平、灵丘、融县及云南者为胜。金银之苗也。其块大小不一,状类滑石,松如石脂,亦粘舌,其色微黄者为上。产于银坑者,其色白,可带青,或带绿,或粉红。赤铜得之,即变为黄。今之黄铜,皆此物点化也。九天三清俱尊之曰炉先生,非小药也。时珍曰:炉火所重,其味甘,故名炉甘石。

炉甘石

气味:甘,温,无毒。

主治:止血,消肿毒,生肌明目,去翳退赤,收湿除烂。同龙脑点治目病。

炉甘石　新增。

俗呼片子炉甘

修治:以炭火煅红,童子小便淬七次,水洗净,研粉水飞过,晒用。凡用,以片子者为胜。

时珍曰:炉甘石,阳明经药也。受金银之气,故治目病为要药。

通妙邵真人方:治下疳阴疮,用炉甘石火煅醋淬五次一两,孩儿茶三钱,为末,脂

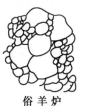

俗呼羊脑炉甘

图353 炉甘石

《集玄方》: 治齿疏陷物,炉甘石煅,寒水石等分为末,每用少许擦牙,忌用刷牙,久久自密。

蓬　砂

生西南番。有黄白二种。西者白如明矾,南者黄如桃胶。或云:炼出盆中结成,谓之盆砂。《日华子》名蓬砂。又名鹏砂,俗呼硼砂。

气味: 苦、辛,暖,无毒。

主治: 消痰止嗽,破癥结喉痹。○上焦痰热,生津液,去口气,消障翳,除噎膈反胃,积块结瘀肉,阴㿗骨哽,恶疮。○口齿诸病。

独孤滔曰:制汞,哑铜,结砂子。土宿真君曰:知母、鹅不食草、芸薹、紫苏、瓠带、何首乌,皆能伏蓬砂。同砒石煅过有变化。

鄱阳汪友良,因食辣蹄,误吞一骨如小指大,哽于咽喉间,隐然见于肤革。引手揣摩,百计不下,累日咳嗽作痛,仅能通汤饮。家人忧之。于昏睡次,睹一人著朱衣来告曰:汝为骨所苦,吾有一药,唯南硼砂最妙。恍忽惊悟,谓非梦也,殆神明阴授以方,欲全其命。索药笥得砂小块,汲水涤洗,取而含化,才食顷,脱然而失。出《壬志》。

鹅管石

此石色白，形如鹅管，故名。

气味：甘，平，无毒。

主治：肺寒久嗽，痰气壅膈，兼治疳疮。

鹅管石　新增。

鹅管石状如鹅管，中有空心，色纯白，根上多纹，稍上光净。入药火煅细研。

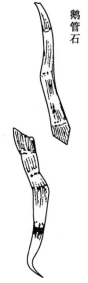

鹅管石

图 354　鹅管石

蛇含石

出岭南，今越州、信州亦有之。本经云是蛇腹中得之，圆重如锡，黄黑青杂色。注云：多赤色，有吐出者，野人或得之。今医家用者，大如弹丸，坚如石，外黄、内黑色。二月采。《唐本草》载名曰蛇黄。

气味：冷，无毒。

主治：心痛疰忤，石淋，小儿惊痫，妇人产难，以水煮，研服汁。镇心。磨汁涂肿毒。

蛇黄

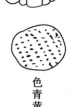

色青黄

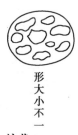

形大小不一

图 355　蛇黄

蛇黄,《唐本草》。

修治: 大明曰:凡用蛇黄,入药烧赤,醋淬三四次,研末,水飞过用。

《危氏得效方》: 治暗风痫疾,忽然仆地,不知人事,良久方醒,蛇黄火煅醋淬七次,为末,每酒调服二钱,数服愈,年深者亦效。

时珍曰: 蛇黄,生蛇腹中,正如牛黄之意。世人因其难得,遂以蛇含石代之。

《庚辛玉册》云: 蛇含自是一种石,云蛇入蛰时含土一块,启蛰时化作黄石。不稽之言也。

姜 石

所在有之。生土石间,状如姜。有五种,以色白而烂、不碨者好。齐州历城东者良。时珍曰: 姜石,以形名。

气味: 咸,寒,无毒。

主治: 热豌豆疮,丁毒等肿。

姜石,《唐本草》。收采不拘时。

宗奭曰: 所在皆有,须不见日色,旋取微白者佳。

修治: 猛烈火烧,醋淬,暴干,研为细末用。

《崔氏方》: 治丁毒肿痛,白姜石末,和鸡子清傅之,干即易,丁自出,神验。

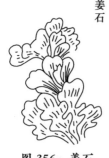

姜石

图 356 姜石

本草原始

卷之九

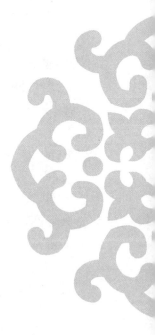

兽部

虎骨、膏、爪、肉、威骨、肾、心、胆、肚、睛、牙、须、皮、鼻、屎中骨　麝脐香、肉　牛黄牛肉、水牛肉、鼻、皮、乳、血、脂、髓、脑、心、脾、肺、肝、胃、膍、肾、胆、齿、角腮、角、骨、蹄甲、悬蹄、阴茎、耳中垢、牯牛卵囊、脐毛、口涎、溺、屎、酥油、牦牛酥、乳饼、牛黄　熊脂、肉、胆、脑髓、骨、血、掌　象牙、皮、胆、肉、睛、骨　马白马阴茎、肉、乳、鬐膏、心、肺、肝、繫眼、牙、骨、头骨、胫骨、皮、悬蹄、脑、尾、血、白马溺、白马通　鹿角、齿、茸、胶、肉、血、皮、骨、髓、脑、脂、头肉、蹄肉、肾　羊角、齿、头骨、脊骨、胫骨、尾骨、毛、须、屎、脂、肉、头蹄、皮、血、乳、脑、髓、心、肺、肾、羊石子、肝、胆、胃、脬、胰、舌、靥、睛、筋　狗肉、蹄肉、血、乳汁、脂并胰、脑、心、肾、肝、胆、阴茎、阴卵、皮、毛、齿、头骨、颔骨、骨、屎　麢羊角犀角　兔肉、脑、头骨、肝、皮毛、屎　猫肉、头骨、脑、牙、胞衣、尿、屎　豕肉、头肉、头、脂膏、髓、血、心血、尾血、心、肝、脾、肺、肾、胭、肚、肠、脬、胆、肤、耳垢、鼻唇、舌、齿、卵、蹄、悬蹄甲、毛、屎、猪窠中草　驴肉、头肉、脂、乳、阴茎、驹衣、骨、头骨、悬蹄、溺、屎　阿胶狐肉、五脏及肠肚、肝、胆、阴茎、头、目、皮、口中涎液、四足、尾、屎　驼肉、乳、脂、黄、毛、屎　鼠肉、肝、胆、鼠印、脂、头、目、涎、脊骨、四足及尾、皮、粪　獭肉、肝、肾、髓、胆、骨、足、皮毛　膃肭脐　猬皮、肉、脂、脑、胆　鲮鲤即川山甲

兽部总二十三种。

兽部

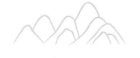

雍丘正宇李中立纂辑并书画

虎

生山林。《格物论》云：虎，山兽之君也。状如猫而大如牛，黄质黑章，锯牙钩爪，须健而尖；舌大如掌，生倒刺。项短鼻齆。夜视一目放光，一目看物。声吼如雷，风从而生，百兽震恐。大寒之日始交，七月而生。性至猛烈，虽遭逐，犹复徘徊顾步。其伤重者，辄咆哮作声而去，听其声之多少，以知其去之远近。率鸣一声者为一里。靠岩坐，倚木而死，终不僵仆。其搏物不过三跃，不中则舍之。其食物值耳辄止，以为触其名，名耳故也。尝伤人者，耳辄有缺。人死于虎，则为伥鬼，导虎而行。《类从》曰：虎行以爪拆地，观奇偶而行。今人画地观奇偶者，谓之虎卜。杨雄《方言》云：陈魏之间，谓之李父；江淮南楚之间，谓之李耳，或谓之鹠蟛；自关东西谓之伯都。李时珍曰：虎，象其声也。魏子才云：其文从虍从几，象其蹲踞之形。《字说》曰：虎，西方之兽，俗呼大虫。

　　虎骨　气味：辛，微温，无毒。之才曰：平。

　　主治：邪恶气，杀鬼疰毒，止惊悸，治恶疮鼠瘘。头骨尤良。○治筋骨毒风，挛急屈伸不得，走注疼痛。治尸疰腹痛，伤寒温气,温疟,杀犬咬毒。○杂朱画符疗邪;头骨作枕,辟恶梦魇;置户上辟鬼。○煮汁浴之,去骨节风毒肿;和醋浸膝,止脚痛肿,胫骨尤良。初生小儿煎汤浴之,辟恶气,去疮疥、惊痫、鬼疰,长大无病。○追风定痛健骨,止久痢,脱肛,兽骨哽喉。

时珍曰:虎骨通可用。辟邪疰,惊痫,温疟,疮疽,头风,当用头骨;当手足诸风,当用胫骨;诸风当用脊骨,亦各从其类也。

虎,《别录》中品。

虎骨 臣。

虎之一身筋节气力,皆出前足,故入药以胫骨为胜。

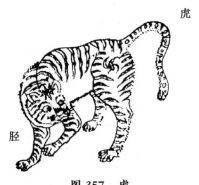

图 357 虎

修治:颂曰:虎骨用头及胫骨色黄者佳。凡虎身数物,俱用雄虎者胜。药箭射死者骨青,不可入药,其毒浸渍骨血间,能伤人。时珍曰:凡用虎之诸骨,并槌碎去髓,涂酥,或酒或醋,各随方法,炭火炙黄入药。

膏 治狗啮疮。

爪　系小儿臂,辟恶魅。

肉　主恶心欲吐,益气力。

威骨　令人有威,带之临官佳;无官则为人所憎。

肾　主治瘰疬。

心　壮神强志。

胆　治小儿疳痢、惊痫。

肚　治反胃吐食。

睛　治癫疾,惊悸客忤,疳气。

牙　主治丈夫阴疮及疽瘘。

须　治齿痛。

皮　辟邪魅。

鼻　悬户上,令生男。

屎中骨　为屑,治火疮。

《起居杂记》云:虎、豹皮上睡,令人神惊。其毛入疮,有大毒。

段成式《酉阳杂俎》云:仙人郑思远常骑虎,故人许隐齿痛求治,远拔虎须,令插之,痛即止。

《胜金方》:治痔漏脱肛,虎胫骨两节,以蜜二两,炙赤色,捣为细末,蒸饼为丸梧桐子大,每日早晨黄酒下二十丸,取效。

麝

出中台山谷,及益州、雍州山中。今陕西、益州、河东诸路山中皆有之，而秦州、文州诸蛮中尤多。形似麞而小，其香正在阴前皮内，别有膜裹之。春分取之，生者益良。一说香有三种：第一生香，麝于夏食蛇虫多，至寒则香满，入春急痛，自以爪子剔出之，落处草木皆焦黄，此极难得。今人带真香过园中，瓜果皆不实，此其验也。其次脐香，乃捕得杀取者。又其次心结香，麝被大兽捕逐惊畏，失心狂走，颠坠崖谷而毙。人有得之，破心，见血流出作块者是也，不堪入药。又一种水麝，其香更奇好。脐中皆水，沥一滴于斗水中，用晒衣物，其香不歇。唐天宝初，虞人尝获一麝，诏养于囿中，每取以针刺其脐，捻以真雄黄，则其创复合。其香气倍于肉麝。近世不复闻有之。《尔雅》谓麝为麝父。释兽云：麝父，麕足。麝如小鹿，有香，故其文从鹿从射。或云：麝父之香来射，故名麝。时珍曰：麝之香气远射，故谓之麝。其形似麞，故俗呼香麞。

麝脐香　气味：辛，温，无毒。

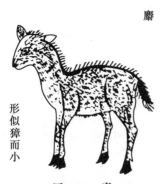

麝

形似獐而小

图 358　麝

主治：辟恶气，杀鬼精邪物，去三虫蛊毒，温疟惊痫。久服除邪，不梦寤魇魅。○疗诸凶邪鬼气，中恶，心腹暴痛，胀急痞满，风毒，去面䵟，目中肤翳。妇人产难，堕胎。通神仙。○佩服及置枕间，辟恶梦，及尸疰鬼气。又疗蛇毒。○治蛇蚕咬，沙虫、溪瘴毒，辟蛊气，杀脏腑虫。治疮疾，吐风痰，疗一切虚损恶病。纳子宫，暖水脏，止冷带下。○熟水研服一粒，治小儿惊痫客忤，镇心安神，止小便利。又能蚀一切痈疮脓水。○除百病。治一切恶气及惊怖恍惚。疗鼻窒不闻香臭。○通诸窍，开经络，透肌骨，解酒毒。消瓜果食积，治中风、中气、中恶，痰厥，积聚癥瘕。

麝，《本经》上品。

修治： 敦曰：凡使麝香，用当门子尤妙。以子日开之，微研用，不必苦细也。

甄权曰：苦、辛，忌大蒜。李廷飞曰：麝香不可近鼻，有白虫入脑，患癞。久带，其香透关，令人成异疾。

《经验方》：治小儿邪疟，以麝香研墨，画"去邪辟魔"四字于额上，愈。

夏子益《奇疾方》：治口内肉球，有根如线五寸余，如钗股，吐出乃能食物，捻之则痛彻心者，麝香一钱，研水服之，日三，自消。

治鼠咬人，麝香封之，用帛子系之妙。

市者有以真香些须，杂以荔枝末，或炒鸡子黄为末，或炮枣肉，或酒制大黄等物搀入，裹以四足膝皮充卖。用者宜辨。

真麝香开之即远闻，久放且不生白朴。

麝常食柏叶，又啖蛇。五月得香，往往有蛇皮骨。故麝香疗蛇毒。今以蛇蜕皮裹麝香弥香，则是相使也。

肉 食之不畏蛇。

牛

时珍曰：有牦牛、水牛二种，牦牛小而水牛大；牦牛有黄、黑、赤、白、驳、杂数色；水牛色青苍，大腹锐头，其状类猪，角若担矛，能与虎斗；亦有白色者。牛耳聋，其听以鼻。牛瞳竖而不横。牛齿有下无上。其声曰牟。牛在畜属上，在卦属坤，其性顺也。许慎曰：牛，件也。牛为大牲，可以件事分理也。其文象角头三封及尾之形。《周礼》谓之大牢。《内则》谓之一元大武。《史记》称牛为四蹄，今人称牛为一头。梵书谓之瞿摩帝。牛之壮者曰牯，曰特，曰犅，曰犗。牝曰牸，曰牱。南牛曰㹀，北牛曰牦。纯色曰牺，黑曰㹊，白曰牻，赤曰牸，驳曰犁。去势曰犍，又曰犗。无角曰牥，子曰犊。生二岁曰牞，三岁曰犙，四岁曰牭，五岁曰牥，六岁曰犕。

牛黄　出晋地平泽，今出登、莱州，它处或有，不甚佳。凡牛有黄者，毛皮光泽，眼如血色，时复鸣吼，又好照水。人以盆水承之，伺其吐出，乃喝迫，即堕落水中。既得之，阴干百日。一子如鸡子黄大，其重叠可揭折，轻虚而气香者佳。然此物多伪，今人试之者，揩摩手甲上，以透甲黄者为真。又云此有四种：喝迫而得者，名生黄；其杀死而在角中者，名角中黄；心中剥得者，名心黄，初在心中如浆汁，取得便投水中，沾水乃硬，如碎蒺藜，或皂荚子是也；肝胆中得之者，名肝黄。大抵皆不及喝迫得者最胜。一名丑宝，《金光明经》谓之瞿卢折娜。

牛

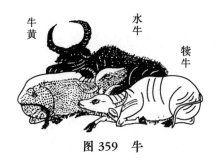

牛黄　水牛　犊牛

图 359　牛

牛,《本经》中品。牛黄,《本经》上品。

《造化权舆》云:坤阴为牛,故牛蹄坼,牛疾则立,阴胜也。牛起先后足,卧先前足,从阴也。

黄牛肉　气味:甘,温,无毒。

主治:安中益气,养脾胃。○补益腰脚,止消渴及唾涎。

水牛肉　气味:甘,平,无毒。

主治:消渴,止呃、泄,安中益气,养脾胃。○补虚壮健,强筋骨,消水肿,除湿气。

　鼻　**主治:**消渴,同石燕煮汁服。治妇人无乳,作羹食之,不过两日,乳下无限,气壮人尤效。○疗口眼㖞斜,不拘干湿,以火炙热,于不患处熨之,渐止。

　皮　**主治:**水气浮肿,小便涩少,以皮蒸熟,切入豉汁食之。○熬胶尤良。

　乳　**主治:**补虚羸,止渴。○养心肺,解热毒,润皮肤。○冷补下热气,和蒜煎沸食,去冷气痃癖。○患热风人宜食之。○老人煮食有益。入姜葱,止小儿吐乳,补劳。○治反胃,气痢,疸黄,通润大肠。

　　血　**主治**：解毒利肠,治金疮折伤垂死。又下水蛭,煮拌醋食。治血痢便血。

　　脂　**主治**：诸疮疥癣、白秃。亦入面脂。

　　髓　**主治**：补中,填骨髓,久服增年。○安五脏,平三焦,续绝伤,益气力,止泄利,去消渴,皆以清酒暖服之。○平胃气,通十二经脉。治瘦病,以黑牛髓、地黄汁、白蜜等分,煎服。○润肺补肾,泽肌悦面,理折伤,擦损痛,甚效。

　　脑　**主治**：治风眩,消渴。○脾积痞气,润皲裂,入面脂用。

　　心　**主治**：虚忘,补心。

　　脾　**主治**：补脾。○腊月煮,日食一度,治痔瘘。和朴消作脯食,消痞块。

　　肺　**主治**：补肺。

　　肝　**主治**：补肝明目。○治疟及痢,醋煮食之。○妇人阴䘌,纳入引虫。

　　胃　**主治**：消渴,风眩,补五脏,醋煮食之。○补中益气,解毒,养脾胃。

　　朦　一名百叶。**主治**：热气水气,治痢,解酒毒、药毒、丹石毒发热,同肝作生,以姜醋食之。

　　肾　**主治**：补肾气,益精。治湿痹。

　　胆　**气味**：苦、大寒,无毒。**主治**：可丸药。○除心腹热渴,止下痢及口焦燥,益目精。○腊月酿槐子服,明目,治疳湿弥佳。○酿黑豆百日后取出,每夜吞一粒,镇肝明目。○除黄杀虫,治瘫痪。酿南星末阴干,治惊风有奇功。

　　齿　**主治**：小儿牛痫。

牛角䚡　此即角尖中坚骨也。主治：下闭血，瘀血疼痛，女人带下血，燔之酒服。○烧灰主赤白痢。○水牛者烧之，止妇人血崩，赤白带下，冷痢泻血水泄。○治水肿。

角　　主治：水牛者燔之，治时气寒热头痛。○煎汁治热毒风及壮热。𤫩牛者，治喉痹肿塞欲死，烧灰，酒服一钱。小儿饮乳不快、似喉痹者，取灰涂乳上，咽下即瘥。○治淋破血。

骨　　主治：烧灰治吐血鼻洪，崩中带下，肠风泻血，水泻。○治邪疟。烧灰同猪脂涂疳疮蚀人口鼻，有效。

蹄甲　主治：妇人崩中，带下赤白。○烧灰水服，治牛痫。和油涂臁疮。磨研末贴脐，止小儿夜啼。

悬蹄　主治：热风，赤白漏下。

阴茎　主治：妇人漏下赤白，无子。

耳中垢　主治：蛇伤，恶螫毒。

牝牛卵囊　主治：疝气，一具煮烂，入小茴香、盐少许，拌食。

脐毛　主治：小儿久不行。

口涎　主治：反胃呕吐。

溺　　主治：水肿腹胀脚满，利小便。

屎　　主治：水肿恶气。干者燔之，傅鼠瘘恶疮。烧灰，敷灸疮不瘥。

酥油　沙牛者　主治：补五脏，利大小肠，治口疮。○除胸中客热，益心肺。○除心热肺痿，止渴，止嗽，止吐血，润毛发。○益虚劳，润脏腑，泽肌肤，和血脉，止急痛，治诸疮，温酒化服良。

牦牛酥　**主治**：去诸风风痹，除热，利大便，去宿食。○合诸膏摩风肿，踠跌血瘀。

乳饼　**主治**：润五脏，利大小便，益十二经脉，微动气。○治赤白痢。切如豆大，面拌酸浆，水煮二十沸，顿服。小儿服之弥良。

牛黄　**主治**：惊痫寒热，热盛狂痉，除邪逐鬼。疗小儿百病，诸痫热，口不开，大人狂颠。又堕胎。久服轻身增年，令人不忘。○主中风失音，口噤惊悸，天行时疾，健忘虚乏。○安魂定魄，辟邪魅，卒中恶，小儿夜啼。○益肝胆，定精神，除热，止惊痫，辟恶气，除百病。○清心化热，利痰凉惊。○痘疮紫色，发狂谵语者可用。

之才曰：牛黄，人参为之使；得牡丹、菖蒲利耳目；恶龙骨、龙胆、地黄、常山、蜚蠊；畏牛膝、干漆。

牛黄，《本经》曰：气味苦平，有小毒。《日华子》曰：甘，凉。普曰：无毒。

修治：牛黄细研如尘用。

用牛黄宜择一子如鸡子黄大，重叠可揭折，轻虚，气香色赤黄有光，摩指甲上透甲黄者为真。牦牛黄坚而不香。又有骆驼黄，极易得，亦能相乱，不可不审。

时珍曰：牛黄，牛之病也，故有黄之牛多病而易死。诸兽皆有黄，人之病黄者亦然。因其病在心及肝胆之间，凝结成黄，故还能治心及肝胆之病。正如人之淋石，复能治淋也。

《圣惠方》：治小儿腹痛，夜啼，用牛黄如小豆大，乳汁化服。又脐下画"田"字，善。

　　牛黄　君。

熊

　　出雍州山谷，今雍、洛、河东及怀、卫山中皆有之。形类豕，人足、黑色，坚中，山居冬蛰，当心有白脂如玉，味甚美，俗呼熊白。其胆春在首，夏在腹，秋在左足，冬在右足。好举木而引气，谓之熊经。《庄子》所谓"熊经、鸟伸"是也。冬蛰不食，饥则舐其掌，故其美在掌。《孟子》曰：熊掌亦我所欲也。盖熊于山中行数十里，必有跧伏之所，在石岩枯木中，山人谓之熊馆。时珍曰：熊，雄也。篆文象形。欲呼为猪熊。《述异记》云：在陆曰熊，在水曰能，即鲧所化者。故熊字从能。

　　熊脂　气味：甘，微寒，无毒。

　　主治：风痹不仁筋急，五脏腹中积聚，寒热羸瘦，头疡头秃，面上皯疱。久服强志不饥，轻身长年。○饮食呕吐。○治风补虚，杀劳虫，酒炼服之。○长发令黑，悦泽人面，治面上皯𪒠及疮。

熊君。

　　肉　气味：甘，平，无毒。

　　主治：风痹，筋骨不仁，功与脂同。○补虚羸。

　　胆　气味：苦，寒，无毒。

　　主治：时气热盛，变为黄疸。暑月久痢疳𧏾，心痛疰忤。

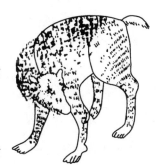

图360　熊

○治诸疳,耳鼻疮,恶疮,杀虫。○小儿惊痫瘈疭。以竹沥化两豆许服之,去心中涎,良。○退热清心,平肝明目去翳,杀蛔蛲虫。○臣。恶防己、地黄。

熊,《本经》上品。罴为人熊,马熊各因形似以为别也。熊形乃大豕,人足黑色。

脑髓　主治:诸聋。○疗头旋。摩顶去白秃、风屑,生发。

骨　主治:作汤浴,历节风及小儿客忤。

血　主治:小儿客忤。

掌　主治:食之可御风寒,益气力。《圣惠方》云:熊掌难胹,得酒、醋、水三件同煮,熟即大如皮球也。

颂曰:熊胆,阴干用。然多伪者,但取一粒,滴水中,一道若线不散者为真。

钱乙曰:熊胆佳者通明,每以米粒点水中,运转如飞者良。余胆亦转,但缓尔。

周密《齐东野语》云:熊胆善辟尘,试之以净水一器,尘幕其上,投胆米许,则凝尘豁然而开。

《外台》:治蛔虫,消心痛,熊胆一大豆,和水服之,大效。

又方:治十年痔疮不差,涂熊胆,取差乃止。

象

《尔雅》云:南方之美者,有梁山之犀、象焉。

时珍曰:象出交、广、云南及西域诸国。有灰、白二色,形体拥肿,头目丑陋。大者身长丈余,高称之,肉倍数牛。目若豕,四足无指而有爪甲。行则先移左足,卧则以臀着地。其头不能俯,其颈不能回,其耳下弹,其鼻大于臂,下垂至地,鼻端有小爪,可以拾针,食物、饮水皆以鼻卷入口。一身之力皆在于鼻,故伤之则死耳。口内有食齿,两吻出两牙夹鼻。雄者长六七尺,雌者纔尺余耳。交牝则在水中,以胸相贴,与诸兽不同。三年一乳,五岁始产。六十年骨方足。又胆不附肝,随月在诸肉间,春在前左足,夏在前右足,秋后左足,冬后右足也。王安石《字说》云:象牙感雷而文生,天象感气而文生,故天象亦用此字。许慎《说文》曰:象字篆文,象耳、牙、鼻、足之形。

牙　气味:甘,寒,无毒。

主治:诸铁及杂物入肉,刮牙屑和水敷之立出。治痫病,刮齿屑炒黄,研末饮服。○诸物刺咽中,磨水服之亦出。旧梳屑尤佳。○风痫惊悸,一切邪魅精物,热疾骨蒸,及诸疮,并宜生屑入药。

皮　主治:下痢,烧灰和油敷之。又治金疮不合。

胆　主治:明目,治疳。○治疮肿,以水化涂之。治口臭,以绵裹少许,贴齿根,平旦漱去,数度即瘥。

肉　主治:烧灰和油涂秃疮。多食令人体重。生煮汁服,治小便不通。烧灰饮服,治小便多。

晴　主治:治目疾,和人乳滴目中。

骨　主治:解毒。胸前小横骨烧灰,酒服令人能浮。

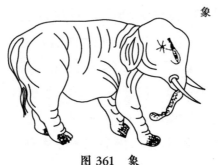

象

图 361　象

《肘后方》：治箭并针折在肉中，细刮象牙屑，以水和之，傅患处，即出。

《太平广记》云：安南有象能知人曲直，有斗讼者，行立而嗅之。有理者过，无理者以鼻卷之，掷空数丈，以牙接而刺之。

马

出云中。毛色多般，以纯白者为胜。马应月，故十二月而生。其年以齿别之。牡马曰骘，曰儿。牝马曰骒，曰骡。去势曰骟。一岁曰罩，二岁曰驹，四岁曰駣，八岁曰𩢐。许慎云：马，武也。其字象头、髦、尾、足之形。

白马阴茎　气味：甘、咸，平，无毒。

主治：伤中绝脉，阴不起，强志益气，长肌肉肥健，生子。小儿惊痫。○益丈夫阴气。

肉　气味：辛、苦，冷，有毒。

主治：伤中,除热下气,长筋骨,强脊,壮健,强志轻身,不饥。作脯治寒热痿痹。○煮汁,洗头疮白秃。

乳 **气味**：甘,冷,无毒。

主治：止渴治热。作酪性温,饮之消肉。

鬐膏 **主治**：生发。

心 **治**：喜忘。

肺 **主治**：寒热,痉、痿。

肝 有大毒。

𩊚 烧灰,敷疮毒。

眼 治惊痫,腹满,疟疾。

牙 治小儿惊痫。烧灰,涂丁肿效。

骨 烧灰,和醋敷小儿头疮及身上疮。

头骨 **主治**：喜眠,令人不睡。

胫骨 **主治**：煅存性,降阴火,中气不足者用之。

皮 **主治**：妇人临产,赤马皮催生良。

悬蹄 **主治**：惊邪瘈疭,乳难,辟恶气鬼毒,蛊疰不祥。止衄内漏,龂齿。赤马者,治妇人赤崩,白马者治白崩。主癫痫,齿痛。

脑 有毒。**主治**：断酒,腊月者温酒服之。

尾 **治**：妇人崩中,小儿客忤。

血 有大毒,中即死。

白马溺 **气味**：辛,微寒,有毒。

主治：消渴,破癥坚积聚。男子伏梁积疝,妇人瘕积,铜器承饮之。洗头疮白秃,渍恶刺疮,日十次,愈乃止。

白马通马屎也。**气味**：微温,无毒。

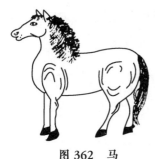

马

主治：止渴，止吐血、下血、鼻衄，金疮出血，妇人崩中。敷顶止衄。绞汁服，治产后诸血气，伤寒时疾，当吐下者。治时行病起、合阴阳垂死者，绞汁三合，日夜各二服。又治杖疮打扑伤疮，中风作痛者，炒热包熨五十遍，极效。

图362　马

马，《本经》中品。马齿以僵蚕、乌梅拭不食，得桑叶解。

《造化权舆》云：乾阳为马，故马蹄圆，马疾则卧，阳胜也。马起先前足，卧先后足，从阳也。

《千金方》：治冻指欲堕，马粪煮水渍半日，即愈。

鹿

处处山林中有之。马身羊尾，头侧而长，高脚而行速。牡者有角，夏至则解，大如小马，黄质白斑，俗称马鹿。牝者无角，小而无斑毛，杂黄白色，俗称麀鹿。孕六月而生子。鹿性淫，一牡常交数牝，谓之聚麀。性喜食龟，能别良草。食则相呼，行则同旅，居则环角外向以防害，卧则口朝尾间以通督脉。《尔雅》云：鹿

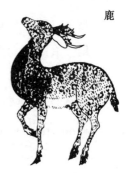

鹿

图363　鹿

牡曰麚,牝曰麀,其子曰麛,绝有力曰麈。《乾宁记》云:鹿与游龙相戏,必生异角。故鹿得称斑龙。梵书谓之密利迦罗。时珍曰:鹿字篆文,象其头、角、身、足之形。

鹿角 气味:咸,温,无毒。

主治:恶疮痈肿,逐邪恶气,留血在阴中,除少腹胀血痛,腰脊痛,折伤恶血,益气。○猫鬼中恶,心腹疼痛。○水磨汁服,治脱精尿血,夜梦鬼交。○醋磨汁,涂疮疡痈肿热毒。○火炙热熨小儿重舌,鹅口疮。○蜜炙研末,酒服,轻身,强骨髓,补阳道绝伤。又治妇人梦与鬼交者,清酒服一撮,即出鬼精。○烧灰治女子胞中余血不尽欲死,以酒服方寸匕,日三服甚妙。

齿 **主治**:鼠瘘留血,心腹痛。不可近丈夫阴。

鹿,《本经》中品。

修治:鹿角截段错屑,蜜浸,火焙,捣筛为末用。

鹿茸 气味:甘,温,无毒。

主治:漏下恶血,寒热惊痫,益气强志,生齿不老。○疗虚劳,洒洒如疟,羸瘦,四肢酸疼,腰脊痛,小便数利,泄精溺血,破瘀血在腹,散石淋痈肿,骨中热疽痒,安胎下气,杀鬼精物。久服耐老。不可近丈夫阴,令痿。○补男子腰肾虚冷,脚膝无力,夜梦鬼交,精溢自出。女人崩中漏血,赤白带下,炙

鹿茸

茄子茸形

马鞍茸形

马鞍形者良

图364 鹿茸

末空心酒服方寸匕。壮筋骨。○生精补髓,养血益阳,强筋健骨,治一切虚损,耳聋目暗,眩运虚痢。

宗奭曰:茸最难得不破及不出却血者,盖其力尽在血中故也。世以如紫茄者为上,名茄子茸,取其难得耳。然此太嫩,血气未具,其实少力。坚者又太老,惟长四五寸,形如分歧马鞍,茸端如玛瑙红玉,破之肌如朽木者最善。人亦将麋茸伪为之,不可不察。

孟诜曰:鹿茸不可以鼻嗅之,中有小白虫,视之不见,入人鼻必虫颡,药不及也。

《日华子》曰:鹿茸,只用酥炙炒研。宗奭曰:茸上毛先以酥薄涂匀,于烈熖中灼之,候毛尽,微炙。不以酥,则火熖伤茸矣。

鹿茸,麻勃为之使。君。

鹿角胶　粉名鹿角霜。气味:甘,平,无毒。

主治:伤中劳绝,腰痛羸瘦,补中益气,妇人血闭无子,止痛安胎。久服轻身延年。疗吐血下血,崩中不止,四肢作痛,多汗淋露,折跌伤损。男子损脏气气弱,劳损吐血。妇人服之令有子,安胎去冷,治漏下赤白。○炙捣酒服,补虚劳,长肌益髓,令人肥健,悦颜色。又治劳嗽,遗精尿血,疮疡肿毒。

修治:时珍曰:今人呼煮烂成粉者为鹿角霜,取粉熬成膏。或只以浓汁熬成胶者为鹿角胶。得火良;畏大黄。

鹿肉　气味:甘,温,无毒。

主治:补中益气力,强五脏。生者疗中风口僻,割片傅之。○补瘦弱,调血脉。○养血生容,治产后风虚邪僻。

鹿血　主治：阴痿,补虚,止腰痛,鼻衄,折伤,狂犬伤。和酒服,治肺痿吐血,及崩中带下。诸气痛欲危者,饮之立愈。大补虚损,益精血,解痘毒、药毒。

鹿皮　主治：一切漏疮,烧灰和猪脂纳入,日五、六易,愈乃止。

鹿骨　主治：安胎上气,杀鬼精物,久服耐老,可浸酒服之。

髓　主治：丈夫女子伤中绝脉,筋急痛,欬逆,以酒和服之良。治筋骨弱,呕吐。地黄汁煎作膏,填骨髓。蜜煮壮阳,令有子。

脑　主治：入面脂,令人悦泽。刺入肉内,以脑敷之,燥即易,半日当出。

脂　主治：痈肿死肌,温中,四肢不随,头风,通腠理。不可近阴。

头肉　主治：消渴,夜梦鬼物,煎汁服,作胶弥善。

蹄肉　主治：诸风,腰膝骨中疼痛,不能践地,同豉汁、五味煮食。

肾　主治：补肾气,补中安五脏,壮阳气,作酒及煮粥食之。

羊

出河西川谷,今河东、陕西及近都州郡皆有之。种类甚多,入药以青色羖羊为胜。说文云：羊字,象头、角、足、尾之形。孔子曰：牛、羊之字，以形似也。董子云：羊，祥也，故吉礼用之。牡羊曰羖，曰羝；牝羊曰牂，曰羘。白曰粉，黑曰羭。多毛曰羖䍲；胡羊曰羖羺。无角曰羳，曰羍。去势曰羯，羊子曰羔，羔五月曰羜，六月曰羜，七月曰羍，未卒岁曰羍。《内则》谓之柔毛，又曰少牢。《古今注》谓之长髯主簿云。

羊，《本经》中品。羊性恶湿喜燥，食钩吻而肥，食仙茅而肪，食仙灵脾而淫，食踯躅而死，饮尿而亡。物理之宜忌，不可测也。

羖羊角　青色者良。**气味**：咸温，无毒。

主治：治青盲，明目，止惊悸，寒泄。久服安心，益气轻身。杀疥虫。入山烧之，辟恶鬼虎狼。○疗百节中结气，风头痛，及蛊毒吐血。妇人产后余痛。○烧之辟蛇。灰治漏下，退热。主山瘴溪毒。

齿　治小儿羊痫寒热。

头骨　治风眩瘦疾，小儿惊痫。

羊

脊骨　治虚劳寒中，羸瘦。补肾虚，通督脉，治腹痛下痢。

胫骨　治虚冷劳。

尾骨　益肾明目，补下焦虚冷。

毛　治转筋，醋煮裹脚。

须　治小儿口疮，蠼螋尿疮，烧灰和油敷。

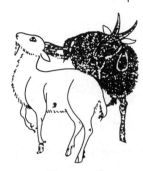
图 365　羊

屎　燔之，主小儿泄痢，肠鸣，

惊痫疾。烧灰,理聤耳,并署竹刺入肉,治箭镞不出。烧灰淋
汁沐头,不过十度即生发长黑。和雁肪涂头亦良。煮汤灌下
部,治大人小儿腹中诸疾,疳、湿,大小便不通。烧烟熏鼻,治
中恶,心腹刺痛,亦熏蒸诸疮中毒、痔瘘等。治骨蒸弥良。已
上说用青羖羊者佳。

脂　气味:甘,热,无毒。

主治:生脂止下痢脱肛,去风毒,产后腹中绞痛。治鬼
疰,去游风及黑黚。熟脂治贼风痿痹,飞尸,辟瘟气,止劳痢,
润肌肤,杀虫治疮癣。入膏药透肌肉络,彻风热毒气。青羊
者良。

羊肉　气味:苦、甘,大热,无毒。

主治:暖中,字乳余疾,及头脑大风,汗出虚劳寒冷,补
中益气,安心止惊。止痛,利产妇。治风眩瘦病,丈夫五劳七
伤,小儿惊痫。开胃健力。

头蹄　气味:甘,平,无毒。

主治:风眩瘦疾,小儿惊痫。脑热头眩。安心止惊,缓中
止汗,补胃。止丈夫五劳骨蒸,热病后宜食之。冷病人勿多
食。疗肾虚精竭。白羊者良。

皮　主治:一切风及脚中虚风,补劳虚,去毛作羹臛食。
湿皮卧之,散打伤青肿;干皮烧灰服,治蛊毒下血。

血　气味:咸,平,无毒。

主治:女人血虚中风,及产后血闭欲绝者,热饮一升者即
活。热血一升,治产后血攻,下胎衣。治卒惊九窍出血。解
莽草毒,胡蔓草毒。又解一切丹石毒发。白羊良。

乳　气味:甘,温,无毒。

主治:补寒冷虚乏。○润心肺,治消渴。○疗虚劳,益精气,补肺肾气,和小肠气。合脂作羹,补肾虚,及男女中风。利大肠,治小儿惊痫。含之治口疮。主心卒痛,可温服之。又蚰蜒入耳,灌之即化成水。治大人干呕及反胃,小儿哕哯及舌肿,并时时温饮之。解蜘蛛咬毒。白羖者佳。

脑　有毒。主治:入面脂手膏,润皮肤,去䵟䵟,涂损伤、丹瘤、肉刺。

髓　气味:甘,温,无毒。

主治:男子女人伤中,阴阳气不足,利血脉,益经气,以酒服之。○却风热,止毒。久服不损人。○和酒服补血,主女人血虚风闷。润肺气,泽皮毛,灭瘢痕。

心　气味:甘,温,无毒。

主治:止忧恚膈气。补心。有孔者杀人。

肺　主治:补肺,止欬嗽。○伤中,补不足,去风邪。治渴,止小便数,同小豆叶煮食之。通肺气,利小便,行水解蛊。自三月至五月,其中有虫,状如马尾,长二三寸。须去之,不去令人下痢。

肾　主治:补肾气虚弱,益精髓。补肾虚耳聋阴弱,壮阳益胃,止小便,治虚损盗汗。合脂作羹,治劳痢甚效。蒜、薤食之一升,疗癥瘕。治肾虚消渴。

羊石子　羊外肾也。主治:肾虚精滑。心至外肾,用白羝羊者良。

肝　青羊者良。气味:苦,寒,无毒。

主治:补肝,治肝风虚热,目赤暗痛,热病后失明,并用子肝七枚,作生食,神效。亦切片水浸,贴之。○解蛊毒。

○合猪肉及梅子、小豆食,伤人心。○合生椒食,伤人五脏,最损小儿。合苦笋食,病青盲。妊妇食之,令子多厄。

胆 青羖羊者良。**气味**:苦,寒,无毒。

主治:青盲明目。○点赤障白翳风泪眼,解蛊毒。○疗疳湿时行热熛疮,和醋服之良。治诸疮,能生人身血脉。○同蜜蒸九次,点赤风眼有效。

胃 一名羊膍胵。**气味**:甘,温,无毒。

主治:胃反,止虚汗,治虚羸,小便数,作羹食三五瘥。

脬 **主治**:下虚遗溺,以水盛入炙熟,空腹食之,四五次愈。

胰 **主治**:润肺燥,诸疮疡,入面脂去䵟𪒠,泽肌肤,灭瘢痕。

舌 **主治**:补中益气。

靥 **主治**:气瘿。

睛 **主治**:目赤及翳膜,曝干为末,点之。

筋 **主治**:治尘物入目,熟嚼纳眦中,仰卧即出。

时珍曰:生江南者为吴羊,头身相等而毛短。生秦晋者为夏羊,头小身大而毛长。土人二岁而剪其毛,以为毡物,谓之绵羊。广南英州一种乳羊,食仙茅[1],极肥,无复血肉之分,食之甚补人。诸羊皆孕四月而生。其目无神,其肠薄而萦曲。其皮极薄,南番以书字,吴人画采为灯。

时珍曰:热病及天行病疮疾后食之,必发热致危。妊妇食之,令子多热。白羊黑头,黑羊白头独角,并有毒,不可食。

[1] 茅:原误作"芬",据《本草纲目》卷 50 羊条改。

或云：煮羊以杏仁或瓦片则易糜，以胡桃则不臊，以竹䉛则助味。中羊毒者，饮甘草汤则解。铜器煮食之，男子损阳，女子暴下物。性之异如此，不可不知。

汪机曰：反半夏、菖蒲；同荞、面、豆酱食，发痼疾。同醋食，伤心。

宗奭曰：仲景治寒疝，羊肉汤服之，无不验者。一妇冬月生产，寒入子户，腹下痛不可按，此寒疝也。医欲投抵当汤。予曰：非其治也，以仲景羊肉汤减水，一服即愈。

狗

处处有之。狗类甚多：田犬长喙善猎，吠犬短喙善守，食犬体肥供馔。凡本草所用，皆食犬也。《尔雅》云：狗，家兽也。时珍曰：狗，叩也，吠声有节，如叩物也。或云：为物苟且，故谓之狗。韩非云：蝇营狗苟是已。卷尾有悬蹄者为犬。犬字象形，故孔子曰：视犬字如画狗。齐人名地羊。俗又讳之以龙，称狗有乌龙、白龙之号。许氏《说文》曰：多毛曰尨，长喙曰猃，短喙曰猲，去势曰猗，高四尺曰獒，狂犬曰猘。生一子曰獥、曰獜，二子曰狮，三子曰狄。

狗肉　气味：咸、酸，温，无毒。

主治：安五脏，补绝伤，轻身益气。〇宜肾。〇补胃气，壮阳道，暖腰膝，益气力。〇补五劳七伤，益阳气，补血脉，厚肠胃，实下焦，填精髓，和五味煮，空心食之。凡食犬不可去

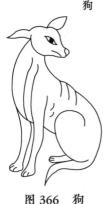

狗

血,则力少不益人。黄犬为上,黑犬、白犬次之。反商陆;畏杏仁。同蒜食损人,同菱食生痾。

狗,《本经》中品。

思邈曰:白犬合海鲉食,必生恶疾。

时珍曰:凡犬不可炙食,令人消渴。妊妇食之,令子无声。热病后食之,杀人。九月食之,伤神。瘦犬有病,猘犬发狂,自死犬有毒,悬蹄犬伤人,赤股而躁者气臊,犬目赤者,并不可食。

图366 狗

蹄肉 气味:酸,平。

主治:煮汁,能下乳汁。

血 白犬者良。气味:咸,温,无毒。

主治:癫疾发作,补安五脏。○热饮,治虚劳吐血。又解射罔毒。点眼,治痘疮入目。又治伤寒,热病发狂,见鬼及鬼击病,辟诸邪鬼。乌狗血治产难横生,血上抢心,和酒服之。

乳汁 白犬者良。

主治:十年青盲,取白犬生子目未开时乳,频点之,狗子目开即瘥。赤秃发落,频涂甚妙。

脂并胰 白犬者良。

主治:手足皲皱。入面脂,去黚黯。柔五金。

脑 主治:头风痹,鼻中息肉,下部匶疮。猘犬咬伤,取本犬大脑敷之,后不复发。

心 主治:忧恚气,除邪。治风痹,鼻衄及下部疮,狂犬咬。

肾　气味：平，微毒。

主治：妇人产后肾劳如疟者，妇人体热用猪肾，冷用犬肾。

肝　**主治：**肝同心肾，捣涂狂犬咬。又治脚气攻心，切，生以姜醋进之，取泄。先泄者勿用。

胆　青犬、白犬者良。气味：苦，平，有小毒。

主治：明目。敷痂疡恶疮，疗鼻齆，鼻中息肉。○主鼻衄，聤耳，止消渴，杀虫除积，能破血。凡血气痛，及伤损者，热酒服半个，瘀血尽下。○治刀箭疮。去肠中脓水。又和通草、桂为丸服，令人隐形。

牡狗阴茎　六月上伏日取，阴干百日。

气味：咸，平，无毒。

主治：伤中，阴痿不起，令强热大，生子。除女子带下十二疾。○治绝伤及妇人阴痿。补精髓。

阴卵　**主治：**妇人十二疾，烧灰服。

皮　**主治：**腰痛，炙热，黄狗皮裹之，频用取瘥。烧灰治诸风。

《淮南万毕术》云：黑犬皮毛烧灰，扬之，止天风。

毛　**主治：**产难。颈下毛主小儿夜啼，绛袋盛，着儿背上。

齿　**主治：**癫痫寒热，卒风痱，伏日取之。同人齿烧灰汤，治痘疮倒陷，有效。

头骨　黄狗者良。**主治：**金疮止血。○烧灰，治久痢、劳痢，和干姜、莨菪炒见烟，为丸梧子大，空心白饮十丸，极效。

○壮阳,止疟,治痈疽恶疮,解颅,女子崩中带下。

颔骨　主小儿诸痫、诸瘘,烧灰酒服。

骨　白狗者良。**主治**:烧灰,生肌。敷马疮。○烧灰,疗诸疮瘘及妒乳痈肿。烧灰,补虚。理小儿惊痫客忤。煎汁,同米煮粥,补妇人令有子。烧灰,米饮日服,治休息久痢。猪脂调敷鼻中疮。

屎　白狗者良。**气味**:热,有小毒。

主治:疔疮。水绞汁服,治诸毒不可入口者。瘰疬,彻骨痒者,烧灰涂疮,勿令病者知。又和腊猪脂傅瘘疮肿毒,疗肿出根。

《华佗别传》云:琅琊有女子,右股疮痒而不痛,愈而复作。佗取稻糠色犬一只系马,马走五十里,乃断头合痒处,须臾一虫如蛇在皮中动,以钩引出,长三尺许,七日而愈。此亦怪证,取狗之血腥,以引其虫耳。

麢　羊

出石城及华阴山谷,今秦、陇、龙、蜀、金、商州山中皆有之,戎人多捕得来货。其形似羊,色青而大角,甚多节,蹙蹙圆绕。按王安石《字说》云:鹿则比类,而环角外向以自防;麢则独栖,悬角木上以远害,可谓灵也。故字从鹿,从灵省文。俗呼羚羊。

羚羊角　**气味**:咸、寒,无毒。

主治:明目,益气起阴,去恶血注下,辟蛊毒恶鬼不祥,常不魇寐。除邪气,惊梦狂越,僻谬。疗伤寒,时气寒热,热在肌肤;湿风注毒,伏在骨间,及食噎不通。久服强筋骨,轻身,起阴,益气,利丈夫。○治中风筋挛,附骨疼痛。作末蜜服,治卒热闷,及热毒痢血,疝气。摩水,涂[1]肿毒。○治一切热毒风攻注,中恶毒风卒死,昏乱不识人。散产后恶血冲心烦闷,烧研为末,酒服之。治小儿惊痫,治山瘴及噎塞。○治惊悸烦闷,心胸恶气,瘰疬恶疮溪毒。○平肝舒筋,定风安魂,散血下气,辟恶解毒,治子痫痉疾。

修治:羚羊角:敩曰:凡用,有神羊角甚长,有二十四节,内有天生木胎,此角有神力,抵千牛。凡使不可单用,须要不折元对,绳缚,铁铦铦细,重重密裹避风,以旋旋细用,捣筛极细,更研万匝了,用之更妙,免刮人肠也。

《别录》中品。羊多两角,一角者为胜。节蹙蹙圆绕。别有山羊,角极长,惟一边有节,节亦疏大,不入药用,乃《尔雅》名羱羊者。

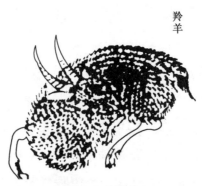

图 367　羚羊

[1] 涂:原脱,据《证类本草》卷17羚羊角条补。

时珍曰：羚羊似羊而青色，毛粗，两角短小；羱羊似吴羊，两角长大；山驴，驴之身，而羚之角，但稍大而节疏慢耳。陶氏言羚羊有一角者，而陈氏非之。按《寰宇志》云：安南高石山出羚羊，一角极坚，能碎金刚石，则羚固有一角者矣。金刚石出西域，状如紫石英，百炼不消，物莫能击，惟羚羊扣之，则自然冰泮也。又貘骨伪充佛牙，物亦不能破，用此角击之即碎，皆相畏耳。

世用羚羊角，当择角弯中深锐紧，小有挂痕，及角尖内有血色者为真。

《外台》方：治遍身赤丹，羚羊角烧灰，鸡子清和涂之，神效。

羚羊角　臣。

犀

出永昌山谷及益州。今出南海者为上，黔、蜀者次之。犀似牛，猪首，大腹，卑脚，脚有三蹄，色黑。好食棘。其皮每一孔皆生三毛。顶一角，或云两角，或云三角。谨按郭璞《尔雅》注云：犀三角，一在顶上，一在额上，一在鼻上。鼻上者，即食角也，小而不椭。亦有一角者。《岭表录异》曰：犀有二角，一在额上，为兕犀；一在鼻上，为胡帽犀。牯犀亦有二角，皆为毛犀。而今人多传一角之说。此数种，俱有粟文。以文之粗细为贵贱。角之贵者，有通天花文，犀有此角，必自恶其影,常饮浊水,不欲照见也。绝品者,有百物之形。其类极多。唐医吴士皋言:海人取犀,先于山路多植木,如猪羊栈,其犀前脚直,常依木而息,木烂忽折,犀倒久不能起,因格杀而取其角。又云:犀每岁退角,必自埋于山中。海人潜作木角易之,再三不离其处。若直取之,则后藏于别处,不可寻矣。入药杀取者为上,蜕角者次之。李时珍曰:犀字篆文象形,其牸名兕,亦曰沙犀。大抵犀兕是一物,古人多言兕,后人多言犀;北音多言兕,南音多言犀,为不同耳。梵书谓犀曰竭伽。

犀角　气味:苦、酸、咸,寒,无毒。

主治:百毒蛊疰,邪鬼瘴气,杀钩吻、鸩羽、蛇毒。除邪,不迷惑魇寐。久服轻身。辟中恶,镇心神,解大热,散风毒,治发背,痈疽疮,化脓作水。时疾热如火,烦,毒入心,狂言妄语。○治心烦,止惊,镇肝明目,安五脏,补虚劳,退热消痰,解山瘴溪毒。○风毒攻心,毈毈热闷,赤痢,小儿麸豆,风热惊痫。烧灰水服,治卒中恶心痛,饮食中毒,药毒,热毒,筋骨中风,心风烦闷,中风失音。水磨服,治小儿惊热。○磨汁,治吐血、衄血、下血,及伤寒畜血,发狂谵语,发黄发斑,痘疮稠密,内热黑陷,或不结痂,泻肝凉心,清胃解毒。

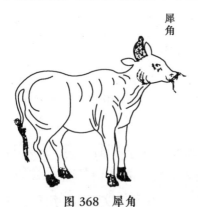

犀角

图368　犀角

犀角,《本经》中品。洪武初,九真曾贡独角犀。

修治:陶弘景曰:入药惟雄犀角,生者为佳。若犀片及见成器物皆被蒸煮,不堪用。颂曰:犀入药,有黑白二种,以黑者为胜,角尖又胜。李珣曰:凡犀角锯成小块,当以薄纸裹于怀中蒸燥,乘热捣之,应手如粉,故《归田录》云:翡翠屑金,人气粉犀。

张元素曰:苦、酸,寒,阳中之阴也。入阳明经。

之才曰:松脂为之使;恶雷丸、藋菌。

敩曰:忌盐,及妊妇勿服,能消胎气。

《北户录》云:凡中毒箭,以犀角刺疮中,立愈。

犀角　君。

戏术:角簪分水:犀角簪一枝,用獭胆涂之,以簪分盆中水,其水自分二面。通天犀可以破水,骇鸡。夜然照水,水族见形。

兔

处处有之。按《事类合璧》云:兔大如狸而毛褐,形如鼠而尾短,耳大而锐,上唇缺而无脾,长须而前足短,尻有九孔,趺居,趫捷善走。舐雄毫而孕,五月而吐子。按魏子才《六书精要》云:兔字篆文象形。一云吐而生子,故曰兔。《礼记》谓之明视,言其目不瞬而了然也。《说文》兔子曰娩,狡兔曰毚。梵书谓兔为舍迦。

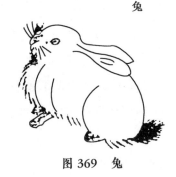

兔

图369 兔

兔肉　气味：辛，平，无毒。

主治：补中益气。热气湿痹，止渴健脾。炙食压丹石毒。腊月作酱食，去小儿豌豆疮。○凉血，解热毒，利大肠。

脑　主治：涂冻疮。○催生滑胎。同髓治耳聋。

头骨　主治：头眩痛，癫疾。○连皮毛烧存性，米饮服方寸匕，治天行呕吐不止，以瘥为度。○连毛烧灰，酒服治产难下胎，及产后余血不下。

肝　主治：目暗。○明目补劳，头旋及眼眩。切洗生食如羊肝法，治丹石毒发上冲，目暗不见物。

兔，《别录》中品。兔毫作笔良。

皮毛　主治：烧灰，酒服方寸匕，治产难及胞衣不出，余血抢心，胀刺欲死者，极验。○煎汤，洗豌豆疮。头皮灰，主鼠瘘及鬼疰毒气，在皮中如针刺者。毛灰，治灸疮不瘥。皮灰，治妇人带下。毛灰，治小便不利。皮毛宜腊月收。

屎　一名明月砂，一名玩月砂。

主治：目中浮翳，劳瘵五疳，疳毒痔瘘，杀虫解毒。屎宜腊月收。

按沈存中《良方》云：江阴万融病劳，四体如焚，寒热烦躁。夜梦一人腹拥一月光明，使人心骨皆寒，及寤而孙元规使人遗药，服之遂平。扣之，则明月丹也，乃悟所梦。

明月丹载《本草纲目》附方。

猫

捕鼠小兽也,处处有之。有黄、黑、白、驳数色。狸身而虎面,柔毛而利齿。以尾长腰短,目如金银,及上颚多棱者为良。时珍曰:猫,苗、茅二音,其名自呼。陆佃云:鼠害苗,而猫捕之,故字从苗。《礼记》所谓迎猫,为其食田鼠也。因形似狸,一名家狸。

猫肉 气味:甘、酸,温,无毒。

主治:劳疰,鼠瘘蛊毒。

头骨 气味:甘,温,无毒。

主治:鬼疰蛊毒,心腹痛,杀虫治疳,及痘疮变黑,瘰疬鼠瘘恶疮。

脑 **主治**:瘰疬鼠瘘溃烂,值脑[1]纸上,阴干,同莽草等分为末,纳孔中。

牙 **主治**:小儿痘疮倒靥欲死,同人牙、猪牙、犬牙烧灰,等分研末,蜜水服一字,即发起。

胞衣 **主治**:反胃吐食,烧灰,入朱砂末少许,压舌下甚效。

尿 **主治**:蚰蜒诸虫入耳,滴入即出。以姜或蒜擦牙鼻,或葱纤鼻中,尿即遗出。

猫,《蜀本草》。

---

[1] 值脑:《本草纲目》卷51猫条无"值"字。云"脑,纸上阴干"。疑为"置"字音误。

猫

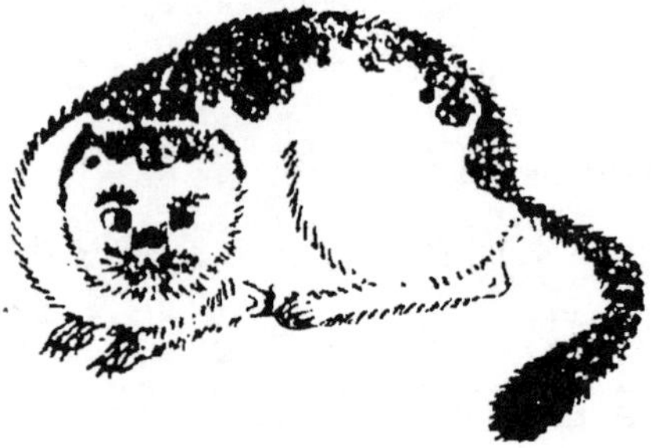

图 370 猫

猫屎 腊月采干者，泥固烧存性，收用。**主治**：痘疮倒陷，瘰疬恶疮蛊疰，蝎螫鼠咬。烧灰水服，治寒热鬼疟，发无期度者，极验。

豕

处处有之。按许氏《说文》云：豕字象毛足，而后有尾形。《林氏小说》云：豕食不洁，故谓之豕。坎为豕，水畜而性趋下，喜秽也。牡曰豭，曰牙；牝曰彘，曰豝。牡去势曰豮，四蹄白曰豥。猪高五尺曰豟。豕之子曰猪，曰豚，曰縠。一子曰特，二子曰师，三子曰豵，末子曰么。生三月曰豯，六月曰豵。何承天《纂文》云：梁州曰豱，河南曰彘，吴楚曰豨，渔阳以大猪为豝，齐徐以小猪为豯。《礼记》谓之刚鬣。崔豹《古今注》谓之参军。

豭猪肉 **气味**：酸，冷，无毒。凡猪肉：苦，微寒，有小毒。江猪肉：酸，平，有小毒。豚肉：辛，平，有小毒。

主治：疗狂病久不愈。○压丹石，解热毒，宜肥热人食之。○补肾气虚竭。○疗水银风，并中土坑恶气。

豭猪头肉　有毒。**主治**：寒热五癃鬼毒。同五味煮食，补虚乏气力，去惊痫五痔，下丹石，亦发风气。

腊猪头　烧灰，治鱼脐疮。

豕，《本经》下品。入药用纯黑豭猪。凡白猪、花猪、豥猪、牝猪、病猪、黄膘猪、米猪，并不可食。

豕

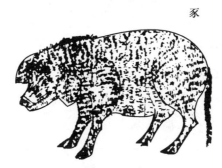

图 371　豕

脂膏　气味：甘，微寒，无毒。

主治：煎膏药，解斑蝥、芫青毒。○解地胆、亭长、野葛、硫黄、诸肝毒，利肠胃，通小便，除五疸水肿，生毛发。○破冷结，散宿血。利血脉，散风热，润肺。入膏药主诸疮，杀虫，治皮肤风，涂恶疮。脂膏治痈疽。悦皮肤。作手膏，不皲裂。胎产衣不下，以酒多服佳。鬐膏生发悦面。腊月炼净收用。反乌梅、梅子。

髓　气味：甘，寒，无毒。

主治：扑损、恶疮。涂小儿解颅，头疮及脐肿、眉疮、痴疥。服之补骨髓，益虚劳。

血　气味：咸，平，无毒。

主治：生血：疗奔豚暴气，及海外瘴气。○中风绝伤，头风眩运，及淋沥。○卒下血不止，清酒和炒食之。清油炒食，治嘈杂有虫。压丹石，解诸毒。

心血　主治：调朱砂末服，治惊痫癫疾。治卒恶死，及痘疮倒靥。

尾血　主治：痘疮倒靥，用一匙，调龙脑少许，新汲水服。又治卒中恶死。

心　气味：甘、咸，平，无毒。

主治：惊邪忧恚。虚悸气逆，妇人产后中风，血气惊恐。补血不足，虚劣。五脏：主小儿惊痫，出汗。

肝　气味：苦，温，无毒。

主治：小儿惊痫。切作生，以姜、醋食，主脚气，当微泄；若先利，即勿服。治冷劳脏虚，冷泄久滑，赤白带下，以一叶薄批，搵着诃子末炙之，再搵再炙，尽末半两，空腹细嚼，陈米饮送下。补肝明目，疗肝虚浮肿。

脾　气味：涩，平，无毒。

主治：脾胃虚热，同陈皮、人参、生姜、葱白、陈米煮羹食之。○孙思邈曰：凡六畜脾，人一生莫食之。

肺　气味：甘，微寒，无毒。

主治：补肺。○疗肺虚欬嗽，以一具，竹刀切片，麻油炒熟，同粥食。又治肺虚嗽血，煮蘸薏苡仁末食之，良。○颂曰：得大麻仁良。不与白花菜合食，令人气滞，发霍乱。八月和饴食,至冬发疽。

肾　气味:咸,冷,无毒。

主治:理肾气,通膀胱。○补膀胱水脏,暖腰膝,治耳聋。○补虚壮气,消积滞。除冷利。止消渴,治产劳虚汗,下痢崩中。○诜曰:久服令人伤肾。

胦　俗呼胰。气味:甘,平,微毒。

主治:肺痿欬嗽,和枣肉浸酒服。亦治痃癖羸瘦。○疗肺气干胀喘急,润五脏,去皴疱黚黶。杀斑蝥、地胆毒。治冷痢成虚。一切肺病,欬嗽脓血不止,以薄竹筒盛,于煻火中煨熟,食上啖之,良。通乳汁。

肚　气味:甘,微温,无毒。

主治:补中益气,止渴,断暴痢虚弱。○补虚损,杀劳虫。酿黄糯米蒸捣为丸,治劳气,并小儿疳蛔黄瘦病。○主骨蒸热劳,血脉不行,补羸助气,四季宜食。○消积聚癥瘕,治恶疮。

肠　气味:甘,微寒,无毒。

主治:虚渴,小便数,补下焦虚竭。止小便。去大小肠风热。润肠治燥,调血痢脏毒。洞肠:治人洞肠挺出,血多。

脬　亦作胞。气味:甘、咸,寒,无毒。

主治:梦中遗溺,疝气坠痛,阴囊湿痒,玉茎生疮。

胆　气味:苦寒,无毒。

主治:伤寒热渴。骨蒸劳极,消渴,小儿五疳,杀虫。敷小儿头疮,治大便不通,以苇筒纳入下部三寸,灌之立下。○通小便。敷恶疮,杀疳蜃,治目赤目翳,明目,清心脏,凉肝脾。入汤沐发,去腻光泽。

肤 气味：甘寒，无毒。

主治：少阴下利，咽痛。

耳垢 **主治**：蛇伤狗咬，涂之。

鼻唇 气味：甘、咸，微寒，无毒。

主治：上唇治冻疮痛痒。○煎汁，同蜀椒目末半钱服，治盗汗。○治目中风翳，烧灰，水服方寸匕，日二服。

舌 **主治**：健脾补不足，令人能食，和五味煮汁食。

齿 气味：甘，平。

主治：小儿惊痫，五月五日取，烧灰服。又治蛇咬。治痘苗疮倒陷，烧灰，水服一钱。

豚卵 气味：甘，温，无毒。

主治：惊痫癫疾，鬼疰蛊毒。除寒热，贲豚五癃，邪气挛缩。○除阴茎中痛。○治阴阳易病，少腹急痛，用热酒吞二枚，即瘥。

蹄 气味：甘、咸，小寒，无毒。

主治：煮汁服，下乳汁，解百药毒，洗伤挞，诸败疮。滑肌肤，去寒热。○煮羹通乳脉，托痈疽，压丹石。煮清汁，洗痈疽，溃热毒，消毒气，去恶肉，有效。

悬蹄甲 气味：咸，平，无毒。

主治：五痔，伏热在腹中，肠痈内蚀。同赤木烧烟熏，辟一切恶疮。○蹄宜用母猪者。

毛 烧灰，麻油调涂汤火伤，留窍出毒，则无痕。

屎 气味：寒，无毒。

主治：寒热黄疸，湿痹。主蛊毒，天行热病，并取一升，浸汁顿服。○烧灰，发痘苗疮，治惊痫，除热解毒，治疮。血溜出血不止,取新屎压之。

猪窠中草 治小儿夜啼,密安席下,勿令母知。

《马氏家藏》:治冷阴效方,母猪粪,不拘多少,以旧铁掀上炒焦黄色,每用二三钱,加兔儿酸尖七个,黄酒煎服,勿用罗滤,虽牙关紧急,灌之汗出即回生。

驴

长颊广额,大耳修尾,夜鸣应更,性善驮负。有褐、黑、白三色,入药以黑者为良。处处养育,河南最多。时珍曰:驴,胪也,胪,腹前也。马力在膊,驴力在胪也。

乌驴肉 气味:甘,凉,无毒。

主治:解心烦,止风狂。酿酒,治一切风。○主风狂,忧愁不乐,能安心气,同五味煮食,或以汁作粥食之。○补血气,治远年劳损,煮汁空心饮。疗痔引虫。

头肉 煮汁服二三升,治多年消渴,无不瘥者。又以渍曲酿酒服,去大风动摇不伏者。○亦洗头风,风屑。○同姜、齑煮汁日服,治黄疸百药不治者。

脂 **主治**:敷恶疮疥癣及风肿。○和酒服三升,治狂痫不能语,不识人。和乌梅为丸治多年疟,未发时服二十丸。又生脂和生椒捣熟,绵裹塞

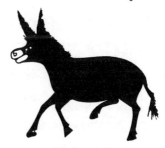

驴

图 372 驴

耳,治积年聋疾。

乳　气味:甘,冷利。无毒。主治:小儿热急黄。多服使利。○疗大热,止消渴。○小儿热,急惊邪,赤痢。○卒心痛、连腰脐者,热服三升。蜘蛛咬疮,器盛浸之。蚰蜒及飞虫入耳,滴之,当化为水。

阴茎　气味甘温,无毒。主治:强阴壮筋。

驹衣　主治:断酒。煅研,酒服方寸匕。

骨　煮汤,浴历节风。

头骨　烧灰,和油涂小儿颅解。

悬蹄　烧灰,敷痈疽,散脓水。

溺　浸蜘蛛咬疮良。

屎　主治:熬之,熨风肿漏疮。绞汁,主心痛诸疰忤癥癖,反胃不止。牙齿痛,治水肿,每服五合良。

阿　胶

《图经》曰:出东平郡,煮牛皮作之。出东阿,故名阿胶。今郓州皆能作之,以阿县城北井水作煮为真。其井官禁,真胶极难得,货者多伪。其胶以乌驴皮,得阿井水煎成乃佳耳。《本经》一名傅致胶。

阿胶　气味:甘,平,无毒。

主治:心腹内崩,劳极洒洒如疟状,腰腹痛,四肢酸痛,女子下血,安胎。久服轻身益气。○丈夫小腹痛,虚劳羸瘦,阴气不足,脚酸不能久立,养肝气。○坚筋骨,益气,止痢。

○疗吐血、衄血、血淋、尿血,肠风下痢。女人血病血枯,经水不调,无子,崩中带下,胎前产后诸疾。男女一切风病,骨节疼痛,水气浮肿,虚劳咳嗽喘急,肺痿唾脓血,及痈疽肿毒。和血滋阴,除风润燥,化痰清肺,利小便,通大肠圣药。

张元素曰:性平味淡,气味俱薄,浮而升,阳也。入手少阴、足少阴、厥阴经。

阿胶,《本经》上品。得火良。薯蓣为之使;畏大黄。

修治:阿胶或炒成珠,或以面炒,或以酥炙,或以蛤粉炒,或以草灰炒,或酒化成膏,或水化膏,当各从本方也。

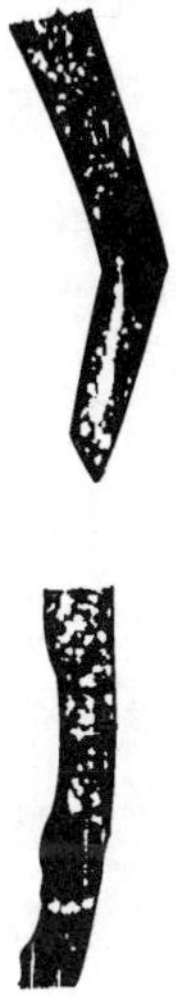

阿
胶

图373 阿胶

古方所用,多是牛皮,后世乃贵驴皮。伪者皆杂以马、骡、驼皮,旧革、鞍、靴之类,其气浊臭,不堪入药。当以黄透如琥珀色,或光黑如瑿漆,击之易碎者为真。真者不作皮臭,夏月亦不湿软。

《梅师方》:治妊娠下血,真阿胶三两,炙为末,酒一升半,煎化服之,即愈。

阿胶　君。

狐

南北皆有之,北方最多。形似狸而鼻尖尾大,善为魅。有黄、黑、白三种，白色者尤稀，尾有白钱文者亦佳。日伏于穴，夜出窃食。声如婴儿，气极臊烈。毛皮可为裘。其腋毛纯白，谓之狐白。《埤雅》云：狐，孤也。狐性疑，疑则不可以合类，故其字从孤省文。

肉　气味：甘，温，无毒。

主治：同肠作臛食，治疮疥久不瘥。〇煮炙食，补虚损，及五脏邪气，患蛊毒寒热者，宜多服之。〇作脍生食，暖中去风，补虚劳。

五脏及肠肚　气味：苦，微寒，有毒。

主治：蛊毒寒热，〇小儿惊痫。〇补虚劳五脏，治恶疮疥。生食治狐魅。〇作羹臛，治大人见鬼。

肝　烧灰治风痫及破伤风，口紧搐强。

胆　**主治**：人卒暴亡，即取雄狐胆，温水研灌，入喉即活，移时无及矣。

狐阴茎　气味：甘，微寒，有毒。

主治：女子绝产，阴中痒，小儿阴癞卵肿。〇妇人阴脱。

狐

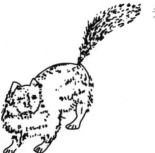

图374　狐

狐头　有毒，烧之辟邪。同狸头烧灰，傅瘰疬。

目　治破伤中风。

皮　辟邪魅。

口中涎液　入媚药。

四足　治痔漏下血。

尾　烧灰辟恶。

雄狐屎　烧之辟恶。

狐,《别录》下品。

驼

出塞北河西,今惟西北番有之。此中人家畜养生息者,入药不及野驼耳。时珍曰:驼,状如马,其头似羊,长项垂耳,脚有三节,背有两肉峰如鞍形。有苍、褐、黄、紫数色。其性耐寒恶热,其粪烟亦直上如狼烟。其力能负囊橐,可至千斤,故《汉书》名橐驼,方音讹为骆驼也。

肉 气味:甘,温,无毒。

主治:诸风下气,壮筋骨,润肌肤。主恶疮。

乳 补中益气,壮筋骨,令人不饥。

驼脂 即驼峰。气味:甘,温,无毒。

主治:顽痹,风瘙恶疮,毒肿死肌,筋皮挛缩,踠损筋骨,火炙摩之,取热气透肉。亦和米粉作煎饼食之,疗痔。治一切风疾,皮肤痹急,及恶疮肿漏烂,并和药傅之。○主虚劳风有冷积者,以烧酒调服之。

黄 气味:苦,平,无毒。

主治:风热惊疾。其黄似牛黄而不香,人每以乱牛黄,而功不及之。

毛 **主治**:妇人赤白带下最良。

驼

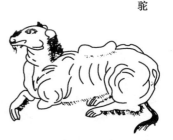

图 375 驼

屎　主治：干研䶇鼻，止衄。烧烟杀蚊虱。

鼠

《尔雅》云：盗窃小虫，形类兔而小，色灰，有四齿而无牙，长须露眼。前爪四，后爪五。尾文如织而无毛，长与身等。夜出昼匿。其寿最长，俗故称老鼠。鼠字篆文，象其头、齿、腹、尾之形。

鼠，《别录》下品。旧在虫鱼部，今移此。有白色者。

牡鼠　气味：甘，微温，无毒。

主治：疗踒折，续筋骨，生捣傅之，三日一易。○猪脂煎膏，治打扑折伤，冻疮、汤火伤。○煎油治小儿惊痫，五月五日同石灰捣收，傅金疮神效。○煎膏治诸疮瘘。腊月烧之，辟恶气。

鼠肉　气味：甘，热，无毒。

主治：小儿哺露大腹，炙食之。○小儿疳疾，腹大贪食者，黄泥裹，烧熟，去骨取肉，和五味豉汁作羹食之。勿食骨，其瘦人。主骨蒸劳极，四肢羸瘦，杀虫，及小儿疳瘦，酒熬入药。○炙食，治小儿寒热，诸疳。

　肝　主治：箭头不出，捣涂之。聤耳出汁，每用枣核大，乘热塞之，能引虫牙出。

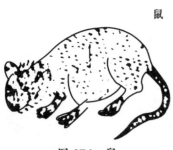

鼠

图 376　鼠

胆　**主治**：目暗。点目治青盲、雀目不见物。滴耳治聋。

鼠印　即外肾也。**主治**：令人媚悦。

脂　**主治**：汤火伤。耳聋。

头　**主治**：瘘疮，鼻皶，汤火伤疮。

目　**主治**：明目，能夜读书，术家用之。

涎　有毒，坠落食中，食之令人生鼠瘘，或发黄如金。

脊骨　**主治**：齿折多年不生者，研末，日日揩之甚效。

四足及尾　治妇人堕胎易出。烧服催生。

皮　**主治**：烧灰，封痈疽口冷不合者。生剥贴附骨疽疮，即追脓出。

牡鼠粪　两头尖者便是。**气味**：甘，微寒，无毒。

主治：小儿疳疾，大腹。葱、豉同煎服，治时行劳复。治痫疾，明目。○煮服，治伤寒劳复发热，男子阴易腹痛，通女子月经，下死胎。研末服，治吹乳，解马肝毒，涂鼠瘘疮。烧存性，傅折伤，疔肿，诸疮。

戏术：鼠自咬鼠，捉牡鼠一个，用小刀割去卵，却放去。所割鼠入穴中，咬杀鼠甚于猫捕鼠也。

獭

《衍义》曰：四足俱短，头与身尾皆褊，毛色若故紫帛。大者身与尾长三尺余。食鱼，居水中，亦休于大木上，世谓之水獭。尝縻置大水瓮中，在内旋转如风,水皆成旋涡。西戎以其皮饰毳服领袖,云垢不着染。如风霾翳目,但就拭之即去也。王氏《字说》云:正月、十月,獭两祭鱼,知报本反始,兽之多赖者。其形似狗,故字从犬、从赖。又一名水狗。

獭,《别录》下品。

獭肉 气味:甘、咸,寒,无毒。

主治:煮汁服,疗疫气温病,及牛马时行病。○水气胀满,热毒气。○骨蒸热劳,血脉不行,荣卫虚满,及女子经络不通,血热,大小肠秘。消男子阴气,不宜多食。

獭肝 气味:甘,温,有毒。

主治:鬼疰蛊毒,止久嗽,除鱼鲠,并烧灰酒服之。○治上气咳嗽,虚劳嗽病。○传尸劳极,虚汗客热,四肢寒疟及产劳。杀虫。

獭肝,颂曰:诸畜肝叶皆有定数,惟獭肝一月一叶,十二月十二叶,其间又有退叶,用之须见形查验,不尔多伪也。

肾 **主治**:益男子。

髓 **主治**:去瘢痕。

胆 气味:苦,寒,无毒。

主治:眼翳黑花,飞蝇上下,视物不明,入点药。

宗奭曰:古语云"獭胆分杯",谓以胆涂竹刀,或犀角篦上,画酒中即分也。尝试之不验,盖妄传耳。但涂杯唇,使酒稍高于杯面耳。

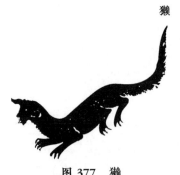

獭

图 377 獭

骨　**主治**：含之，下鱼骨鲠。

足　**主治**：手足皲裂。煮汁服，治鱼鲠，并以爪爬喉下。

皮毛　**主治**：煮汁服，治水癥病。亦作褥及履屧着之。产母带之易产。

腽肭脐

出西戎。今东海傍亦有之。云是新罗国海狗肾。旧说是骨肭兽，似狐而大，长尾，其皮上有肉黄毛，三茎共一穴。今沧州所图，乃是鱼类而豕首两足，其脐红紫色，上有紫斑点，全不相类。医家亦兼用之。云欲验其真，取置睡犬傍，其犬忽惊跳若狂者为佳。兼耐收蓄，置密器中，常湿润如新。采无时。《异鱼图》云：试腽肭脐者，于腊月冲风处，置盂水浸之，不冰者为真也。时珍曰：《唐韵》腽肭，肥貌。或作骨貀，讹为骨肭，皆番语也。

腽
肭
脐

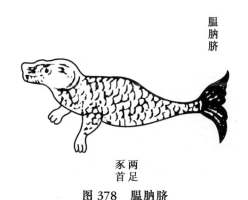

豕两
首足

图 378　腽肭脐

腽肭脐　一名海狗肾。气味：咸，大热，无毒。

主治：鬼气尸疰，梦与鬼交，鬼魅狐魅，心腹痛，中恶邪气，宿血结块，痃癖羸瘦。○治男子宿癥气块，积冷劳气，肾精衰损，多色成劳，瘦悴。○补中，益肾气，暖腰膝，助阳气，破癥结，疗惊狂痫。○治五劳七伤，阴痿少力，肾虚，背膊劳闷，面黑精不足，最良。

李时珍曰：《和剂局方》治诸虚损，有腽肭脐丸，今之滋补丸药中多用之。精不足者补之以味也。大抵与苁蓉、琐阳之功相近。亦可与糯米酿酒。

腽肭脐，宋《开宝》附。

修治：敩曰，用酒浸一日，纸裹炙香，剉捣，或于银器中以酒煎熟，合药。以汉椒、樟脑同收之，则不坏。

猬

一名彙，一名蝟鼠。生楚山川谷田野，今处处野中有之。大者如豚，小者如瓜，脚短，尾长寸余。苍白色，亦有纯白色者。李时珍曰：按《说文》，彙字，篆文象形，头足似鼠，故有鼠名。宗奭曰：蝟皮治胃逆，开胃气有功。其字从虫、从胃，深有理焉。

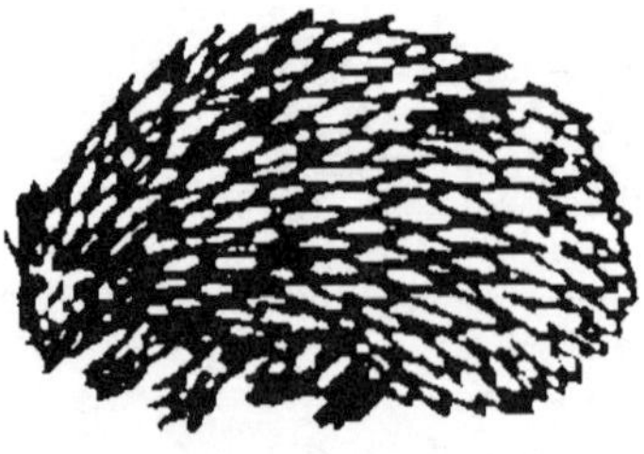

图 379　猬

猬皮　气味：苦，平，无毒。

主治：五痔阴蚀，下血赤白，五色血汁不止，阴肿痛引腰背，酒煮杀之。○治肠风泻血，痔痛有头，炙末饮服方寸匕。烧灰吹鼻，止衄血，解药力。

《本经》中品。自虫部移此。

修治：猬皮，细剉，炒黑入药。得酒良；畏桔梗、麦门冬。

肉　气味：甘，平，无毒。主治：反胃，炙黄食之；亦煮汁饮。又主瘘。○炙食，肥下焦，理胃气，令人能食。勿食骨。

脂　主治：肠风泻血。溶滴耳中，治聋。

脑　治狼瘘。

胆　主治：点目止泪。化水涂痔疮。治鹰食病。

鲮　鲤

生湖广、岭南，及金、商、均、房诸州大谷中。形似鼍而短小，又似鲤而有四足，黑色。日中出岸，张开鳞甲如死状，诱蚁入甲，即闭而入水中，开甲蚁浮出，因接而食之。从鲮，为穴居于陵；加鲤，为鳞甲若鲤，能水能陆，故俗以川山甲称，又呼穿山甲。

甲　气味：咸，微寒，有毒。

主治：五邪惊啼悲伤，烧灰酒服方寸匕。小儿惊邪，妇人鬼魅悲泣，及疥癣痔漏。蚁瘘疮癞，及诸痿疾。烧灰傅恶疮。又治山岚瘴疟。除痰疟寒热，风痹强直疼痛，通经脉，下乳汁，消痈肿，排脓血，通窍，杀虫。入药尾甲力胜。

穿山甲

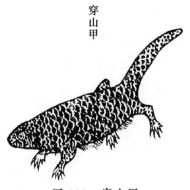

图 380　穿山甲

虫部下品移此。

修治：甲或炮，或烧，或酥炙、醋炙、童便炙，油煎，土炒，蛤粉炒，各随本方。

乳岩、乳痈，乳汁不通，用甲炮研末，酒服方寸匕，日二服，仍以油梳梳乳即通。

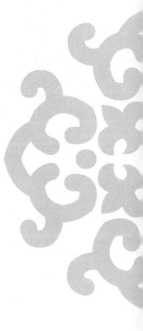

本草原始

卷之十

禽部

　　鸡丹雄鸡肉、白雄鸡肉、乌雄鸡肉、黑雌鸡肉、黄雌鸡肉、乌骨鸡、反毛鸡、头、冠血、血、脑、肪、心、肝、胆、肾、嗉、肠、肋骨、膍胵里黄皮、距、翮翎、尾毛、屎白，鸡子、卵白、卵黄、抱出卵壳、卵壳中白皮、窠中草　鹅膏、肉、膵、血、胆、卵、涎、毛、掌上黄皮、屎　鹜肪、肉、头、脑、血、涎、舌、胆、肫衣、卵、屎　雀肉、头血脑、喙及脚胫骨、屎　燕肉、卵黄、毛、屎　伏翼肉、脑、血及胆、天鼠屎　鹰肉、嘴及爪、睛、骨、毛、屎白　雉脑、嘴、尾、屎、肉、卵　鹊肉　鸽肉、血、屎　五灵脂啄木鸟肉、舌、血、脑　鹑即鹌鹑，肉

　　禽部总十三种。

禽部

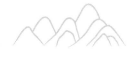

雍丘正宇李中立纂辑并书画

鸡

　　在处畜养，大小形色不同。古称鸡之德五：戴冠者，文也；足傅距者，武也；敌在前敢斗者，勇也；见食相告者，仁也；鸣不失时者，信也，故俗呼为五德禽。《广志》云：大者曰蜀，小者曰荆。崔豹《古今注》：鸡为烛夜。《尔雅翼》云：司时之畜。徐铉云：鸡者，稽也，能稽时也。《易》曰：巽为鸡。《风俗通》曰：呼鸡为朱朱者，俗说鸡乃朱翁所化。《礼记》宗庙之鸡，名曰翰音。

　　《本草纲目》云：鸡类甚多。朝鲜一种尾长三四尺；辽阳一种角鸡，味俱肥美，大胜诸鸡；南越一种长鸣鸡，昼夜啼鸣；南海一种石鸡，潮至即鸣；蜀中一种鹖鸡，楚中一种伧鸡，并高三四尺；广东一种矮鸡，才二寸许也。凡人家无故群鸡夜鸣，谓之荒鸡，主凶；黄昏独啼，主有天恩，谓之盗啼。老鸡作人言，牝鸡雄鸣，雄鸡生卵，并宜杀之。

　　鸡　《本经》上品。养鸡法：鸡勿喂湿饭，食湿饭则脐内生脓而死。近柳柴烟则伤。有病灌香油便活。生鸡以稍热水洗足，放之自不走，且免争斗。

　　诸鸡肉食忌：诜曰：鸡有五色者，六指者，四距者，鸡死足不伸者，并不可食，害人。

鸡

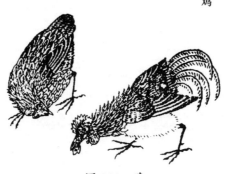

图381 鸡

《延寿书》云：阉鸡能啼者有毒。四月勿食抱鸡肉，令人作痈成漏，男女虚乏。

弘景曰：小儿五岁以下食鸡，生蛔虫。鸡肉不可合葫、蒜、芥、李食，不可合犬肝、犬肾食，并令人泄痢。同兔食成痢，同鱼汁食成心瘕，同鲤鱼食成痈疖，同獭肉食成遁尸，同生葱食成虫痔，同糯米食生蛔虫。

丹雄鸡肉　气味：甘，微温，无毒。

主治：女人崩中，漏下赤白沃，通神。杀恶毒，辟不祥。○补虚温中，止血。能愈久伤乏、疮不差者。补肺。

白雄鸡肉　气味：酸，微温，无毒。

主治：下气，疗狂邪，安五脏，伤中消渴。○调中除邪，利小便，去丹毒风。

乌雄鸡肉　气味：甘，微温，无毒。

主治：补中止痛。止肚痛，心腹恶气，除风湿麻痹，诸虚羸，安胎，治折伤并痈疽。生捣，涂竹木刺入肉。

黑雌鸡肉　气味：甘、酸，温、平，无毒。

主治：作羹食治风寒湿痹，五缓六急，安胎。○安心定志,除邪辟恶气,治血邪,破心中宿血。治痈疽排脓,补新血,及产后虚赢,益血助气。○治反胃及腹痛,跌折骨痛,乳痈。又新产妇,以一只,治净,和五味炒香,投一升酒中,封一宿,取饮之,令人肥白。又和乌油麻二升,熬香,入酒中极效。

黄雌鸡肉　气味:甘、酸、咸,平,无毒。

主治:伤中消渴,小便数而不禁,肠澼泄痢,补益五脏绝伤,疗五劳,益气力。○治劳劣,添髓补精,助阳气,暖小肠,止泄精,补水气。○补丈夫阳气,治冷气疾着床者,渐渐食之良。以光粉、诸石末和饭饲鸡,煮食其补益。治产后虚赢,煮汁煎药服佳。

《日华子》曰:黄雌鸡肉性温,患骨热人勿食。

乌骨鸡　气味:甘,平,无毒。

主治:补虚赢弱,治消渴,中恶鬼击心腹痛。益产妇,治女人崩中带下。一切虚损诸病。大人、小儿下痢禁口,并煮食饮汁,亦可捣和丸药。

乌骨鸡有白毛乌骨,黑毛乌骨,黄毛乌骨,斑毛乌骨。有骨肉俱乌,肉白骨乌者,俱看鸡舌黑者,则肉骨俱乌,入药更良。乃肝肾血分之药。男用雌,女用雄。

按《太平御览》云:夏候弘行江陵,逢一大魁引小鬼数百行。弘潜捉末后一小鬼问之曰:此广州大杀也,持弓戟往荆、扬二州杀人。若中心腹者死,余处犹可救。弘曰:治之有方乎? 曰:但杀白乌骨鸡,薄心即瘥。时荆、扬病心腹者甚众。弘用此治之,十愈八九。中恶用乌鸡,自弘始也。此说虽涉迂怪,然其方则神妙,谓非神传不可也。鬼击卒死,用其血涂心下亦效。

反毛鸡　治反胃,以一只煮烂,去骨,人人参、当归、食盐各半两,再同煮烂,食之至尽。

鸡头　丹、白雄鸡者良。**主治**:杀鬼,东门上者良。

鸡冠血　三年雄鸡者良。气味:咸,平,无毒。

主治:乌鸡者主乳难。治目泪不止,日点三四次良。○丹鸡者治白癜风。并疗经络间风热。涂颊,治口㖞不正;涂面治中恶。卒饮之,治缢死欲绝,及小儿卒惊客忤。涂诸疮癣,蜈蚣、蜘蛛毒,马啮疮,百虫入耳。

鸡血　乌鸡、白鸡者良。气味:咸,平,无毒。

主治:踒折骨痛及痿痹,中恶腹痛,乳难。○治剥驴、马被伤,及马咬人,以热血浸之,主小儿下血及惊风,解丹毒、蛊毒,鬼排阴毒,安神定志,热血服之。白癜风、疬疡风,以雄鸡翅下血涂之。

脑　白雄鸡者良。**主治**:小儿惊痫。烧灰酒服,治难产。

肪　乌雄鸡者良。**主治**:耳聋。头秃发落。

心　**主治**:五邪。

肝　雄鸡者良。**主治**:起阴。补肾。治心腹痛,安漏胎下血,以一具,切和酒五合服之。

胆　乌雄鸡者良。**主治**:目不明,肌疮。月蚀疮绕耳根,日三涂之。灯心蘸,点胎赤眼甚良。水化,揉痔疮亦效。

肾　雄鸡者良。**主治**:齆鼻作臭,用一对,与脖前肉等分,入豉七粒,新瓦上焙研,以鸡子清和作饼,安鼻前引虫出,忌阴人、鸡、犬见。

嗉　**主治**:小便不禁,及气噎,食不消。

肠　男用雌,女用雄。**主治**:遗溺,小便数不禁,烧存性,每服三指,酒下。

肋骨　乌骨鸡者良。**主治**:小儿羸瘦,食不生肌。

膍胵里黄皮　一名鸡内金。男用雌,女用雄。**气味**:甘,平,无毒。

主治:泄痢,小便频遗,除热止烦。○止泄精并尿血,崩中带下,肠风泻血。○治小儿食疟,疗大人淋浊,反胃,消酒积,主喉闭,乳蛾,一切口疮、牙疳,诸疮。

距　白雄鸡者良。**主治**:产难,烧研酒服。○下骨哽,以鸡足一双,烧灰水服。

翮翎　白雄鸡者良。**主治**:下血闭。左翅毛能起阴,治妇人小便不禁,消阴癞,疗骨哽,蚀痈疽。止小儿夜啼,安席下,勿令母知。

《感应志》云:五酉日,以白鸡左翅烧灰,扬之,风立至,以黑犬皮毛烧灰扬之,风立止。

尾毛　**主治**:刺入肉中,以二毛根和男子乳封之,当出。

屎白　雄鸡屎乃有白,腊月收之。白鸡乌骨者更良。**气味**:微寒,无毒。

主治:消渴,伤寒寒热,破石淋及转筋,利小便,止遗尿,灭瘢痕。○治中风失音,痰迷。炒服,治小儿客忤蛊毒。治白虎风,贴风痛。○治贼风风痹,破血,和黑豆炒,酒浸服之。亦治虫咬毒。○下气,通利大小便,治心腹鼓胀,消癥瘕,疗破伤中风,小儿惊啼。以水淋汁服,解金银毒。以醋和,涂蜈蚣、蚯蚓咬毒。

鸡子　即鸡卵也,俗呼鸡蛋。黄雌者上,乌者次之。气味：甘,平,无毒。

主治：除热火灼烂疮,痫痉,可作虎魄神物,镇心安五脏,止惊安胎,治妊娠天行热疾狂走,男子阴囊湿痒,及开喉声失音。醋煮食之,治赤白久痢,及产后虚痢。光粉同炒干,止疳痢及妇人阴疮。和豆淋酒服,治贼风麻痹。醋浸令坏,傅疣黯。作酒,止产后血运,暖水脏,缩小便,止耳鸣。和蜡炒,治耳鸣、聋及疳痢。○小儿发热,以白蜜一合,和三颗,搅服立瘥。

《太平御览》云：正旦吞乌鸡子一枚,可以练形。

《峋嵝神书》云：八月晦日夜半,面北吞乌鸡子一枚,有事可隐形。

鼎曰：鸡卵多食,令人腹中有声,动风气。和葱、蒜食之气短。同韭子食,成风痛。共鳖肉食损人。共獭肉食,成遁尸。同兔肉食,成泄痢。妊妇以鸡子、鲤鱼同食,令儿生疮。同糯米食,令儿生虫。小儿患痘疹,忌食鸡子,及闻煎食之气,令生瞖膜。

卵白　气味：甘、咸,寒,无毒。

主治：目热赤痛,除心下伏热,止烦满欬逆,小儿下泄,妇人产难,胞衣不出,并生吞之。醋浸一宿,疗黄疸,破大烦热。产后血闭不下,取白一枚,入醋一半搅服。和赤小豆末涂一切热毒、丹肿、颏痛,神效。冬月以新生者,酒渍之,密封七日,取出,每夜涂面,去黯黵、皯疱,令人悦色。

戏术：布线缚火：用布线一条,鸡子白涂之,向日正午能缚火,火烧不断。

卵黄　气味：甘,温,无毒。

主治：醋煮，治产后痢，小儿发热。煎食，除烦热。炼过，治呕逆。和常山末为丸，竹叶汤服，治久疟。炒取油，和粉傅头疮。〇卒干呕者，生吞数枚良。小便不通者，亦生吞之，数次效。补阴血，解热毒，治下痢甚验。

唐瑶《经验方》：治杖疮破损，鸡子黄熬油，搽之甚效。

抱出卵壳　俗名混沌池、凤凰蜕，研末，磨障翳。伤寒劳复，熬令黄黑，为末，热汤和一合服，取汗出，即愈。

卵壳中白皮　主治：久欬气结，得麻黄、紫菀服，立效。

窠中草　小儿夜啼，安席下，勿令母知。

鹅

江淮以南多畜之。有苍、白二色，绿眼，黄喙，红掌。其夜鸣应更，舍中养，能辟虫蛇。时珍曰：鹅鸣自呼。江东谓之舒雁，似雁而舒迟也。

白鹅膏　气味：甘，微寒，无毒。

主治：灌耳，治卒聋。润皮肤，可合面脂。

肉　气味：甘，平，无毒。

主治：利五脏。解五脏热。服丹石人宜之。煮汁止消渴。

《日华子》曰：白者辛凉，无毒。苍者冷，有毒。发疮肿。诜曰：鹅肉性冷，多食令人霍乱，发痼疾。李廷

鹅

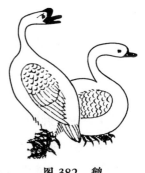

图382　鹅

飞曰：嫩鹅毒，老鹅良。

臎　尾肉也。主治：涂手足皲裂。纳耳中治聋及聍耳。

血　气味：咸，平，无毒。

主治：中射工毒者饮之，并涂其身。解药毒。

时珍曰：鹅血，祈祷家多用之。

胆　主治：解热毒及痔疮初起，频涂之自消。

卵　主治：补中益气。多食发痼疾。

涎　主治：咽喉谷贼，灌之即愈。

毛　主治：射工水毒。小儿惊痫。又烧灰酒服，治噎疾。

掌上黄皮　主治：烧研，搽脚趾缝湿烂。焙研油调，涂冻疮良。

屎　主治：绞汁服，治小儿鹅口疮。苍鹅屎，傅虫蛇咬毒。

鹅，《别录》上品。

时珍曰：鹅气味俱厚，发风发疮，莫此为甚。火熏者尤毒。曾目击其害。而本草谓其性凉，利五脏；韩𢘅《医通》谓其疏风，岂其然乎？

鹜

弘景曰：鹜即是鸭。然有家鸭，有野鸭。藏器曰：《尸子》云：野鸭为凫，家鸭为鹜。时珍曰：鹜音木。鹜性质木，而无他心，故庶人以为贽。《曲礼》云：庶人执匹。匹，双鹜也。匹夫卑末，故《广雅》谓鸭为鴄鸥。《禽经》曰：鸭鸣呷呷，其名自呼。凫能高飞，而鸭舒缓不能飞，故《尔雅》谓鸭为舒凫。

鹜肪 气味：甘，大寒，无毒。

主治：风虚，寒热水肿。

肉 气味：甘，冷，微毒。

主治：精虚，除客热，和脏腑及水道，疗小儿惊痫。解丹毒，止热痢。头生疮肿，和葱豉煮汁饮之。去卒烦热。

头 雄鸭者良。主治：煮服，治水肿，通利小便。

脑 主治：冻疮，取涂之良。

血 白鸭者良。气味：咸，冷，无毒。

主治：解诸毒。○热饮解野葛毒，已死者，入咽即活。○热血，解中生金、生银、丹石、砒霜诸毒，射工毒。又治中恶及溺水死者，灌之即活。蚯蚓咬疮，涂之即愈。

鸭涎 主治：小儿痉风，头及四肢皆往后，以鸭涎滴之。又治蚯蚓吹小儿阴肿，取雄鸭涎，抹之即消。

鸭舌 治痔疮，杀虫。

胆 主治：痔核，良。又点赤目初起亦效。

肫衣 主治：诸骨哽，炙研，水服之即愈。

卵 主治：心腹胸膈热。

白鸭屎 主治：杀石药毒，解结缚，散畜热。○治热毒毒痢。又和鸡子白涂热疮肿毒，及蚯蚓

鹜

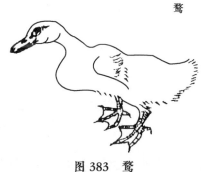

图383 鹜

咬，即消。

鹜，《别录》上品。

按《格物论》云：鸭，雄者绿头文翅，雌者黄斑色。又有纯黑、纯白者。有白而乌骨者，药食更佳。鸭皆雄喑、雌鸣。重阳后乃肥腯味美。清明后生卵，则内陷不满。伏卵闻砻磨之声，则瘕而不成。无雌抱伏，则以牛屎妪而出之。此皆物理之不可晓者也。

时珍曰：鸭，水禽也。利小便宜用。青头雄鸭，取水木生发之象，治虚劳热毒宜用。乌骨白鸭，取金水寒肃之象也。

弘景曰：黄雌鸭。为补最胜。

诜曰：白鸭肉最良。黑鸭肉有毒，滑中发冷利，脚气者不可食。

瑞曰：肠风下血，不可食。

时珍曰：嫩者毒，老者良。尾臎不可食。

诜曰：卵多食发冷气，令人气短背闷。小儿多食脚软。盐藏食之即益人。

士良曰：卵生疮毒者食之，令恶肉突出。

弘景曰：卵不可合鳖、李子食，害人。合椹食，令人生子不顺。

《摘玄方》：治小儿白痢疾似鱼冻者，杀白鸭取血，滚酒泡服，实时止。

雀

处处有之。羽毛斑褐，颔嘴皆黑，头如颗蒜，目如擘椒,短尾距爪,跃而不步,俯而啄,仰而四顾。其卵有斑,其性最淫。故师旷《禽经》云:雀交不一,每栖宿檐瓦之间。故《诗》曰"瓦雀"。《说文》云:雀,依人小鸟也。故字从小,俗呼小虫。《尔雅翼》云:雀入淮为蛤,雉入于淮则为蜃,盖二物皆化于淮水中。故江以鸿止,而鸿从之;淮以雀化,而雀从焉。此雀所以为佳也。

雀肉 气味:甘,温,无毒。

主治:冬三月食之,起阳,令人有子。○壮阳益气,暖腰膝,缩小便,治血崩带下。○益精髓,续五脏不足气。宜常食之,不可停辍。

头血 **主治**:雀盲。

脑 **主治**:绵裹塞耳,治聋。又涂冻疮。

喙及脚胫骨 **主治**:小儿乳癖,每用一具,煮汁服。或烧灰,米饮调服。

雄雀屎 一名白丁香。气味:苦,温,无毒。

主治:疗目痛,决痈疽。女子带下,溺不利,除疝瘕。○疗龋齿。○和首生男乳点目中弩肉,赤脉贯瞳子者,即消,神效。和蜜丸服,治癥瘕久痼诸病。和少干姜服之,大肥悦人。○痈疖不溃者,点涂即溃。急黄欲死者,汤化服之立苏。腹中疟癖诸块伏梁者,和干姜、桂心、艾叶为丸服之,能令消烂。和天雄、干姜丸服,能强阴。○消积除胀,通咽塞口噤,女人乳肿疮

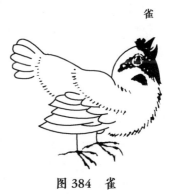

雀

图384 雀

痃,中风,虫牙痛。

雀,《别录》中品。又有白雀,《纬书》以为瑞应所感。

《日华子》曰:凡鸟左翼掩右者是雄,其屎头尖挺直。

修治:雄雀屎,其底坐尖在上是雄,两头圆者是雌。腊月采得雄雀屎,去两畔附着者,钵中研细,以甘草水浸一宿,去水焙干用。

《直指方》:治瘰疮作痛,用雄雀屎,燕窠土研傅之。

燕

生高山平谷。有两种:紫胸轻小者是越燕;胸斑黑,声大者是胡燕。作窠长能容一疋绢者,令人家富也。时珍曰:燕字篆文象形。《说文》谓之乙鸟。乙者,其鸣自呼也。《礼记》谓之玄鸟。玄,言其色也。

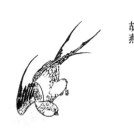

胡燕

鹰、鹞食之则死。能制海东青鹘,故《古今注》有鸷鸟之称。能兴波祈雨,故《炮炙论》有游波之号。又有白燕。京房曰:人见白燕,主生贵女。故《易占》名天女。

燕肉 **气味**:酸,平,有毒。

主治:出痔虫、疮虫。

卵黄 **主治**:卒水浮肿,每吞十枚。

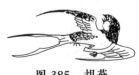

图385 胡燕

毛　主解诸药毒,取二七枚,烧灰水服。

屎　气味:辛,平,有毒。

主治:虫毒鬼疰,逐不祥邪气,破五癃,利小便。熬香用之,疗痔,杀虫,去目翳,治口疮,疟疾。屎作汤,浴小儿惊痫。

弘景曰:燕肉不可食,损人神气。入水为蛟龙所吞。亦不宜杀之。

胡燕大如雀而身长,籲口丰颔,布翅歧尾。春社来,秋社去,食飞小虫。

《贾相公牛经》:治牛有非时吃杂虫腹胀满,取燕子屎一合,以水浆二升相和,灌之效。

伏　翼

生太山川谷及人家屋间。形似鼠,灰黑色,有薄翅连合四足及尾。亦有白者。夏出冬蛰,日伏夜飞。食蚊蚋。自能生育。一名天鼠,一名仙鼠,一名飞鼠,一名夜燕。《图经》曰:蝙蝠也。《唐本》注云"伏翼",以其昼伏有翼尔。

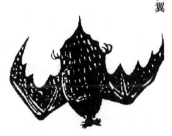

伏翼

图386　伏翼

伏翼肉[1]　气味:咸,平,无毒。

[1]　肉:原无,据卷前目录补。

主治：目暝痒痛，明目，夜视有精光。久服令人喜乐，媚好无忧。○疗五淋，利水道。○主女人生子余疾，带下病，无子。○治久欬上气，久疟瘰疬，金疮内漏，小儿魃病惊风。

一云：微热，有毒。茺实为之使。

脑　主治：涂面，去女子面疱。服之令人不忘。

血及胆　主治：滴目令人不睡，夜中见物。

天鼠屎　即伏翼屎也。俗呼夜明砂。气味：辛，寒，无毒。

主治：面痈肿，皮肤洗洗时痛，腹中血气，破寒热积聚，除惊悸。○去面黑䵟。烧灰酒服方寸匕，下死胎。○炒服，治瘰疬。捣熬为末，拌饭，与三岁小儿食之，治无辜病甚验。○治疳有效。治目盲障翳，明目，除疟。○治马扑损痛，以三枚投热酒一升，取清，服数服瘥。

伏翼　《本经》中品。在山孔中或古屋檐下，头并倒悬，其脑重也。性能泻人，治病则可，服食不可。按李石《续博物志》云：唐陈子真得白蝙蝠，大如鸦，服之，一夕大泄而死。宋刘亮得白蝙蝠，服之立死。观此，白者尤不可服。

修治：伏翼要重一斤者，先拭去肉上毛及去爪肠，留肉翅并嘴脚，以好酒浸一宿，取出以黄精自然汁五两，涂炙至尽，炙干用。近世用者，多煅存性耳。

修治夜明砂：以水淘去灰土、恶气，取细砂晒干焙用。其砂乃蚊蚋眼也。恶白敛、白微。

《生生编》：治干血气，蝙蝠一个，烧存性，每酒服一钱，即愈。

《圣惠方》：治五疟不止，用夜明砂末，每冷茶服一钱，立效。

鹰

出辽海者上，北地及东北胡者次之。北人多取雏养之，南人以媒取之。雌则体大，雄则形小。有雉鹰、兔鹰，其顶有毛角，俗呼角鹰。时珍曰：鹰，以膺击，故谓之鹰。

鹰肉 主治：食之治野狐邪魅。

头 主治：五痔，烧灰饮服。治痔瘘，烧灰，入麝香少许，酥、酒服之。治头风眩运，一枚烧灰，酒服。

嘴及爪 主治：五痔狐魅，烧灰水服。

睛 主治：和乳汁研之，日三注眼中，三日见碧霄中物。忌烟熏。

骨 主治：伤损接骨，烧灰，每二钱酒服，食前食后，随病上下。

毛 主治：断酒，水煮汁饮，即止酒也。

屎白 气味：微寒，有小毒。

主治：伤挞灭痕。烧灰酒服，治中恶。烧灰，酒服方寸匕，主邪恶，勿令本人知。消虚积，杀劳虫，去面上疱黯䵟。

《本经》中品。

《千金方》：灭痕，用鹰屎白，和人精傅之，日三良。

鹰屎 臣。

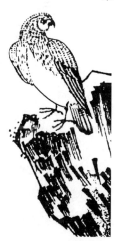

鹰屎

图 387 鹰屎

雉

南北皆有之。形大如鸡,而斑色绣翼。雄者文彩而尾长,雌者文暗而尾短。其交不再,其卵褐色。将卵,雌避雄而潜伏之,否则雄食其卵也。《月令》仲冬雉始雊,谓阳动则雉鸣,而勾其颈也。孟冬雉入大水为蜃。蜃,大蛤也。宗奭曰:雉飞若矢,一往而堕,故字从矢。今人取其尾置舟车上,欲其快速也。汉吕太后名雉,高祖改雉为野鸡,其实鸡类也。黄氏《韵会》云:雉,理也。雉有文理也。故《尚书》谓之华虫。《曲礼》谓之疏趾。雉类甚多,亦各以其形色为辨耳。《禽经》云:雉,介鸟也。素质五采备曰翚雉,青质五采备曰鹞雉,朱黄曰鷩雉,白曰鹎雉,玄曰海雉。梵书谓雉曰迦频阇罗。

雉

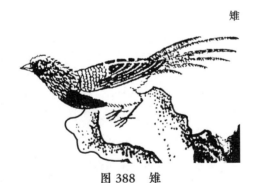

图 388 雉

雉脑 主治:涂冻疮。

嘴 主治:蚁疮。

尾 主治:烧灰,和麻油傅天火丹毒。

屎 主治:久疟不止,与熊胆、五灵脂、常山等分为末,醋糊丸黑豆大，正发时冷水下。

肉 气味：酸，微寒，无毒。

主治：补中益气力，止泄痢，除蚁瘘。

恭曰：温。《日华》曰：平，微毒。秋冬益，春夏毒。有痢疾人不宜食。颂曰：《周礼》庖人供六禽，雉是其一，亦食品之贵。然有小毒，不可常食，损多益少。诜曰：久食令人瘦。九月至十一月稍有补，他月则发五痔，诸疮疥。与胡桃同食，发头风眩运及心痛。与菌蕈、木耳同食，发五痔，立下血。同荞麦食，生肥虫。自死爪甲不伸者，杀人。

卵 同葱食，生寸白虫。

雉，《别录》中品。

《食医心镜》：治消渴，舌焦口干，小便数，野鸡一只，以五味煮令极熟，取二升半已来，去肉取汁饮之，肉亦可食。

鹊

在处有之。鸟属也。大如鸦而长尾，尖嘴黑爪，绿背白腹，尾翩黑白驳杂。上下飞鸣，以音感而孕，以视而抱。季冬始巢。开户背太岁，向太乙。知来岁风多，巢必卑下。故一名乾鹊，知来知往。段成式云：鹊有隐巢，木如梁，令鸷鸟不见。人若见之，主富贵也。鹊至秋则毛毨头秃。《淮南子》云：鹊矢中猬，猬即反而受啄，火胜金也。时珍曰：鹊，古文作舃，象形。鹊鸣唶唶，故谓之鹊。其色驳杂，故一名飞驳鸟。灵能报喜，

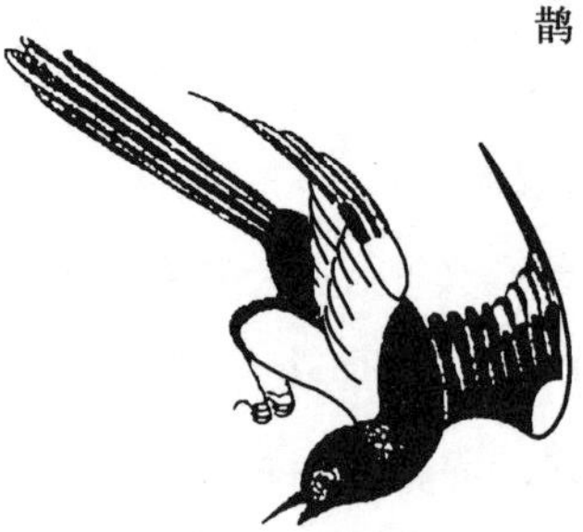

雄
鹊

图 389　雄鹊

故《禽经》曰喜鹊。佛经谓之刍尼。小说谓之神女。

雄鹊肉　气味：甘，寒，无毒。

主治：石淋，消结热。可烧作灰，以石投中，解散者是雄也。治消渴疾，去风及大小肠涩，并四肢烦热，胸膈痰结。妇人不可食。○冬至埋鹊于圊前，辟时疫温气。

雄鹊　《别录》中品。弘景曰：五月五日鹊脑，入术家用。高诱注云：鹊脑雌雄各一，道中烧之，丙寅日入酒中，饮，令人相思。又媚药方中亦有用之者。

陶隐居云：鸟之雌雄难别者，其翼左覆右是雄，右覆左是雌。又烧毛作屑，内水中，沉者是雄，浮者是雌。今云投石，恐止是鹊也，余鸟未必尔。

鸽

处处有家畜之。毛色品第最多，惟白鸽入药。凡鸟皆雄乘雌，此独雌乘雄。其性淫而易合，故名鸽。《食疗本草》名鹁鸽。鹁者，其声也。张九龄以鸽传书，目为飞奴。

白鸽肉　气味：咸，平，无毒。

主治：解诸药毒，及人马久患疥，食之立愈。调精益气，治恶疮疥癣，风疮白癜疬疡风，炒熟酒服。虽益人，食多恐减药力。

血 解诸药、百蛊毒。

卵 解疮痘毒。

屎 辛,温,微毒。治人、马
疥疮,炒研傅之。驴马和草饲之。
消肿及腹中痞块。消瘰疬诸疮。
疗破伤风及阴毒垂死者,杀虫。

宋《嘉祐》。

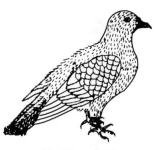

图 390　白鸽

白鸽肉,每至除夜,煮炙饲儿,仍以毛煎汤浴之,则出痘稀少。

屎,左盘,故《宣明方》名左盘龙。治阴癥腹痛,面青甚
者,用鸽屎一大抄,研末,极热酒一锺,和匀澄清,顿服即愈。

《圣惠方》:治反花疮初生,恶肉如米粒,破之血出,肉随
生,反出于外,用鸽屎三两,炒黄为末,温浆水洗后傅之。

戏术:以细鸽一对,剪去翅养熟,冬月以猛火烧地热,去
火用罩将鸽盖住,近罩急敲锣鼓,则鸽爪热而跳跃,如此三四
次,虽置冷地,听锣鼓之声,亦自跳矣。名曰飞奴交舞。

五灵脂

出北地。寒号虫粪也。今五台山甚多。其状如小
鸡,四足,有肉翅,夏月毛盛,冬月裸体,昼夜鸣叫,故曰
寒号。郭璞云:鹖鴠,夜鸣求旦之鸟。《月令》云:仲冬
曷旦不鸣,盖冬至阳生渐暖故也。其屎名五灵脂者,谓
状如凝脂,而受五行之灵气也。

五灵脂

图391　五灵脂

五灵脂　气味：甘，温，无毒。

主治：心腹小儿五疳，辟疫，治肠风，通利气脉，女子血闭。○疗伤冷积。○凡血崩过多者，半炒半生，酒服能行血止血。治血气刺痛甚效。○止妇人经水过多，赤带不绝，胎前产后血气诸痛，男女一切心腹、胁肋、少腹诸痛，疝痛，血痢肠风腹痛，身体血痹刺痛，肝疟发寒热，反胃消渴，及痰涎挟血成窠，血贯瞳子，血凝齿痛，重舌，小儿惊风，五痫癫疾，杀虫，解药毒及蛇、蝎、蜈蚣伤。

五灵脂，宋《开宝》。

修治：五灵脂系寒号虫屎，恒集一处，气甚臊恶，粒大如豆。采之有如糊者，有粘块如糖者，其色如铁。凡用以糖心润泽者为上。去砂石，研为细末，以酒飞过，晒干用。

失笑散：治男女老少心痛腹痛，小肠疝气，诸药不效者，能行能止；妇人妊娠心痛，及产后心痛、少腹痛、血气痛尤妙。用五灵脂、蒲黄等分，研末，先以醋二杯调末，熬成膏，入水一盏，煎至七分，连药热服，未止再服。一方以酒代醋。一方以醋糊和丸，童尿、酒服。

昔有人被毒蛇所伤，良久昏愦。一老僧以酒调药灌之二钱许，遂苏，仍以滓傅咬处，少顷复灌二钱，其苦皆去。问之，乃五灵脂、雄黄等分为末耳。其后有中蛇毒者，用之咸效。

啄木鸟

有大有小，有褐有斑，褐者是雌，斑者是雄。又一

种大如鹊,青黑色,头上有红
毛者,土人呼为山啄木,此鸟
善为禁法,能曲爪画地为印,
则穴之塞自开,飞辄以翼墁
之。旧云:斫木取蠹于深,以
舌铦之。舌长于咮,杪有针
刺。郭璞云:口如锥,长数
寸,常斫木食虫,因名斫木。

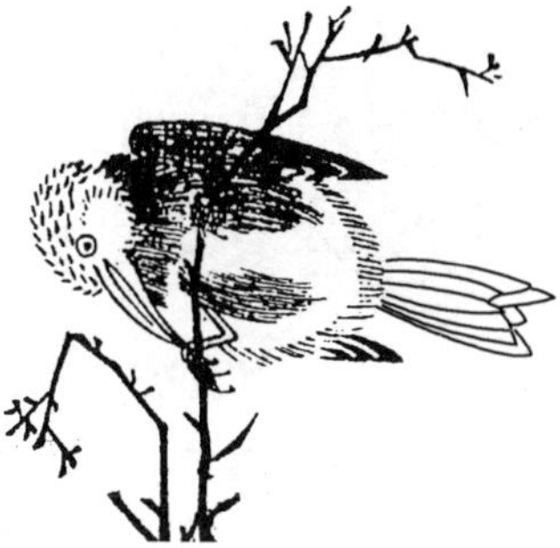

啄木鸟

图392　啄木鸟

肉　气味:甘、酸,平,无毒。

主治:痔瘘,及牙齿疳蜃虫牙,烧存性,研末,纳孔中,不
过三次。追劳虫,治风痫。

舌　主治:龋齿作痛,以绵裹尖咬之。

血　主治:庚日向西热饮,令人面色如朱,光彩射人。

脑　鲁至刚《俊灵机要》云:三月三日取啄木,以丹砂、
大青拌肉饲之一年,取脑,和雄黄半钱,作十丸,每日向东水
服一丸。久能变形,怒则如神鬼,喜则常人也。

啄木鸟,宋《嘉祐》。啄木鸟一名䴎。《禽经》云:䴎志在
木,即此也。

鹑

大如鸡雏,头细而无尾,毛有斑点。雄者足高,
雌者足卑。其性畏寒,在田野中夜则群飞,昼则草伏。
人能以声呼取之,畜令斗拚。《万毕术》云:虾蟆得瓜化

鹑

图393 鹑

为鹑。禹锡曰：鹑,虾蟆所化也。盖鹑始化成,终以卵生,故四时常有之。时珍曰：鹑,性醇,窜伏浅草,无常居而有常匹,随地而安,故俗呼鹑鹑。庄子所谓圣人鹑居是矣。其行遇小草,即旋避之,亦可谓醇矣。宗奭曰：其卵初生,谓之罗鹑,至初秋谓之早秋,中秋已后谓之白唐,一物四名也。又有锦毛者,谓之锦鹑。

鹑肉 气味：甘,平,无毒。

主治：补五脏,益中续气,实筋骨,耐寒暑,消热结。和小豆、生姜煮食,止泄痢。酥煎,令人下焦肥。小儿患疳,及下痢五色,旦旦食之,有效。

禹锡曰：鹑,四月以前未堪食。不可合猪肝食,令人生黑子。合菌子食,令人发痔。

杨文公《谈苑》云：至道二年夏秋间,京师鬻鹑者,车载积市,皆蛙所化,犹有未全变者,《列子》所谓蛙声为鹑也。《交州记》云：南海有黄鱼,九月变为鹑。《月令》云：田鼠化为驽。

时珍曰：按董炳《集验方》云：魏秀才妻,病腹大如鼓,四肢骨立,不能贴席,惟衣被悬卧,谷食不下者数日矣。忽思鹑食,如法进之,遂运剧,少顷雨汗,莫能言。但有更衣状,扶而圊,小便突出白液,凝如鹅脂,如此数次,下尽逐起。此盖中焦湿热积久所致也。详本草鹑解热结,疗小儿疳,亦理固然也。董氏所说如此。时珍谨按：鹑乃蛙化,气性相同,蛙与虾蟆皆解热结治疳,利水消肿,则鹑之消鼓胀,盖亦同功云。

本草原始

卷之十一

虫鱼部[1]

白僵蚕蛹、茧、蛹汁、雄原蚕蛾、蜕、连、原蚕沙　螳螂、桑螵蛸螳螂子也　蜂蜜蜜腊、白蜡、虫白腊　露蜂房　蜻蛉　樗鸡即红娘子　斑蝥　地胆　蜘蛛壁钱　蝎　水蛭　蛴螬汁　蚱蝉蝉蜕　蛴螬　蝼蛄　䗪虫即土鳖　蟾蜍　蟾酥　虾蟆　蛙　蜈蚣　蚯蚓　蜗牛蛞蝓、田螺　龙骨、角、齿、胎　紫稍花　石龙子　蛤蚧　蛇蜕　白花蛇　乌蛇肉、胆、皮、卵　鲤鱼肉、鲊、胆、脂、脑髓、血、肠、目、齿、骨、皮、鳞　青鱼肉、鲊、眼睛汁　鲫鱼肉、鲙、鲊、头、子、骨、脑、胆、鳞　乌贼鱼海螵蛸　虾海虾、鲊　海马　海牛　龟甲、壳、版、下甲、溺　鳖甲、脂、头、爪　蟹　牡蛎　真珠　石决明　蛤蜊肉、粉　瓦垄子肉、壳　贝子　海燕海盘车、海胆　文蛤海蛤、海石、海粉

虫鱼部总四十八种。

---

[1]　虫鱼部：其下原有"卵生类"3字，然实际各类虫鱼皆有，故删。

虫鱼部

雍丘正宇李中立纂辑并书画

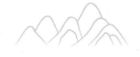

白僵蚕

时珍曰：蚕，孕丝虫也。有大、小、白、乌斑色之异。其虫属阳，喜燥恶湿，食而不饮，三眠三起，二十七日而老，自卵出而为蚍，自蚍蜕而为蚕，蚕而茧，茧而蛹，蛹而蛾，蛾而卵，卵而复蚍。亦有胎生者，与母同老，盖神虫也。南粤有三眠、四眠、两生、七出、八出者，其茧有黄、白二色。蠶从朁，象其头身之形。从虫，以其繁也。俗作蚕字者，非矣。蚕音腆，蚯蚓之名也。蚕病风死，其色自白，故曰白僵蚕。死而不朽曰僵。再养者为原蚕，蚕之屎曰沙，皮曰蜕，瓮曰茧，蛹曰蝐，蛾曰罗，卵曰蜕，蚕初出曰蚍，蚕纸曰连也。

蚕，《本经》中品。

白僵蚕　气味：咸、辛，平，无毒。

主治：小儿惊痫夜啼，去三虫，灭黑黯，令人面色好，男子阴痒病。○女人崩中赤白，产后腹痛，灭诸疮瘢痕。为末，封丁肿拔根，极效。○治口噤发汗，同白鱼、鹰屎白等分，治疮灭痕。以七枚为末酒服，治中风失音，并一切风疰，小儿客忤，男子阴痒痛，女子带下。焙研，姜汁调灌，治中风喉痹欲绝，下喉立愈。○散风痰，结核瘰疬，头风，风虫齿痛，皮肤风

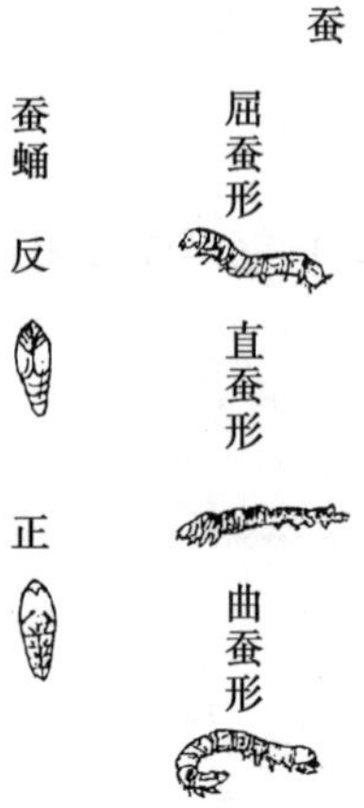

蚕

蚕蛹　反

　　　屈蚕形

　　　直蚕形

正

　　　曲蚕形

图394　蚕、蚕蛹

疹、丹毒作痒,痰疟癥结,妇人乳汁不通,崩中下血,小儿疳蚀鳞体,一切金疮疔肿,风痔。

修治:颂曰:所在养蚕处有之。不拘早晚,但用白色而条直,食桑叶者佳。用时去丝绵及子,炒过。

甄权曰:微温,有小毒。恶桑螵蛸、桔梗、茯苓、茯神、草薢。

《圣惠方》:治撮口噤风,面黄赤,气喘,啼声不出,由胎气挟热流毒心脾,故令舌强唇青,聚口发噤。用直僵蚕二枚,去嘴,略炒为末,蜜调傅唇上,甚效。

蚕蛹　主治:炒食,治风及劳瘦。研傅病疮恶疮。为末饮服,治小儿疳瘦,长肌退热,除蛔虫。煎汁饮,止消渴。

蚕茧　气味:甘,温,无毒。

主治:烧灰酒服,治痈肿无头,次日即破。又疗诸疳疮,及下血,血淋,血崩。煮汁饮,止消渴及反胃,除蛔虫。

茧中蛹汁　主治:百虫入肉,蠶蚀瘙疥,及牛马虫疮。为汤浴小儿疮疥,杀虫。以竹筒盛之,浸山蛉、山蛭入肉,蚊子诸虫咬毒。亦可

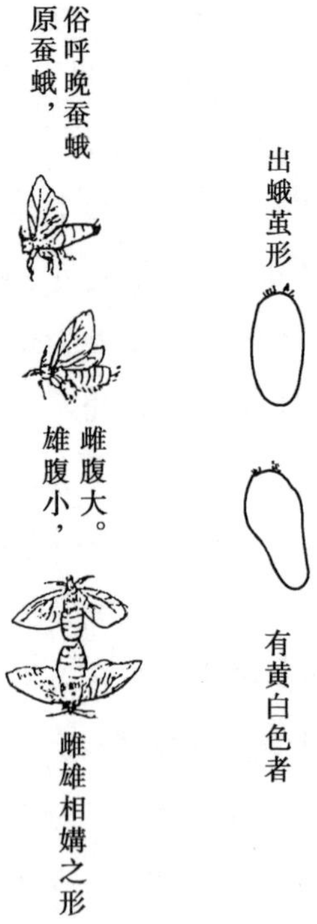

原蚕蛾,俗呼晚蚕蛾

雄腹小,雌腹大。

雌雄相媾之形

出蛾茧形

有黄白色者

图395　蚕茧、原蚕蛾

预带一筒,取一蛭入中,并持干海苔一片,亦辟诸蛭。

昔人旅店有客消渴,夜求水不得,取盆中汤饮之而愈。次早视之,乃缲丝汤也。丹溪方本此。

原蚕蛾。猘犬咬忌食。

雄原蚕蛾 气味:咸,有小毒。

主治:益精气,强阴道,交精不倦,亦止精。壮阳事,止泄精、尿血,暖水脏,治暴风、金疮、冻疮、汤火疮,灭瘢痕。○入药炒去翅足用。

郑玄注《周礼》云:原,再也,谓再养者。宗奭曰:原者,有原复敏速之义,此是第二番蚕也。时珍曰:蚕蛾性淫,出茧即媾,至于枯槁乃已,故强阴益精用之。

蚕蜕 气味:甘,平,无毒。

主治:血病,益妇人。○妇人血风。○治目中翳障及疳疮。

蚕连 **主治**:吐血鼻洪,肠风泻血,崩中带下,赤白痢。傅疔肿疮。治妇人血露。

原蚕沙 俗呼晚蚕沙。晒干淘净,再晒,可久收不坏。

气味:甘、辛,温,无毒。

主治:肠鸣,热中消渴,风痹瘾疹。炒黄袋盛浸酒,去风缓,诸节不随,皮肤顽痹,腹内宿冷,冷血瘀血,腰脚冷疼。○炒热袋盛,熨偏风,筋骨瘫缓,手足不随,腰脚软,皮肤顽痹。消渴癥结,妇人血崩,头风,风赤眼,去风除湿。

螳螂、桑螵蛸

在处有之。乃螳螂卵也。一名蟷螂。两臂如斧,

螳螂螵蛸

螳螂

螵蛸

当则不避,故得当郎之名,俗呼为刀蛸。兖人谓之拒斧,逢树便产,以桑上者为好。其子房名螵蛸者,因其状轻飘如绢也。《酉阳杂俎》谓之野狐鼻涕,象形也。

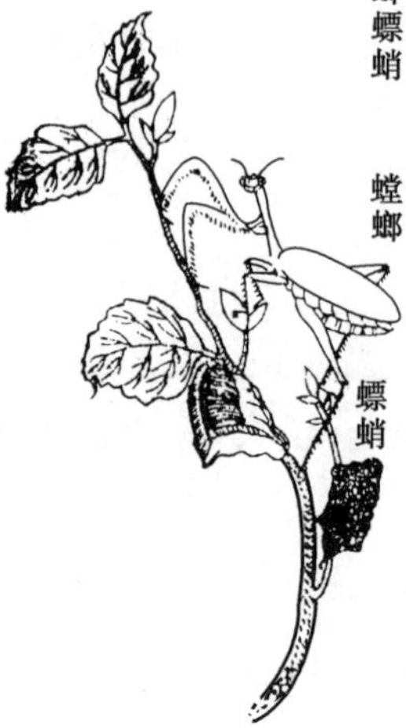

螳螂 骧首奋臂,修颈大腹,二手四足,善缘而捷,以须代鼻,喜食人发,能翳叶捕蝉。深秋乳子作房,粘着枝上,即螵蛸也。房长寸许,大如拇指,其内重重有隔房,每

图396 螳螂、螵蛸

房有子如蛆卵,至芒种节后一齐出。故《月令》云:仲夏螳螂生。

螳螂 **主治**:小儿急惊风,搐搦。生者能食疣目。○箭簇入肉不可拔者,用螳螂一个,巴豆半个,同研,傅伤处。微痒且忍,极痒乃撼拔之,以黄连贯仲汤洗拭,石灰傅之。

桑螵蛸 **气味**:咸、甘、平,无毒。

主治:伤中,疝瘕阴痿,益精生子,女子血闭腰痛,通五淋,利小便水道。○疗男子虚损,五脏气微,梦寐失精,遗溺。久服益气养神。炮熟,空心食之,止小便利。

修治:《别录》曰:桑螵蛸生桑枝上,螳螂子也。二月、三月采,蒸过,火炙用,不尔令人泄。

之才曰:桑螵蛸得龙骨疗泄精。畏旋覆花。

《经验方》:治耳底疼痛,有脓,先缴尽,用真桑枝上螵蛸一个,烧存性,同麝香一字,研末,每用半字掺入,神效。

蜂　蜜

　　生山石间，有经一二年者，气味醇厚。有家作窠槛养者，一岁二取，气味不足，且久收易酸也。凡用以山石者为胜，故《本经》称石蜜，又呼岩蜜。时珍曰：蜂尾垂锋，故谓之蜂；蜜以密成，故谓之蜜。

　　蜜蜡　乃蜜脾底也。取蜜后炼过，滤入水中候凝取之。色黄者为黄蜡；煎炼极净，色白者为白蜡；非新则白而久则黄也。弘景曰：生于蜜中，故曰蜜蜡。蜡，猎也，蜂猎百花酿蜜，故查为蜡也。

　　虫白蜡　以川、滇、衡、永产者为胜。蜡树枝叶状类冬青。其虫大如虮虱，芒种后则延缘树枝，食汁吐涎，粘于嫩茎，化为白脂。至秋后刮取，以水煮溶，滤置冷水中，凝聚成块，碎之文理如白石膏而莹澈。自元以来，人始知浇烛入药，俗通呼白蜡。

　　蜜蜡　气味：甘，微温，无毒。

　　主治：下痢脓血，补中，续绝伤金疮，益气，不饥耐老。

　　白蜡　疗人泄澼后重，见白脓，补绝伤，利小儿。久服轻身不饥。○孕妇胎动，下血不绝欲死，以鸡子大，煎三五沸，投美酒半升服，立瘥。又主白发，镊去，消蜡点孔中，即生黑者。

　　之才曰：恶芫花、齐蛤。系白色蜜蜡。

　　虫白蜡　气味：甘，温，无毒。

　　主治：生肌止血定痛，补虚，续筋接骨，入丸散服，杀瘵虫。

　　其虫嫩时白色，作蜡及老则赤黑色，乃结苞于树枝。初若黍米大，入春渐长大如鸡头子，紫赤色，累累抱枝，宛若树之结实也。俗呼蜡种，亦曰蜡子。子内白卵如细虮，一包数百，次年立夏日摘下，以箬叶包之，系卵树上。芒种后苞拆卵化，虫乃延出叶底，复上树作蜡也。

虫白蜡为外科要药，同合欢皮入长肌肉膏中用之，神效。

露蜂房

宗奭曰：有二种，一种蜂小而色淡黄，窠长六七寸，如蜜脾下垂一边，多在丛木深林之中，谓之牛舌蜂；一种多在高木之上，或屋之下，外面如三四斗许，或一二斗，中有窠如瓠状，由此得名玄瓠蜂。其色赤黄，大如诸蜂。今人兼用之，谓之露蜂房。系悬树上，得风露者。

露蜂房 气味：苦，平，有毒。

主治：惊痫瘛疭，寒热邪气，癫疾，鬼精蛊毒，肠痔。火熬之良。疗蜂毒、毒肿。合乱发、蛇皮烧灰，以酒日服二方寸匕，治恶疽、附骨痈，根在脏腑，历节肿出，丁肿恶脉诸毒，皆瘥。○疗上气，赤白痢，遗尿失禁。烧灰酒服，主阴痿。水煮，洗狐尿刺疮。服汁，下乳石毒。煎水，洗热后毒气冲目。炙研，和猪脂涂瘰疬成瘘。煎水漱牙齿，止风虫疼痛。又洗乳痈、蜂疗恶疮。

露蜂房，《本经》中品。

露蜂房

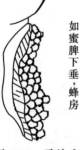

如瓠蜂房

如蜜脾下垂，蜂房

图 397　露蜂房

修治：露蜂房十一二月采之，入药并炙用。

之才曰：恶干姜、丹参、黄芩、芍药、牡蛎。

《子母秘录》：治脐风湿肿久不瘥者，露蜂房烧灰，研末，傅之效。

蜻 蛉

所在有之。大头露目，短颈长腰，六足四翼。雄绿色，雌腰间碧色一遭。食蚊虻，饮露水，好飞水际。时珍曰：一名蜻蜓，言其 色青葱也。名蜻蛉，又名蜻虰，言其状伶仃也。其尾好亭而挺，故一名蜻蝏，蜻蜓。其翅如纱，故俗呼纱羊。汴人呼为马大头。

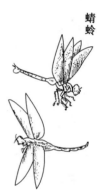

蜻蛉

图 398 蜻蛉

　蜻蛉　气味：微寒，无毒。

主治：强阴止精。壮阳，暖水脏。房术多用。

《别录》下品。俗呼老螵。

修治：入药去翼足，炒用良。〇小而赤者，房中术亦之。

樗 鸡

生河内川谷樗树上。其鸣以时，故名樗鸡。头方而

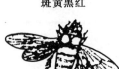

樗鸡

头眼翅腹
斑黄黑红

图 399 樗鸡

扁,尖喙向下,六足重翼,飞而振羽索索作声。其羽文彩,故俗呼红娘子。

樗鸡　气味:苦,平,有小毒。不可近目。

主治:心腹邪气,阴痿,益精强志,生子好色,补中轻身。腰痛下气,强阴多精。○通血闭,行瘀血。○主瘰疬,散目中结翳,辟邪气,疗猘犬伤。

《本经》中品。红娘子盖厥阴经药,能行血活血也。

修治:红娘子去翅足,以糯米或面炒黄色,去米面用。七月采。

斑 蝥

斑蝥

图 400 斑蝥

生河内山谷,今所在有之。甲虫也。七、八月在大豆叶上。长五六分,黄黑斑文,乌腹尖喙。就叶上采取,阴干。时珍曰:斑,言其色;蝥,言其毒如矛也。俗讹为斑猫。

斑蝥　气味:辛,寒,有毒。

主治:寒热,鬼疰蛊毒,鼠瘘疮疽,蚀死肌,破石癃。○血积伤肌,治疥癣,堕胎。○治瘰疬,通利水道。○疗淋疾,傅恶疮瘘烂。○治疝瘕，解疔毒、猘犬毒、沙虱毒、蛊毒、轻粉毒。

《本经》下品。入炮药多用。

修治：大明曰：斑蝥入药，须去翅足，糯米炒熟，不可生用，即吐泻人。妊身人不可服，为能溃人肉。

斑蝥，马刀为之使；畏巴豆、丹参、空青；恶肤青、甘草、豆花。

中其毒者，靛汁、黄连、黑豆、葱、茶皆能解之。

《广利方》：治妊娠胎死腹中，斑蝥一枚，烧灰研末，水服即下。

斑蝥　使。

地　胆

生汶山山谷。是芫青所化，故生名蚖青。状类斑蝥，黑头赤尾。二三月、八九月取之。因居地中，其色如胆，故名地胆。

地胆　气味：辛，寒，有毒。

主治：鬼疰寒热，鼠瘘恶疮死肌，破癥瘕，堕胎。○蚀疮中恶肉，鼻中瘜肉，散结气石淋。去子，服一刀圭，即下。○宣拔瘰疬根从小便出，上亦吐出。又治鼻衄。○治疝积疼痛。除功同斑蝥。

《本经》下品。地胆状如斑蝥。

修治：地胆，以糯米同炒黄色，去米用。恶甘草。在地中或墙石内。盖芫青青绿色，斑蝥

地胆

图401　地胆

黄斑色,亭长黑身赤头,地胆黑头赤尾。色虽不同,功亦相近。

蜘　蛛

弘景曰:蜘蛛数十种,入药惟用悬网如鱼罾者。亦名蚰蟱。赤斑者名络新妇,亦入方术家用。按王安石《字说》云:设一面之网,物触而后诛之,知乎诛义者,故曰蜘蛛。

蜘蛛　气味:微寒,有小毒。

主治:大人、小儿㿗,及小儿大腹丁奚,三年不能行者。○蜈蚣、蜂、虿螫人,取置咬处吸其毒。○主蛇毒,温疟,止呕逆霍乱。取汁,涂蛇伤。烧啖,治小儿腹疳。○主口喎、脱肛、疮肿、胡臭、齿䘌。○斑者,治疟疾、疔肿。

蜘蛛,《别录》下品。

修治:蜘蛛去头足,研膏用。

大明曰:畏蔓菁、雄黄。时珍曰:蛛入饮食,不可食。

刘义庆《幽明录》云:张甲与司徒蔡谟有亲,谟昼寝梦甲曰:忽暴病,心腹痛,胀满不得吐下,名干霍乱,惟用蜘蛛生断脚,吞之则愈。但人不知甲某时死矣。谟觉,使人验之,甲果死矣。后用此治干霍乱辄验也。此说与前唐注治呕逆霍乱之文正合。

蜘蛛

花蜘蛛形入方术家用,

蜘蛛形大,色灰入药腹

　图402　蜘蛛

壁钱　其虫似蛛,作白幕如钱,贴墙壁间。气味:无毒。

主治:鼻衄及金疮出血不止,捺取虫汁,注鼻中及点疮上。亦疗五野鸡病下血。○治大人小儿急疳,牙蚀腐臭,以壁虫同人中白等分,烧研贴之。又主喉痹。

蝎

出青州者良。今亦东西及河、陕州郡皆有之。采无时。葛洪曰:蝎前为螫,后为虿。古语云:蜂虿垂芒,其毒在尾。今人药有全用者,谓之全蝎。有用尾者,谓之蝎稍。许慎云:蝎,虿尾虫也。

蝎　气味:甘、辛,平,有毒。

主治:诸风瘾疹,及中风半身不遂,口眼㖞斜,语涩,手足抽掣。○小儿惊痫风搐,大人疟疾,耳聋疝气,诸风疮,女人带下阴脱。

宋《开宝》。

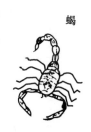

蝎

修治:蝎去足并土,焙用。收蝎,以盐水煮二三沸,晾干不坏。

陶隐居《集验方》言蝎:雄者螫人,痛止在一处,用井泥傅之;雌者螫人,痛牵诸处,用瓦沟下泥傅之。皆可画地作十字取土,水服方寸匕,或在手足以冷水渍之,微暖即易;在身以冷水浸布搨之,皆验。又有呪禁法亦验。翰林禁科具矣。

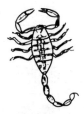

上雄蝎,下雌蝎

《杜壬方》：治肾虚耳聋十年者，二服可愈，小蝎四十九个，生姜如蝎大四十九片，同炒，姜干为度，研末，温酒服之，至一二更时，更进一服，至醉不妨，次日耳中如笙簧声，即效。

水　蛭

生雷泽池泽，今处处池泽有之。食血之虫也。蛭有数种，以水中小者为良。两头尖，腰粗色微赤。性最难死，虽以火炙，经年尤活也。腹黄者，俗呼马蟥；形大者俗呼马鳖。

水蛭　气味：咸、苦，平，有毒。

主治：逐恶血瘀血月闭，破血癥积聚无子，利水道。〇堕胎。治女子月闭欲成血劳。〇㖞赤白游疹，及痈肿毒肿。〇治折伤坠蹼畜血有功。

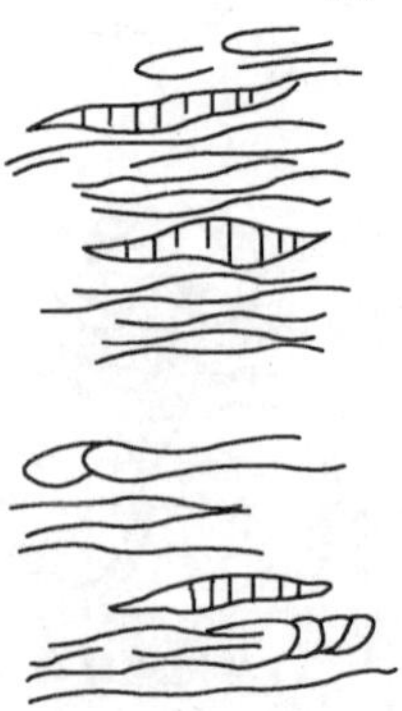

水蛭，《本经》下品。一名蜞。

水
蛭

修治：保昇曰：以篁竹筒盛，待干，用米泔浸一夜，暴干，以冬猪脂煎令焦黄，然后用之。

《本经》畏石灰、食盐。

昔有途行饮水，及食水菜误吞水蛭入腹，生子为害，啖㖞脏血，肠痛黄瘦者，惟以田泥及掘黄土水饮数升，则蛭尽下出也。盖蛭在人腹，忽得土气而下耳。或以

图 404　水蛭

牛羊热血,饮一二升同猪脂,亦下也。

蛴 螬

生河内平泽,及人家积粪草中。取无时。反行者良。时珍曰:蛴螬,《方言》作蟦蛴,象其蠹物之声。或谓齐人曹氏之子所化,盖谬说也。《本经》名蟥蛴。《别录》名蟹蛴,言其状肥也。弘景名乳蛴,言其通乳也。郭璞名地蚕,言其形似也。

蛴螬 气味:咸,微温,有毒。

主治:恶血血瘀,痹气破折,血在胁下坚满痛,月闭,目中淫肤,青翳白膜。○疗吐血在胸腹不去,及破骨踒折血结,金疮内塞,产后中寒,下乳。

汁 滴目中去翳障。主血止痛。○傅恶疮。○汁主赤白游疹,擦破涂之。○取汁点喉痹,得下即开。○主唇紧口疮,丹疹,破伤风疮,竹木入肉,芒物眯目。

蛴螬,《本经》中品。时珍曰:状如蚕而大,身短节促,足长有毛,生树根下及粪土中者,外黄内黑;生旧茅屋上者,外白内黯,皆湿热之气熏蒸而化。宋齐丘所谓“燥湿相育,不母而生”是已,久则羽化而去。

颂曰:今医家与蓐妇下乳药,用粪土中者,其效殊速。

修治:敩曰:凡收得后阴干,与糯米同炒至米焦黑,取出去米及身上口畔肉毛并黑尘

蛴
螬

图 405 蛴螬

了,作三四截,研粉用之。时珍曰:诸方有干研及生取汁者,又不拘此例也。

之才曰:畺蠊为之使;恶附子。

晋盛彦之母失明,食必自哺。母既病久,婢仆数见捶挞,心怀忿焉。伺彦他往,取蛴螬炙而饲之,母食以为美,出以示彦。彦见之,抱母痛哭,母目豁然而开,若有神者。盖蛴螬能攻恶血,若目中血障者用之,自然神良。

蚱　蝉

在处有之。皆自蛴螬、腹蜟变而为蝉。亦有蜣蜋转丸化成者。夜出升高处,折背壳而出,方首广额,两翼六足,色黑而光,以胁而鸣。吸风饮露,溺而不粪。多在杨柳上。五月采,蒸干之,勿食蛊。王充《论衡》云:蝉者,变化相禅也。《玉篇》云:蚱者,蝉声也。

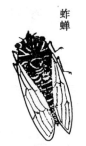

蚱蝉

蚱蝉　气味:咸、甘,寒,无毒。

主治:小儿惊痫夜啼,癫病寒热。惊悸,妇人乳难,胞衣不出,能堕胎。○小儿痫绝不能言。○小儿惊哭不止,杀疳虫,去壮热。治肠中幽幽作声。

蝉蜕　俗呼蝉退。气味:咸、甘,寒,无毒。

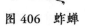

图 406　蚱蝉

主治:小儿惊痫,妇人生子不下。烧灰水服,治久痢。小儿壮热惊痫,止渴。研末一钱,井华水服,治哑病。○除目昏障翳。以水煎汁服,治小儿疮疹出不快,甚良。○治头风眩运,皮肤风热,痘疹作痒,破伤风及丁肿毒疮,大人失暗,小儿噤风天吊,惊哭夜啼,阴肿。

《本经》中品。

修治:蚱蝉去翅足,炙用。修治:蝉退,用沸汤洗去泥土、翅足、浆水,煮过晒干用。

普济蝉花散:治小儿夜啼不止,状若鬼祟,用蝉退下半截为末一字,薄荷汤入酒少许调下。或者不信,将上半截为末,用前汤调下,即复啼也。古人立方,莫知其妙。

蚱蝉　使。

蜣　螂

生长沙池泽,今处处有之。有大小二种:大者身黑而光,腹翼下有小黄子,附母而飞,昼伏夜出,宜入药用;小者身黑而暗,昼飞夜伏,不堪入药。《庄子》云:蛣蜣之智,在于转丸。喜入粪土中,取屎丸而推却之,故弘景名推丸。《纲目》名推车客。其虫深目高鼻,状如羌胡,故有蜣螂之称。背负黑甲,状如武士,故有铁甲将军之誉。

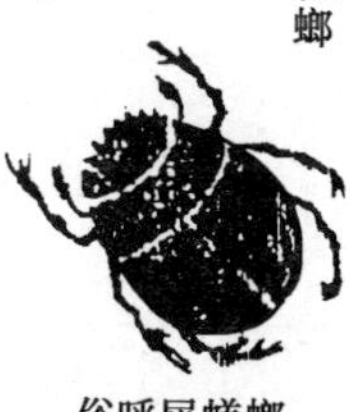

蜣螂　气味:咸,寒,有毒。

蜣螂

俗呼屎蜣螂

图407　蜣螂

主治：小儿惊痫瘛疭，腹胀寒热，大人癫疾狂阳。〇手足端寒，肢满贲豚。捣丸塞下部，引痔虫出尽，永瘥。〇治小儿疳蚀。〇能堕胎，治疰忤。和干姜傅恶疮，出箭头。〇烧末，和醋傅蜂瘘。〇去大肠风热。〇治大小便不通，下痢赤白，脱肛，一切痔瘘、丁肿、附骨疽，疬疬疡风，灸疮出血不止，鼻中息肉，小儿重舌。

蜣螂，《本经》下品。

修治：蜣螂，《别录》曰，五月五日采取，蒸藏之，临用去足火炙，勿置水中，令人吐。

之才曰：畏羊角、羊肉、石膏。时珍曰：手足阳明、足厥阴之药。

颂曰：箭头入骨不可移者，《杨氏家藏方》：用巴豆微炒，同蜣螂捣涂，斯须痛定，必微痒，忍之，待极痒不可忍，乃撼动拔之，立出。此方传于夏候郓，郓初为阆州[1]，有人额有箭痕，问之，云：从马侍中征田悦中，与此药立出，后以生肌膏傅之乃愈。因以方付郓云：凡诸疮皆可疗也。郓至洪州逆旅，主人妻患疮呻吟，用此立愈。

蝼　蛄

即蟪蛄也。应阴之虫。生东城平泽，今处处有

---

[1] 阆州：据《本草纲目》卷41蜣螂条，此下当脱"录事参军"。

之。穴地粪壤中而生，夜则出外求食。短翅六足。雄者善鸣而飞，雌者腹大羽小，不能飞翔。吸风食土，喜就灯光。入药用雄，《月令》"蝼蝈鸣者"是矣。《周礼》注云：蝼，臭也。此虫气臭，故得蝼名。蛄，姑也，称虫之名。俗呼土狗，象形也。

蝼蛄

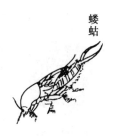

蝼蛄　气味：咸，寒，无毒。

主治：产难，出肉中刺，溃痈肿，下哽噎，解毒，除恶疮。○水肿，头面肿。○利大小便，通石淋，治瘰疬，骨哽。○治口疮甚效。

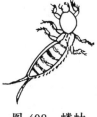

图408　蝼蛄

弘景曰：自腰以前甚涩，能止大小便；自腰以后，能利能下大小便。若出拔刺，多用其脑。

震亨曰：治水甚效，但其性急，虚人戒之。

蝼蛄，《本经》下品。

修治：去翅足，炒用。或云：火烧地赤，置蝼蛄于上，任其跳死，覆者雄，仰者雌也。

《圣惠方》：治小便不通者，用蝼蛄下半截，研，水服半钱，须臾即通。

䗪　虫

生河东川泽及沙中，人家墙壁下土中湿处。背有

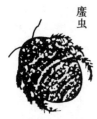

盧虫

图409 盧虫

横纹蹙起,其形扁扁如鳖,故《别录》名土鳖。《本经》名地鳖。宗奭曰:今人呼为簸箕虫,亦象形也。陆农师云:盧逢申日则过街,故一名过街。《袖珍方》名蚵蚾虫。《鲍氏方》名地蜱虫。

盧虫　气味:咸,寒,有毒。

主治:心腹寒热洗洗,血积癥瘕,破坚,下血闭,生子大良。○月水不通,破留血积聚。○通乳汁,用一枚,擂水半合,滤服,勿令知之。○行产后血积,折伤瘀血,治重舌木舌口疮,小儿腹痛夜啼。

盧虫,《本经》中品。俗呼土鳖。

之才曰:畏皂荚、菖蒲、屋游。

杨拱《摘要方》:治折伤接骨,用土鳖焙存性,为末,每服二三钱,神效。

又方:土鳖六钱,隔纸,沙锅内焙干,自然铜二两、火煅醋淬七次,为末,每服二钱,温酒调下,接骨神效。

蟾蜍

生江湖当泽。今处处有之,多在人家下湿处。形大,背上多痱磊,行极迟缓,不能跳跃,亦不解鸣。时珍曰:蟾蜍,《说文》作詹诸,云其声詹诸。其皮鼋鼋,其行鼋鼋。《诗》云:得此醜鼋。韩注云:戚施,蟾蜍也。后世名苦蠪，其声也。蚵蚾，其皮礧砢也。俗呼癞虾蟆。

蟾蜍之形

图410　蟾蜍

气味：辛，凉，微毒。

主治：阴蚀，疽疠恶疮，猘犬伤疮，能合玉石。○火烧灰，傅疮立验，治温病发斑困笃者，去肠，生捣食一二枚即瘥。○杀疳虫，治鼠漏恶疮，烧灰傅一切有虫恶痒滋胤疮。○治疳气，小儿面黄癖气，破癥结。烧灰油调，傅恶疮。○主小儿劳瘦疳疾最良。治一切五疳八痢，肿毒，破伤风病，脱肛。

《别录》下品。

修治：蟾蜍，《蜀图经》曰：五月五日取得，日干或烘干用。一法：去皮、爪，酒浸一宿，又用黄精自然汁浸一宿，涂酥炙干用。

《永类钤方》云：蟾目赤，腹无八字者不可用。有大如盘者。

陶隐居云：五月五日取东行者五枚，反缚着密室中闭之，明旦视自解者，取为术用，能使人缚自解。

治小儿疳积腹大，黄瘦骨立，头生疮结如麦穗，用立秋后大虾蟆，去首、足、肠，以清油涂之，阴阳瓦炙熟食之，积秽自下。连服五六枚，一月之后，形容改变，妙不可言。

蟾　酥

采治　宗奭曰：眉间白汁，谓之蟾酥。以油单纸裹眉裂之，酥出纸上，阴干用。时珍曰：以手捏眉棱，取白汁于油纸上，及桑叶上，插背阴处，一宿即自干白，收用。或以蒜及胡椒等辣物纳口中，则蟾身白汁出，以竹篦刮下，面和成块，干之。其汁不可入目，令人赤肿盲，以紫草汁洗点即消。

今市卖者，皆系圆饼，以紫赤色，舐[1]之，白汁出者为良。

蟾酥 **气味**：甘、辛，温，有毒。

主治：小儿疳疾，脑疳。○同牛酥或吴茱萸苗汁调，摩腰眼、阴囊，治腰肾冷，并助阳气。又疗虫牙。○治齿缝出血及牙疼，以纸纴少许按之立止。○发背疔疮，一切恶肿。

《活人心统》：治喉痹、乳蛾，用癞虾蟆眉酥，和草乌尖末，猪牙皂角末等分，丸小豆大，每研一丸，点患处，神效。

虾蟆

在陂泽中，背有黑点，身小，能跳接百虫，解作呷呷声，举动极急。按王荆公《字说》云：俗言虾蟆怀土，取置远处，一夕复还其所。虽或遐之，常慕而返，故名虾蟆。或作虾蟆。虾，言其声；蟆，言其斑也。

气味：辛，寒，有毒。

主治：邪气，破癥坚血，痈肿阴疮。服之不患热病。○主百邪鬼魅，涂痈肿及热结肿。治热狂，贴恶疮，解烦热，治犬咬。

---

[1] 舐：原作"甜"，据文义，当作"舐"，乃音形之误，今改。

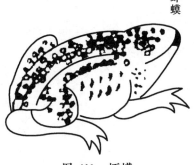

虾蟆

图 411　虾蟆

虾蟆身小,背有黑点,能跳。蟾蜍身大,背多痱磊,不能跳。

颂曰:虾蟆、蟾蜍二物虽同一类,而其功用小别,亦当分而用之。

《本经》下品。虾蟆之形。

修治:敩曰,凡使虾蟆,先去皮并肠及爪子,阴干,每个用真牛酥一分涂,炙干。若使黑虎,即连头尾皮爪并阴干,酒浸三日,漉出焙用。

张杲云:有人患脚疮,冬月顿然无事,夏月臭烂,痛不可言。遇一道人云:尔因行草上惹蛇交遗沥,疮中有蛇儿,冬伏夏出故也。以生虾蟆捣破傅之,日三即换,凡三日,一小蛇自疮中出,以铁钳取之,病遂愈。

蛙

《别录》云:生水中。今处处有之。似虾蟆而背青绿色,尖嘴细腹,俗谓之青蛙。亦有背作黄路者,谓

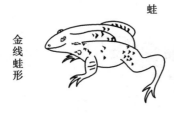

蛙

金线蛙形

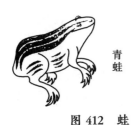

青蛙

图412　蛙

之金细线蛙。陶隐居云：大而青脊者，俗名土鸭，其鸣甚壮，即《尔雅》所谓"在水曰黾"者是也。黑色者，南人呼为蛤子，食之至美，即今所谓之蛤，亦名水鸡是也。小形善鸣唤者，名蛙子，即药中所用蛙是也。宗奭曰：蛙后脚长，故善跃。大其声则曰蛙，小其声则曰蛤。《月令》所谓"雀入大水化为蛤"者也。唐韩退之诗"一夜青蛙啼到晓"是此。

气味：甘，寒，无毒。

主治：小儿赤气，肌疮脐伤，止痛，气不足。○小儿热疮，杀尸疰病虫，去劳劣，解热毒。食之解劳热。○利水消肿。○烧灰，涂月蚀疮。○馔食，调疳瘦，补虚损，尤宜产妇。捣汁服，治虾蟆瘟病。

蛙　《别录》下品。一名石鸡，一名田鸡，一名长股。

右金线蛙形，左青蛙形。上下二蛙，今人多取其腿食之。

嘉谟曰：时有面赤项肿，名虾蟆瘟，以金线蛙捣汁，水调空腹顿饮，极效，曾活数人。

《外台》方：治虫蚀肾府，肛尽肠穿，用青蛙一枚，鸡骨一分，烧灰吹入，数用大效。

蜈　蚣

　　背光黑绿色,腹黄足赤。性能制
蛇,见大蛇便缘上啖其脑。七、八月
采,熏干。因生大吴川谷,入药宜用公
者,故曰蜈蚣。

　　气味:辛,温,有毒。

　　主治:鬼疰蛊毒,啖诸蛇、虫、鱼毒,杀
鬼物,老精温疟,去三虫。疗心腹寒热积
聚,堕胎,去恶血。○治癥癖。○小儿惊痫
风搐,脐风口噤,丹毒秃疮瘰疬,便毒痔漏,
蛇瘕蛇瘴蛇伤。

　　《本经》下品。

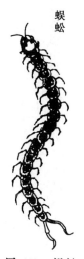

蜈蚣

图 413　蜈蚣

　　修治:蜈蚣身扁而长,黑绿色,头足赤者良。以火炙去头
足用,或去尾、足,以薄荷叶火煨用之。

　　昔有村店妇人,因用火筒吹火,不知筒中有蜈蚣藏焉,用
以吹火,蜈蚣惊逆窜于喉中,不觉下胸臆,妇人求救无措手。
忽有人云:可讨小猪儿一个,切断喉取血,与妇人顿吃之,须
臾生油一口灌,妇人遂恶心,其蜈蚣滚在血中吐出,继与雄黄
细研,水调服,遂愈。

蚯　蚓

　　生平土,今处处平泽膏壤地中有之。白颈是其老

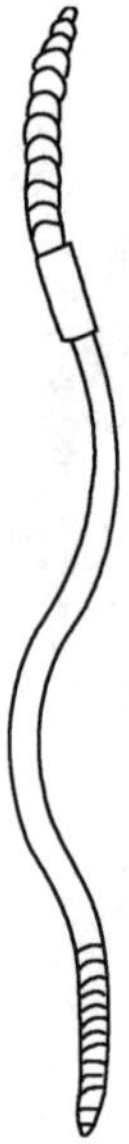

蚯蚓

图414　蚯蚓

者。时珍曰：蚓之行也，引而后伸，其蝼如丘，故名蚯蚓。雨则先出，晴则夜鸣，故《别录》名土龙。《药性赋》名地龙。俗呼蜿蟮，又呼曲蟮，象其状也。

气味：咸，寒，无毒。

主治：蛇瘕，去三虫伏尸，鬼疰蛊毒，杀长虫。○化为水，疗伤寒狂谬，大腹黄疸。温病大热狂言，饮汁皆瘥。炒作屑，去蛔虫。去泥盐化为水，天行诸热，小儿热病，癫痫。涂丹毒，傅漆疮。○葱化为汁，疗耳聋。○治中风痫疾喉痹，解射罔毒。○炒为末，主蛇伤毒。○治脚风。○主伤寒疟疾，大热狂烦，及大人小儿小便不通，急慢惊风，历节风，肾脏风注，头风齿痛，风热赤眼，木舌喉痹，鼻息聤耳，秃疮瘰疬，卵肿脱肛，解蜘蛛毒，疗蚰蜒入耳。

《本经》下品。

修治：蚯蚓三月采取盐之，日暴，或为末，或化水，或烧灰，各随方法。权曰：有小毒。之才曰：畏葱、盐。

《经验方》云：蚯蚓咬人，形如大风，眉须皆落，惟以石灰水浸之良。昔浙江将军张韶病此，每夕蚯蚓鸣于体中。有僧教以盐汤浸之，数遍遂愈。

戏术：灯光虹贯：以午上杨柳枝贯白颈蚯蚓浸香油内，过三七日后，用点灯，两虹相贯可爱。

蜗牛

生山中及人家墙垣阴处。头形如蛞蝓，但背负壳耳。色白，头有二角，行则头出，惊则首尾俱缩入壳中。涎画屋壁，悉成银迹。弘景曰：山蜗也。形似瓜字，有角如牛，故名。《庄子》所谓"战于蜗角"是矣。《尔雅》谓之蚹蠃壳而行。

蛞蝓　生太山池泽，及阴地沙石垣下，似蜗牛，无壳，有二角。故许慎《说文》云：蚹蠃背负壳者曰蜗牛，无壳者曰蛞蝓，俗呼托胎虫。

田螺　《别录》曰：田蠃，生水田中，状类蜗牛，圆大如桃李。时珍曰：蚌属也。《证类本草》载名田中螺。

蜗牛　气味：咸，寒，有小毒。

主治：贼风喎僻，踠跌，大肠脱肛，筋急及惊痫。○生研汁饮，止消渴。治小儿脐风撮口，利小便，消喉痹，止鼻衄，通耳聋，治诸肿毒痔漏，制蜈蚣、蝎虿毒，研烂涂之。

《简易方》：治小便不通，蜗牛去壳，捣贴脐下，以手摩之，加麝香少许更妙。

蛞蝓　气味：咸，寒，无毒。

主治：贼风喎僻，轶筋及脱肛，惊痫挛缩。蜈蚣、蝎毒。肿毒焮热，热疮肿痛。

《救急方》：治脚胫烂疮，臭秽不可近，蛞蝓十个，瓦焙研末，油调傅之，立效。

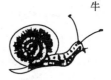

蜗牛

图 415　蜗牛

蜗牛，《别录》中品。蜗牛似蛞蝓，背上有壳。

蛞蝓，《本经》中品。蛞蝓似蜗牛，背无负壳。

田螺，《别录》下品。田螺似蜗牛，负壳而大。

田螺　气味：甘，大寒，无毒。

主治：目热赤痛，止渴。○煮汁，疗热醒酒。用真珠、黄连末内入，良久，取汁注目中，止目痛。煮食，利大小便，去腹中结热，目下黄，脚气冲上，小腹急硬，小便赤涩，手足浮肿。捣肉傅恶疮。○压丹石毒。○利湿热，治黄疸。捣烂贴脐，引热下行，止噤口痢，下水气淋闭。取水搽痔疮、胡臭。烧研，治瘰疬癣疮。

田螺壳　**主治**：烧研，主尸疰心腹痛，失精止泻。○烂者烧研水服，止反胃，去卒心痛。

《圣惠方》：治小儿头疮，田螺壳烧存性，清油调掺之。

蜗牛、蛞蝓、田螺，三者功用不大相远。

龙

《别录》云：生晋地川谷，及太山岩水岸土穴中死龙处。弘景曰：今出梁、益、巴中。敩曰：剡州、沧州、太原者为上。颂曰：今河东州郡多有之。按罗愿《尔雅翼》云：龙者，鳞虫之长。王符言其形有九似：头似驼，角似鹿，眼似兔，耳似牛，项似蛇，腹似蜃，鳞似鲤，爪似鹰，掌似虎是也。其背有八十一鳞，具九九阳数。其声如戛铜盘，口旁有须，颔下有明珠，喉下有逆鳞；

头上有博山，又名尺木。龙无尺木不能升天。呵气成云，既能变水，又能变火。陆佃《埤雅》云：龙火得湿则焰，得水则燔，以人火逐之即息，故人之相火似之。龙卵生思抱，雄鸣上风，雌鸣下风，因风而化。《释典》云：龙交则变为二小蛇。又小说载：龙性粗猛而爱美玉、空青，喜嗜燕肉，畏铁及蔺草、蜈蚣、楝叶、五色丝。故食燕者忌渡水，祈雨者用燕，镇水患者用铁，激龙者用蔺草，祭屈原者用楝叶、色丝裹粽投江。医家用龙骨，亦当知其性之爱恶如此。敩曰：其骨细文广者是雌，骨粗文狭者是雄。五色具者上，白色、黄色者中，黑色者下。按许慎《说文》：龙字篆文象形。《生肖论》云：龙耳亏聪，故谓之龙。

龙骨　气味：甘，平，无毒。

主治：心腹鬼疰，精物老魅，欬逆，泄痢脓血，女子漏下，癥瘕坚结，小儿热气惊痫。心腹烦满，恚怒气伏在心下，不得喘息。肠痈，内疽阴蚀，四肢痿枯，夜卧自惊，汗出止汗，缩小便、溺血。养精神，定魂魄，安五脏。白龙骨：主多寐泄精。逐邪气，安心神，止夜梦鬼交，虚而多梦纷纭。止冷痢，下脓血，女子崩中带下。怀孕漏胎，止肠风下血，鼻洪吐血，止泻痢渴疾，健脾，涩肠胃。益肾镇惊，止阴疟。收湿气脱肛，生肌敛疮。

龙角　气味：甘，平，无毒。

主治：惊痫瘛疭，身热如火，腹中坚及热泄。久服轻身，通神明，延年。

龙齿　气味：涩，凉，无毒。

主治：杀精物。大人惊痫诸痉，癫疾狂走，心下结气不能喘息；小儿五惊十二痫。小儿身热不可近；大人骨间寒热。杀蛊毒。镇心，安魂魄。治烦闷热狂、鬼魅。

龙脑　**主治**：其形肥软，能断痢。

龙胎　**主治**：产后余疾，女人经闭。

龙

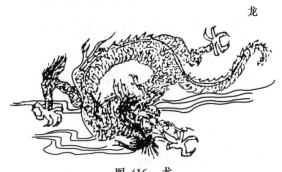

图 416　龙

龙，《本经》兽部，上品。骨具五色者，俗呼五花龙骨；白色者，俗呼粉龙骨。饵之着舌者良。恭曰：其青、黄、赤、白、黑，亦应随色与脏腑相合，如五芝、五石脂，而《本经》不论及。

修治：龙骨煅赤为粉。亦有生用者。《事林广记》云：用酒浸一宿，焙干研粉，水飞三度用。如急用，以酒煮焙干。或云：凡入药，须水飞过，晒干，每斤用黑豆一斗，蒸一伏时，晒干用。齿、角法同。

权曰：龙骨有小毒，忌鱼及铁器。之才曰：得人参、牛黄良。畏石膏。许洪云：牛黄恶龙骨，而龙骨得牛黄更良，有以制伏也。其气收，阳中之阴。入手、足少阴、厥阴经。

之才曰：龙角畏干漆、蜀椒、理石。

龙骨 君。

龙齿 君。

时珍曰：龙骨，《本经》以为死龙。陶氏以为蛇骨。苏冠诸说，皆两疑之。窃谓龙、神物也，似无自死之理。然观孙光宪《北梦琐言》云：五代时镇州斗杀一龙，乡豪曹宽取其双角。角前一物如蓝色，文如乱锦，人莫之识。则龙亦有死者矣。《左传》云：豢龙氏醢龙以食。《述异记》云：汉和帝时大雨，龙堕宫中，帝命作羹赐群臣。《博物志》云：张华得龙肉鲊，言得醋则生五色，等说，是龙固有自死者矣，当以《本经》为正。

昔有人衄血一斛，众方不止，用龙骨末吹入鼻中即断。

紫稍花

孙光宪云：海上人言：龙每生二卵，一为吉吊。多与鹿游，或于水边遗沥，值流槎则粘着木枝，如蒲槌状，其色微青黄，复似灰色，号紫稍花。

紫稍花 气味：甘，温，无毒。

主治：益阳秘精，疗真元虚惫，阴痿遗精，余沥白浊如脂，小便不禁，囊下湿痒，女人阴寒冷带，入丸散及坐汤用。

《本经》上品。房术多用。

《总微论》：治阴痒生疮，紫稍花一两，胡椒半两，煎汤温洗数次愈。

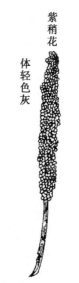

紫稍花

体轻色灰

图 417 紫稍花

石龙子

即蜥蜴也。生平阳川谷,及荆州山石间。形细而长,尾与身类,似蛇有四足。以五色者为雄,入药良。昔有人见此物从石罅中出,饮水数次,石下有冰雹一二升,行未数里,雨雹大作。今人用之祈雨,故得龙子之名。蜥蜴本作析易。许慎云:易字篆文象形。陆佃云:蜴善变,易吐雹,有阴阳析易之义。《周易》之名,盖取乎此。

石龙子 气味:咸,寒,有小毒。

主治:五癃邪结气,利小便水道,破石淋下血。○消水饮阴㿗,滑窍破血。妊妇忌用。

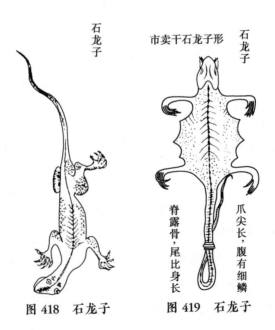

石龙子

市卖干石龙子形

石龙子

脊露骨,尾比身长

爪尖长,腹有细鳞

图 418 石龙子

图 419 石龙子

石龙子，《本经》中品。

修治：石龙子三、四、八、九月采，去腹中物，以竹棒挣之，熏干入药。或酥炙，或酒炙。惟治传尸劳瘵天灵盖丸，以石蜥蜴连肠肚，以醋炙四十九遍用之。陆佃云：石龙子以朱饲之，其体尽赤，捣之万杵，以点妇人终身不灭如赤志，偶则落。

之才曰：恶硫黄、芜荑、斑蝥。

《外台秘要》：治小儿阴㿗，用蜥蜴一枚烧灰为末，酒服。

蛤蚧

生岭南山谷，及城墙或大树间，形如壁虎，首如虾蟆，背有细鳞，甲如蚕子，土黄色，身短尾长，一雄一雌，常自呼其名曰蛤蚧，人遂因其声而名之。一名僊蟾，乃因其形而名之也。

蛤蚧 气味：咸，平，有小毒。

主治：久咳嗽，肺劳传尸，杀鬼物邪气，下气下淋沥，通水道。下石淋，通月经，治肺气，疗欬血。○肺痿咯血，咳嗽上气，治折伤。○补肺气，益精血，定喘止嗽，疗肺痈消渴，助阳道。

蛤蚧，宋《开宝》。梅花爪，与石龙子大不同。

干蛤蚧形。药力在尾，尾不全不效。医兽劳损，痿弱喘嗽良。

雌皮、细嘴尖，身大尾小；雄皮粗嘴大，身小尾粗。雌雄交合捕之，用熟稿草细缠，蒸过晒干，入房术药甚妙。

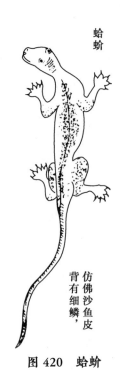

蛤蚧

仿佛沙鱼皮背有细鳞，

图 420 蛤蚧

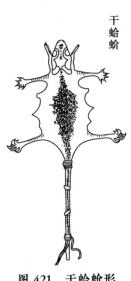

干蛤蚧

图 421 干蛤蚧形

修治：蛤蚧，《日华》曰，凡用去头足，洗去鳞鬣内不净，以酥炙或用蜜炙。

蛇　蜕

生荆州山谷及田野。蛇蜕无时，但着不净即脱，或大饱亦脱。五月五日、十五日取之良。时珍曰：蛇字，古文象其宛转有盘曲之形。蜕音脱，退脱之义也。又名蛇退、蛇壳。俗呼蛇皮。

蛇蜕　气味：咸、甘，平，无毒。火熬之良。

蛇蜕

主治：小儿百二十种惊痫,蛇痫癫疾,瘈
疭弄舌摇头,寒热肠痔,蛊毒。○大人五邪,
言语僻越。止呕逆,明目。烧之疗诸恶疮。
○喉痹,百鬼魅。○炙用,辟恶,止小儿惊悸
客热。煎汁傅疬疡、白癜风,催生。安胎。
止疟。辟恶去风,杀虫。烧末服,治妇人吹
奶,大人喉风,退目翳,消木舌;傅小儿重舌
重腭,唇紧解颅,面疮月蚀,天泡疮;大人丁
肿,漏疮肿毒。煮汤,洗诸恶虫伤。

蛇蜕,《本经》下品。皮色白如银者良。
青黄苍色者勿用。

权曰:蛇蜕有毒。畏磁石及酒。孕妇
忌用。

修治：以皂角水洗净,缠竹上,或酒、或
醋、或蜜浸炙黄用。或烧存性,或盐泥固煅,
各随方法。

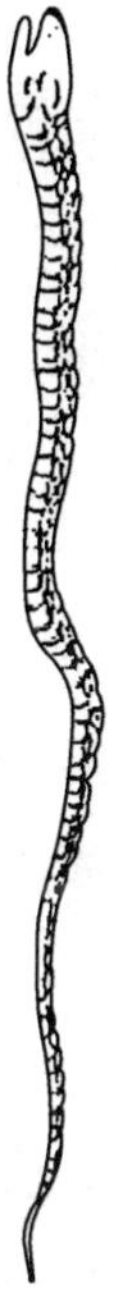

图 422　蛇蜕

周密《齐东野语》云:小儿痘后障翳,用蛇蜕一条,洗焙,
天花粉五分,为末,以羊肝破开,夹药,米泔水煮食,效。此方
治痘后目翳真奇方也。

白花蛇

生南地及蜀郡山中,今惟以蕲蛇擅名。其蛇龙头虎
口,黑质白花,胁有二十四个方胜文,项有念珠斑,口有四

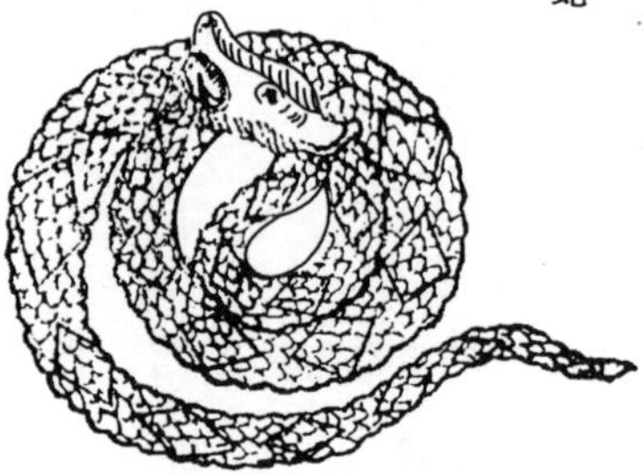

白花蛇

图 423　白花蛇

长牙，尾上有一佛指甲，长一二分。肠形如连珠，鼻孔向上。九月、十月采捕，火干。出蕲地者，虽干枯而眼光不陷，背有方胜白花，故名白花蛇。

肉　气味：甘、咸，温，有毒。

主治：中风，湿痹不仁，筋脉拘急，口面斜，半身不遂，骨筋疼痛，脚弱不能久立，暴风瘙痒，大风疥癣。治肺风鼻塞，浮风瘾疹，身上白癜风，疬疡斑点。○通治诸风，破伤风，小儿风热，急慢惊风搐搦，瘰疬漏疾，杨梅疮、痘疮倒陷。

修治：宗奭曰：凡用去头尾，换酒浸三日，火炙，去尽皮骨。此物甚毒，不可不防。

白花蛇，宋《开宝》。头有角峰，口有齿，身有白花，尾有佛指甲。

《王氏手集方》：托疽花蛇散，治痘疮黑陷，白花蛇连骨炙，勿令焦三钱，大丁香七枚为末，每服五分，以水和淡酒下，神效。移时身上发热，其疮顿出红活也。

白花蛇　君。

乌　蛇

志曰：生商洛山。颂曰：蕲州、黄州山中有之。

背有三棱,世称剑脊,色黑如漆,头圆尾稍细长,能穿小钱一百文。眼有光,至枯死不陷如活者。称之重七钱及一两者为上,十两至一镒者次之,粗大者力弥减也。雄者,腹下白带子一条,长一寸,入药尤佳。今人多用他蛇熏黑以乱真者,但眼不光耳。时珍曰:其色乌,其行委佗,故名乌蛇。俗见尾稍异于他蛇,每呼为乌稍蛇。

乌蛇肉 气味:甘,平,无毒。

主治:诸风顽痹,皮肤不仁,风瘙瘾疹,疥癣。〇热毒风,皮肤生癞,眉髭脱落,瘑疥等疮。〇功与白花蛇同,而性善,不嗜物,无毒。

膏 主治:耳聋,绵裹豆许,塞之,神效。

胆 主治:大风疠疾,木舌胀塞。

皮 主治:风毒气,眼生翳,唇紧唇疮。

卵 主治:大风癞疾。与肉同功。

乌蛇,宋《开宝》。脊有棱,身黑腹白,尾尖细,眼不陷。捕者以快刀开去腹中秽汙,竹棒挣起。日干。

修治:乌蛇去头及皮鳞、带子,剉断,苦酒浸一宿,漉出,柳木炭火炙干,再酥炙。屋下巳地掘坑埋一夜,再炙用;或酒煮干用。

《朝野佥载》云:商州有人患大风,家人恶之,山中为起茅屋,有乌蛇坠酒罂中,病人不知,饮酒渐

乌
蛇

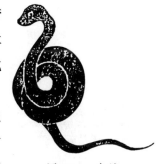

图 424 乌蛇

差。罂底见有蛇骨,始知其由也。

戏术:灯上见蛇影,小蛇一条,取血,染灯心数条,候干点灯,则见蛇影现于灯上。如将二蛇血染灯心,每将一条合点,则见二蛇影相绞定也。

乌蛇　君。

鲤　鱼

生九江池泽,今处处有之。其胁鳞一道,从头至尾,无大小皆三十六鳞,每鳞上有小黑点。盖诸鱼中,此为最佳。又能神变,故多贵之。今人食品中以为上味。崔豹云:兖州人呼赤鲤为玄驹,白鲤为白骥,黄鲤为黄骓。时珍曰:鲤鳞有十字文理,故名之曰鲤。

肉　气味:甘,平,无毒。

主治:煮食,治欬逆上气,黄疸,止渴,治水肿脚满,下气。○治怀妊身肿及胎气不安。○煮食,下水气,利小便。○作鲙,温补,去冷气,痃癖气块,横关伏梁,结在心腹。○治上气欬嗽喘促。○烧末,能发汗,定气喘、欬嗽,下乳汁,消肿。米饮调服,治大人小儿暴痢。用童便浸煨,止反胃及恶风入腹。勿合犬肉食。

鲤鱼,《本经》上品。脑、脊两筋黑血勿食。炙鲤不可

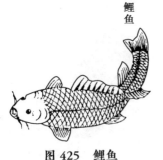

图 425　鲤鱼

使烟入目，损目光。天行病后下痢、宿癥及服天门冬、朱砂勿食。

　　鲊　杀虫。

　　胆　气味：苦，寒，无毒。

　　主治：目赤热痛，青盲，明目。久服强悍，益志气。点眼，治赤肿翳痛。涂小儿热肿。点雀目燥痛，即明。滴耳治聋。胆，蜀漆为之使。

　　脂　主治：食之治小儿惊忤诸痫。

　　脑髓　主治：诸痫。煮粥食，治聋。

　　血　主治：小儿火疮，丹肿疮毒，涂之立瘥。

　　肠　主治：小儿肌疮。

　　目　主治：刺疮，伤风伤水作肿，烧灰傅之，汁出即愈。

　　齿　主治：石淋。

　　骨　主治：女子赤白带下。阴疮，鱼鲠不出。

　　皮　主治：瘾疹。烧灰水服，治鱼鲠六七日不出者，日二服。

　　鳞　主治：产妇滞血腹痛，烧灰酒服。亦治血气。烧灰治吐血，崩中漏下，带下痔瘘，鱼鲠。

　　《笔峰杂兴》：治诸鱼鲠，胁鳞三十六，焙研，凉水服之，其刺自跳出，神妙。

青　鱼

生江湖间，南方多有，北地时或有之。取无时。　591

青鱼

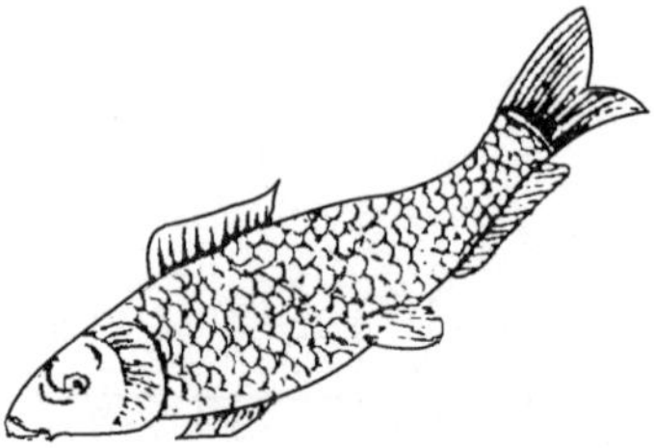

似鲩而背正青色,故名青鱼。亦作鲭。古人所谓五候鲭即此。

肉 气味:甘平,无毒。

主治:脚气湿痹。同韭白煮食,治脚气脚弱,烦闷,益气力。

图 426 青鱼

枕中骨 **主治**:水磨服,主心腹卒气痛。治血气心痛,平水气。作饮器,解蛊毒。

青鱼鲊 气味:与服石人相反。

眼睛汁 **主治**:注目中能夜视。

胆 腊月收取,阴干。气味:苦寒,无毒。

主治:点暗目,涂热疮,消赤目肿痛,吐喉痹痰涎及鱼鲠,疗恶疮。

龚氏《易简》:用黄连切片,井水熬浓,去滓,待成膏,入大青鱼胆汁和匀,入片脑少许,瓶收密封,每日点赤目障翳疼痛,甚妙。

青鱼,宋《开宝》。背青色。

《日华》曰:微毒。服术人忌之。

鲫 鱼

所在池泽有之。形似小鲤鱼,色黑而体促,肚大而脊隆。亦有大者,至重二三斤。陆佃《埤雅》云:鲫

鱼,旅行以相即也,故名鲫
鱼;以相付也。一名鲋鱼。

鲫
鱼

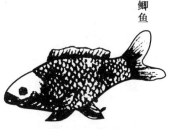

图 427　鲫鱼

肉　气味:甘,温,无毒。

主治:合五味煮食,主虚
羸,温中下气。止下痢,肠痔。
合莼作羹,主胃弱,不下食,
调中,益五脏。合茭首作羹,主丹石发热。生捣,涂恶核肿
毒不散,及痿疮。同小豆捣,涂丹毒。烧灰,和酱汁,涂诸
疮十年不瘥者。以猪脂煎灰服,治肠痈。合小豆煮汁服,
消水肿。炙油,涂妇人阴疳诸疮,杀虫止痛。酿白矾烧研
饮服,治肠风血痢。酿硫黄煅研,酿五倍子煅研,酒服并治
下血。酿茗叶煨服,治消渴。酿胡蒜煨研服,治膈气。酿
绿矾煅研饮服,治反胃。酿盐花烧研,掺齿疼。酿当归烧
研,揩牙乌髭止血。酿砒烧研,治急痔疮。酿白盐煨研,搽
骨疽。

酿附子炙焦,同油涂头疮白秃。

鲫鱼,《别录》上品。

鲙　主治:久痢赤白,肠澼痔疾,大人小儿丹毒风眩。治
脚风及上气。益脾胃,去寒结气。

鲊　主治:痿疮,批片贴之,或同桃叶捣傅,杀虫。

头　主治:小儿头疮、口疮,重舌目翳。烧研饮服,疗欬
嗽。烧研饮服,治下痢。酒服,治脱肛,及女人阴脱,仍以油
调搽之。

子　主治:调中,益肝气。忌猪肝。

骨　主治:䘌疮,烧灰傅,数次即愈。

脑　主治：耳聋，以竹筒蒸过，滴之。

胆　主治：取汁，涂痔疮、阴蚀疮，杀虫止痛。点喉中，治骨鲠、竹刺不出。

鳞　主治：食鱼中毒烦乱，或成癥积，烧灰水服二钱。诸鱼鳞烧灰，主鱼骨鲠。

鲫鱼，《别录》上品。

震亨曰：诸鱼属火，独鲫鱼属土，有调胃实肠之功。若多食，亦能动火。

鼎曰：和蒜食，少热；同沙糖食，生疳虫；同芥食，成肿疾；同猪肝、鸡雉、鹿、猴肉食，生痈疽；同麦门冬食，害人。

《便民食疗》方：治酒积下血，酒煮鲫鱼，常食最效。

乌贼鱼

生东海池泽。取无时。形若革囊，口在腹下，八足聚生口旁。只一骨，厚三四分，似小舟轻虚而白。又有两须如带，可以自缆，故别名缆鱼。弘景曰：是䴏鸟所化。今其口腹具存，犹颇相似，故一名乌鲗。能吸波噀墨令水溷黑自卫，以防人害。又《南越志》云：其性嗜乌，每暴水上，有飞乌过，谓其已死，便啄其腹，则卷取而食之，因名乌贼，言为乌之贼害也。

海螵蛸，乌贼鱼骨也。名螵蛸，象形也。

海螵蛸　气味：咸，微温，无毒。

主治：女子赤白漏下，经汁血闭，阴蚀肿痛寒热，癥瘕，无子。○惊气入腹，腹痛环脐，丈夫阴中肿痛，令人有子。又止疮多脓汁不燥。○疗血崩，杀虫。○炙研饮服，治妇人血瘕，大人小儿下

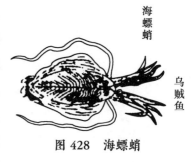

海螵蛸

乌贼鱼

图 428　海螵蛸

痢，杀小虫。○治眼中热泪，及一切浮翳，研末和蜜点之。久服之益精。亦治牛马障翳。○主女子血枯病，伤肝，唾血下血。治疟消瘿。研末傅小儿疳疮，痘疮臭烂，丈夫阴疮，汤火伤，跌伤出血。烧存性酒服，治妇人小户嫁痛。同鸡子黄，涂小儿重舌、鹅口。同蒲黄末傅舌肿，血出如泉。同槐花末吹鼻，止衄血。同银朱吹鼻，治喉痹。同白矾末吹鼻，治蝎螫疼痛。同麝香吹耳，治聤耳有脓水，及耳聋。

乌贼鱼，俗呼八带鱼，《本经》中品。

修治：海螵蛸，弘景曰，炙黄用。

之才曰：恶白及、白敛、附子；能淡盐；伏砒缩银。厥阴血分药也。

虾

时珍曰：江湖出者，大而色白；溪池出者，小而色青。皆磔须钺鼻，背有断节，尾有硬鳞，多足而好跃，其肠属脑，其子在腹外。刘恂《岭表录》云：海虾皮壳

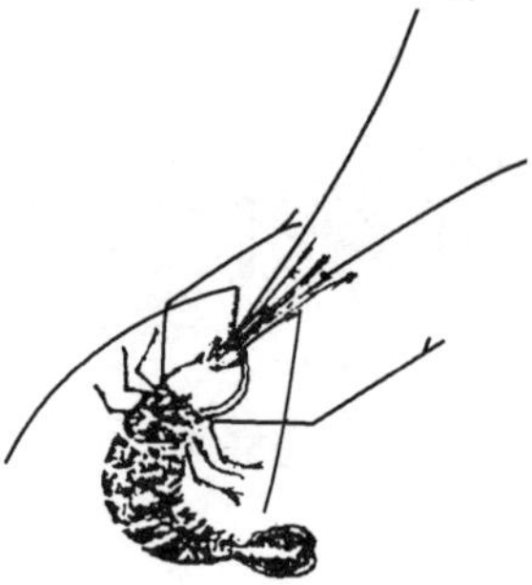

海虾

嫩红色，前足有钳者，色如朱，最大者长七八尺至一丈也。闽中有五色虾，亦长尺余，彼人两两干之，谓之对虾，以充上馔。蝦音霞，入汤则红色如霞也。俗作虾。蒸熟去壳者，俗呼虾米。

图 429　虾

虾　气味：甘，温，有小毒。

主治：五野鸡病，小儿赤白游肿，捣碎傅之。作羹，治鳖瘕，托痘疮，下乳汁。法制，壮阳道；煮汁，吐风痰；捣膏，傅虫疽。

虾，《别录》下品。多足而善跳。

海虾　气味：甘，温、平，有小毒。

鲊　**主治**：飞尸蛔虫，口中甘蠚，龋齿头疮，去疥癣，风瘙身痒，治山蚊子入人肉，初食疮发则愈。

藏器曰：以热饭盛密器中作鲊食，毒人至死。

弘景曰：无须及腹下通黑，并煮之色白者，并不可食。小儿及鸡狗食之，脚屈弱。

鼎曰：动风，发疮疥冷积。

源曰：动风热，有病人勿食。

海　马

藏器曰：出南海。虾类也。宗奭曰：其首如马，其身如虾，其背伛偻有节纹，长二三寸。《圣济总录》

云：雌者黄色，雄者青色。形状如马，故名。似海马而小者，名海蛆，又名海蝎子，亦呼小海马。

海马 气味：甘，温，无毒。

主治：妇人难产，带之于身，甚验。临时烧末饮服，并手握之，即易产。○主产难及血气痛，暖水脏，壮阳道，消癥块，治疔疮肿毒。

今房术多用。

大海马，《拾遗》。

小海马 新增。气味、主治缺。今人作神脏腑，及作镇物用。

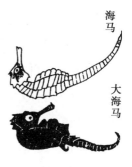

海马

大海马

小海马

图 430　海马

海　牛

海牛

角硬尖锐，有纹，身苍色。有龟背纹，腹黄白色，有筋。顶花点，鱼尾

生东海。海蠃之属。头有角如牛，故名海牛。

海牛 气味：咸，温，无毒。

主治：益肾，回精，兴阳。

今房术中多用。

龟

图 431　海牛

生南海池泽及湖水中，今江湖间

多有之。蛇头龙颈,外骨内肉,肠属于首,能运任脉。广肩大腹,卵生思抱,其息以耳。雌雄尾交,亦与蛇匹。甲虫三百六十,而神龟为之长。许慎《说文》云:龟头与蛇同,故字上从它,其下象甲、足、尾之形。它,古蛇字也。

龟甲 气味:甘,平,有毒。

主治:漏下赤白,破癥瘕痎疟,五痔阴蚀,湿痹症,四肢重弱,小儿囟不合。久服轻身不饥。○惊恚气,心腹痛不可久立,骨中寒热,伤寒劳复,或肌体寒热欲死。以作汤良。久服,益气资智,使人能食。烧灰,治小儿头疮难燥,女子阴疮。

壳 主久嗽,断疟。壳,炙末酒服,主风脚弱。

版 治血麻痹。烧灰,治脱肛。

下甲 补阴,主阴血不足,去瘀血,止血痢,续筋骨,治劳倦,四肢无力。治腰脚酸痛,补心肾,益大肠,止久痢久泄,主难产,消痈肿。烧灰,傅脓疮。大有补阴之功。

《本经》上品。古人上下甲皆用之。今人惟用底版入药。

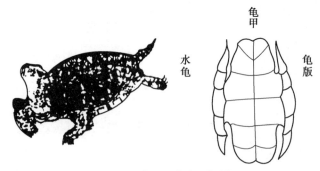

图 432　龟甲(水龟、龟版)

修治：甲，锯去四边，石上磨净，灰火炮过，涂酥炙黄用。亦有酒炙、醋炙、猪脂炙、烧灰用者。

龟溺　滴耳中，治聋。和银朱写字，入木极深。术士喜用此，书神仙于漆桌或漆门上惑人。溺最难得，采时置雄龟于磁盘中，以镜照之，龟见形影，往往淫发而失[1]溺，急以物收之。今人惟以猪鬃或松叶刺其鼻，即溺出，更简捷也。其龟头骨带入水，身骨带入山，并令不迷。

时珍曰：按陶氏用生龟炙用。日华用灼多者，皆以其有生性、神灵也。曰败者，谓钻灼陈久如败也。吴氏不达此理，而反用自死枯败之版，便谓灼者失性，谬矣！纵有风坠自死者，亦山龟耳。浅学立异误世，鄙人据以为谈，故正之。

在水曰神龟，在山曰灵龟。入药宜用水中神龟。

鳖

甲虫也。水居陆生，穹脊连胁，与龟同类。四缘有肉裙裹甲，无耳，以目为听。纯雌无雄，以蛇及鼋为匹，卵生思抱。时珍曰：鳖行蹩躄，故谓之鳖。俗呼团鱼。

鳖甲　气味：咸，平，无毒。

主治：心腹癥瘕坚积，寒热，去痞疾息肉，阴蚀痔核、恶

---

[1]　失：原作"止"，义不通。据《本草纲目》卷45龟条，当作"失"，因改。

鳖甲

九肋鳖甲

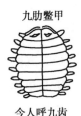

今人呼九齿

鳖头项类蛇

图433 鳖甲

肉。○疗温疟，血瘕腰痛，小儿胁下坚。宿食，癥块痃癖，冷瘕劳瘦，除骨热，骨节间劳热，结实壅热，下气。妇人漏下五色，下瘀血，去血气，堕胎，消疮肿肠痈，并扑损瘀血。○补阴补气。除老疟疟母，阴毒腹痛，劳复食复，斑痘烦喘，小儿惊痫，妇人经脉不通，难产，产后阴脱，丈夫阴疮石淋，敛溃痈。

鳖，《本经》中品。

食肉忌苋菜。

修治：鳖甲，颂曰：处处有之，以岳州沅江所出，甲有九肋者为胜。入药以醋炙黄用。

之才曰：鳖甲恶矾石、理石。时珍曰：厥阴肝经血分之药。

李楼《怪症奇方》治发背痈疽，一切疮不敛口，烧存性，研末掺之，甚妙。

气味：甘，平，无毒。

主治：伤中益气，补不足。热气湿痹，腹中激热，五味煮食，当微泄。妇人漏下五色，赢瘦，宜常食之。妇人带下血瘕，腰痛。去血热，补虚。久食，性冷。○补阴。作臛食，治久痢，长髭须。作丸服，治虚劳、疟癖、脚气。

弘景曰：不可合鸡子食，苋菜食。昔有人剉鳖，以赤苋同包置湿地，经旬皆成鳖。又有裹鳖甲屑，经五月皆成鳖者。

脂　**主治：**除日拔白发，取脂涂孔中即不生，欲再生，白犬乳汁涂。

头　主治：烧灰，疗小儿诸疾，妇人产后阴脱下坠，尸疰心腹痛。傅历年脱肛不愈。

爪　主治：五月五日收藏衣领中，令人不忘。

《肘后方》：治中风口喝，鳖血调乌头末，涂之，待正，则即揭去。

蟹

生伊洛池泽诸水中，今淮海、京东、河北陂泽中多有之。八、九月出食稻芒，八跪二螯，利钳尖爪，外骨内肉，壳坚而脆，有十二点星。团脐者牝，尖者牡也。渔人捕取，霜后益佳。足节屈曲，行则旁横，故今里语谓之螃蟹。性走，明漆见之而解，名之为蟹，似出乎此。宗奭曰：此物每至夏末秋初，则如蝉蜕解，当日名蟹之意，必取此义。

蟹　气味：咸，寒，有小毒。

主治：胸中邪气热结痛，喝僻而肿，能败漆，烧之致鼠。○解结散血，愈漆疮，养筋益气。○散诸热，治胃气，理经脉，消食。以醋食之，利肢节，去五脏中烦闷气，益人。○产后肚痛不下食，以酒食之。筋骨折伤者，生捣炒罯之，能续断，绝筋骨。去壳同黄捣烂，

蟹

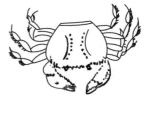

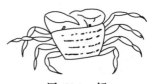

图 434　蟹

微炒,纳入疮中,筋即连也。小儿解颅不合,以螯同白及末捣涂,以合为度。○杀莨菪毒,解鳝毒、漆毒,治疟及黄疸。捣膏,涂疥疮癣疮。捣汁,滴耳聋。

蟹,《本经》中品。未被霜,独螯独目,六足四足,腹中有骨头,有星点,足斑目赤有毒,害人,并勿食。

时珍曰:不可同柿及荆芥食,霍乱动风。木香汁可解。

修治:凡蟹生烹,盐藏糟收,酒浸酱汁浸,皆为佳品。但久留易沙,见灯亦沙,得椒易腥。得皂荚或蒜及韶粉,可免沙腥。得白芷则黄不散。得葱及五味子同煮,则色不变。

壳 烧存性,蜜调,涂冻疮。酒服,治妇人儿枕痛,及血崩腹痛,消积。

牡 蛎

生东海池泽,今海傍皆有之,而南海闽中及通、泰

牡蛎

间尤多。以大者为好。其生着石,皆以口在上。举以腹向南视之,口斜向东,则是左顾,左顾者牡也。入药用牡而大者,故名牡蛎。雄曰牡,粗大曰蛎。

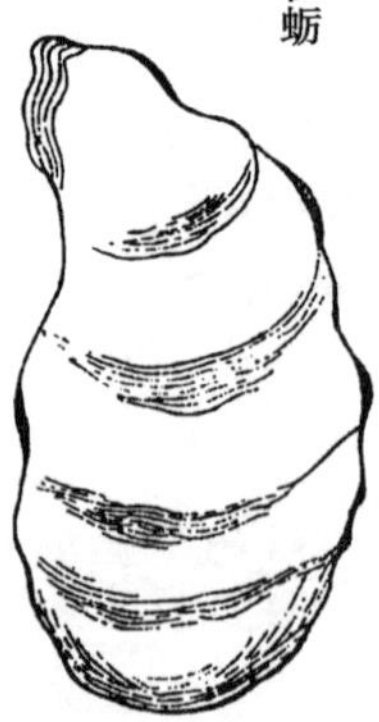

牡蛎 气味:咸,平,微寒,无毒。

主治:伤寒寒热,温疟洒洒,惊恚怒气。除拘缓鼠瘘,女子带下赤白。久服强骨节,杀邪鬼,延年。○除留热在关节,营

图 435 牡蛎

卫虚热,去来不定,烦满,心痛气结。止汗止渴,除老血,疗泄精,涩大小肠,止大小便,治喉痹欬嗽,心胁下痞热。○粉身,止大人小儿盗汗。同麻黄根、蛇床子、干姜为粉,去阴汗。○治女子崩中,止痛,除风热风疟,鬼交精出。○男子虚劳,补肾安神,去烦热,小儿惊痫。○去胁下坚满,瘰疬,一切疮。○化痰软坚,清热除湿,止心脾气痛,痢下,赤白浊,消疝瘕积块,瘿疾结核。

左顾牡蛎,《本经》上品。

修治: 宗奭曰,凡用须泥固为粉,亦用生者。敩曰,凡真牡蛎二十个,以东流水入盐一两,煮一伏时,再入火中煅赤,研粉用。

之才曰: 贝母为之使。得甘草、牛膝、远志、蛇床子良。恶麻黄、辛夷、吴茱萸;伏硇砂。

牡蛎　君。

真　珠

出南海。今出廉州海岛大池,谓之珠池。每岁刺史亲监珠户入池,采老蚌,剖取珠以充贡。圆大光莹者优。欲穿孔眼,非金刚钻不能也。入药须用新完未经钻缀者为佳。《南方志》名蚌珠。俗呼珍珠。

真珠　气味:咸、甘、寒,无毒。

主治:镇心,点目去肤翳障膜。涂面令人润泽好颜色;涂手足,去皮肤逆胪;绵裹塞耳主聋。○磨翳坠痰。除面默,止

真珠

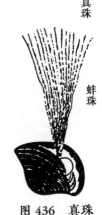

蚌珠

图436　真珠

泄。合知母,疗烦热消渴。合左缠根,治小儿麸痘疮入目。○除小儿惊热。○安魂魄,止遗精白浊,解痘疗毒,主难产,下死胎胞衣。

蚌珠形,宋《开宝》。龙珠在颌,蛇珠在口,鱼珠在目,鲛珠在皮。鳖珠在足,蚌珠在腹。

修治: 真珠以新完未经钻缀者,研如粉,方堪服食。不细则伤人脏腑。时珍曰:入药不用首饰及见尸气者。以人乳汁浸三日,煮过,捣细重筛,更研万遍用。一云以绢袋盛,入豆腐腹中煮一炷香,云不伤珠也。

入厥阴肝经。

石决明

今岭南州郡及莱州海边皆有之。采无时。形长如小蚌而扁,外皮甚粗,内则光跃,背侧一行有孔如钻成者。附石而生。功能明目,故称石决明。

壳　气味:咸,平,无毒。

主治: 目障翳痛,青盲。久服益精轻身。明目磨障。肝肺风热,青盲内障,骨蒸劳极。水飞,点外障翳。通五淋。

修治: 珣曰,石决明以面裹煨热,磨去粗皮,烂捣,再乳细如粉,方堪入药。

石决明

九孔决明

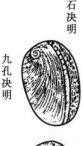

七孔决明

图437　石决明

时珍曰：以盐同东流水煮一伏时，研末水飞用。

蛤　蜊

生东海。似蚌而小，白腹紫唇，两片相合生，故曰
蛤。食之有利于人，故曰蜊。

肉　气味：咸，冷，无毒。

主治：润五脏，止消渴，开胃。治老癖为
寒热。妇人血块，宜煮食之。○煮食醒酒。

藏器曰：肉性虽冷，乃与丹石人相反，食
之令腹结痛。

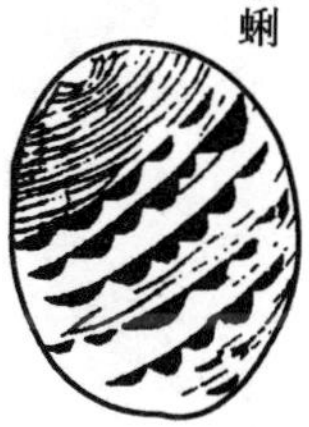

蛤蜊，宋《嘉祐》。

修治：蛤粉，以蛤蜊烧煅成粉。一方：蛤蜊壳火煅成，以
熟栝楼连子同捣，和成团，风干用，最妙。

蛤蜊粉　俗呼蛤粉。气味：咸，寒，无毒。

主治：热痰湿痰，老痰顽痰，疝气，白浊带下。同香附末、
姜汁调服，治心痛。○清热利湿，化痰饮，定喘嗽，止呕逆，消
浮肿，利小便，止遗精白浊，心脾疼痛，化积块，解结气，消瘿
核，散肿毒，治妇人血病。油调，涂汤火伤。

蛤
蜊

图438　蛤蜊

瓦垄子

生东海，今出莱州。状如小蛤而圆厚。《别录》
名魁蛤。味甘，故一名蚶，俗呼蚶子。其壳有纵横文

瓦垄子形

色有
白垄

图 439　瓦垄子

理,似瓦屋之垄,故名瓦垄子。《岭表录异》名瓦屋子。

**肉　**气味:甘,平,无毒。

主治:痿痹,泄痢,便脓血。○润五脏,止消渴,利关节。服丹石人宜食之,免生疮肿热毒。○心腹冷气,腰脊冷风,利五脏,健胃,令人能食。○温中消食,起阳。○益血色。炙食,益人。

**壳　**气味:甘、咸,平,无毒。

主治:烧过醋淬,醋丸服,治一切血气冷气,癥癖。消血块,化痰积。连肉烧存性,研,傅小儿走马牙疳有效。

瓦垄子,《别录》上品。

修治:瓦垄子,取陈久者,炭火煅红,米醋淬三度,出火毒,研粉用。

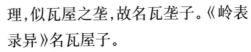

贝　子

生东海池泽。亦出南海,乃小白贝也。大如指顶,背隆如龟背,腹下两开相向,有齿刻如鱼齿,其中肉如蝌蚪而有首尾。其贝上古珍之,以为宝货,故贿赂贡赋。凡属于货者,字从贝,意有在矣。至今云南犹作钱用,盖亦不违古也。时珍曰:贝字象形。其中二点,象其齿刻;其下二点,象其垂尾。俗作海𧵳。

贝子　**气味**：咸，平，有毒。

主治：目翳，五癃，利水道，鬼疰蛊毒，腹痛下血。○温疰寒热，解肌，散结热。○烧研，点目去翳。○伤寒狂热。○下水气浮肿，小儿疳蚀，吐乳。○治鼻渊出脓血，下痢，男子阴疮，解漏脯、面靨诸毒，射罔毒，药毒箭。

《本经》下品。

修治：烧过用之。蜜、醋相对浸之，蒸过取出，以清酒淘，研。

《简便单方》：治阴下疳疮，用贝子三枚，火煅红，研成细尘，搽之良。

贝子

背上一圈黄色

图 440　贝子

海　燕

出东海。形扁，大二三寸，色青腹白，似海螵蛸，有纹，五角，不知头尾，口在腹下。阴雨则飞。生时体软，死则干脆。其形仿佛燕子，故名。

海胆

有五角

海燕形

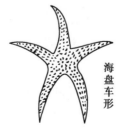

海盘车形

海胆形

图 441　海胆

海燕　气味：咸,温,无毒。

主治：阴雨发损痛,煮汁服,取汗即解。入滋阳药用之。

海胆　治心疼,烧研,酒服一枚。功同海燕。

海燕、海盘车、海胆　俱生海中。咸能软坚,功亦不甚相远。

文　蛤

生东海。大者圆三寸,小者五六分。一头大,一头小,背上有花斑文者,文蛤也。

海蛤　小者如细麻,大者若棋子,海蛤也。时珍曰：海蛤,海中诸蛤烂壳之总称。不专指一蛤也。

海石　蛤壳在海中,久被风涛打磨砻砺,廉棱消尽,无复形质光莹。礧块杂于泥沙,有似碎石者,海石也。

海粉　海石煅治为面者,海粉也。

文蛤　气味：咸,平,无毒。

主治：恶疮,蚀五痔。○欬逆胸痹,腰痛胁急,鼠瘘大孔出血,女人崩中漏下。○能止烦渴,利小便,化痰软坚,治口鼻中疮。

海蛤　气味：苦,咸,平,无毒。

主治：欬逆上气,喘息烦满,胸痛寒热。疗阴痿。主十二水满急痛,利膀胱大小肠。治水气浮肿,下小便,治嗽逆上气,项下瘤瘿。清热利湿,化痰消积,疗五痔,止血痢。海石、海粉功同海蛤,治顽痰更捷。

文蛤

文蛤之形

海蛤之形

海石之形

腹有烂蛤

本草原始

卷之十二

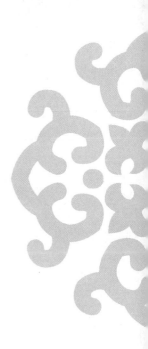

人部

发髭乱发 爪甲 牙齿 乳汁 耳塞 口津
唾 头垢 人屎人中黄、胎屎 人尿人中白、秋石
人精 髭须 天灵盖 妇人月水月经衣 人胞
阴毛妇人阴毛

人部总十五种。

人部

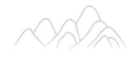

雍丘正宇李中立纂辑并书

发 髲

李时珍曰：发髲，乃翦髢下发也；乱发，乃梳枇下发也。按许慎《说文》云：大人曰髡，小儿曰髢。顾野王《玉篇》云：髲，鬄也；鬄，发髲也。二说甚明。古者刑人鬄发，妇人以之被髻，故谓之发髲。《周礼》云：王后大人之服，有以发髢为首饰是矣。又《诗》云：鬒发如云，不屑髢也。甄权曰：发髲，雷敩所谓二十男子顶心翦下发者，得之矣。毛苌《诗传》云：被之僮僮。被，首饰也。编发为之，即此髲也。《释名》曰：发，拔也，拔擢而出也。髲，被也，发少者得以被助其发也。

发髲 气味：苦，温，无毒。

主治：五癃关格不通，利小便水道，疗小儿惊，大人痓，仍自还神化。○合鸡子黄煎之，消为水。疗小儿惊热百病。○止血闷血运，金疮伤风，血痢。入药烧存性。用煎膏，长肉，消瘀血。

乱发 一名血余，一名人退。气味：苦，微温，无毒。

主治：欬嗽，五淋，大小便不通，小儿惊痫，止血。鼻衄，烧灰吹之立已。○烧灰，疗转胞，小便不通，赤白痢，哽噎，痈肿,狐尿刺,尸疰,疔肿骨疽,并杂疮。○消瘀血,补阴甚捷。

修治:敩曰:发髲是男子二十已来,无疾患,颜貌红白,于顶心翦下者。入丸药膏中用,先以苦参水浸一宿,漉出,入瓶子,以火煅赤,放冷研用。今人以皂角水洗净,入罐煅存性用亦良。

韩保昇曰:《本经》云自还神化。李当之云:神化之事,未见别方。按《异苑》云:人发变为鳝鱼。神化之异,应此者也。又陈藏器曰:生人发挂果树上,乌鸟不敢来食其实。又人逃走,取其发于纬车上却转之,则迷乱不知所适,此皆神化。

李时珍曰:发者,血之余。埋之土中,千年不朽。煎之至枯,复有液出。误食入腹,变为瘕虫。煅治服饵,令发不白。此正神化之验也。

爪　甲

时珍曰:爪甲者,筋之余,胆之外候也。《灵枢经》云:胆应爪,爪厚色黄者,胆厚;爪薄色红者,胆薄;爪坚色青者,胆急;爪软色赤者,胆缓;爪直色白者,胆直;爪恶色黑者,胆结。又一名筋退。

爪甲　气味:甘、咸,无毒。

主治:鼻衄,细刮嗜之立愈。众人甲亦可。催生,下胞衣,利小便,治尿血及阴阳易病,破伤中风,去目翳。怀孕妇人爪甲,取末点目,去翳障。

治破伤风:手足十指甲,香油炒研,热酒调,呷服之,汗出便好。

牙　齿

李时珍曰：两旁曰牙，当中曰齿。肾主骨，齿者，骨之余也。女子七月齿生，七岁齿龀，三七肾气平而真牙生，七七肾气衰，齿槁发素。男子八月齿生，八岁齿龀，三八肾气平而真牙生，八八[1]肾气衰，齿槁发堕。钱乙云：小儿发蒸蜕齿，如花之易苗，不及三十六齿，由蒸之不及其数也。

牙齿　气味：甘、咸，热，有毒。

主治：除劳治疟，蛊毒气。入药烧用。○治乳痈未溃，痘疮倒黡。

佛牙散：治五般聤耳，出脓血水，人牙烧存性，麝香少许，为末，吹之。

钱氏小儿方：治痘疮倒黡，人牙烧存性，入麝香少许，温酒调服半钱。

乳　汁

李时珍曰：乳者，化之信，故字从孚、化，省文也。方家隐其名，谓之仙人酒、生人血、白朱砂，种种名色。盖乳乃阴血所化，生于脾胃，摄于冲任。未受孕则下

---

[1]　八八：原承《本草纲目》之误，作“五八”。据《素问》，当为“八八”，因改。

为月水,既受孕则留而养胎,已产则赤变为白,上为乳汁。此造化玄微,自然之妙也。凡入药,并取首生男儿、无病妇人之乳,白而稠者佳。若色黄赤,清而腥秽如涎者,并不可用。有孕之乳,谓之忌奶,小儿饮之,吐泻成疳魃之病,最为有毒也。

乳汁 气味:甘、咸、平,无毒。

主治:补五脏,令人肥白悦泽。疗目赤痛多泪,解独肝牛肉毒,合浓豉汁服之,神效。和雀屎,去目中弩肉。○益气,治瘦悴,悦皮肤,润毛发,点眼止泪。

弘景曰:汉张苍年老无齿,妻妾百数,常服人乳,故年百余岁,身肥如瓠。

服乳歌:仙家酒,仙家酒,两个壶卢盛一斗。五行酿出真醍醐,不离人间处处有。丹田若是干涸时,咽下重楼润枯朽。清晨能饮一升余,返老还童天地久。

《摘玄方》:治人臁胫生疮,用人乳汁、桐油等分和匀,以鹅翎扫涂,神效。

戏术:白纸火炙见红字:用奶汁写字放纸上,俟干,火上炙之,自见红字。

耳 塞

《修真指南》曰:肾气从脾右畔上入于耳,化为耳塞。耳者,肾之窍也。肾气通则无塞,塞则气不通,故谓之塞。又一名耳垢,一名脑膏,一名泥丸脂。

耳塞　气味：咸、苦，温，有毒。

主治：颠狂鬼神及嗜酒。蛇虫、蜈蚣螫者，涂之良。

《寿域方》：治蛇虫、蜈蚣螫伤者，人耳垢、蚯蚓屎，和涂，出尽黄水，立愈。

口津唾

李时珍曰：人舌下有四窍，两窍通心气，两窍通肾液。心气流入舌下为神水，肾液流入舌下为灵液，道家谓之金浆、玉醴。溢为醴泉，聚为华池，散为津液，降为甘露，所以灌溉脏腑，润泽肢体。故修养家咽津纳气，谓之清水灌灵根。人能终日不唾，则精气常留，颜色不槁；若久唾，则损精气成肺病，皮肤枯涸。故曰：远唾不如近唾，近唾不如不唾。人有病，则心肾不交，肾水不上，故津液干而真气耗也。秦越人《难经》云：肾主五液，入肝为泪，入肺为涕，入脾为涎，入心为汗，自入为唾也。俗呼吐沫。

津唾　气味：甘、咸，平，无毒。

主治：疮肿疥癣，瘢疱，五更未语者，频涂擦之。又明目退翳，消肿解毒，辟邪，粉水银。

《范东阳方》云：凡人魇死，不得叫呼，但痛咬脚跟及拇指里际，多唾其面，徐徐唤之，自省也。

头 垢

乃梳头上宿垢。一名百齿霜。

头垢 气味：咸、苦，温，有毒。

主治：淋闭不通。○疗噎疾，酸浆煎膏用之，立愈。又治劳复。中蛊毒、蕈毒，米饮或酒化下，并取吐为度。

《类要方》：治天行劳复，用头垢枣核大一枚，含之良。

《小品方》：治中野菜诸脯肉、马肉毒，以头垢枣核大，含之咽汁，能起死人。或白汤下亦可。

人 屎 人中黄

一名人粪。时珍曰：屎，粪，乃糟粕所化，故字从米，会意也。

人屎 气味：苦，寒，无毒。

主治：时行大热狂走，解诸毒，捣末，沸汤沃服之。伤寒热毒，水渍饮之弥善。新者，封丁肿，一日根烂。骨蒸劳复，痈肿发背，疮漏，痘疮不起。

人中黄 震亨曰：以竹筒入甘草末于内，竹木塞两头，冬月浸粪缸中，立春取出，悬风处阴干，破竹取草晒干用。

人中黄 **主治：**天行热狂疾，中毒、蕈毒、恶疮。热毒湿毒，大解五脏实热，饭和作丸，清痰，消食积，降阴火。

小儿胎屎 **主治：**恶疮，食癔肉，除面印字，一月即瘥。

人　尿　人中白、秋石

时珍曰：尿，从尸从水，会意也。方家谓之轮回酒、还元汤，隐语也。《素问》名溲。俗呼小便。

人尿　气味：咸，寒，无毒。

主治：寒热头痛，温气。童男者尤良。主久嗽上气失声，及癥积满腹。明目益声，润肌肤，利大肠，推陈致新，去欬嗽肺痿，鬼气疰病。停久者，服之佳。恐冷，则和热服。○止劳渴，润心肺，疗血闷热狂，扑损，瘀血在内运绝，止吐血鼻衄，皮肤皲裂，难产，胎衣不下，蛇犬咬。○滋阴降火甚速。杀虫解毒，疗疟、中暍。

震亨曰：小便降火甚速。常见一老妇，年逾八十，貌似四十。询其故：常有恶病，人教服人尿，四十余年矣，且老健无他病，而何谓之性寒不宜多服耶？凡阴虚火动，热蒸如燎，服药无益者，非小便不能除。

按《褚澄遗书》云：人喉有窍，则欬血杀人。喉不停物，毫发必欬，血即渗入，愈渗愈欬，愈欬愈渗。惟饮溲溺，则百不一死；若服寒凉，则百不一生。又吴球云：诸虚吐衄咯血，须用童子小便，其效甚速。

人中白　时珍曰：滓淀为垽，以风日久干者为良。此乃人溺澄下白垽也。故《唐本草》名溺白垽。

人中白　气味：咸，平，无毒。

主治：鼻衄，汤火灼疮。○烧研，主恶疮。○治传尸，热劳肺痿，心膈热，羸瘦渴疾。○降火，消瘀血，治咽喉口齿生疮疳蜃,诸窍出血,肌肤汗血。

秋石　嘉谟曰:秋石,须秋月取童子溺,每缸入石膏末七钱,桑条搅澄定,倾出清液。如此二三次,乃入秋露水一桶,搅澄,如此数次,滓秽涤净,咸味减除,以重纸铺地上,晒干,完全取起。轻清在上者为秋石,重浊在下者刮去。古人立名,实本此义。男用童女溺,女用童男溺,亦一阴一阳之道也。世医不取秋时,杂收人溺,但以皂荚水澄,晒为阴炼,煅为阳炼,炼尽失于道,何合于名?媒利败人,安能应病?况以火炼,性却变温耶?

秋石　气味:咸,温,无毒。

主治:虚劳冷疾,小便遗数,漏精白浊。○滋肾水,养丹田,返本还元,归根复病,安五脏,润三焦,消痰欬,退骨蒸,软坚块,明目清心,延年益寿。

治噎食反胃:秋石用一钱,白汤下,妙。

人　精

时珍曰:营气之粹,化而为精,聚于命门。命门者,精血之府也。男子二八而精满一升六合。养而充之,可得三升;损而丧之,不及一升。谓精为峻者,精非血不化也。谓精为宝者,精非气不养也。故血盛则精长,气聚则精盈。邪术蛊惑愚人,取童女交媾,饮女精液,或以己精,和其天癸,吞咽服食,呼为铅汞,以为秘方。放恣贪淫,甘食秽滓,促其天年,愚之甚矣!按鲍景翔云：神为气主，神动则气随；气为水母，气聚则水生。故人之一身，贪心动，则津生；哀心动，则泪生；愧心动，则汗生；欲心动，则精生。

人精　气味：甘，温。

主治：和鹰屎，灭瘢。涂金疮血出，汤火疮。

汤火伤灼，用人精、鹰屎白，日日涂之。

髭　须

时珍曰：嘴上曰髭，颐下曰须。

髭须　主治：烧研，傅恶疮。

唐李勣病，医云：得须灰服之方止。太宗闻之，遂自剪髭，烧灰赐服，复令傅痈，立愈。故白乐天诗云：剪须烧药赐功臣。

天灵盖

藏器曰：此是天生，盖押一身之骨。囟门未合，即未有也。志曰：此乃死人顶骨十字解者，方家婉其名耳。俗呼脑盖骨。

天灵盖　气味：咸，平，无毒。

主治：传尸尸痉，鬼气伏连，久瘵劳疟，寒热无时者，烧令黑，研细，白饮和服，亦合丸散用。治肺痿，乏力羸瘦，骨蒸盗汗，酥炙用。退心经蕴寒之气。

妇 人 月 水

时珍曰：妇人，阴类也，以血为主。其血上应太阴，下应海潮。月有盈亏，潮有朝夕。月事一月一行，与之相符，故谓之月水、月信、月经。经者，常也，有常轨也。《素问》名天癸，谓天一生水也。邪术家谓之红铅，谬名也。

妇人月水　气味：咸，平，无毒。

主治：解毒箭，并女劳复。

月经衣　**主治：**金疮血涌出，炙热熨之。又主虎狼伤，及箭镞入腹。

《博物志》方：令妇不妒，取妇人月水布，裹虾蟆于厕前一尺，入地五寸埋之。

《集验方》：治剥马刺伤，以妇人月水涂之，效。

女人之红，一月一行。其常也。或先或后，或通或塞，其病也。复有变常，而古人并未言及者，不可不知。有行期只吐血、衄血，或眼耳出血者，是谓逆行；有三月一行者，是谓居经，俗名按季；有一年一行，是谓避年；有一生不行而受胎者，是谓暗经；有受胎之后，月月行经而产子者，是谓盛胎，俗名垢胎；有受胎数月，红忽大下，而胎不陨者，是谓漏胎，此虽以气血有余、不足而言，则亦异于常矣。女子二七天癸至，七七天癸绝，其常也；有女年十二、十三而产子，如褚记室所载，平江苏连乡女，十二受孕者；有妇年五十、六十而产子，如《辽史》所载，亟普妻六十余，生二男一女。此人异常之尤者也。学医者，于此类亦宜留心焉。

人 胞

包人如衣,故一名胞衣,一名胎衣,一名混沌衣,一名混元母,一名佛袈裟,一名仙人衣。俗呼紫河车。

人胞 气味:甘、咸,温,无毒。

主治:血气羸瘦,妇人劳损,面黯皮黑,腹内诸病渐瘦者,治净,以五味和之,如馄钝法与食之,勿令妇知。○治男女一切虚损劳极,癫痫,失志恍惚,安心养血,益气补精。

时珍曰:人胞虽载于《陈氏本草》,昔人用者甚少。近因朱丹溪言其功,遂为时用。而括苍吴球始造大造丸一方,尤为世行。其方药味平补,虽无人胞,亦可服饵。按《隋书》云:琉球国妇人产乳,必食子衣,张师正《倦游录》云:八桂獠人产男,以五味煎调胞衣,会亲啖之。此则诸兽生子,自食其衣之意,非人类也。崔行功《小儿方》云:凡胎衣宜藏于天德、月空吉方。深埋紧筑,令男长寿。若为猪狗食,令儿颠狂;虫蚁食,令儿疮癣;鸟鹊食,令儿恶死;弃于火中,令儿疮烂。近于社庙、污水、井灶、街巷,皆有所禁。按此亦铜山西崩,洛钟东应,亦自然之理也。今复以之蒸煮炮炙,和药捣饵,虽曰以人补人,取其同类,然以人食人,独不犯崔氏之禁乎?其异于琉球獠人者几希!

阴 毛

男子阴毛,主治蛇咬,以口含二十条,咽汁,令毒不入腹。损生逆产,用夫阴毛二七茎,烧研,猪膏和丸大豆大,吞之。

　　妇人阴毛　　**主治**:五淋及阴阳易病。牛胀欲死,妇人阴毛草裹与食之,即愈。

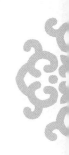

药名索引

六画

七画

十一画

70检